辐射流行病学原理与方法

主审　孙全富
主编　高　锦　沈月平

苏州大学出版社
Soochow University Press

图书在版编目(CIP)数据

辐射流行病学原理与方法 / 高锦,沈月平主编. —苏州:苏州大学出版社,2022.3
ISBN 978-7-5672-3852-7

Ⅰ.①辐… Ⅱ.①高… ②沈… Ⅲ.①辐射—流行病学 Ⅳ.①R18

中国版本图书馆 CIP 数据核字(2021)第 280153 号

辐射流行病学原理与方法
高 锦 沈月平 主编
责任编辑 倪 青
助理编辑 张亚丽
封面设计 吴 钰

苏州大学出版社出版发行
(地址:苏州市十梓街 1 号 邮编:215006)
广东虎彩云印刷有限公司印装
(地址:东莞市虎门镇黄村社区厚虎路 20 号 C 幢一楼 邮编:523898)

开本 787 mm×1 092 mm 1/16 印张 21.25 字数 478 千
2022 年 3 月第 1 版 2022 年 3 月第 1 次印刷
ISBN 978-7-5672-3852-7 定价:60.00 元

图书若有印装错误,本社负责调换
苏州大学出版社营销部 电话:0512-67481020
苏州大学出版社网址 http://www.sudapress.com
苏州大学出版社邮箱 sdcbs@suda.edu.cn

《辐射流行病学原理与方法》
编 写 组

主　审：孙全富（中国疾病预防控制中心）

主　编：高　锦（苏州大学）

　　　　沈月平（苏州大学）

编　者：崔凤梅（苏州大学）

　　　　高　锦（苏州大学）

　　　　涂　彧（苏州大学）

　　　　沈月平（苏州大学）

　　　　舒啸尘（苏州大学）

　　　　孙　亮（苏州大学）

　　　　瞿述根（温州医科大学）

Preface 序言

核与辐射技术应用的快速发展，一方面为人类社会和经济的发展带来了巨大利益；另一方面，若利用不当，也可能带来一定的健康危害。近年来，低剂量电离辐射引起的随机性健康效应日渐为人们所关注。辐射流行病学是将流行病学一般原理和方法应用在辐射防护研究领域的一门交叉学科，随着研究方法和技术的不断完善，它已经成为连接放射医学与流行病学、预防医学的桥梁。辐射流行病学研究的重点是辐射致癌的危险性和辐射遗传效应。本书综合分析了各国研究证据，总结了国际上经典的辐射受照人群的流行病学研究结果，重点探讨了辐射致癌的危险性。本书由核能开发项目（No. 2016—1295）资助，总结了我国开展核工业辐射流行病学调查60年来的成果和经验。

本书叙述了辐射流行病学研究的基本概念和方法，包括一般流行病学原理与方法、电离辐射随机性效应的特征以及近年来的新发现、辐射致癌研究中常用的统计分析方法、分子流行病学在辐射研究领域的应用进展；系统阐述了国内外不同领域（包括军事、医疗、核工业、职业照射和天然本底辐射等）对辐射致癌等辐射健康效应的影响；介绍了我国核工业60年来流调的部分结果；简要介绍了辐射流行病学专用软件Epicure的使用方法。

本书编写成员由从事辐射流行病学和放射医学与防护的教学和科研工作的专职教师组成，他们当中大多数都参加了许多辐射流行病学现场调查工作，理论和实践知识丰富。该书可作为大学放射医学、预防医学专业，特别是辐射流行病学专业的科研、教学和从业人员的参考用书，也可以供从事其他职业危害因素研究的专业人员参考。

中国科学院院士

柴之芳

2021年12月

目录 CONTENTS

第1章

绪　论

流行病学(epidemiology)是研究人群中疾病和健康状况的分布及其影响因素，同时探索防制疾病及促进健康的策略和措施的科学。近百年来，人类在不断地同危害人类健康的疾病作斗争，流行病学在防制疾病和促进健康方面都发挥着巨大作用。1895年，电离辐射的发现引发了大量有关物理学、生物学和辐射健康效应的科学研究。科学家对探索环境、医疗、军事和职业环境中电离辐射对健康的影响表现出强烈的兴趣，辐射流行病学应运而生，其旨在调查不同类型的辐射引起的辐射暴露对健康的影响。辐射流行病学作为流行病学研究中重要的专业领域之一，对辐射暴露人群进行大量研究，特点是以剂量效应关系分析判断辐射诱发的健康效应和危险度，为电离辐射效应和制定电离辐射相关标准提供科学的参考依据，是流行病学研究的重要分支学科。

1.1　辐射流行病学发展史

1.1.1　国际辐射流行病学进展

诚然，任何一项新技术的出现与应用都要辩证地从两面去分析，电离辐射相关技术在造福人类的同时，也可能会带来某些危害。当今科技和生产力飞速发展，核技术开发应用日益广泛，引发人们对电离辐射应用的一系列思考。辐射流行病学作为一门研究电离辐射应用、监测和评价的科学，离不开在电离辐射领域做出卓越贡献的科学家们，他们不断地积累经验、观察现象、勇于实践、形成理论，进而为今后的科学研究提供可遵循的规律和相应的策略，这也是辐射流行病学伴随着流行病学的发展轨迹不断更新突破的表现。梳理辐射流行病学的发展史，可以帮助我们了解辐射流行病学的特点、作用和研究意义。

1.1.1.1　学科形成初期

早期的流行病学还未形成科学体系，人们在与传染病作斗争的过程中逐渐积累经验，通过观察到的现象采取一些措施来预防疾病的发展。1854年，英国伦敦暴发霍乱，约翰·斯诺(John Snow)医师用标点地图的方法研究了当地水井分布和霍乱患者分布之间的关系，发现在水井供水范围内霍乱罹患率明显较高，并凭此线索找到了该次霍乱暴发的原因：一个被污染的水泵。人们把水泵的把手卸掉后不久，霍乱的发病人数明显减少。约翰·斯诺在这次事件中的工作被认为是流行病学的开端。

辐射流行病学的起源与电离辐射具有危害人类健康的发现相关，此发现最早可追溯到16世纪时德国施内贝格(Schneeberg)矿山和捷克约阿希姆斯塔尔(Joachimsthal)矿山的矿工中肺病死亡率高的报道。尽管电离辐射的概念在当时还没有提出，但是对工人死亡原因的诊断是非常普遍的肺部疾病。直到300年后，人们才证实了当时所谓的肺部疾病是肺癌，病因是矿工吸入了过多氡及其子体。

1895年伦琴发现X射线后，辐射危害这个概念才得以明确，且第二年就有人因从事X射线实验而发生皮炎。有人用X射线照眼部，数小时后感到眼痛，继而发生了结膜炎。此后更进一步的实践发现，长期受X射线照射的人会出现皮肤烧伤、毛发脱落、眼痛、白细胞减少等症状。

1898年，玛丽·居里发现了镭，提出放射性不是来自分子作用，而是来自原子本身，缔造了放射性(radioactivity)这一术语。玛丽·居里在实验过程中观察到，暴露在镭辐射下的癌细胞死得比健康细胞快——这就是癌症放疗的起源。玛丽·居里也因经常接触镭而受到辐射损伤。

1911年，有人收集了94例由辐射引起的皮肤癌、其他恶性疾病及死亡病例，这是关于电离辐射损伤的首次横断面研究。同年，奥地利的贾吉其(Jagic)首次报道了放射线工作者白血病病例并在随后的研究中表明，放射线工作者的白血病发病率高于非放射线工作者。这是电离辐射损伤的首次个案调查。这些研究都为辐射流行病学的发展奠定了基础。

1920年，美国伦琴射线学会成立了辐射防护委员会。同年，英国成立了不列颠伦琴射线及镭的防护委员会，并在1921年发表了第一套辐射防护的建议书。1925年，有人提出“耐受剂量”的概念，它是指30天内的剂量不超过“红斑剂量”(使皮肤发红的X射线剂量，约600 R)的1/100，即平均0.2 R/d，这个标准一直沿用到1995年。以上概念的提出，证明人们不仅关注电离辐射带来的利益，还迫切地需要在利用电离辐射时限制其危害。

1930年前，对镭刻度盘工作者的调查受到广泛的关注。在美国，从事镭刻度盘描绘工作的女性工作人员，由于描绘笔在使用过程中会分叉，她们便用吮吸笔尖的方式使描绘工作更加方便，这种习惯使她们摄入了大量的镭-226。多年后，科学家发现镭可沉积在骨骼中，导致骨肉瘤高发。

1930年后，加速器技术得到发展。1942年，第一座反应堆建成。它们加快了核武器的研制，更多的人员参与到放射工作中。

人类在职业环境中进行放射性有关的研究有着漫长的历史，这为辐射流行病学的发展奠定了基础。

1.1.1.2 学科发展期

辐射流行病学的学科发展始于第二次世界大战结束时。这一时期，日本广岛、长崎两市遭受原子弹袭击后，幸存者中出现白血病、实体癌和出生畸形发病率增高等一系列电离辐射远后期效应，使辐射流行病学得到迅速发展。这一时期辐射流行病学的主要特点是：① 以日本原子弹爆炸幸存者(下文简称原爆幸存者)队列研究为主线，开展其他放射工作的研究；② 开始以人群为主要研究对象，观察群体电离辐射效应，特别是结合流行病学方法研究慢性病的风险是否与电离辐射相关；③ 关注剂量分布和剂量估算，与多学科交叉发展，寻找新的科学发现。

与目前国际流行病学界公认的现代流行病学发展三阶段的时间轴相似，辐射流行病学的发展也有三个阶段。

首先，以20世纪50年代为发展期起点，此时，日本原爆幸存者的调查引发了科研人员对辐射致癌研究的高潮。1947年，美国在日本成立了原爆伤害调查委员会(ABCC)。1948年，日本为研究原爆幸存者成立了日本国立卫生研究所(JNIH)。1975年，ABCC-JNIH改组为放射线影响研究所(RERF)，长期并连续地观察研究原子弹辐射的远后期效应。起初，原爆幸存者终身寿命研究(life span study，LSS)队列由1950年日本人口普查时确定的120 000人组成，并通过日本的家庭登记制度每3年更新1次健康状况，通过死亡证明书建立死亡原因数据库，这个阶段是提供基本调查和收集基线资料的时期。原爆幸存者终身寿命研究队列是辐射流行病学研究中至关重要的组成，它为随后开展的多项研究提供了理论雏形和分析框架。医务工作者和核工业从业人员的流行病学研究均是从这个时期开始的。但是，由于这是起步阶段，研究人员并没有深入探究电离辐射与健康的内在联系。研究人员在1940—1979年的积累为后续研究提供了大量证据，例如，1959年以前从事核工业放射工作的工人，工作期间平均个人累积外照射剂量为1.2 Gy，比15国队列研究(15-country)中的平均照射剂量高1个多数量级；基线资料收集中接触钚的其他职业群体，如参与曼哈顿计划(第二次世界大战期间生产第一颗原子弹的一个方案)的工人、洛基弗拉茨(Rocky Flats)核武器工厂(美国科罗拉多州，1952—1979年)的工人、拥有世界上第一个钚生产反应堆的汉福德核工厂(美国华盛顿州，1944—1978年)的工人、塞拉菲尔德钚(英国，1947—1975年)的工人，他们的流行病学调查结果为后期的队列研究提供了详细的原始资料。

随后，辐射流行病学发展进入第二个阶段。1986年，切尔诺贝利核电站爆炸事故为电离辐射的应用发展按下了暂停键，这是人类历史上由核电站引发的最严重的一起核事故，直接参与紧急清理工作的34名消防员全部因为急性放射病而牺牲，全世界都因此笼罩在核恐惧的阴影下，核能发展及其研究陷入低谷。切尔诺贝利核事故的受灾人群不仅饱受碘-131放射性同位素的辐射危害，随后又因核燃料扩散的外照射和食用受污染的食物而受到铯-137的辐射影响。在苏联的指挥下，人们为受切尔诺贝利核事故影响的受灾人群建立了全面且详细的调查和安置方案。但是，这部分剂量数据和人员登记信息存在不完整、缺乏验证、质量控制及选择偏差等问题。切尔诺贝利核事故发生时，俄罗斯和乌克兰没有中央癌症登记系统，而白俄罗斯自1970年就有计算机化的国家癌症登记系统。参与切尔诺贝利核事故清理的工作人员可用的剂量学信息来自个人剂量计、团体剂量学和他们工作地点的测量，这部分工作人员在后期随访中为辐射致癌研究提供了科学的参考依据。国际癌症研究机构(International Agency for Research on Cancer，IARC)对切尔诺贝利核事故释放的电离辐射对人群健康的影响进行了深入研究，发现1988年白血病是儿童最常见的恶性肿瘤，那时候大多数白血病的病因还不清楚，但是高剂量的电离辐射是确定的儿童白血病的危险因素之一。随着对切尔诺贝利核事故随访时间的延长，研究人员开始关注长期低剂量暴露对健康的损害，因为这种暴露对健康的影响一直存在争议，例如，核电站日常运行期间排放的电离辐射是否会增加住在核电站附近的儿童患白血病的风险，医用电离辐射放射工作是否会影响工作人员的健康状况，高本底辐射地区人群的健康状况是否会受到影响等等。以上这些问题都为辐射流行病学的发展提供了方向。

最后，步入 21 世纪，随着核能开发的安全性得到进一步提高和医用电离辐射的发展，核技术应用开始回暖。IARC 协调了迄今为止最大的核工业工人研究，这项在 15 个国家开展的回顾性队列研究包括大约 400 000 名主要为男性的工人，他们至少受雇 1 年，并使用个人剂量计监测外照射剂量。最终统计结果是，平均累积个人外照射剂量为 19.4 mSv，90％的工人外照射剂量低于 50 mSv。在切尔诺贝利核事故健康效应研究中，1986 年 4—7 月期间共有 22 408 人参加了早期恢复行动，他们接受的外照射剂量最高（平均剂量为 168 mGy）；1988—1990 年期间参与急救的人员的平均外照射剂量为 33 mGy。该研究共观察到 87 例甲状腺癌患者，整体 *SIR* 值为 3.47（95％*CI*：2.80～4.25），具有统计学意义。这些关于核工业从业人员和切尔诺贝利核事故的流行病学研究结果为辐射流行病学的发展和国际辐射防护组织机构的研究提供了科学的数据，为制定国际公认的行业标准和科学利用核能留下了浓墨重彩的一笔。随着辐射流行病学的发展，研究人员开展了航空机组人员辐射暴露的相关研究，并根据飞行路线和其他一些因素估算出每年飞行约 1 000 小时的航空机组人员接受的外照射剂量为 1～6 mSv，建立了航空机组人员健康队列。太空中的宇宙射线以中子辐射居多，航空机组人员是少数暴露在中子辐射中的人群，这为长期中子辐射暴露的健康研究提供了研究人群。基于以上原因，为更好地关注航空机组人员的健康状况，自 1980 年以来，欧洲癌症研究中心对航空机组人员的皮肤癌的患病率进行了大量的研究，其中最大的研究是欧洲航空公司机组人员的汇总研究，数据来自欧洲的 9 个国家。该研究的辐射暴露是根据飞行路线和其他职业数据粗略估计的。前列腺癌、皮肤癌和心血管疾病是最受关注的疾病，其中前列腺癌的发病风险升高，男性机组人员的皮肤黑色素瘤的患病风险不太显著，女性机组人员的乳腺癌的发病率和死亡率有增高的风险。这些关于航空机组人员的研究，让人们更加意识到辐射的双重性，更加关注生活中辐射与健康的关系。

电离辐射发现的 100 多年来，其危害逐渐被人们所认识，辐射流行病学的发展也在不断进步，但是电离辐射的效应研究还未完全得到诠释，辐射与其他危险因素联合暴露后的疾病危险度还有待进一步探究，开展辐射流行病学研究的科学家们仍然需要在这个领域不懈努力，为人类揭示更多关于电离辐射的秘密。

1.1.2 国内辐射流行病学进展

我国关于辐射流行病学研究的起步晚于国际辐射流行病学，但始终保持着与国际接轨的态度并不断地开拓创新，取得了显著成绩。我国辐射流行病学是与新中国核工业一同成长起来的，老一辈科学家的探索和新近辐射相关的研究赋予了我国辐射流行病学更多的活力。我国辐射流行病学研究的三个主要方向是：第一，核工业放射工作人员的健康调查，这一部分的研究起始于核工业发展后 20 年，主要调查我国核工业从业人员的癌症死亡结果、辐射遗传危害评价和职业照射剂量估算；第二，医疗放射工作人员的癌症死亡率调查，包括我国自1950年开始从事医疗放射工作的人群；第三，我国广东阳江高本底地区人群的辐射流行病学调查，自20世纪70年代开始，研究人员一直致力于研究高本底地区人群的健康状况。

随着放射医学在我国的快速发展，一系列辐射相关的健康问题随之出现，辐射流行病学开始在神州大地萌芽生长。放射医学在我国的发展主要包括以下事件：1897年12月，苏州博习医院引进了我国第一台X射线诊断机；1920年初，北平协和医院安装了一台浅层X射线治疗机；1923年，上海法国医院有了200 kV深层X射线治疗机；1932年，梁铎教授在北京大学附属医院建立了放射治疗科；1949年，北京、上海、广州、沈阳等地约有5家医院拥有了放射治疗设备；1953—1959年，北京、上海、天津、广州等地重点建立了放疗基地，大量收治癌症患者，培养了大量技术骨干；1956年，在丁德泮、王世真两位教授的负责下，西安创办了同位素测量仪器训练班及同位素应用训练班；1960年4月，吉林医科大学成立了放射生物教研室；1962年，中国医学科学院生物物理研究所更名为放射医学研究所；1964年，苏州医学院成立了放射医学系，为苏州大学苏州医学院放射医学与防护学院前身；1965年，卫生部工业卫生试验所成立；1986年，在第二机械工业部的组织下，中国辐射研究院和苏州医学院（现苏州大学苏州医学院）共同开展了我国核工业30年辐射流行病学调查。

中国核工业从50年代后期开始建立和发展，研究人员通过对核工业总公司所属厂矿中从事放射工作的40 122人累计575 411人年的观察表明，核工业放射工作人员的癌症及各种非癌症性疾病的死亡率并不高，从癌症死亡率和人员受照剂量都找不到该人群癌症患病率增加的证据。

全国医用诊断放射工作者剂量与效应关系研究协作组对我国1950—1980年间医院在岗的27 011名放射科工作人员和在同医院、同时期25 782名非放射科工作人员进行了4次调查，调查内容主要是白血病、皮肤癌、女性乳腺癌、肺癌、肝癌、膀胱癌和食管癌等的相对危险的研究。结果发现，放射科工作人员的白血病、食管癌和肺癌的死亡风险可能高于非放射科工作人员。

我国阳江高本底辐射与居民健康关系的研究主要是自1979年开始、约200万人年的居民健康调查，是目前国际上同类型研究中观察时间最长、样本含量最大的研究，该研究取得的结果对低剂量电离辐射的健康危害评价，特别是职业照射和公众照射后果的评价具有重要意义。该研究的具体内容见本书第6章。

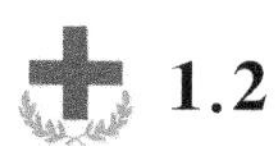

1.2 辐射流行病学研究过程及与其他学科的联系

1.2.1 辐射流行病学研究过程

辐射流行病学也称放射流行病学，是由流行病学的英文 epidemiology 和电离辐射的英文 radiation 直译而来的。日本在原爆幸存者终身寿命研究队列的基础上汇总剂量估算和疾病随访结果创办了 *Radiation Research*，但是相应的辐射流行病学书籍却没有出版。

辐射流行病学是在现代流行病学基础上建立的，根据现代流行病学的诠释，可以沿用流行病学在研究传染病过程中引起疾病流行的环节来展开论述。流行病学研究中疾病流行的三个必备环节是传染源、传播途径和易感人群。电离辐射效应的产生过程同样需要这三个环节的参与，传染源即病因，是指电离辐射源；传播途径即传播媒介，包括职业、医疗照射、事故照射和环境中存在辐射源污染等；易感人群即宿主，是指受照人群中对电离辐射敏感者。

1.2.1.1 电离辐射源

（1）天然辐射源

天然辐射源包括宇宙射线、地球辐射源及人体辐射源，这些辐射源发出的射线或粒子每时每刻都作用于人体，形成天然本底辐射。

（2）人工辐射源

现今世界上的人工辐射源主要包括核武器生产、核能生产、核技术应用和核事故。人工辐射源是指与核相关的人为活动引起的对公众的照射，尽管这部分照射远小于天然辐射源的照射，但是由于人工辐射源的使用范围更广泛，长期以来一直受到大众的关注。

1.2.1.2 传播途径

放射工作人员接触电离辐射的途径主要有：核工业系统、射线发生器的生产和使用、放射性元素的生产和使用。除上述三种接触途径，物理、化学、环境及人为因素，都会影响受照人员接受电离辐射的剂量，例如，气象条件（风向、气温、湿度等），地理面貌（山谷、平原等），生产劳动条件，作业环境，铀矿开采方式，矿井或车间的通风情况、防护设施，受照方式、部位，暴露面积，等等。

1.2.1.3 宿主

宿主是指对放射线敏感的人群。辐射敏感性（radiosensitivity）与种族、遗传、性别、年龄、免疫功能和内分泌等有关。在有辐射源和一定外界环境的条件下，人的辐射敏感性是起主要作用的。众所周知，确定性效应的条件是达到剂量阈值，受照个体可能会产生可察觉的临床损害。奇妙的是随机性效应，在随机性效应中，大量受照个体中只有极少人患癌。新的辐射致癌终生危险系数估计，低传能线密度（linear energy transfer，LET）、低水平辐射为 4×10^{-2} Gy^{-1}左右，说明受 1 Gy 剂量照射的一定数量的人群中有 96%的人不患癌，真正的原因在于 4%患癌的人具有对辐射高度敏感的体质。外因总是通过内因才能起作用，有一个解释“原因”的经典例子说得好，人们通常回答患结核病的原因是病人受到结核分枝杆菌的感染，实际上在一百多年前，生活在拥挤、贫困都市环境中的人皆被结核分枝杆菌感染过，但发病的仅是少数人，在那种情况下，患结核病的真正原因就是易感性。

根据 2018 年世界卫生组织（WHO）癌症统计数据显示，全球癌症的年发病率为 236.9/10 万，而其中由辐射导致的癌症很少，不可能造成所谓的“流行”状态。但是，“流行”和“不流行”是一个相互衔接和连续的过程，而疾病与健康也有一个衔接过程，它们之间没有截然分割的界线。流行病学调查研究往往是从疾病“不流行”时开始的，调查对象既包括病人也包括健康人，况且辐射并非癌症的唯一危险因素，目前公认癌症的发生是多因论，辐射是一个非特异性危险因素。因此，人群中辐射致癌的证据，如受照人群癌症发病（或死亡）与癌症自然发生率的超额相对危险系数、与一般致癌因素比较的危险系数、辐射剂量效应曲线模型等研究，都需要对特定放射暴露人群展开辐射流行病学调查来获取，因此辐射流行病学调查是电离辐射随机性效应研究的基础。

1.2.2 辐射流行病学与其他学科的联系

辐射流行病学是放射卫生学与传统的流行病学和数理统计学相结合的一门新兴学科。辐射流行病学作为放射卫生与放射医学学科发展的主要分支之一，随着其在放射卫生研究中的应用，特别是辐射致癌研究方面的广泛应用，近年得到迅速发展，并形成了一套比较系统的方法学。

辐射流行病学发展迅速，取得了不少进步，但是这些成绩离不开其他学科的相辅相成。辐射流行病学是伴随流行病学的发展逐步壮大的，跟临床医学、肿瘤学、卫生统计学、辐射剂量学、放射生物学及传染病学联系紧密。辐射导致的疾病的临床症状与生化改变和通常情况下的疾病表现不一样，对其进行研究时，考虑常规因素的同时还要考虑辐射生物学的特点。研究者丰富的临床知识和经验将会补充、启发辐射流行病学工作者的思维。辐射引起的疾病都离不开放射生物学研究，放射生物学从电离辐射在集体、个体、组织、细胞、分子等各种水平上对生物的作用展开研究，是一门从生物机制和分子层面揭示辐射影响机体健康的科学。从原爆幸存者队列研究中不难看出，剂量水平决定了辐射效应的强弱，辐射剂量学能够在量效关系中更好地为辐射流行病学研究定量和制定阈剂量。现场流行病学、放射生物学和辐射剂量学共同组成了辐射流行病学的三大基础学科，辐射流行病学是从群体角度进行研究的，在对人群做调查时，研究设计、剂量和健康资料的搜集、整理和分析工作没有一个环节可以离开以上三大基础学科的支撑。

现代流行病学的发展与其他相关学科相互渗透交融。辐射流行病学与分子流行病学、职业流行病学、环境流行病学、肿瘤流行病学和现场流行病学都出现了相互影响和相互依存的关系。

1.3 辐射流行病学研究概述

辐射流行病学是研究电离辐射技术应用中不可分割的重要组成部分，是一门综合性的边缘学科。如前文所述，辐射流行病学与其他学科结合已经形成和发展出研究的新方向。辐射流行病学研究中存在着众多的困难，在科研人员对其逐步认识的过程中，研究工作充满了艰辛，现在该学科已经基本成型。

1.3.1 辐射流行病学的研究目的

根据流行病学的研究目的，辐射流行病学需要根据现有的辐射效应研究队列，总结前人的结果和经验，形成更加具体的方案和体系。辐射流行病学的研究目的是探索不同放射对暴露人群健康的影响。电离辐射所致的健康影响主要是致癌危险、致遗传效应危险及近年关注度非常高的非癌症疾病，这些影响能为辐射流行病学研究发展补充证据链，为制定放射卫生防护标准和解决放射卫生与防护实践中的实际问题提供依据，如放射工作人员健康检查的规范、核电站的选址、放射性废物处置的选址、放射诊疗的指导、不同类型辐射对公众造成的健康影响的评价及放射性事故中的卫生学评价等。

1.3.2 辐射流行病学的研究任务

辐射流行病学的研究任务是不同研究领域的研究任务的有机结合，包括分子辐射流行病学研究中的辐射致癌标志物的筛查研究、辐射剂量估算中的内外照射剂量估算、不同类型辐射剂量估算及辐射生物学效应中的辐射损伤的人群流行病学研究。

首先，分子辐射流行病学的研究任务就是要从分子水平阐明辐射所致损伤效应的发生和发展规律及其影响因素。传统的流行病学研究只是在探讨疾病的病因和危险因素，但是宏观的疾病病因有时会延误观察群体的受害情况，当不能确定发病原因，只从危险因素上解释发病原因显得很无力，因此在特定的过程中加入分子流行病学的方法，会更加直观地了解危险因素导致疾病的详细过程，从而为防止辐射损伤提供更加可靠的研究依据。

其次，电离辐射剂量学是辐射流行病学研究的基础，任何辐射相关的研究都不能抛弃剂量而言其他。因此，剂量学的深入研究就显得至关重要，这是决定最终结果是否真实的重要因素。ICRP 等国际组织不断更新剂量估算的模型和不同器官受照剂量的权重，最终目的就是为了更加准确地评估受照的剂量。深入探讨辐射剂量学的研究是辐射流行病学研究的重要任务之一。

当然，辐射流行病学重点研究的方向是疾病发生发展的影响因素和危险评估，其研究结果的解释仍然要回归到辐射导致的健康效应上。辐射效应研究主要包括确定性效应和随机性效应的研究，随机性效应的研究对于人类利用电离辐射的前景更为重要。在把大剂量急性照射引起的随机性效应结果向低水平（低剂量及低剂量率）照射外推时需要考虑剂量效应曲线的形状，尽管许多学者仍然将其简化推演到在坐标上画一条始于原点的直线，但这种无阈直线外推是否妥当，目前尚不能从人类流行病学资料中得出确切的答案。

许多实验对微生物、离体细胞和动物进行研究得出低 LET 辐射小剂量效应曲线的模型，但是将其用于辐射防护仍需要直接的人群资料，或者至少要求实验研究得出的剂量效应模型在低水平照射的人群中得到了证实。流行病学观察的时间仅是有限的一段，而危险评价的结论须估计一个人的终生。目前研究得到的辐射致癌危险系数均是利用原爆幸存者的观察结果和日本的人口资料，它们是否也适合其他国家，除了需要剂量、时间和人群的外推，还需要检验外推是否准确或尽量不用外推。低水平辐射人群的远后期效应流行病学调查仍是今后长期和重要的研究课题。

1.3.3 辐射流行病学的研究内容

研究者根据不同时期的辐射流行病学发展开展研究，尽管各个时期辐射流行病学的关注方向不尽相同，但是这些研究都是围绕着如何确定辐射对纳入人群的健康影响这个中心论点展开的。

在辐射流行病学的研究中，研究人员认为得出明确的因果关系结论是这门学科的最终目的，一般比生物因素的研究要困难得多，因为非生物因素引起的效应大多是非特异性的，一个因素可以引起多种效应，而同一种效应常常可由多种因素引起。因此，这种研究仅靠定性描述，其说服力是不强的，必须拿出定量分析的充足证据。辐射流行病学的研究内容围绕辐射致病危险性的定量分析主要有以下三种。

① 接触剂量的评价，它是进行一系列分析的前提和基础，如何精确测定个人受照剂量是剂量学研究人员的关键任务。

② 选择合适的剂量效应模式，这是流行病学和统计学工作者的任务。

③ 研究可能的辐射效应，包括电离辐射致癌和非致死性效应研究，可能的混杂因素和对照组的可比性的研究。

这些是今后一段时期辐射流行病学的主要研究内容，以此研究内容开展辐射流行病学研究可为今后辐射相关的标准制定和辐射相关疾病的诊断不断地提供新的思路。

1.4　辐射流行病学的展望

1.4.1　辐射流行病学面临的机遇和挑战

第二次世界大战结束后，人们开始发展经济，安定的生活是全世界人民共同的愿望。然而，随着疾病谱的改变，人们逐渐对防制疾病、促进健康更加地关注，这是流行病学发展起来最重要的原因。辐射流行病学是在原爆幸存者队列研究的基础上发展起来的一门学科，核能核技术的发展给人类带来了希望，但是有时也会充满荆棘，辐射流行病学的发展充满了机遇也面临着诸多挑战。

(1) 内外照射剂量估算

辐射流行病学中辐射剂量的记录和估算是至关重要的，研究辐射流行病学就不能对剂量避而不谈。RERF、ICRP 和 IAEA 等组织不断地就剂量估算提出新的研究方案，辐射流行病学在这样的环境下，可以借助各方力量，将外照射剂量估算更加系统化、简单化，在估算内外照射剂量的同时不断开发新的研究方案和方法。同时，必须深刻认识到辐射流行病学的特殊性，其社会学特性较强，需要从不同政策层面去解决面临的问题，最主要的是能够在复杂的社会环境中不断地开发出属于自己的科学理论，为今后辐射流行病学中的剂量估算提供理论依据。

(2) 辐射生物学的研究突破

近年来，辐射生物学在生物科学的发展环境下不断取得进步。辐射生物学的重要任务是为辐射流行病学中重点关注的随机性效应的健康问题展开深入研究，主要包括辐射致癌方面的机制研究、辐射导致的生物标志物研究、辐射毒理学相关研究等，以上研究内容决定了辐射流行病学的应用前景。任何一门学科的进步都需要其他学科共同贡献力量，辐射生物学的研究带动了辐射流行病学在分子流行病学和循证医学中的进步，生物标志物和辐射生物剂量计的发展更是倚重辐射生物学的发展。辐射生物学和辐射流行病学能在今后的研究中相辅相成，并在各自领域取得更多突破。

(3) 发展现场流行病学

流行病学工作者亲赴现场解决问题时必须及时采取控制措施,为突发公共卫生事件做出及时可靠的反应。2011 年日本福岛核电站事故发生,日本当局组建了核应急人员深入现场勘测。近年来,突发事件越来越引起人们的关注,核技术的应用有时可能会对人类健康造成影响,而以往应对自然灾害、重大疫情和重大事故时只能解决当时情况下的一些突出问题,缺乏系统化的研究。核应急已经在全世界各个地方开始建立,我国核应急救援中心已经多达数十处,科普现场流行病学的方法在核应急救援中非常重要。因此,为了更好地控制核事故的危害,更快地找到事故的发生原因、发展规律和危害特点,为突发的电离辐射事件提供相应的预防和应对的科学方法,须制订合适的预防策略,发展现场流行病学。

(4) 重视辐射流行病学研究中的伦理问题

辐射流行病学的研究对象主要是特定的人群,但是研究方法仍然是以观察法为主。以往涉及人体研究的伦理学问题仅限于实验流行病学,然而随着辐射生物学的发展,尤其是高通量基因测序等方法不断成熟,越来越多的流行病学研究、监测活动均会涉及个体的生物信息。生物样本的采集和生物信息学的发展可能对于个人而言影响甚微,信息的汇总和大数据的发现,势必会影响到更为广泛的人群,今后的辐射流行病学研究需要重视实践中涉及的伦理学问题。

1.4.2 辐射流行病学研究展望

电离辐射技术是 20 世纪科学研究的标志性成果,其间,癌症的治疗、新能源的开发利用等都得到了飞速的发展。电离辐射技术将渗透到大部分科学领域,其进一步改变人们生活的任务会更加突出。

辐射流行病学的研究还有许多须致力的方向,期待研究人员在以下方向继续开展深入的研究。

① 电离辐射对人类健康的影响,尤其是对心理行为和免疫遗传方面的作用有望得到进一步发展。

② 在流行病学调查中,除了暴露人群外,还需要对电离辐射的剂量分布和辐射生物学损伤造成的疾病按照相关标准进行准确诊断。

③ 在生物学效应研究中,实验动物与人体之间的生物电离辐射剂量推算将从目前的经验公式为主发展到理论模拟。

④ 电离辐射与环境质量的评价,以及预防性卫生监督工作将会走向制度化、规范化。

⑤ 对暴露在大、中剂量照射人群的辐射致癌流行病学研究,需要遵循辐射流行病学调查技术规范。

⑥ 继续关注低剂量电离辐射流行病学研究存在的问题。

综上所述,辐射流行病学研究仍然任重而道远,未来需要充分论证电离辐射与流行病学调查的相关问题,将辐射流行病学的原理和方法使用好,为辐射暴露与人群的健康评价提供更多有用的资料,为放射防护的实践和电离辐射损伤效应的标准制定提供参考依据。

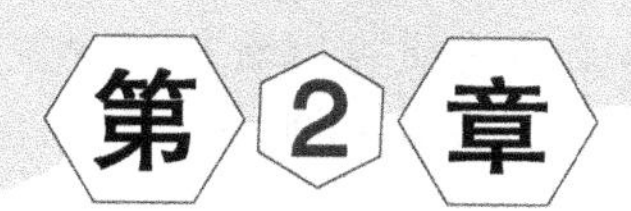

电离辐射的基本理论

当前，电离辐射在人类生活和生产过程中的应用越发广泛。电离辐射的应用能给人类带来利益，但也可能在应用过程中对人体健康造成危害。究其原因，电离辐射能量的传播和沉积是根本性影响因素，而辐射能量的传播和沉积规律与辐射的类型及性质密切相关。因此，出于趋利避害和辐射流行病学调查的实际需求，相关专业人员需要了解电离辐射的定义、分类、基本性质，辐射场的基本概念，辐射剂量学的指标体系、辐射有害效应，辐射剂量估算方法和辐射结果表达的基本知识。

2.1　辐射场概述

辐射（radiation）是以波或粒子的形式传递的能量。辐射一经发出，其能量可能被周围物质所吸收。辐射的能量传递、有利作用及有害效应均发生在辐射场中。所谓辐射场，是指辐射在其中穿过、传播以及经相互作用向物质传递辐射能量的空间范围。辐射场的基本属性除了时间、空间以外，更为基础的则是射线种类以及辐射与物质的相互作用。

2.1.1　射线种类

人们日常生活中经常接触的紫外线、红外线、可见光、无线电波和微波等都属于非电离辐射。辐射应用中常见的 X 射线、γ 射线、中子、α 粒子、β 射线、质子和电子等属于电离辐射。图 2-1-1 是常见的电磁波频谱图，有助于读者了解波数、波长、频率与电离能力之间的关系。

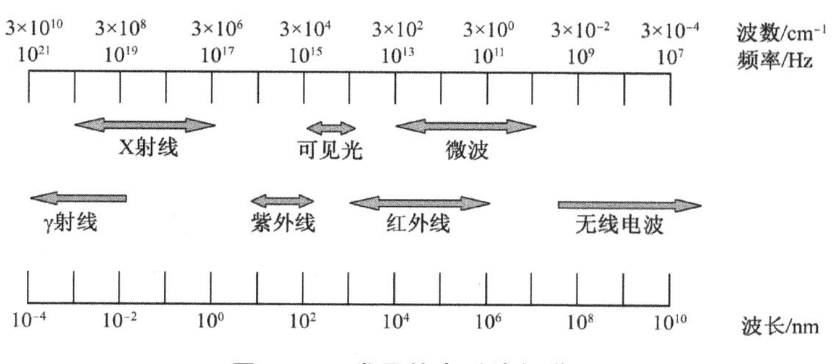

图 2-1-1　常见的电磁波频谱图

电离辐射依其是否荷电可分为带电辐射和不带电辐射。电荷特性对电离辐射能量在物质中的传递和沉积十分重要。一般来说，受照物质可以看成一个复杂电场的综合体，电离辐射的电性显著影响着其在物质中的行为方式和规律。表 2-1-1 列出了常见带电辐射的基本性质。

表 2-1-1 常见带电辐射的基本性质

名称	电荷/e	质量/u	M_0c^2/MeV	M/Mp	平均寿命
电子，$e^{\pm}$	±1	0.000 55	0.511 07	0.000 5	稳定
μ 子，$\mu^{\pm}$	±1	0.113 43	105.659	0.112 6	2.2 μs
质子，P	+1	1.007 28	938.256	1.000 0	稳定
氦核，α	+2	4.001 51	3 727.32	3.972 6	稳定

常见的不带电辐射，如 X 射线、γ 射线和中子等，由于其不带电，很少受到电场的直接影响，因此在物质中穿行时其行为、能量传递和沉积方式与带电辐射之间有着较大差异。常见不带电辐射的基本性质见表 2-1-2。

表 2-1-2 常见不带电辐射的基本性质

名称	电荷/e	能量性质	来源	质量/u	平均寿命
X 射线	0	波	相互作用	—	—
γ 射线	0	波	放射性衰变	—	—
中子，n	0	粒子	相互作用	1.086 7	881.5 s*

注：* 代表自由中子。

电离的来源主要有 3 种：① 足够动能的带电粒子直接产生，称为直接电离；② 不带电粒子虽可直接产生电离，但其主要是通过先在物质中产生次级带电粒子并转移一部分能量给这些带电粒子，然后这些次级带电粒子在物质中产生电离，这种形式称为间接电离；③ 动能不足的带电粒子不能直接产生电离，但可通过诱发核与粒子的转变，将质量能转换成动能，从而获得足够能量引发电离，这种电离过程的结果往往是入射粒子的消亡。

2.1.2 相互作用

辐射与物质的相互作用其实就是辐射能量传递给物质的具体过程，在这个过程中，辐射怎样传递能量以及传递了多少能量直接决定了辐射效应的程度，即决定了人们对辐射进行应用以带来利益的程度以及对辐射进行防护以减小危害的程度。换言之，不同性质的辐射和不同性质的物质之间的相互作用是辐射技术应用的核心问题。

众所周知，物质的基本组成单元是原子。因此，辐射与物质的相互作用可以看成射线与原子的相互作用。从微观角度来看，组成物质的众多原子并不是紧密结合在一起的，其间充斥了场和力（如库仑场）。因此，对于某一个瞬间，在物质中穿行的射线，可能直接碰撞到原子（原子核和核外电子），可能受到场和力的作用发生偏转，也可能不受干扰继续前行。

综上所述，考虑到辐射本身的随机性，可以得出辐射与物质相互作用的定义：辐射的能量和运动方向在物质中发生变化的随机过程。相互作用过程的具体形式、产物及程度取决于辐射和物质这两个作用主体构成的整个系统。可以说,相互作用就是拥有诸多确定特征的随机表现过程。

辐射与物质相互作用的随机性表现在以下两个方面:

① 辐射与物质中某些或某个对象是否发生相互作用是随机的。

② 若一定发生某种相互作用,在此过程中,能量和方向的改变是随机的。

2.1.2.1　辐射与物质相互作用的意义

根据辐射与物质相互作用的定义,在某一个时刻,如果辐射在物质中发生了能量和方向的改变,则称发生了相互作用;反之,辐射继续在物质中穿行。因此,相互作用的意义在于,通过这个过程把辐射的能量在物质中进行传播。这种能量传播的媒介包括辐射本身和相互作用的产物。

于是,我们可以说,辐射就是通过与物质的相互作用过程把自身的能量传递并沉积在物质中,从而引发不同程度的辐射效应。因此,对辐射医学实践和工业实践中人们关心的辐射效应定量而言,相互作用的定性和定量是重要基础。

2.1.2.2　带电粒子与物质的相互作用

通常,带电粒子是指带一个或多个正、负电荷,具有一定动能的基本粒子。由于电性的存在,并考虑到物质原子核和核外电子的库仑场,带电粒子与物质相互作用的形式与后述不带电粒子与物质相互作用的形式差别很大。

我们通常把静止时质量比电子重的带电粒子称为重带电粒子。从表 2-1-1 中可知,即便是最轻的重带电粒子 μ 子,其质量也比电子重 200 多倍。

前文已述,辐射与物质相互作用的对象可以是包含原子核和核外电子的整个原子。因此,具有一定能量的带电粒子入射到物质中,相互作用的主要方式有以下 4 种:

① 与核外电子发生非弹性碰撞。

② 与原子核发生非弹性碰撞。

③ 与原子核发生弹性碰撞。

④ 与原子核发生核反应。

以下分别对相互作用的 4 种主要方式进行相关叙述。

当带电粒子从物质的原子近旁经过时,入射粒子和轨道电子之间的库仑力使电子受到吸引或排斥,从而获得一部分能量。如果轨道电子获得足够的能量,就会引起原子电离,则原子成为正离子,轨道电子成为自由电子;如果轨道电子获得的能量不足以引起原子电离,则可以引起原子激发,使电子从低能级跃迁到高能级。处于激发态的原子很不稳定,跃迁到高能级的电子会自发跃迁到低能级而使原子回到基态,同时释放出特征 X 射线或俄歇电子,X 射线能量或俄歇电子动能等于高、低能级能量的差值。如果电离出来的电子具有足够的动能,且能进一步引起物质电离,则称它们为次级电子或 δ 电子。由次级电子引起的电离称为次级电离。

带电粒子因与核外电子发生非弹性碰撞,导致物质原子电离和激发而损失的能量称为碰撞损失或电离损失。线碰撞阻止本领[linear collision stopping power,用符号 S_{col} 或 $(dE/dl)_{col}$ 表示]和质量碰撞阻止本领[mass collision stopping power,用符号

$(S/\rho)_{col}$或$(dE/\rho dl)_{col}$表示]是描述电离(碰撞)能量损失的两个物理量。线碰撞阻止本领是指入射带电粒子在物质中穿行单位长度路程(dl)时电离损失的平均能量,单位是J/m,还常用到MeV/cm。质量碰撞阻止本领是线碰撞阻止本领与物质密度ρ的商,其单位是$J \cdot m^2/kg$,还常用到$MeV \cdot cm^2/g$。

带电粒子从原子核附近掠过时,在原子核库仑场的作用下,运动方向和速度发生较大变化,此时带电粒子的一部分动能变成具有连续能谱的X射线辐射出来,这种辐射称为轫致辐射(bremsstrahlung)。为描述这种情况下带电粒子的能量损伤,与线碰撞阻止本领、质量碰撞阻止本领类似,可用线辐射阻止本领[linear radiative stopping power,用符号S_{rad}或$(dE/dl)_{rad}$表示]和质量辐射阻止本领[mass radiative stopping power,用符号$(S/\rho)_{rad}$或$(dE/\rho dl)_{rad}$表示]来描述单位路程长度和单位质量厚度的辐射能量损失。

带电粒子与物质原子核库仑场发生相互作用时,尽管带电粒子的运动方向和速度发生了变化,但不辐射光子,也不激发原子核,此种相互作用满足动能和动量守恒定律,属弹性碰撞,也称弹性散射。碰撞发生后,绝大部分能量由散射粒子带走。重带电粒子由于质量大,与原子核发生弹性碰撞时运动方向改变小,散射现象不明显,因此它在物质中的径迹比较直。相反,电子质量很小,与原子核发生弹性碰撞时运动方向改变可以很大,还会与轨道电子发生弹性碰撞。经多次散射后,电子的运动方向偏离原来的方向,最后的散射角可以大于90°,甚至可能是180°,因此它在物质中的径迹很曲折。散射角小于90°、接近90°、大于90°时的多次散射分别称为前向散射、侧向散射和反向散射。

弹性碰撞发生的概率与带电粒子的种类和能量有关。只有当带电粒子的能量很低,速度比玻尔轨道的电子速度v_0(2.183×10^8 cm/s)小很多时,才会有明显的弹性碰撞发生。而与速度v_0对应的α粒子、质子和电子的能量分别是0.1 MeV、0.025 MeV和0.013 5 keV。通常情况下,辐射应用实践中遭遇的α粒子和质子的能量比上述能量高得多。因此,重带电粒子发生弹性碰撞的概率很小。对于能量在$10^4\sim10^6$ eV范围的电子,发生弹性碰撞的概率不会超过0.15%,当电子能量高出这个范围时,弹性碰撞发生的概率进一步减小。

当一个重带电粒子具有足够高的能量(约100 MeV)并且与原子核的碰撞距离小于原子核的半径时,如果有一个或数个核子被入射粒子击中,它们将会在一个内部级联过程中离开原子核,其飞行方向主要倾向于粒子入射方向。失去核子的原子核处于高能量的激发态,将通过发射所谓的蒸发粒子(主要是一些较低能量的核子)和γ射线而退激。当核反应发生时,入射粒子的一部分动能被中子和γ射线带走,而不是以原子激发和电离的形式被局部吸收,因此这将影响沉积能量的空间分布。

除上文介绍的作用方式以外,当一个粒子与其反粒子发生碰撞时,它们的质量可能转化为辐射的能量,这种辐射称为湮没辐射。例如,当一个正电子与一个负电子碰撞时,产生两个能量为0.511 MeV的γ光子。当高速带电粒子在透明介质中以高于光在该介质中的传播速度运动时,还能产生契伦科夫辐射,即带电粒子的部分能量以蓝色光的形式辐射出来。

带电粒子在与物质的相互作用过程中会不断损失动能，直至损失所有动能而停止运动(不包括热运动)。粒子从入射位置至完全停止位置沿运动轨迹所经过的距离称为路径长度，沿入射方向从入射位置至完全停止位置所经过的距离称为射程。由于粒子的运动轨迹是曲折的，因此射程总是小于路径长度。前文已述及，粒子与物质的相互作用具有随机特性，每个相同能量的入射粒子的路径长度和射程均可能不一样，整个粒子束的路径长度和射程将构成统计分布。平均路径长度用来描述路径长度的分布特点，而平均射程和外推射程等概念用来描述射程分布特点。

电子在空气中电离的结果就是产生离子对，由于很多类型的射线最终把能量沉积在物质中的主要媒介是电子(次级电子)。因此，电子在干燥空气中产生一个离子对消耗的平均能量 W_a 是一个非常重要的参数。

经过多年测量和论证，目前研究者一致认为：电子在干燥空气中每产生一个离子对需要消耗的平均能量 W_a 是 33.97 eV，或者为在空气中产生电荷量为 1 C(库仑)的正离子或负离子电子需要消耗的平均能量为 33.97 J(焦耳)。W_a 值与产生电离的电子动能基本无关。

2.1.2.3 不带电粒子与物质的相互作用

不带电粒子是指本身不带有正、负电荷的粒子或波。常见的不带电粒子包括 X 射线、γ 射线和中子，前两个统称为光子。与前文叙述过的带电粒子不同，不带电的光子和中子在与物质相互作用过程中一般不会受到物质原子核和核外电子电场的影响，发生相互作用的主要对象是整个原子、原子核和核外电子本身。由于光子一般被看作波，而中子却是具有实际质量的实体粒子(原子核的组成成分之一)，它们与物质相互作用有着明显不同的特征，以下分别进行叙述。

(1) X、γ 射线(光子)与物质的相互作用

X、γ 射线本质上是高能电磁辐射，都是光子，只是产生方式不同，但是一旦产生，只要能量相同则物理性质完全相同。光子的能量为 $E=\hbar\nu(c/\lambda)$，$\hbar$为普朗克(planck)常量，c 为光速，ν 和 λ 分别是电磁辐射的频率和波长。γ 射线由原子核能级之间的跃迁产生，X 射线主要由轫致辐射产生。X、γ 射线与物质的相互作用跟带电粒子与物质的相互作用方式不同，带电粒子通过连续与多次的电离损失或辐射损失而损失能量，可用阻止本领和射程等物理量来描述。而 X、γ 射线与物质的相互作用是通过单次性的随机事件与介质的原子核或原子核外电子作用完成的，光子与物质一旦发生相互作用，光子或被吸收而消失并损失全部能量，或受到散射而损失很大一部分能量，同时产生次级电子。

X、γ 射线与物质相互作用的方式主要有 3 种，即光电效应(photoelectric effect)、康普顿散射(compton effect)和电子对效应(electronic effect)。

光电效应是指光子被整个原子吸收，从原子壳层打出一个电子，即光电子(图 2-1-2)。光子将全部能量转移给原子，一小部分(可忽略)提供给原子的反冲能，其余作为电子脱离原子束缚所需的电离能和光电子的动能。光电效应主要发生在原子束缚最紧的 K 层(80%)。光电效应发生后，由于原子内层电子出射，出现空位，外层电子内填，光子以发射特征 X 射线或俄歇电子的形式释放出多余的能量。

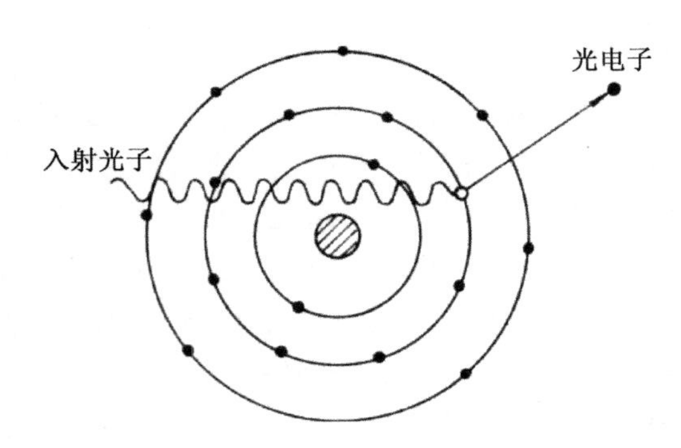

图 2-1-2 光电效应示意图

康普顿散射为入射光子与核外轨道电子的非弹性碰撞。在非弹性碰撞过程中，入射光子的一部分能量转移给电子，使其脱离原子束缚成为自由电子（康普顿反冲电子）。而入射光子同时受到散射，其运动方向和能量都发生变化，称为散射光子。康普顿效应一般发生在束缚最疏松的外层电子。若次级电子能量比较高，入射光子仍将继续与介质相互作用直至能量耗尽。散射光子也将继续与介质相互作用。康普顿散射的示意图见图 2-1-3。

如果入射光子能量足够高，当它从原子核旁经过时，在原子核库仑场的作用下，入射光子整个被吸收，转化为一个正电子和一个负电子，这个过程称为电子对效应。只有入射光子能量大于 1.022 MeV，即大于两个静止电子质量时，才可能发生电子对效应。电子对效应所产生的正负电子继续在物质中按照带电粒子的规律慢化，负电子成为物质中的自由电子或原子的轨道电子，而正电子速度接近零时将与附近的负电子发生湮没（annihilation）辐射（也称质湮辐射），放出两个方向相反的能量都为 0.511 MeV 的 γ 光子。电子对效应的示意图见图 2-1-4。

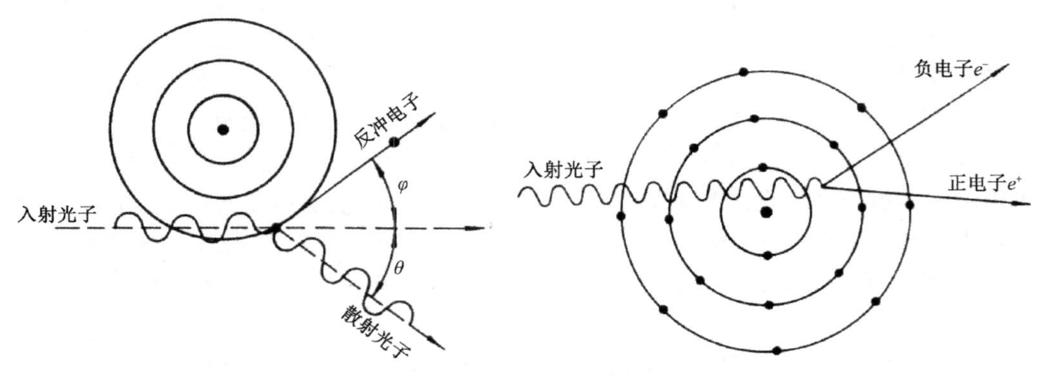

图 2-1-3 康普顿散射示意图　　图 2-1-4 电子对效应示意图

光子入射到物质中后，在某一个瞬间，如果不发生相互作用，光子则继续在物质中穿行。一旦与物质发生相互作用，主要作用的种类就是上述 3 种。发生相互作用的种类与光子能量及物质的性质密切相关，一般规律如下。

① 低能光子主要经历光电效应，对高原子序数物质而言尤为明显。

② 高能光子主要经历电子对效应，随物质原子序数增高，电子对效应越加突出。

③ 中能光子主要经历康普顿散射。在物质中，主要经历康普顿散射的光子能量有高 Z 物质（如铅），1 MeV 左右，且范围较窄（图 2-1-5B）；低 Z 物质（如碳、水、软组织）范围很宽，为 25 keV～25 MeV，几乎覆盖医学、生物学领域用到的所有 X、γ 射线（图 2-1-5A）。

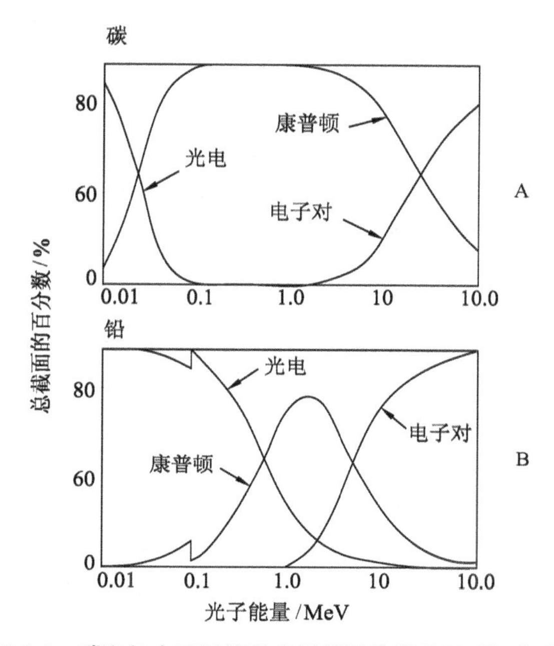

图 2-1-5　碳和铅中不同能量光子相互作用的相对概率分布

除了上文提及的 3 种主要作用方式，光子还可以与物质发生相干散射和光核反应。

相干散射：X、γ 射线具有波粒二象性，既是粒子也是电磁波。入射电磁波从原子附近经过时，引起轨道电子共振，振荡电子将发射波长相同但方向不同的电磁波，不同轨道电子发射的电磁波具有相干性，故称此过程为相干散射，又称瑞利散射。在相干散射过程中，X、γ 射线仅改变运动方向而没有能量转移。

光核反应：X、γ 射线与原子核作用引起的核反应称光核反应。常见的反应类型有 (γ, p) 和 (γ, n)。光核反应是有阈能的反应。当 X、γ 射线能量大于阈能时，反应截面随 X、γ 射线能量增加而增大；当 X、γ 射线能量大于阈能数个 MeV 时，反应截面达到最大，此后随 X、γ 射线能量增加而减小。

由于光核反应截面很小，在剂量学中往往忽略光核反应的贡献。但在机房防护设计时，如果加速器 X 射线能量大于 10 MeV，则需要考虑 (γ, n) 反应，这是因为一方面中子比光子更容易从迷道中逸出，另一方面反应后的核素具有短寿命的 β^+ 衰变（半衰期为约 10 min）。

（2）中子与物质的相互作用

与光子不同，中子虽不带电，但只与原子核相互作用，与物质相互作用的过程种类繁多。

在物质中，中子经历的过程、损失的能量，与中子能量、物质种类关系密切。中子按能量高低分成 5 类：热中子、慢中子、中能中子、快中子和高能中子。

热中子(0.025～0.5 eV)通过俘获(capture)过程可被任何物质的原子核吸收。吸收热中子后，原子核可能发射 γ 射线或带电粒子。发射 γ 射线的俘获过程称为辐射俘获(radiative capture)，例如，$^{1}H(n;\gamma)^{2}H$ 吸收热中子后，只有轻核才可能有出射带电粒子的俘获过程。人体中常有$^{14}N(n;p)^{14}C$ 反应。

慢中子(0.5～1 000 eV)遇轻核，主要发生弹性散射(elastic scattering)$(n;n')$；遇重核，呈现辐射俘获$(n;\gamma)$。

中能中子(1～10 keV)、快中子(0.01～10 MeV)主要经历弹性散射。中子能量超过 0.1 MeV，便能引发非弹性散射(inelastic scattering)$(n;n',\gamma)$。

高能中子(>10 MeV)与原子核碰撞后，会有多个中子出现，称之为去弹性散射(nonelastic scattering)，如$^{14}N(n;2n')^{13}N$ 等。

此外，吸收了能量甚高的中子后，原子核会变得四分五裂，此过程称为散裂(spallation)，例如，人体中会有$^{14}N(n;2\alpha)^{7}Li$、$^{12}C(n;n',\alpha)^{8}Be$、$^{12}C(n;n',3\alpha)$等。

注：以上圆括号内，分号前的 n，代表入射中子；分号后的 n'、p、γ、α，分别代表相互作用后出射的中子、质子、γ 射线和 α 粒子；字母前的数字，代表相互作用后出现的相关粒子数。

中子进入人体后，通过上列过程，能量 En 大部分变成了重带电粒子(如弹性散射后氢、碳、氮、氧反冲核以及其他过程中的质子和 α 粒子)的动能。

由于人体中氢核(H 核)最多，中子与 H 核发生弹性散射的截面最大，产生的能量也最多，因此在人体中，中子能量有 85%～95%是向 H 核转移的。

经上述重带电粒子后续的电离、激发过程，中子的部分能量最终被能量转移点附近的物质所吸收。

2.2 辐射剂量学指标

剂量是指用于连接人们关心的辐射效应和辐射能量沉积特点之间的桥梁。众所周知，辐射效应的直接起点是辐射能量在受照物质中的沉积，能量沉积的数量和能量沉积的快慢(速率)对辐射效应程度而言是重要决定因素，因此在实践中，需要相关定量指标对此进行描述。考虑到对辐射沉积能量进行定量还取决于辐射场量、物质性质以及前文述及的射线与物质相互作用，本部分将按照基本剂量学量、放射防护量及监测实用量来进行定量指标的介绍。

2.2.1 辐射场与基本剂量学量

在上文辐射与物质相互作用程度的定量描述指标中，带电粒子和不带电粒子有很大的不同。带电粒子主要通过碰撞阻止本领和辐射阻止本领进行描述，而不带电粒子通过衰减系数、能量转移系数和能量吸收系数进行描述。无论哪种形式或指标，以下关系是不变的：辐射剂量＝辐射场量×相互作用系数。

基本剂量学量是指一段时间(T)内，电离辐射向单位质量物质转移或授予的辐射能量，单位都是 J/kg。专用名称是戈瑞(gray)，国际代号是 Gy。

吸收剂量 $D(T,r)$ 是一段时间内的剂量学量，若要了解某一时刻该量的变化情况，即其速率量，则需要引入吸收剂量率 $\dot{D}(t)$，其单位是 Gy/s，或者是它恰当的倍数和分数。对于其他剂量学量，情况也是如此。

吸收剂量与辐射效应程度关系密切，它关注受照物质特定体积内，单位质量物质吸收的辐射能量。这些能量有来自本地(相关体积内)的，也有来自外地(相关体积外)的。来自外地的，势必涉及考察吸收剂量的体积在受照物质中的位置，甚至涉及周边物质的性质。所以，吸收剂量与受照物质的形状、大小及关注的位置密切相关。离开了这些细节，吸收剂量值会变得毫无意义。

吸收剂量 $D(T,r)$ 的定义为：

$$D(T,r)=\mathrm{d}\bar{\varepsilon}(T,r)/\mathrm{d}m \tag{2-2-1}$$

式中，$\mathrm{d}\bar{\varepsilon}(T,r)$ 是 T 时间内，电离辐射授予 r 点处，质量为 $\mathrm{d}m$ 的物质的平均辐射能量。

受照射物质中，每一点处都有其特定吸收剂量值。因此，在某一点处考察物质吸收剂量时，所取体积必须充分小，以便显示因辐射场或物质不均匀所致吸收剂量值的变化。同时，该体积又要足够大，以保证考察吸收剂量的时间内，其中有相当多的相互作用过程，使得因为作用过程的随机性，造成授予能的统计不确定性可予忽略。受照射物质中，吸收剂量越大，其中的辐射效应程度越高。

比释动能关注不带电粒子(中子、光子)在相互作用过程中，向次级带电粒子转移的能量。

比释动能 $K(T,r)$ 的定义为：

$$K(T,r)=\mathrm{d}E_{tr}(T,r)/\mathrm{d}m \tag{2-2-2}$$

式中，$\mathrm{d}E_{tr}(T,r)$ 是 T 时间内，辐射场 r 点处，不带电粒子在质量为 $\mathrm{d}m$ 的物质中，因相互作用过程释出的所有带电粒子初始动能的总和。简言之，比释动能就是不带电粒子在单位质量物质中，向次级带电粒子转移的能量。

带电粒子的能量损失同时存在两种可能，分别是碰撞损失和辐射损失。

对于中子，其次级带电粒子(重带电粒子)能量的辐射损失几乎可忽略。然而，对于光子，宜同时考虑其次级电子能量的碰撞损失和辐射损失，特别当光子能量很高时，其次级电子能量的辐射损失会十分明显。

简言之，吸收剂量和比释动能均是非常重要的基本剂量学量。在临床应用及防护考量方面有着广泛的用途。

吸收剂量和比释动能都与位置密切相关，在定义上均关联于空间中的一个点。在实际应用中可以根据实际需要将点扩展为所关心的体积，如 1 mm^3 的球、与仪器探头大小相应的体积甚至整个人体。例如，某工作人员在某段工作时间内的平均吸收剂量指的就是，该段时间内该工作人员全身各部位吸收的各种辐射能量的总和与其体重(kg)的商。需要注意的是，这种扩展的情况隐含一个假设，即默认关心体积内每一点的吸收剂量都相同。

从概念上讲，吸收剂量指的是关心体积内沉积了多少能量，并不管这些能量的来源，适用于任何辐射。而比释动能指的是不带电辐射在关心体积内释出了多少能量，并不管这些能量的去向。因此，吸收剂量和比释动能既有密切联系，又有其各自的用途。以临床X射线放射治疗为例，我们既关心肿瘤靶区内各种辐射实际沉积的能量（吸收剂量），又关心射线与靶区物质相互作用后通过次级电子转移出来的能量（比释动能），该能量是患者正常组织辐射损伤的主要来源之一。

另外，曾经有过广泛应用但现已废弃的量——照射量，现已被空气比释动能所替代。因此，以往的那些用照射量（率）表达的关系可以转换使用。

2.2.2 放射防护量

电离辐射会以外照射和内照射的方式对人体产生危害，其本质是辐射能量在人体中沉积，会导致各类细胞损伤、变异甚至死亡。电离辐射按时间可分为长期效应和短期效应，按性质可分为确定性效应和随机性效应。评价放射工作人员和公众所遭受的健康危害以及提出相应的应对措施是辐射防护工作的重要内容。辐射场中，人体所受健康影响除涉及射线类型、能量和照射方式等物理因素外，还与特殊的受照物质——人体的性质密切相关，例如，受照的部位，器官、组织的类型，等等。基于此，单纯地使用基本剂量学量如吸收剂量、比释动能等来进行人体健康评价就显得不够充分和贴切。因此，ICRP对受照人体规定的一类辐射量——放射防护量，专门用于评估照射水平和控制健康危害。

2.2.2.1 基本放射防护量

（1）器官剂量（D_T）

虽然吸收剂量值是针对受照物质中每一点而言的，然而作为放射防护目的可以接受的近似方法，常取一段时间内，较大组织体积中吸收剂量的平均值。

一个器官、组织T范围内的平均吸收剂量$\overline{D}_T$的定义为：

$$\overline{D}_T = \int_T D(x,y,z)\rho(x,y,z)\mathrm{d}V \Big/ \int_T \rho(x,y,z)\mathrm{d}V \qquad (2\text{-}2\text{-}3)$$

式中，V是相关器官、组织范围的体积；$D(x,y,z)$是该范围内质量密度为$\rho(x,y,z)$的(x,y,z)点处的吸收剂量值。实际工作中，平均吸收剂量常见写作D_T，单位是Gy。

$\overline{D}_T$能否代表相关器官、组织或某个组织范围内所有部分的吸收剂量，取决于许多因素，列举如下：

① 对于外照射，$\overline{D}_T$主要取决于照射的均匀性、辐射的穿透性以及它们的射程。对于贯穿性辐射（光子、中子），大多数器官中，吸收剂量分布是充分均匀的，这种情况下，平均吸收剂量应该是器官、组织每一部分所受照射的合适量度。

② 对于贯穿能力弱或射程有限的辐射（低能光子、带电粒子）以及人体内广泛分布的器官和组织（如红骨髓、淋巴结），吸收剂量的分布可能会极不均匀。

③ 在人体局部受照的极端情况下，还可能出现平均吸收剂量或有效剂量低于剂量限值的情况，然而，有些组织已经出现损伤。例如，皮肤受到弱贯穿辐射照射时，也许就会发生此类情况。因此，为顾及这种情况，人们为高度集中的皮肤剂量设置了特定的剂量限值。

④ 对于滞留在人体器官、组织中放射性核素发出的辐射，器官吸收剂量的分布取决于辐射的贯穿能力和射程，器官、组织中活度分布的均匀性以及器官、组织的构造(如膀胱、呼吸道之类的器官具有壁，骨骼是无机质骨、非活性骨髓、活性骨髓组成的高度不均匀的混合体)。

⑤ 对于沉积在呼吸道壁、在消化道中通过以及沉积于骨表面(如钚)或皮肤的放射性核素，相关组织吸收剂量分布的不均匀性尤为突出。此种情况下，为评估随机性损伤的程度，整个器官、组织中的平均吸收剂量已不是一个合适的剂量指标。因此，ICRP 提出了关于呼吸道、消化道、骨骼、皮肤的剂量学模型，其中考虑了放射性核素的分布、敏感细胞所在的位置，计算的对象是确认发生辐射致癌的靶区内组织的平均吸收剂量。

最后需要提醒的是，平均吸收剂量本身还不足以评价辐射照射造成的危害，因为不同类型、能量的辐射，具有不同的生物学效能，不同器官、组织的辐射敏感性未必相同。因此，确立放射防护用到的剂量指标与随机性健康危害的定量关系，还需要用辐射权重因子 W_R 和组织权重因子 W_T 对平均吸收剂量作进一步修正。

(2) 当量剂量(H_T)

器官、组织 T 的当量剂量 H_T 是以各自辐射权重因子 W_R 修正后，相关辐射对特定器官、组织 T 的剂量总和，即：

$$H_T = \sum_R W_R \cdot D_{T,R} \tag{2-2-4}$$

式中，$D_{T,R}$是器官、组织 T 或其特定靶区范围内，由辐射 R 产生的平均吸收剂量；W_R 是与入射到人体或滞留于人体的放射性核素发出的第 R 种辐射相应的辐射权重因子；W_R 是依据第 R 种辐射的生物学效能，对器官、组织 T 的平均剂量 $D_{T,R}$施加修正的一个因子。

放射防护应用的辐射权重因子 W_R 数值(表 2-2-1)，对于给定的第 R 种辐射，W_R 不与特定组织、特定随机性效应相关。W_R 可用于任何器官和组织。在放射防护关心的低剂量范围内，W_R 与剂量、剂量率无关，仅用于随机性健康危害的评价。

表 2-2-1　辐射权重因子 W_R 数值

辐射类型	W_R
光子	1
电子，μ 子	1
质子，带电的 π 介子	2
α 粒子，裂变碎片，重原子核	20
中子	
$W_R=\begin{cases}2.5+18.2\times\exp\{-[\ln(E_n)]^2/6\} \\ 5.0+17.0\times\exp\{-[\ln(2E_n)]^2/6\} \\ 2.5+3.25\times\exp\{-[\ln(0.04E_n)]^2/6\}\end{cases}$	$E_n<1$ MeV 1 MeV$\leqslant E_n\leqslant$50 MeV $E_n>50$ MeV

为与吸收剂量相区别，人们特别为当量剂量 H_T 的 SI 导出单位 J/kg 赋予另一个名称希沃特(sievert)，单位是 Sv(希)。

当量剂量 H_T 的实质是为与特定辐射对器官 T 造成的辐射影响程度相仿，是低 LET 辐射需要的吸收剂量。

(3) 有效剂量(E)

实际上，受照人体各个器官、组织的当量剂量未必相同，即使器官、组织的当量剂量相同，它们给人体带来的随机性健康危害的程度也会不同，因为不同的器官或组织，随机性效应的敏感性有差异。因此，为综合反映受照的各个器官或组织给人体带来随机性健康危害的总和，人们提出了有效剂量 E。

有效剂量 E 是以各自组织权重因子 W_T 计权修正后，人体相关器官、组织当量剂量的总和，即：

$$E=\sum_{T}W_T\cdot H_T=\sum_{T}W_T\cdot\sum_{R}W_R\cdot D_{T,R} \tag{2-2-5}$$

式中，W_T 是与器官、组织 T 相应的组织权重因子，它是依器官、组织随机性效应的辐射敏感性，对器官、组织当量剂量施加修正的一个因子。

W_T 的实质是全身各器官、组织均匀受到相同当量剂量照射时，个体承受的随机性健康危害中器官、组织 T 所占的份额。

W_T 的数值来源于辐射所致癌症发生、死亡的流行病学调查，以及对辐射遗传学研究资料的分析和判断。W_T 代表的是年龄范围很宽、男女两性的平均值。W_T 值与辐射的类型和能量无关。表 2-2-2 是 ICRP 最新的组织权重因子值。有效剂量 E 的单位与当量剂量相同，也取 Sv。

其实，有效剂量 E 与全身不均匀照射所致随机性健康危害程度相仿，即全身均匀照射的当量剂量。

表 2-2-2 ICRP 最新的组织权重因子值

器官、组织	涉及的器官、组织数目	W_T	合计
肺、胃、结肠、红骨髓、乳腺、其余组织	6	0.12	0.72
性腺(卵巢、睾丸)	1	0.08	0.08
食道、膀胱、肝、甲状腺	4	0.04	0.16
骨表面、皮肤、脑、唾液腺	4	0.01	0.04
全身	—	—	1.00

包括有效剂量在内，放射防护量都无法直接测量，只能根据外照射的辐射场量、内照射的放射性核素摄入量进行计算，或者通过其他可以测量的量加以估计。

为规范有效剂量计算，ICRP 规定了剂量计算的参考人数学模型，提出了具体计算有效剂量的程序和公式。

对于放射防护，有效剂量有着划时代的重要意义。因为通过有效剂量，无论剂量来自外照射、内照射、全身照射或局部照射，都可以在同一个基础上实现相加。也因如此，有效剂量已成为低剂量率、小剂量照射情况下，评估照射水平、控制健康危害的重要指标。

有效剂量主要也是最基本的用途是论证照射情况是否遵循放射防护标准。

有效剂量计算中用到的辐射权重因子、组织权重因子是很宽范围内相关因素的平均值。有效剂量侧重的是照射情况，针对的是具有平均体格特征的参考人。有效剂量计算并未计入具体个人的自身特征(如年龄、性别、体重等)。因此，有效剂量不能贸然用于特定个体的危险估计。

机体如果受到照射，且逼近甚至超过剂量限值，为估计可能的危险，拟订重要的决断，需要根据明确的照射场景、具体的个体特征，计算相关的器官、组织剂量。

辐射事故情况下，如果出现组织反应，绝不能依据有效剂量评估效应程度、计划必要行动。此时，必须估计组织反应所在的器官、组织的吸收剂量，如果吸收剂量是由高 LET 辐射引起的，则要用与组织反应对应的相对生物效应(RBE)对剂量计权，即计算 RBE · D。RBE 不仅依赖辐射的类型和能量，而且与照射当时剂量的分布有关。

尤须指出的是，在辐射危害的流行病学调查中，随访对象的受照水平不能用有效剂量，必须考虑特定器官、组织的吸收剂量。

2.2.2.2　待积剂量

在内照射情况下，任一时刻器官、组织的当量剂量率 $\dot{H}_{\mathrm{T}}(t)$ 与器官、组织内所含放射性核素的数量呈正比。单次摄入后，器官、组织内放射性核素的数量，会因核素的物理衰变、人体的生理代谢而减少，所以器官、组织的当量剂量率也因时间的推延而降低。

为评价内照射危害，需要了解一段时间内放射性核素对器官、组织产生的累积剂量，人们因此提出“待积量”的概念。

器官、组织的待积当量剂量 $H_{\mathrm{T}}(\tau)$ 是单次摄入放射性核素后，τ 时间内，器官、组织 T 当量剂量的累积值，公式为：

$$H_{\mathrm{T}}(\tau)=\int_{t_0}^{t_0+\tau}\dot{H}_{\mathrm{T}}(t)\mathrm{d}t \tag{2-2-6}$$

式中，$\dot{H}_{\mathrm{T}}(t)$ 是 t_0 时刻摄入放射性核素，在此后的 t 时刻，对器官、组织 T 所致的当量剂量率。剂量的累积时间 τ 取成人 50 年、儿童 70 年。

待积有效剂量 $E(\tau)$ 是经组织权重因子 W_{T} 计权修正后，受照人体相关器官、组织的待积当量剂量值的总和，公式为：

$$E(\tau)=\sum W_{\mathrm{T}}\cdot H_{\mathrm{T}}(\tau) \tag{2-2-7}$$

内照射情况下，人体承受的随机性健康危害的程度与待积有效剂量成正比。待积量的单位是 Sv。

2.2.2.3　集体剂量和人均剂量

上文论及的放射防护量都是与受照个体关联的。

辐射实践是指使人类受照水平、受照可能性或受照人数额外增加的社会活动。例如，核武器制造、原子能发电、放射性同位素的生产和应用等。

放射防护的任务不仅在于保护个人，还要减少、优化辐射实践中职业人员、公众成员受到的照射，力求从社会、经济角度，使放射防护的收益与为之付出的代价恰如其分，成为最佳组合，即所谓防护的最优化。

为评估特定辐射实践对受照群体造成的影响，便于放射防护的代价-利益分析，作为放射防护最优化的工具，放射防护领域引用了集体剂量。

对于同一辐射实践，由于受照群体所处地理位置不同、生活习惯有差异，不同个体未必都会受到相同水平的照射。例如，特定 Δt 时间内，受照群体中有效剂量介于 E 至 $E+dE$ 的个体人数是 dN/dE，则相关时间内群体的集体有效剂量 $S_E(E_1,E_2;\Delta t)$ 的公式为：

$$S_E(E_1,E_2;\Delta t)=\int_{E_1}^{E_2} E\cdot(dN/dE)\cdot dE \tag{2-2-8}$$

式中，E_1、E_2 是集体剂量累加的剂量范围。需要注意，剂量累加的下限 E_1 不得低于 10 μSv/a。

Δt 时间内，有效剂量处于 $E_1 \sim E_2$ 剂量段的人数为：

$$N(E_1,E_2;\Delta t)=\int_{E_1}^{E_2}(dN/dE)\cdot dE \tag{2-2-9}$$

集体剂量其实是受照群体中，以人数计权后个体剂量的总和。集体剂量的单位是 man · Sv（人 · 希）。

应该强调，给出集体剂量数值时，必须同时说明相关的辐射实践、涉及的时间范围 Δt 和该时间范围内群体的人数 N。

由于拟取的防护措施、需要投入的防护资金取决于个体的受照水平。所以，给出集体剂量时，还应提供集体剂量按受照水平、地域、人数以及性别的分布。

因为小人群大剂量、大人群小剂量，可能对应相同的集体剂量值。所以，为有效识别、保护受到高水平照射的亚群，给出集体剂量的同时，还应给出各个剂量、时间、年龄、地域及性别的人均剂量。例如，Δt 时间内，有效剂量处于 $E_1 \sim E_2$ 剂量段的人均有效剂量 $\overline{E}(E_1,E_2;\Delta t)$ 为：

$$\overline{E}(E_1,E_2;\Delta t)=\int_{E_1}^{E_2} E\cdot(dN/dE)\cdot dE/N(E_1,E_2;\Delta t) \tag{2-2-10}$$

式中，如果累加的指标不是有效剂量 E，而是器官、组织 T 的当量剂量，则由公式(2-2-8)和公式(2-2-9)得到的分别是相关剂量段内的集体当量剂量 S_T 和人均当量剂量 $\overline{H}_T$。

2.2.3 监测实用量

前文讨论的放射防护量无法直接测量，且在外照射情况下，需要借助仪器测得的实用量[国际辐射单位与测量委员会(ICRU)提出的在辐射防护实际中可用监测仪器测出并可作为防护量的合理近似量（既不低估也不高估的量）](operational quantity)估计相应的防护量（如皮肤当量剂量和有效剂量）。

这里，介绍国际辐射单位与测量委员会为适应放射防护评价需要，提出的场所、个人辐射监测中使用的实用量。

2.2.3.1 体模和 ICRU 球

(1) 体模

体模(phantom)是模拟人体对入射辐射散射、吸收特性的一类物体。

对于电子和光子，水和有机玻璃常常是体模的首选材料，理由是它们对电子和光子的散射、吸收特性与人体软组织十分相近。因为水无法成形，所以水体模常用有机玻璃做成盛水的容器。

根据研究需要，体模有供实验用的实物体模和供理论计算用的数学体模。体模的组成可以是均匀的和非均匀的，甚至有仿真的拟人体模。均匀体模的形状可以是板块的、立方体的、直圆柱的、椭圆柱的等。

(2) ICRU 球

ICRU 球是由软组织等效物质构成的直径为 30 cm 的一个球体，是模拟人体躯干的一种体模。因为它是由国际辐射单位与测量委员会最先提出的，故放射防护领域称之为 ICRU 球。

ICRU 球软组织等效物质的元素质量百分比分别是：氢占 10.1%、碳占 11.1%、氮占 2.6%、氧占 76.2%。

2.2.3.2　周围剂量当量[$H^*(d)$]

ICRU 定义了用于场所辐射监测的实用量，即周围剂量当量[$H^*(d)$]。

辐射场 r 点处的周围剂量当量[$H^*(d)$]是与 r 点实际辐射场相应的齐向扩展场在 ICRU 球中，对着齐向场方向的半径上，深度 d 处的剂量当量。周围剂量当量[$H^*(d)$]的单位也是 Sv。

通常，周围剂量当量[$H^*(d)$]用于强贯穿辐射的监测。关心的深度 d 取10 mm，记作[$H^*(10)$]。

仪器测得的周围剂量当量[$H^*(10)$]，常可作为仪器所在位置上、人体有效剂量的合理估计值。

如果辐射监测仪的测量结果是以 Gy 为单位的光子空气比释动能 K_a或以 cm^{-2} 为单位的光子注量 Φ，则利用表 2-2-3 列出的换算系数，便可把仪器读数校正为周围剂量当量[$H^*(10)$]的数值。表 2-2-4 是中子注量 Φ 与周围剂量当量[$H^*(10)$]的换算系数。

表 2-2-3　空气比释动能 K_a或光子注量 Φ 与周围剂量当量[$H^*(10)$]的换算系数

光子能量/MeV	$H^*(10)/K_a$	$H^*(10)/\Phi$	光子能量/MeV	$H^*(10)/K_a$	$H^*(10)/\Phi$
0.010	0.008	0.061	0.500	1.23	2.93
0.015	0.26	0.83	0.600	1.21	3.44
0.020	0.61	1.05	0.800	1.19	4.38
0.030	1.10	0.81	1	1.17	5.20
0.040	1.47	0.64	1.5	1.15	6.90
0.050	1.67	0.55	2	1.14	8.60
0.060	1.74	0.51	3	1.13	11.1
0.080	1.72	0.53	4	1.12	13.4
0.100	1.65	0.61	5	1.11	15.5
0.150	1.49	0.89	6	1.11	17.6
0.200	1.40	1.20	8	1.11	21.6
0.300	1.31	1.80	10	1.10	25.6
0.400	1.26	2.38			

表 2-2-4 中子注量 Φ 与周围剂量当量[$H^*(10)$]的换算系数

中子能量/MeV	$H^*(10)/\Phi$	中子能量/MeV	$H^*(10)/\Phi$	中子能量/MeV	$H^*(10)/\Phi$
1.00×10^{-9}	6.60	2.00×10^{-2}	16.6	8.00×10^{0}	409
1.00×10^{-8}	9.00	3.00×10^{-2}	23.7	9.00×10^{0}	420
2.53×10^{-8}	10.6	5.00×10^{-2}	41.1	1.00×10^{1}	440
1.00×10^{-7}	12.9	7.00×10^{-2}	60.0	1.20×10^{1}	480
2.00×10^{-7}	13.5	1.00×10^{-1}	88.0	1.40×10^{1}	520
5.00×10^{-7}	13.6	1.50×10^{-1}	132	1.50×10^{1}	540
1.00×10^{-6}	13.3	2.00×10^{-1}	170	1.60×10^{1}	555
2.00×10^{-6}	12.9	3.00×10^{-1}	233	1.80×10^{1}	570
5.00×10^{-6}	12.0	5.00×10^{-1}	322	2.00×10^{1}	600
1.00×10^{-5}	11.3	7.00×10^{-1}	375	3.00×10^{1}	515
2.00×10^{-5}	10.6	9.00×10^{-1}	400	5.00×10^{1}	400
5.00×10^{-5}	9.90	1.00×10^{0}	416	7.50×10^{1}	330
1.00×10^{-4}	9.40	1.20×10^{0}	425	1.00×10^{2}	285
2.00×10^{-4}	8.90	2.00×10^{0}	420	1.25×10^{2}	260
5.00×10^{-4}	8.40	3.00×10^{0}	412	1.50×10^{2}	245
1.00×10^{-3}	7.90	4.00×10^{0}	408	1.75×10^{2}	250
2.00×10^{-3}	7.70	5.00×10^{0}	405	2.00×10^{2}	260
5.00×10^{-3}	8.00	6.00×10^{0}	400		
1.00×10^{-2}	10.5	7.00×10^{0}	405		

2.2.3.3 定向剂量当量[$H'(d,\Omega)$]

辐射场 r 点处的定向剂量当量[$H'(d,\Omega)$]是与 r 点实际辐射场相应的扩展场在ICRU球中，指定 Ω 方向的半径上，深度 d 处的剂量当量。定向剂量当量[$H'(d,\Omega)$]的单位依然是Sv。

测量定向剂量当量[$H'(d,\Omega)$]的仪器应具有等方向的方向响应，并用[$H'(d,\Omega)$]的数值对仪器读数进行校正。

在单向辐射场中，指定方向 Ω 可以用沿指定方向的半径与辐射入射方向的夹角 α 表示，因此定向剂量当量可记作 $H'(d,\alpha)$。若 $\alpha=0°$，定向剂量当量[$H'(d,0°)$]可简作 $H'(d)$，因为此时的半径方向正对着辐射的入射方向，故 $H'(d)$ 就是前面讨论的周围剂量当量。因此，单向辐射场中有 $H'(d,0°)=H'(d)=H^*(d)$。

通常，定向剂量当量[$H'(d,\Omega)$]用于弱贯穿辐射的监测，此时的深度 d 有以下几种情况。

① 若关注皮肤的照射，d 取 0.07 mm，定向剂量当量记作 $H'(0.07,\Omega)$。

② 若关注的是眼晶体，d 取 3 mm，定向剂量当量记作 $H'(3,\Omega)$。

对于低能X射线、γ射线、β射线、电子束，仪器测得的定向剂量当量[$H'(0.07,\Omega)$]或[$H'(3,\Omega)$]，可作为仪器所在位置上人体皮肤或眼晶体当量剂量的合理估计值。

对于 X、γ 射线，利用表 2-2-5 所列的系数值，可把仪器测得的空气比释动能 K_a 或光子注量 Φ 校正为相应的定向剂量当量[$H'(0.07,0°)$]的值。

表 2-2-5　空气比释动能 K_a 或光子注量 Φ 校正为定向剂量当量[$H'(0.07,0°)$]的换算系数

光子能量/MeV	$H'(0.07,0°)/K_a$	$H'(0.07,0°)/\Phi$	光子能量/MeV	$H'(0.07,0°)/K_a$	$H'(0.07,0°)/\Phi$
0.010	0.95	7.20	0.500	1.23	2.93
0.015	0.99	3.19	0.600	1.22	3.44
0.020	1.05	1.81	0.800	1.19	4.38
0.030	1.22	0.90	1	1.17	5.20
0.040	1.41	0.62	1.5	1.15	6.90
0.050	1.53	0.50	2	1.14	8.60
0.060	1.59	0.47	3	1.15	11.10
0.080	1.61	0.49	4	1.12	13.40
0.100	1.55	0.58	5	1.11	15.50
0.150	1.42	0.85	6	1.11	17.60
0.200	1.34	1.15	8	1.11	21.60
0.300	1.31	1.80	10	1.10	25.60
0.400	1.26	2.38			

2.2.3.4　个人剂量当量[$H_p(d)$]

用于个人辐射监测的实用量是个人剂量当量(person dose equuivalemt)，符号为 $H_p(d)$，它是对人体定义的一个量。

个人剂量当量[$H_p(d)$]的定义是：人体指定一点下，深度 d 处软组织的剂量当量。个人剂量当量[$H_p(d)$]的单位仍然取 Sv。

可以用一个戴在人体表面适当位置的探测器(个人剂量计)测量个人剂量当量[$H_p(d)$]。个人计剂量计布置及相关方向的关系如图 2-2-1 所示。

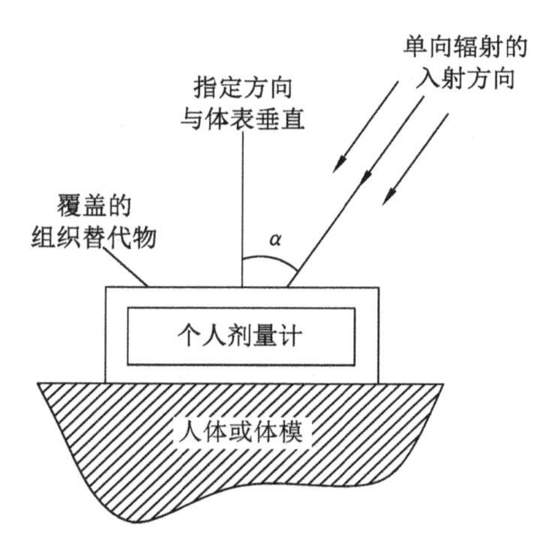

图 2-2-1　个人剂量计布置及相关方向的关系

测量个人剂量当量[$H_p(d)$]的个人剂量计，应覆盖相应厚度的组织替代物（如有机玻璃或塑料），并有等方向的方向响应。

论及个人剂量当量[$H_p(d)$]的数值时，必须同时说明相关的深度 d。强贯穿辐射取 10 mm，弱贯穿辐射取 0.07 mm，分别记作 $H_p(10)$ 和 $H_p(0.07)$。

在放射防护评价中，$H_p(10)$ 可用作有效剂量的估计值，$H_p(0.07)$ 则用作局部皮肤当量剂量的估计值。罕见情况下，$d=3$ mm 的个人剂量当量[$H_p(3)$]可用作眼晶体当量剂量的估计值。

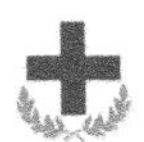

2.3 电离辐射的生物学效应

电离辐射的生物学效应（biological effect of ionizing radiation）指在一定条件下，基本生命物质和分子吸收辐射能量并经过一系列复杂的物理、化学和生物学变化，引起生物体组织细胞和生命各系统间功能、调节和代谢的改变，产生各种生物学效应的过程。电离辐射作用于机体，从开始照射到观察到细胞学损伤，在细胞中经历了原初和继发作用的过程，包括物理、物理化学、化学、生物化学、早期生物学和远后生物效应六个不同阶段。

影响辐射生物学效应的因素包括辐照因素、机体因素，以及介于二者之间的介质因素等。辐照因素包括辐射类型、辐射剂量和剂量率、照射方式和照射面积等，机体因素包括种系差异、性别、年龄、生理状态和健康状况等，介质因素包括温度、氧、化学物质等。电离辐射导致的细胞损伤类型主要有两种，一种是细胞死亡，另一种是细胞损伤或突变。电离辐射损伤细胞的数量和程度不同，体内可出现一系列生理变化，直至发生多种局部或整体的近期和远后期效应等，具体表现形式可以是确定性效应或随机性效应。

2.3.1 确定性效应

确定性效应是指电离辐射照射生物机体产生的效应存在剂量阈值，效应的严重程度与剂量成正比的一类辐射损伤效应。人体受照确定性效应的阈剂量是 0.1～0.2 Gy，不同器官和组织以及不同人引起效应的阈剂量存在一定的差异，超过阈剂量时电离辐射效应的发生率和严重程度随剂量的增加而增大。确定性效应的发生基础是器官或组织的细胞死亡，确定性效应包括除了肿瘤、遗传和突变以外的所有躯体效应、胚胎效应及不育症等。

ICRP 在 2007 年的建议案中提出了组织反应（tissue reaction）的概念。组织反应是从组织损伤反应的动态过程等综合因素进行考虑，在组织吸收剂量不超过 0.1 Gy 的范围内，组织不会表现出这样的效应。组织反应既适用于单次急性照射，也适用于长期小剂量照射（如每年反复照射）。

经受电离辐射照射后，只要达到相应的阈剂量，几乎所有的组织都会发生确定性效应。确定性效应的表现有：放射性白内障、血液系统疾病、放射性不育症、全身性放射损伤、皮肤的电离辐射效应以及对寿命的影响等。

2.3.1.1　放射性白内障

放射性白内障(radiation cataract)是指由 X 射线、γ 射线、中子及高能 β 射线等电离辐射所致的晶状体混浊。一般是眼部有明确的一次或短时间(数日)内受到大剂量外照射,或者长期反复超过剂量限值的外照射史,累积剂量在 2.0 Gy 以上,晶状体从小的混浊点到全部混浊,逐渐影响到视力,最终发展成视力完全丧失的临床过程。

放射性白内障早期最常见的是晶状体后极后囊下出现小泡或点状混浊,并逐渐扩大,在其周围可再出现颗粒或小泡,直径可达数毫米。放射性白内障分为 4 期,Ⅰ期主要表现为晶状体后极后囊下皮质内有细点状混浊,排列成环形并伴有空泡;Ⅱ期主要表现为晶状体后极后囊下皮质内呈现盘状混浊且伴有空泡,前极前囊下皮质内也可出现细点状混浊及空泡,视力可能减退;Ⅲ期主要表现为后囊皮质下呈蜂窝状混浊,后极部较致密,向赤道部逐渐稀薄,伴有空泡,也可有彩虹点,前囊下皮质内混浊加重,有不同程度的视力障碍;Ⅳ期主要表现为晶状体全部混浊,视力严重障碍。

放射性白内障的发生、发展受以下因素的影响。

(1) 射线性质

射线性质不同,辐射诱发白内障的最小剂量也不同。高 LET 辐射比低 LET 辐射作用强;中子致白内障效应比 X、γ 射线强,损伤的累积作用也强;分次照射与单次照射效应相似;RBE 值越高,效应越显著。

(2) 受照剂量

剂量效应关系研究证明,能致成人白内障的 X 射线单次照射剂量约为 2.0 Gy,接受 5.0 Gy 照射会出现较严重的渐进性白内障。

(3) 年龄因素

眼晶体上皮细胞分裂增殖能力随年龄增加而降低,对射线的敏感性逐渐减弱,所以晶状体混浊的发生与受照者当时的年龄密切相关。人群流行病学调查结果显示,在青少年和成人中,白内障发病率均随受照剂量的增加而显著上升。

(4) 潜伏期

放射性白内障的潜伏期最短为 9 个月,最长可达 35 年,平均为 24 年。潜伏期长短与受照剂量大小、射线性质、分次照射(或剂量率)以及受照时年龄有关。受照剂量越大、年龄越小,潜伏期越短;高 LET 辐射或高剂量率则潜伏期短。

2.3.1.2　血液系统效应

造血组织对辐射是比较敏感的,处于分化阶段的细胞尤为敏感。多能造血干细胞是造血系统最原始的成分,决定着辐射作用后机体造血功能的恢复情况。辐射损伤可引起高色素性贫血、白细胞与血小板减少和再生障碍性贫血等疾病。

(1) 高色素性贫血

一次大剂量照射可能引起贫血,贫血类型以高色素性贫血为主。

(2) 白细胞与血小板减少

日本原爆幸存者中可见到中性粒细胞、淋巴细胞和血小板减少。长期受职业性照射的人群,如医用 X 射线工作者,其血细胞变化特点为以中性粒细胞为主的白细胞减少,淋巴细胞、单核细胞和嗜酸、嗜碱性粒细胞相对增加。

(3) 再生障碍性贫血

英国和日本的资料报道,自从X射线发现并应用于医学诊断和治疗以来,接受X射线治疗或从事医用X射线工作的人员患再生障碍性贫血的数量增加。此外,体内有过量^{226}Ra或^{232}Th的人群中也有再生障碍性贫血发生。

2.3.1.3 性腺损伤

性腺受到电离辐射作用可引起生育障碍,称为放射性不育症(radiation induced infartility)。根据受照剂量大小可表现为暂时性不育症和永久性不育症。

(1) 精细胞受照后的变化

雄性生物不同阶段的生殖细胞对射线的敏感性不同,从高到低的顺序为精原细胞、初级和次级精母细胞、精细胞和精子。有研究报道,人精原干细胞接受0.15 Gy的射线照射即可引起精子轻度减少,引起永久性不育的耐受剂量为5 Gy。当中度射线照射成熟精子后,精子仍有受精的可能,但当尚存的精子用尽,受精率明显降低,一直到精原细胞恢复分裂能力为止。暂时性不育的持续时间长短与受照剂量成正比。人睾丸受照剂量与精子数量、恢复时间的关系见表2-3-1。

表2-3-1 人睾丸受照剂量与精子数量、恢复时间的关系

受照剂量/Gy	精子数量变化(受照46天后)	精子开始恢复时间/月	痊愈时间
0.15	轻度减少	6	—
1	减少	7	9~18个月
2~3	减少或缺乏	11	30个月以上
4~5	缺乏	24	5年以上
5~9	永久性缺乏	—	不能恢复

如果受照剂量足够大,可诱发永久性不育。与体细胞辐射效应相反,在同等剂量照射时,精细胞分次受照的损伤高于单次受照,这是因为精原细胞对射线敏感,小剂量受照即可使精子减少,恢复时间延长,所以分次受照要比单次受照恢复慢。

(2) 卵细胞受照后的变化

卵细胞的辐射敏感性与精细胞相反,敏感程度以成熟卵细胞、次级卵泡、初级卵泡顺序递减。不同种系动物诱发永久性不育的耐受剂量差别很大,如小鼠为1 Gy、大鼠为8 Gy、猿为20 Gy、人为5~61 Gy。

放射性不育症必须有明确的放射线接触史和确切的个人受照剂量。放射性不育症为确定性效应,存在阈值。不同性别人群对射线的感受性不同,同样剂量照射睾丸和卵巢,睾丸病变出现早、修复能力强,而卵巢病变表现轻微、恢复慢。临床实践证明,放射线引起的男性不育症对激素水平影响不大,所以性欲或体力活动无明显变化,晚期可引起睾丸萎缩、性功能低下等;而女性由于卵泡的破坏会直接影响雌激素的产生,所以常常伴有自然发生的与更年期相类似的激素水平紊乱、植物神经功能失调、性欲减退、月经不调、闭经等,严重者可有第二性征改变。在辐射诱发女性不育中,年龄因素影响较大,40岁及以下的人群受照停经所需的剂量比40岁以上的高。实验室检查结果显示,男性不育症可有精子数减少或无精子、活精子比例低于60%、精子活动度减弱、异常精子增多、血中 FSH 水平上升；女性不育症可表现为卵巢功能减退，如雌激素水平下降等。

2.3.1.4　全身性放射性损伤

当电离辐射剂量达到一定量值后可引发急、慢性放射性损伤。电离辐射除可因局部受到外照射和放射性核素进入体内选择性地蓄积在某些器官或组织中，以及以进入或排出途径引起局部放射性损伤，还可引起全身性放射性损伤。

急性放射病是机体在短时间内受到大剂量(＞1 Gy)电离辐射引起的全身性疾病。外照射和内照射都可能发生急性放射病，如核战争、核辐射事故、医疗事故和治疗性照射等。

慢性放射病是指在较长时间内连续或间断受到超当量剂量限值的电离辐射作用，达到一定累积剂量后引起多系统损害的全身性疾病，通常以造血组织损伤为主要表现。目前多认为，数月内全身受照总量达 1.5～2 Gy，就有可能发生慢性放射病。

放射性核素经各种途径进入体内，沉积于体内某些组织、器官和系统中引起的放射性损伤形成内照射放射性损伤。

2.3.1.5　皮肤的电离辐射效应

身体局部受到一次或短时间内(数日)多次大剂量外照射可引起急性放射性皮炎及放射性溃疡。皮肤受照后的主要临床表现因射线种类、照射剂量、射线剂量率、射线能量、受照部位、受照面积和身体情况等而异。皮肤受照射后最早出现的皮肤变化是红斑，其可在暂时消退后再次反复出现，随红斑之后可以出现脱毛、干性脱屑、湿性脱屑和表皮坏死，大剂量照射后出现皮肤脱屑的时间(照射后 2～3 周)与基底细胞分化到角化层所需的时间大体一致。皮肤照射的远期后果为表皮、汗腺、皮脂腺及毛囊萎缩，真皮纤维化，血管扩张，皮肤溃疡和皮肤癌，等等。

受到重视的皮肤放射性损伤主要是接受穿透力较低的 β 射线和低 X 射线的外照射。因为穿透力较高的 X 射线和 γ 射线照射时，更重要的损伤是发生在深部器官而不是体表。较小面积皮肤接受 β 辐射粒子污染时可以成为“热粒子”，使局部组织受到较高剂量的照射。β 射线照射形成的辐射剂量取决于该粒子的能量和组织深度。皮肤的靶组织位于不同深度，加之损伤效应受照射面积和剂量分割而不同，因此很难给出可以适用于不同照射条件的皮肤损伤阈剂量。X 射线或 γ 射线在面积 10 cm^2 的皮肤上引起皮肤红斑的剂量在一次短时间照射时约为 6～8 Gy，多次分割照射时大于 30 Gy。

皮肤的晚期反应，如真皮萎缩和皮肤溃疡，主要是深部组织受到照射损伤的结果，其机制比较复杂，涉及表皮细胞缺失和真皮结缔组织与血管的损伤。为准确评价这些效应，应该考虑 300～500 μm 深度的剂量。ICRP 第 60 号出版物给出分次照射时，5 年后出现血管扩张和真皮萎缩的阈剂量为 30～40 Gy。职业性照射的皮肤确定性效应年当量剂量限值，在任何 1 cm^2 面积和 7 mg/cm^2 深度下为 0.5 Gy，终生接受剂量将累积到 20 Gy。

2.3.1.6　其他器官的辐射损伤效应

不论是大剂量急性全身意外照射，还是大剂量局部放疗照射，都可以引起体内其他重要功能系统如消化、呼吸、循环、泌尿、神经系统器官的损伤，出现相应的功能障碍，这些器官的损伤进展缓慢，机制复杂，既有照射引起的实质细胞、支持细胞和成纤维细胞损伤及减少的结果，也与照射时该器官出现的血管损伤及营养障碍有关，放射治疗时单一器官或少数器官可能受到超过阈值很大剂量的照射。2002 年 ICRP 指导手册（执业医师指南）给出了产生确定性效应的近似吸收剂量阈值（表 2-3-2）。

表 2-3-2　产生确定性效应的近似吸收剂量阈值

器官/组织	效应	吸收剂量阈值/Gy	
		短期照射（单次剂量）	长期照射（年剂量，迁延多年）
睾丸	暂时性不育	0.15	0.4
	永久性不育	3.5～6	2
卵巢	不育	2.5～6	>0.2
眼晶体	可检出的混浊	0.5～2	>0.2
	视力障碍（白内障）	5	>0.2
骨髓	造血功能抑制	0.5	>0.2
皮肤	红斑（干性脱屑）	2	—
	湿性脱屑	18	—
	表皮和深部皮肤坏死	25	—
	皮肤萎缩伴并发症及毛细血管扩张	10～12	1
全身	急性放射病（轻度）	1	—

2.3.1.7　电离辐射对寿命影响的研究

长期以来，人们一直关注电离辐射对寿命是否有影响。1945 年日本广岛、长崎两地发生原子弹爆炸后，日本和美国的学者对 93 000 名原爆幸存者和 27 000 名未接受电离辐射照射者进行终生对照研究，这是目前国际上研究人群最多的辐射流行病学调查之一。该调查按照受照者接受的不同个人剂量进行流行病学研究，定出寿限和死亡原因并进行比较，未发现明显的寿命差异。

但动物研究发现，小鼠受照后寿命缩短与受照剂量相关，每 0.87 Gy 照射寿命可缩短约 5%。日本平屿邦猛也报道，小鼠一次接受 1 Gy 照射，可使平均寿命缩短 5 周，而且比未受照射的动物要老得快；但电离辐射所致寿命缩短尚有争议，瓦博格（Warburg）用 ^{60}Co γ 射线（0.067 Gy/min）对 10 周龄雌性小鼠照射 1～3 Gy，在去除辐射诱发白血病、胸腺淋巴肉瘤和内分泌肿瘤以外，只考虑非肿瘤死亡原因时，发现辐射诱发寿命缩短效应并不明显。

2.3.2　随机性效应

随机性效应指不存在剂量阈值的发生率与受照剂量大小呈正比，严重程度与受照剂量无关的一类电离辐射效应。一般认为，只要存在电离辐射，就有可能会发生随机性效应，因为这类效应不存在剂量阈值。剂量越大，随机性效应的发生率越高。由于电离辐射击中靶器官或组织的概率是随机性的，所以引发随机性效应实际上是体细胞或生殖细胞突变的结果，最终可导致致癌效应、基因突变或遗传性疾病。

2.3.2.1　电离辐射致癌效应

辐射诱发肿瘤(radiation induced neoplasm)是指接受电离辐射后发生的与所受照射具有一定程度病因学联系的恶性肿瘤，是照射后重要的远后效应之一，包括实体癌、白血病、骨肉瘤等，属于随机性效应。电离辐射致癌性是得到确认的致命性健康危害因素，致癌效应是制订放射防护标准的重要依据之一。因此，电离辐射致癌效应的评价是辐射危害评价的核心内容。

放射性损伤可引起细胞遗传物质变化，DNA 分子受损，若进行修复，则细胞仍能继续生存并保持正常分裂增殖能力；若修复缺陷或错误修复，则可能导致细胞死亡或发生基因突变。体细胞突变会导致细胞异常增殖，细胞恶性转化，出现辐射致癌效应。辐射致癌效应已经被大量动物实验研究和人群流行病学调查所证实。

辐射诱发的肿瘤具有以下几个特点：① 与放射性损伤的部位具有一致性，即肿瘤易发部位多是放射性损伤的主要部位；② 与化学致癌相比，具有多发性和广谱性，即同一机体可有几个器官或组织同时发生同类型或不同类型的肿瘤；③ 病理类型多是上皮组织的各种癌、间叶组织的肉瘤和造血组织的白血病；④ 兼有始动和促进作用，是完全致癌因子；⑤ 在一定内照射剂量范围内，肿瘤的发生率随剂量的增大而增加，但似乎有一最适致癌剂量和一最低致癌剂量。总的说来，辐射诱发的癌症，与一般人群发生的同种癌症的临床、病理学特征相同，无特异性，很难用一般医学检查手段予以判别。为解决辐射致癌病因的判断与赔偿裁决，我国《放射性肿瘤诊断标准》提供了计算病因概率(probability of causation，*PC*)的方法和参数，$PC \geqslant 50\%$者可判断为放射性肿瘤，便于解决一些实际问题。

辐射致人类恶性肿瘤的流行病学调查主要有以下几个：① 日本原爆幸存者调查。日本原爆幸存者遭受原爆 2～3 年后，首先白血病发生数上升，其他肿瘤发生数也相继增加，如受到 0.5 Gy 照射即可以观察到乳腺癌、甲状腺癌发生率明显增加。② 医疗照射调查。在 20 世纪 30 至 50 年代初，英国曾用 X 射线照射治疗强直性脊椎炎患者 13 352 名，其中受到 15 Gy 照射的男性患者白血病发生数显著增加；对胸腺肥大及秃发头癣儿童用 X 射线治疗或口服 ^{131}I 治疗甲状腺功能亢进症，可使甲状腺癌发生率增加；接受放疗的乳腺炎患者或多次接受胸透、胸片检查的肺结核患者乳腺癌发生率增加。③ 职业受照调查。早年从事核物理的科学家、放射科医生，由于防护不好常发生皮肤癌；铀矿工人易患肺癌；镭涂表工人易患骨肿瘤；接触胶体二氧化钍可致肝脏血管肉瘤；等等。以上调查提示，电离辐射可使癌症发生数或发生率增加，而且进一步研究证明其还与受照剂量有关。

辐射致癌的剂量-效应关系是指经过大量实验研究和人群流行病学调查证实，辐射诱发不同肿瘤因受照剂量、射线性质、照射条件和照射对象的特点不同，可有不同类型的剂量-效应曲线，它反映了辐射作用于机体不同组织、器官的复杂过程。典型的曲线是随剂量增加，先为上升型曲线，达到顶峰后下降。即在较低剂量阶段，肿瘤的诱发占优势，随着剂量的增加，杀死细胞的概率比肿瘤转化的概率大得多，所以大剂量时，癌变细胞的灭活占优势，顶峰时的剂量是二者持平的剂量。

辐射致癌的潜伏期是指从受照到肿瘤显现所经历的时间。辐射致癌的潜伏期与受照剂量、射线种类及受照时的年龄相关，一般在自然发病率相对较高的年龄段受照，辐射诱发肿瘤的频率较高。辐射诱发肿瘤的潜伏期随肿瘤类型的不同而异(表 2-3-3)。

表 2-3-3　辐射诱发肿瘤的潜伏期　　单位：年

肿瘤类型	潜伏期		
	最低	平均	全部表现
白血病	2～4	10	25～30
骨肉瘤	2～4	15	25～30
甲状腺癌	5～10	20	＞40
乳腺癌	5～15	23	＞40
其他实体癌	10	20～30	＞40

辐射是非特异的致癌因素，既是始动因子，牢固作用于细胞，使其具有肿瘤特性；又是促进因子，使处于休眠状态的肿瘤细胞得以生长成肿瘤。辐射诱发正常细胞为癌细胞的精确过程目前还不十分清楚。

辐射致癌的影响因素。影响辐射诱发各种恶性肿瘤，除了来自辐射源方面的因素外，还有关于受照机体方面的影响因素。其中，组织和器官的敏感性是最为重要的一个因素，人体不同组织和器官对辐射致癌的敏感性明显不同(表 2-3-4)，敏感性最高的是甲状腺和骨髓，以白血病发生率最高(特别是髓系白血病)，而前列腺、睾丸和子宫颈的肿瘤几乎不被诱发。从组织和器官的特点可见，辐射致癌敏感性与组织、器官的更新速度不一致，例如，高敏感性的甲状腺，却是细胞更新慢的组织；而低敏感性的小肠，细胞增殖却很快。辐射敏感性与肿瘤自发率无密切关系，例如，甲状腺癌和皮肤癌自发率低，却很易由辐射所诱发。辐射致癌发生率与癌死亡率不平行，二者不能相互代替，例如，甲状腺癌发生率高而死亡率低。由于随访观察期不同，各种肿瘤的危险系数不同，例如，白血病潜伏期短，相对危险系数高，但随观察时间延长，白血病危险系数下降，实体癌的死亡率上升。

表 2-3-4　不同组织和器官对辐射致癌的敏感性

组织/器官	癌的自发率	辐射致癌的敏感性	备注
较高的辐射致癌率			
乳腺	非常高	高	青春期敏感性增加
甲状腺	低	非常高，特别是女性	低死亡率
肺(支气管)	很高	中等	吸烟的定量影响不确知
骨髓	中等	很高	尤其是髓系白血病
消化道	高	中到低	特别是在结肠发生
较低的辐射致癌率			
咽	低	中	—
肝和胆道	低	中	—

续表

组织/器官	癌的自发程度	辐射致癌的相对敏感性	备注
胰腺	中	中	—
淋巴	中	中	淋巴肉瘤和多发性骨髓瘤可致霍奇金病
肾和膀胱	中	低	—
大脑和神经系统	低	低	—
唾液腺	很低	低	—
骨	很低	低	—
皮肤	高	低	低死亡率,需高剂量
辐射致癌不确知的器官和组织			
喉	中	低	—
鼻窦	很低	低	—
副甲状腺	很低	低	—
卵巢	中	低	—
结缔组织	很低	低	—
未观察到辐射致癌的器官和组织			
前列腺	很高	—	—
子宫和子宫颈	很高	—	—
睾丸	低	—	—
系膜和间皮	很低	—	—
淋巴	低	—	慢性淋巴细胞白血病

除此之外,年龄、性别、遗传和环境等因素也影响着辐射致癌的发生。例如,儿童受照可增加辐射致癌危险;辐射诱发人类乳腺癌只在女性中增多,甲状腺癌发生率女性是男性3倍;吸烟可使铀矿工肺癌的发生率增高;等等。

电离辐射所致常见癌的临床特点有以下几个。

① 白血病。辐射诱发白血病与受照剂量相关,受照后一定时间发病,而且白血病类型与受照方式有关。1 Gy以上急性照射诱发的白血病以各种急性白血病增加明显,小剂量照射或职业性照射易发生慢性粒细胞白血病。辐射诱发的白血病急性多于慢性。

② 甲状腺癌。甲状腺是对辐射高度敏感的器官。年龄愈小其危险性愈大。辐射诱发的甲状腺癌分化程度高,一般是乳头状腺癌或滤泡癌,生长缓慢、较少转移,而且检出率高、易于手术治疗,所以存活期长、死亡率很低。

③ 乳腺癌。辐射诱发乳腺癌的敏感性仅次于血液系统和甲状腺,几乎只在女性中发生。乳腺癌发生率随受照剂量增加而增加,年轻时发病率高。辐射诱发乳腺癌的原发灶多为导管细胞(71.4%),但经常向乳腺组织浸润。

④ 肺癌。辐射诱发肺癌的敏感性为中等,死亡率和发病率近似相等,主要由铀矿开采工人吸入含氡的气体后,经衰变放出子体而造成的α辐射所致。肺癌发生率与暴

露水平密切相关。铀矿工肺癌的特点是发病年龄低、病程短、转移较早，组织学类型主要是小细胞未分化癌。辐射诱发肺癌的潜伏期为15～24年，受照后30年以上仍有发生的可能。

2.3.2.2 电离辐射遗传效应

电离辐射遗传效应(ionization radiation genetic effect)是指电离辐射对受照者后代产生的随机性效应，它是通过损伤亲代的生殖细胞(精子和卵子)的遗传物质(DNA)造成的，其使遗传物质在子代中表现出来，通常具有终生性特性。

决定生物体遗传性状的基本单位是基因，基因是染色体DNA链上具有一定功能的一段核苷酸序列，这个序列作为密码指导mRNA和蛋白质的合成。电离辐射是一种诱变剂，电离辐射遗传效应通过电离辐射对生殖细胞遗传物质DNA的损害而导致突变，并向受照者的后代传递，使受照者的后代发生遗传性异常或遗传性疾病，它是表现于受照者后代的随机性效应。

人类辐射遗传学调查有以下几种。

① 原爆幸存者的遗传流行病学调查。对原爆幸存者的长期观察发现，没有显示出亲代受照对子代产生有统计学意义的遗传效应，这可能与人体受照和妊娠总会有一定的时间间隔有关，如果推迟妊娠，大部分有害的遗传性后果是可以避免的。一般建议，男女受到一次明显照射后，为把遗传危害降到最低程度，妊娠至少推迟半年，这是一个慎重又保守的建议。

② 天然辐射高本底地区的辐射遗传影响。国内外学者都很重视天然辐射高本底地区辐射影响的研究。虽然各地区在尽量扩大调查人群的数量，提高检测项目的精确性，但是迄今除了巴西天然辐射高本底地区能确认体细胞染色体畸变具有有统计学意义的升高外，其他指标均未能证实有遗传负荷增加。天然辐射高本底地区是否存在辐射危害还有待进一步深入调查。

③ 职业照射。1981—1982年，有研究人员对我国25个省、市、自治区医用放射工作者辐射遗传效应进行了调查，放射组13 056例、32 348孕次，对照组为相同医院的内外科医务人员16 925例、41 120孕次。结果表明，两组人员影响生育的主要因素构成基本一致，生育率、不育率、活产婴儿性别比均无明显差异。但放射组的自然流产率、多胎率、新生儿死亡率明显高于对照组。对20种先天畸形和遗传疾病调查结果显示，放射组总发生率明显增高。但是相关分析表明，以上所有改变与父母受照剂量、平均年剂量及受照工龄均无明确相关。

④ 医疗照射。临床上虽然有散在的关于医疗照射诱发遗传负荷的报道，如染色体畸变的增加、继发肿瘤等，由于病例数过少，尚不能做出医疗照射对遗传构成有影响的确定性结论。

综上所述，迄今为止，无论是公众成员还是职业工作者，人类受射线照射后的遗传危害概率都是很微小的。

图2-3-1给出了辐射引起随机性效应的一般剂量效应关系。由X射线或γ射线引起的癌症频率会随剂量的增加而增加，效应频率达到最大值后，剂量-效应曲线趋于平稳，此时剂量增高，曲线下降。在曲线的最低点，当剂量为100～200 mGy时，不易

测到任何潜在的效应，这是由统计学不确定度造成的，因为存在大量自发癌症和混杂因素的影响；但在低剂量区（＜200 mGy），随机性效应的概率会随剂量的增大成比例增加。

对非照射居民，偶然接触到放射线的照射，由于随机性效应也存在自发频率（图 2-3-1 中的基线），辐射引起的致癌效应与未受照个体有相同的形态学、生物化学和临床等特征，所以很难把它们与电离辐射引起的效应定量地区分开来。

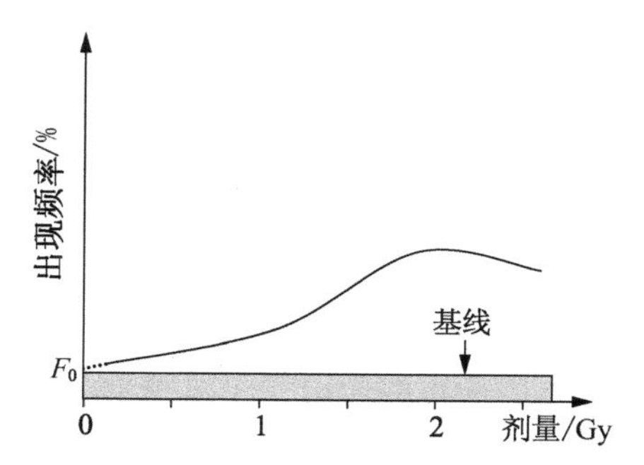

阴影表示非受照人群的对照发病率；虚线表示向低剂量的外推，此处没有相应效应的可靠证据。

图 2-3-1　辐射引起的随机性效应

2.3.3　非肿瘤疾病的诱发

长期以来的研究已经证实，暴露在电离辐射中会增加患癌症的风险，并且还可能引起非癌症疾病，如急性高剂量暴露会导致组织的快速损伤等。有证据表明，日本原爆幸存者患循环系统疾病的风险与受照剂量有关。循环系统疾病并不是唯一一种可能是辐射后效应的非肿瘤疾病。例如，日本原爆幸存者由于消化系统和呼吸系统疾病而具有与受照剂量相关的过高死亡风险，放射工作人员的甲状腺功能减退，等等。

2.3.3.1　心血管循环系统的辐射效应

心血管疾病是世界上主要的死亡原因之一，中国 2018 年卫生年鉴数据显示，心脏病在我国疾病死亡谱中排第二位，死亡率高达 146.34/10 万，占总死亡的构成比为 23.29%。以往研究证明，接受高剂量放射治疗的癌症幸存者在以后的生活中有患心血管疾病的风险。除了相对高剂量的电离辐射外，因职业或意外暴露于低剂量电离辐射者的心脏病发病风险也有所增加。电离辐射诱发心血管疾病的风险越来越受到关注。

（1）原爆幸存者的研究

低剂量电离辐射和心血管疾病的大多数信息来自对日本广岛和长崎原爆幸存者的研究。广岛（^{235}U）和长崎（^{239}Pu）原子弹的辐射由中子和 γ 射线组成，幸存者吸收了高达 4 Gy 的辐射。一项针对原爆幸存者的寿命研究显示，辐射暴露 40 年后，接受急性单剂量（1～2 Gy）者，心肌梗死的死亡风险增加；接受全身照射剂量（0～4 Gy）者，心血管疾病死亡风险增加。其他关于原爆幸存者的研究发现，在 40 岁以下受辐射照射的幸存者中，辐射剂量与心肌梗死发生率之间存在正相关关系。根据这项研究，原爆幸存者中 16%的心肌梗死可以归因于原子弹的辐射照射，这些病例大多数受到的辐射剂量不超过 1 Gy。2016 年，一项针对原爆幸存者的研究报告显示，低于 0.5 Gy 的辐射照射可能会增加患中风、心脏病和其他循环系统疾病的风险。

（2）职业性电离辐射的研究

美国对放射性工作者和核反应堆工人进行的一项研究表明，长期暴露于低剂量辐射会增加患循环系统疾病的风险。这项发现得到了另外两项独立研究的支持：① 研究人员在 1986 年切尔诺贝利核事故的研究中发现，不同放射性核素在环境中释放辐射，最明显的是^{131}I、^{137}Cs、^{90}Sr，它们导致了 γ 射线辐射，参与切尔诺贝利核事故清理的工作人员平均受到的辐射量为 10～150 mSv，流行病学研究发现，这些工人患冠状动脉疾病和心血管疾病的风险增加。② 研究人员在英国核燃料公司的雇员中发现，冠状动脉疾病的死亡率和辐射剂量之间呈正相关关系。这些研究均表明，低剂量电离辐射可能会增加循环系统疾病的死亡风险，而中等剂量的电离辐射与循环系统疾病之间存在正相关关系。

（3）医疗照射的研究

用于诊断疾病的CT、介入性放射学和核医学会使人均受照剂量显著增加。在所有放射诊疗程序中，CT涉及较大剂量的辐射（心脏CT为10～15 mSv），占医疗辐射总剂量的75%。虽然CT对心血管疾病发展的长期影响尚不清楚，但其他低剂量辐射相关流行病学研究的数据表明，CT可能会增加受照者后期患心血管疾病的风险。已有报道证明，低剂量电离辐射与心血管疾病之间存在正相关关系。英国健康保护机构的一份报告指出，受照剂量超过0.5 Sv会使受照者患循环系统疾病的风险增加。

电离辐射诱发循环系统疾病是辐射暴露后较严重的副作用，也是治疗胸部肿瘤（如肺癌、食管癌、纵隔淋巴瘤和乳腺癌等）必须面临的一种潜在伤害。胸部肿瘤患者在放射治疗期间接受高剂量放射，可能会出现心肌损伤和心脏血管损伤，损伤程度取决于辐射的剂量和体积。近年来，随着放射治疗技术的进步和发展，特别是非放射成像技术的使用，减少了对心脏的辐射暴露，但是平均辐射剂量仍然很高。有研究发现，在浅表乳房放射治疗中，心脏和前室间动脉受到的平均辐射剂量分别为2.3 Gy和7.6 Gy，心脏的某些部分受到的辐射剂量高达20 Gy。

同时，有大量的报告表明，青年时做过放射治疗的人群（如儿童癌症患者）患心脏病的风险更大。霍奇金淋巴瘤患者在治疗中，其心脏暴露在15 Gy的辐射剂量下，心衰竭的相对危险性增加了6倍。此外，接受放射治疗的癌症存活者的心脏不良结果的累积发病率在确诊后30年内呈增加趋势。事实上，接受过放射治疗的儿童癌症存活者，其心血管疾病发病率和死亡率明显增高，在以后的生活中患心脏病的可能性是其健康兄弟姐妹的5～10倍。研究人员在霍奇金淋巴瘤儿童患者中进行的一项辐射研究发现，患者患心血管疾病的风险增加，每万人年因心血管疾病死亡的绝对风险超过13.1%。

表2-3-5是不同辐射剂量诱发的心血管疾病谱。

表2-3-5 不同辐射剂量诱发的心血管疾病谱

心血管疾病的类型	辐射剂量	症状和发病机制
急性心包炎	40 Gy	急性心包炎相对罕见，纵隔肿瘤大剂量放疗后会影响心脏功能。急性心包炎是由炎症和纤维蛋白沉积引起的。心包的损伤可导致缺血和纤维化。其他症状包括发热、心动过速、胸痛和心包摩擦。在一些患者身上还可以看到心包积液
迟发性心包炎	40 Gy	20%的患者，尤其是急性期有积液的患者，在以后的生活中发展为慢性心包炎。心包积液是心包疾病的重要体征之一，伴随纤维性粘连、高蛋白质含量和血清炎症标志物增加。少数患者伴有胶原沉积和心包增厚，导致心包填塞

续表

心血管疾病的类型	辐射剂量	症状和发病机制
心肌疾病	＞30 Gy	不同程度的间质纤维化导致心肌顺应性降低。心肌纤维化往往是无症状的，可以在辐射后多年内均不能被检出。室壁运动异常、左室运动功能减退和心肌松弛缺陷是心电图在症状出现之前可以检测到的一些体征。其他症状包括室突功能障碍、限制性心肌病和小血管缺血性疾病。即使急性心肌损害是中等的，持续的心肌重构往往导致进行性心肌功能障碍和心力衰竭。临床上显著的心肌疾病可见于暴露于化疗和非常高的辐射剂量(60 Gy)的人群
瓣膜病	＞30 Gy	81％的患者发生放射性心瓣膜病。左侧瓣膜、主动脉瓣和二尖瓣比右侧三尖瓣和肺瓣更常见，可能是因为左侧瓣膜的压力较高。瓣膜病是一种晚期并发症，无症状的瓣膜增厚在放射后 11.5 年才被发现，有症状的瓣膜功能障碍在辐射暴露后 16.5 年才被发现。心内膜纤维化拥有属性增厚和心脏瓣膜钙化是导致心脏瓣膜功能障碍的早期事件
冠状动脉疾病	6～40 Gy	在动脉粥样硬化患者中，通常很难将放射相关的冠状动脉疾病(CAD)患者与典型的动脉粥样硬化患者区分开。CAD 的危险因素包括无屏蔽的前暴露、高剂量的辐射、年轻时的暴露以及心脏病的既往史。传统的危险因素，如高血压、吸烟、男性、高脂血症或糖尿病，也不同程度地导致了辐射诱发的 CAD。冠状动脉近端血管，辐射范围内的右冠状动脉近端，左主干或左前近端动脉受累最大。早期事件为微血管损伤、炎症和纤维化。在某些患者中，症状通常包括胸痛、心绞痛、呼吸困难、心力衰竭和猝死
心律失常	未知剂量	与 IR 后的其他心脏异常相比，传导系统异常记录较少。非特异性心电图异常，如复极化异常常常观察到长达 1 年后的 IR，但一般无症状或为暂时性。更严重的心律失常和室内传导有时作为晚期并发症观察(治疗后 10 年)。右束支传导阻滞比左束支传导阻滞更常见，这可能是因为右心室的前部吸收了较高的辐射剂量。传导困难可能是由于窦房结和房室结等结构的直接损伤，也可能是由于微血管损伤导致心肌细胞传导异常。完全性心脏传导阻滞和猝死是罕见的

辐射诱发的心血管疾病是一种进行性疾病，可能需要数年到数十年才会显现出来。此外，它可以影响心脏的所有结构，包括心包、心肌、瓣膜和传导系统。临床医生虽然为放疗病人都给出了剂量监测和辐射防护较为完善的方案，但是从早期无症状状态监测到后期诱发心脏问题的潜在生物学机制目前尚不清楚。病人的大多数早期损害似乎都来自急性或慢性炎症的改变，其导致血管功能障碍、心脏重构和动脉粥样硬化。此外，持续性或不可修复的 DNA 损伤、端粒功能障碍、持续性氧化应激也是电离辐射诱发心血管疾病的原因。当然，疾病的发展也可能有遗传和环境因素的相互作用。了解电离辐射诱发心血管疾病的生物学机制并制订相应的治疗和预防措施，将会对后期放射治疗和诱发疾病的防治提供科学的参考依据。

2.3.3.2　神经认知的辐射效应

终末分化神经元几乎不具备增殖能力，这类细胞对放射不敏感，因此传统意义上不被认为是关键的放射靶点。然而，正常大脑对放射治疗的组织耐受性是非常有限的，必须对放射剂量进行调整，以尽量减少对神经系统的有害影响。特别值得注意的是，对放射敏感的患者认知功能下降(白质高信号和全脑皮质萎缩)与被认为安全的放射剂量(2 Sv)相关。神经系统损伤中有4种可能受到辐射损伤的靶点细胞：内皮细胞，它们对辐射损伤很敏感，可以在细胞数量初始减少后恢复；少突胶质干细胞，占人脑中循环细胞的75%，高剂量辐射后延迟、脱髓鞘永久性破坏；小胶质细胞，它们是在中枢神经系统中继续分裂的成熟细胞，研究发现，辐射大鼠的脊髓中该细胞减少；神经细胞产生的成熟神经元。

目前的共识是，成年神经发生在人脑的两个主要区域：海马和齿状回的颗粒下带和脑室下带，前者产生新的颗粒神经元与学习/记忆和情绪调节有关，后者产生新的嗅觉神经元。成人神经干细胞对辐射高度敏感，即使是长期慢性或中等剂量，也有可能对神经系统造成影响。例如，在小鼠模型中，长期累积剂量为0.5 Sv时，认知行为改变较为显著。低剂量X射线照射抑制了海马回的成熟神经细胞的功能，损害与海马回记忆有关的认知。急性亚致死剂量照射导致嗅觉细胞增殖减少和形态学改变，进而导致胶质细胞增生。脑室下带局部照射可以降低新生嗅觉神经元的增殖速率，从而导致长期的嗅觉记忆障碍。

部分研究表明，辐射暴露可能增加人类患精神分裂症的风险。但是，在10 834名儿童时期接受过头部CT(平均剂量为1.5 Gy)检查的群体中，辐射暴露与精神分裂症风险之间没有联系，但在5岁时接受照射的亚组中，发现有趋势($RR=1.18$，95%CI：0.96～1.44，$P=0.1$)。最近的数据显示，分次照射大鼠头部会引起神经发生减少，产生精神分裂症样行为并且与剂量呈正相关。应该指出的是，从分子水平上发现，电离辐射诱发神经系统病变是通过DNA损伤、促炎症和增强凋亡反应，从而引起神经细胞损伤，导致一系列的症状。

在大脑中，神经元干细胞的凋亡和放射后其增殖速率的降低与成年哺乳动物的认知缺陷相关。然而，低剂量电离辐射后认知损伤的分子基础仍然存在争议，特别是突触传递可塑性，以及在多大程度上受到分次辐射影响的问题基本上没有明确的结论。先前的研究结果表明，海马脑回在中等剂量的电离辐射后会出现神经元兴奋性的改变。最近研究发现，经电离辐射后在小鼠的大脑中发现了海马回神经发生损伤相关的细胞信号，同时对未暴露区域邻近受损细胞发生的变化也进行了观察，发现神经细胞发生损伤可能是由神经元之间的通讯受到了受照细胞释放的可溶性因子造成的。

有研究表明，在2 286名年老的原爆幸存者中，辐射暴露(4 Gy)和痴呆之间没有关系。在69 976名核电站女工人中，死于痴呆与终生总辐射剂量显著相关，牙科放疗技师中老年前期痴呆更为常见。在切尔诺贝利核事故的100名清理者和100名急性放射病患者中，精神分裂样疾病在过度辐射(300 mSv)人员中更为常见。与未接受电离辐射的对照组相比，在544名切尔诺贝利核事故前的儿童(孕妇的估计剂量>0.30 Sv)中，精神障碍(包括智力低下和行为障碍)最常见。毫无疑问，切尔诺贝利核事故对直接受影响的成年人的心理健康产生了影响，特别是清理人员、怀孕的妇女和已经拥有孩子的母亲，这也是2006年“切尔诺贝利论坛”的报告认为心理健康是主要的公共卫生影响因素的原因。然而，心理健康影响的范围和程度不能仅仅用调查数据来确定，因为还有许多藏在“冰山”底下的人群需要科研人员去干预和发现。同时，由于环境、精神压力、工作环境中其他可能的化学或物理污染物、夜班和社会经济等混杂因素，对以上结果的解释仍然存在偏倚，辐射只是一种潜在但未经证实的神经系统生物效应，需要有更多的数据来证实。

2.3.3.3　其他系统的辐射效应

日本原爆队列研究对于非癌疾病的研究做出了很大贡献，其他电离辐射研究相继对非癌疾病展开研究，近年来取得一些成绩，有越来越多的流行病学证据表明，在低剂量电离辐射暴露下发生非癌疾病仍然存在风险，并且没有一个明确的阈值，且在辐射暴露后发生癌症的间隔时间比较漫长。由于目前关于电离辐射与其他非癌疾病的流行病学证据缺乏令人信服的机理性解释，因此在解释统计关联时必须谨慎。

(1) 甲状腺疾病

日本原爆队列随访期间，与辐射相关的甲状腺异常仍有发生。虽然恶性和良性甲状腺肿瘤随着原子弹辐射剂量的增加而增加，但由于大部分病例存在多种甲状腺异常，且甲状腺功能检测和超声检查未作为常规检查，因此无法评估辐射对特定甲状腺疾病的影响。

应用统一诊断标准(超声、甲状腺功能检测、自身免疫性抗体)的日本原爆幸存者甲状腺疾病患病率研究显示，女性实性结节，尤其是年轻时暴露者有显著的自身免疫性甲状腺功能减退症。然而，没有发现其他甲状腺疾病有明显的辐射风险。

暴露于其他电离辐射源，包括外照射和内照射，也会发生甲状腺异常。虽然接受放射治疗的患者甲状腺功能减退或甲状腺炎的患病率有所增加，但相对低剂量的外照射的影响是不明确的。2000 年在广岛和长崎开展且还在进行的日本原爆幸存者研究中甲状腺研究应该有助于检查辐射对特定甲状腺疾病的影响。

通过对我国放射工作人员与其他非放射职业人员的甲状腺功能中 T3、T4 和 TSH 水平的比较，结果显示我国放射工作人员甲状腺功能中 T3 和 T4 水平均较对照组降低，TSH 水平升高，差异均有统计学意义。长期暴露在低剂量电离辐射环境下可能会对其甲状腺功能造成影响。

(2)肝肾功能的辐射效应

来自原爆幸存者的队列研究结果显示，慢性肝炎和肝硬化的发病率显著增加与辐射剂量相关。在日本，慢性肝炎和肝硬化的主要病因是丙型肝炎病毒、乙型肝炎病毒感染和过度饮酒。但是，1975—1977 年的研究结果显示，高剂量辐射组患乙型肝炎的风险显著增加；随后，1993—1995 年的研究结果显示其存在关系(总患病率为 9%)，这个结果可能与该时期乙型肝炎患病率的增加相关。在后期研究中，研究人员发现慢性肝炎和肝硬化的发病率增加与辐射剂量相关可能是严重暴露的幸存者中有持续的乙型肝炎病毒感染或活动性丙型肝炎病毒感染加速的原因。但是，这个时期没有资料显示辐射增加了慢性肝炎肝硬化的危险。1986 年后的脂肪肝报告建议，关系应该在更全面的研究中得到证实，包括实验室检测，如胆碱酯酶的检测。在后期研究中，测定乙型肝炎病毒在内的其他研究相继展开，这对阐明慢性肝炎和肝硬化的增加是否与辐射剂量相关有很大的帮助。

原爆幸存者研究首次提示肾脏和输尿管结石患者接受辐射的剂量增加($P=0.07$),且对男性的影响显著。尽管甲状旁腺功能亢进症(42 例)和钙水平(43 例)的发病数随辐射剂量的增加而增加,但甲状旁腺功能亢进症的少数病例并不能完全解释肾结石的出现。此外,辐射效应的性别差异不能用钙代谢来解释。原爆幸存者的肾脏疾病和输尿管结石的发展值得进一步研究。

总之,其他放射性疾病的研究需要参考原爆幸存者队列来补充,从而确定辐射和非癌疾病的发病率和死亡率是否存在关系。在后期的研究中,研究者需要调整吸烟和饮酒等影响因素,关注辐射造成的影响。尽管当前的研究存在一些局限性,如病例限定和非参与者排除,但其结果为研究电离辐射对某些非癌症疾病发展的后期影响提供了重要线索。

2.3.4 胎儿与儿童的辐射效应

胚胎发育过程中受到电离辐射作用,称为胎儿照射或宫内照射。胎儿照射指精子和卵子结合后,经过植入前期、器官形成期和胎儿期,任何一段时间受到射线照射,辐射效应的严重程度和特点,除了取决于受照剂量、剂量率、照射方式、射线种类和能量外,与胚胎发育的阶段也密切相关。妊娠初期(妊娠 3 周前),当胚胎处于细胞数很少而且功能尚未分化时,受照会使细胞受到损伤导致不能着床或不易察觉的胚胎死亡;而 3 周后,受照会使正在发育的器官诱发各种畸形。一般认为,妊娠 6 周前的辐射敏感性比 6 周后高。胎儿照射效应可分为致死性效应、畸形和发育障碍 3 类。

确定性效应的发生与受照者的年龄有关,儿童的组织生长旺盛,因此接受相同剂量照射后出现的确定性效应比成人更严重,而且可以出现生长发育障碍、激素水平低下、器官功能不足、智力低下等后果。

2.3.4.1 胚胎与胎儿的辐射效应

受精卵植入子宫前(即着床前期,小鼠是受精后 5 天,人是受精后 9 天)受照的主要表现是胚胎的死亡(显性致死效应),如出生前死亡率增加、流产、动物产仔数减少。由于是着床前胚胎丢失,所以检查不出死产的特定指征。但是,着床前期的受精卵受到照射,胚胎如果能存活下来,则可以正常发育,而且看不到生长延迟,发育畸形也很少看到,呈“全”或“无”反应,即或者死亡或者正常。这种现象与原爆幸存者的流行病学调查和动物实验的结果是一致的。

受精卵植入子宫后(即器官形成期,小鼠是受精后 5～13 天,人是受精后 9～56 天)受照,此时胚胎细胞处于高度分化状态,一些细胞陆续向专一化具有某种特殊功能的器官系统增殖、分化和迁移。此时期胚胎对射线敏感性高,一旦受到辐射照射,极易导致正在发育的器官组织细胞损伤或死亡,从而造成器官畸形。此外,胚胎在宫内发育呈一时性延迟,表现为出生体重较正常新生儿轻,而且与畸形发生率相关,但出生后恢复速度快,到成人时与正常人无差别。该期受照新生儿死亡率增加,严重的畸形可能不到足月分娩便夭折。

胎儿期(小鼠是受精后 14 天,人是受精后 9～38 周)是器官系统生长阶段,胚胎对诱变因子的敏感性有所下降,所以此期受照发生明显的结构畸形减少,主要是引起胎儿发育障碍,包括有继续分化作用的神经和泌尿生殖系统。神经系统在胚胎发育过程中对射线敏感性高，分化发育时间持续长，受损伤概率高，发生小头症和智力障碍者多，易出现永久性发育延迟等确定性效应。发育中的胎儿对电离辐射的致癌作用比成人或幼儿更为敏感，发生情况与受照剂量、妊娠时期相关。

2.3.4.2　儿童的确定性效应

儿童处于身体快速发育生长期，对射线的敏感性远超成人，受照后更容易出现辐射损伤。表 2-3-6 是根据放疗资料归纳的引起儿童晚期确定性效应的最低剂量。

表 2-3-6　儿童照射引起晚期确定性效应的最低剂量

器官	效应	剂量/Gy
睾丸	生殖细胞耗竭	0.5
	Leydig 细胞功能障碍	10
卵巢	闭经	＞0.5
	不育	4
甲状腺	机能完全丧失	20
	功能低下	＞1
脑	认知功能变化	18
	组织病理学变化	18(10)*
	神经内分泌效应	＞18(＞1)*
乳腺	发育不全	2
眼	白内障	2
肺	纤维增生	8～11
肝	纤维增生	12
肾	肌酐廓清率降低	12
骨骼	骨骼变化	10
心血管系统	心肌病	40
骨髓	机能低下	—

注：* 括号内为单次全身照射值。

通常，诊断放射学和核医学程序不会产生导致畸形和智力减退的剂量，但在宫内或儿童期受到诊断水平的照射，可能引起癌症的增加。因此，原卫生部 2006 年颁发的《放射诊疗管理规定》明确规定：“不得将核素显像检查和 X 射线胸部检查列入对婴幼儿及少年儿童体检的常规检查项目”“对育龄妇女腹部或骨盆进行核素显像检查或 X 射线检查前，应问明是否怀孕；非特殊需要，对受孕后八至十五周的育龄妇女，不得进行下腹部放射影像检查”。

图 2-3-2 给出了辐射与确定性效应之间的关系，低于阈剂量(D_{Th})诊断不出效应，随着剂量的增加，损伤程度会明显加重，在某种情况下是急剧加重，但当达到一定剂量后，发生频率不再增加。

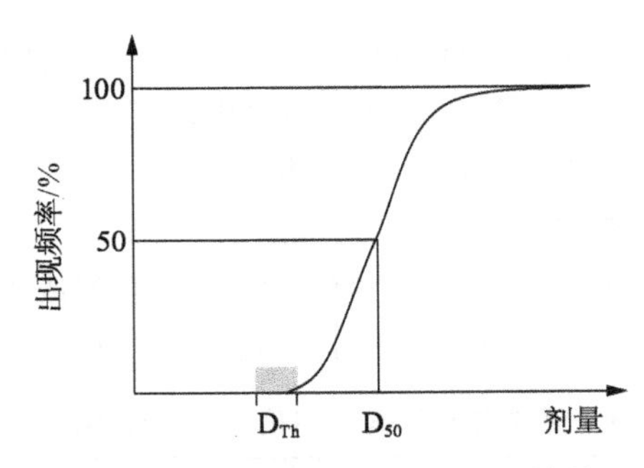

图 2-3-2 辐射与确定性效应之间的关系

2.4 人员辐射剂量估算和结果表达

剂量调查是辐射流行病学调查的重要内容，其目的是获取被调查人员有效可信的受照剂量的相关数据，用以分析辐射剂量暴露与结局风险之间的关联强度及构建辐射剂量效应预测模型。

剂量调查的主要内容是，获取与具体人员对应的受照信息及相关的受照剂量数据，且需要区分这些数据和信息相应的工况，即正常工况和异常工况。正常工况下，获取相关人员的受照方式和年度个人剂量数据；而在异常工况下，获取相关人员受照方式、受照经历、医学和应急处置过程、剂量估算方法和估算结果等核心信息。

从剂量调查数据来源而言，需要广泛寻求被调查单位安全防护部门、保健物理部门、劳动人事部门和医疗、应急部门等的配合，根据辐射流行病学调查事先确定的人员名单，调取和查阅相应工况下人员受照剂量档案，获取尽可能完整的受照信息和剂量数据，并妥善保存。工作人员外照射剂量估算、内照射剂量估算涉及的方法和技术主要来自 GBZ 128—2016、GBZ 129—2016 和 GB 18871—2002。

2.4.1 外照射剂量估算

原则上，职业外照射个人监测一般应依据测得的个人剂量当量[$H_p(d)$]进行个人剂量评价。当放射工作人员的年受照剂量低于相应限值时，职业外照射个人监测得到的个人剂量当量[$H_p(d)$]可直接视为有效剂量；当接近相应限值时，则按照下式估算有效剂量：

$$E = C_{PE} H_p(d) \tag{2-4-1}$$

式中，$H_p(d)$为职业外照射个人监测得到的个人剂量当量；C_{PE}为个人剂量当量得到有效剂量的转换系数。中子可参考 GBZ/T 202 的附录 E，光子可采用公式(2-4-2)进行计算。

$$C_{PE} = C_{kE} / C_{kp} \tag{2-4-2}$$

式中，C_{kE}为空气比释动能到有效剂量的转换系数，其值可参考 GBZ/T 144—2008 的附录 D；C_{kP}为空气比释动能到个人剂量当量的转换系数，其值可参考 GBZ/T 144—2008 的附录 C。

当人员受到的剂量很大时，如果需要也可以用体模模拟测量的方法，估算出主要受照器官或组织的当量剂量(H_T)，再按公式(2-4-3)估算有效剂量 E 中的外照射分量：

$$E_{外} = \sum W_T \cdot H_T \tag{2-4-3}$$

式中，$E_{外}$为有效剂量 E 中的外照射分量，单位为 mSv；H_T为主要受照器官或组织 T 的当量剂量，单位为 mSv；W_T是受照器官或组织 T 的组织权重因子。

对于工作人员穿戴铅围裙的情况，可采用公式(2-4-4)估算有效剂量 E 中的外照射分量：

$$E_{外} = 0.5H_w + 0.025H_N \tag{2-4-4}$$

式中，H_w为铅围裙内腰部附近佩戴的个人剂量计测得的 $H_p(10)$，单位为 mSv；H_N为铅围裙外颈部附近佩戴的个人剂量计测得的 $H_p(10)$，单位为 mSv。

当剂量计丢失、损坏、因故得不到读数或所得读数不能正确反映工作人员所接受的剂量时，应尽量确定其名义剂量，并将名义剂量及其确定方法记入监测记录。这里所说的名义剂量，就是在个人剂量监测中，当工作人员佩戴的剂量计丢失、损坏或因故得不到读数或所得读数不能正确反映工作人员所接受的剂量时，用其他方法赋予该剂量计应有的剂量估算值。

确定名义剂量的方式有以下几种：

① 用同时间佩戴的即时剂量计记录的即时剂量估算剂量。

② 用同时间场所监测的结果推算剂量。

③ 用同一监测周期内从事相同工作的工作人员接受的平均剂量。

④ 用工作人员全年度受到的平均剂量，即全年度剂量×监测周期(d)/365。

2.4.2　内照射剂量估算

在内照射剂量评价中，采用公式(2-4-5)进行估算。

$$E(\mathrm{T}) = I_{jp} e_{jp}(\mathrm{T}) \tag{2-4-5}$$

式中，$E(\mathrm{T})$为待积有效剂量，单位为 Sv；I_{jp}为第 j 类通过 p 类途径摄入的摄入量，单位为 Bq；$e_{jp}(\mathrm{T})$为 j 类核素通过 p 类途径的剂量系数(单位摄入量的待积有效剂量)，单位为 Sv/Bq，其值可参考 GBZ 129—2016 的附录 E。应注意，在吸入途径中，不同的吸收类型或形态以及在食入和注射途径中的不同吸入份额都会引起剂量系数的变化。

在有吸入途径，没有个人监测数据的情况下，可用固定空气采样器测量的空气浓度，依据公式(2-4-6)计算待积有效剂量 $E(\mathrm{T})$。

$$E(\mathrm{T}) = 0.02 \cdot Cs/DAC \tag{2-4-6}$$

式中，系数 0.02 为个人剂量限值，单位为 Sv/a；Cs 为固定空气采样器测量的空气浓度，单位为 Bq/m^3；DAC 为导出空气浓度，单位为 Bq/m^3，具体导出方法参考 GBZ 129—2016 的附录 B。

待积有效剂量可以直接与 GB 18871 的年剂量限值、GBZ/T 154 的年摄入量限值(ALI)和调查水平(IL)进行比较，评价防护情况。

在摄入多种放射性核素混合物的情况下，一般只有少数核素对待积有效剂量有显著贡献，这时原则上应先确认有重要放射生物学意义的核素，然后针对这些核素制订监测计划和进行评价。

对于内照射剂量数据缺失的情况，若有体外直接测量和排泄物个人监测数据，可按照 GBZ 129 附录 B 的方法计算出摄入量，再按照公式(2-4-5)进行放射工作人员内照射剂量估算。

2.4.3 结果描述与报告

按照上述方法获得放射工作人员内外照射剂量数值后，需要对结果进行描述、汇总和报告，以利后期分析和总结规律。

从结果描述的角度，首先，必须明确剂量数值的类别，也就是确定该数值属于外照射、内照射还是内外混合照射。然后，需要确定剂量数值的量值单位、评估过程中对现实条件的假定、取舍以及误差的主要来源。最后，在以上描述的基础上，按照辐射流行病学调查的要求恰当地进行汇总与报告。

这里的报告主要是针对放射工作人员剂量估算数据的恰当呈现，呈现的方式与后期数据处理的便利性关系密切。这里采用表 2-4-1 的剂量调查报告表格为例进行展示，但是该表格仅为一个例子，具体实践中要根据实际情况进行选择和确定。

表 2-4-1 放射工作人员剂量调查表

<table>
<tr><td colspan="6">人员信息和剂量信息</td></tr>
<tr><td>姓名</td><td></td><td>性别</td><td></td><td>出生日期</td><td></td></tr>
<tr><td>身份证号</td><td colspan="3"></td><td>工作单位</td><td></td></tr>
<tr><td rowspan="2">工作简历</td><td colspan="5">格式：________年______月 至 ________年______月，从事____________________</td></tr>
<tr><td colspan="5"></td></tr>
<tr><td>受照方式</td><td colspan="5">☐ 外照射 ☐ 内照射 ☐ 混合照射</td></tr>
<tr><td>受照时长</td><td colspan="5">时间起止：________年______月 至 ________年______月，受照共计______月</td></tr>
<tr><td>剂量数值</td><td colspan="3">累积剂量____________ mSv</td><td colspan="2">备注：</td></tr>
<tr><td rowspan="2">异常照射</td><td colspan="5">是否存在异常照射☐，次数________</td></tr>
<tr><td colspan="5">描述：(受照过程、医学和应急处置过程、剂量估算方法和估算结果)</td></tr>
<tr><td colspan="6">质保信息</td></tr>
<tr><td>剂量调查员</td><td></td><td>调查日期</td><td></td><td>复核人</td><td></td></tr>
</table>

第3章 辐射流行病学研究方法

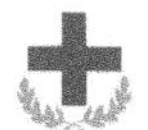

3.1　研究方法的选择与应用

流行病学不仅是一门传统的医学应用学科，也是一种系统的科研方法论，它以医学为主的多学科知识为依据，利用观察和询问等手段来调查人群中的疾病和健康状况，描述频率和分布，通过归纳、综合和分析提出假设，进而采用系统的分析方法检验假设，最终通过实验研究来证实假设。

随着流行病学研究领域的扩展与分支学科的蓬勃发展，流行病学进入快速发展时期，逐渐建立了以观察法、实验法为主，数理法为辅的较为完善的方法体系，其中观察法按是否有事先设立的对照组又可进一步分为描述性研究和分析性研究。因此，流行病学研究方法按设计类型可分为描述性研究、分析性研究、实验性研究和理论性研究 4 种类型，每种类型又包括多种研究方法。

3.1.1　描述性研究

描述性研究(descriptive study)又称描述流行病学(descriptive epidemiology)，是指利用常规监测记录或通过专门的调查获得数据资料的一种方法。描述性研究是流行病学中最基本也是最常使用的研究方法，是流行病学研究的开始，是分析性研究的基础，其通过对收集到的数据资料按地区、时间和人群特征分组，获得有关疾病和暴露因素的三间分布特征。描述性研究主要用于描述疾病、健康状态及暴露因素在人群中的分布情况，揭示现象，为病因研究提供线索，确定疾病的高危人群及评价公共卫生措施的效果等。

描述性研究有以下特点：

① 仅通过观察、收集和分析相关数据，分析和总结研究对象或事件，不对研究对象采取任何干预措施。

② 暴露因素的分配不是随机的，且在研究开始时一般不设立对照组。

③ 暴露与结局的时序关系无法确定，对于暴露与结局间关系的因果推断存在一定的局限性，仅可做一些初步的比较性分析，但可为后续的分析性研究和实验性研究提供线索。

按照研究目的的不同，描述性研究可分为现况研究、病例报告、病例系列分析、个案研究、历史资料分析、随访研究及生态学研究。

(1) 现况研究

现况研究又称横断面研究(cross sectional study),是指在一个特定的时点或时期内,在特定范围内的人群中,对某种(些)疾病或健康状况及相关因素进行调查的一种方法。现况研究通过描述所研究的疾病或健康状况及相关因素在某调查人群中的分布,按不同暴露因素的特征或疾病状态进行比较分析,从而为建立病因假设提供证据。

现况研究有以下特点:

① 设计阶段不设立对照组。

② 时间特定。

③ 因果关联受限。

④ 固有暴露因素可做因果推断。

⑤ 可以用现有暴露替代和估计过去的暴露。

⑥ 定期重复进行可以获得发病率资料。

(2) 病例报告

病例报告(case report)是对临床上某种罕见病的单个病例或少数病例做的详细介绍,属于定性研究的范畴。病例报告涉及少数个案,通过对个案特征的把握得出结论,无须描述事物的集中趋势和离散程度,重点探求其产生的原因,能为研究者提供分析和决策的线索。判断一个病例是否为罕见病例需要进行全面的文献检索。

(3) 病例系列分析

病例系列分析(case series analysis)是指对一组(不少于2例)相同疾病的病人的临床资料进行整理、统计、分析、总结并得出结论的方法。病例系列分析一般用来分析某种疾病的临床表现特征,评价预防、治疗措施的效果。病例系列分析能发现以往工作中存在的问题,为进一步研究提供线索;并能显示某些病变自然进程的规律,提示研究的重点和方向。

(4) 个案研究

个案研究(case study)是指到发病现场对新发病例的接触史、家属及周围人群的发病或健康状况以及可能与发病有关的环境因素进行调查,以达到查明所研究病例的发病原因和条件,控制疫情扩散、消灭疫源地,防止再发生类似疾病的方法。个案研究的对象一般为传染病病人,但也可以是非传染病病人或病因未明的病例等。个案研究是医疗卫生及疾病预防控制部门日常处理疾病报告登记工作的组成部分,调查内容由当地卫生部门具体规定,可以得到有关疾病发病的第一手资料,既能为地区疾病预防控制提供分析基础,也能为探索病因提供线索。

(5) 历史资料分析

历史资料分析是指研究者利用已有资料,研究疾病的三间分布、危险因素和防制效果的重要方法。资料来源包括相关机构日常工作的记录、登记、报告、统计表格、档案等历史资料。

(6) 随访研究

随访研究(follow-up study)是指通过定期随访,观察疾病、健康状况或卫生事件在固定人群中随着时间推移的动态变化情况的方法。随访研究可以对研究对象进行连续观察，随访间隔和方式根据研究内容的不同而有所不同，可以是预定的时间段内执行的纵向研究，也可以是规律性实施的横断面研究。在调查对象文化程度允许的情况下，还可以要求调查对象以日记的形式，记录急性病的发生与慢性非传染性疾病的变化情况，以提供更全面而准确的资料，避免可能存在的回忆偏倚。随访研究也可用于疾病自然史的研究，为疾病的病因研究提供线索，或用于提出和检验某些病因学假设。

（7）生态学研究

生态学研究（ecological study）是指在群体的水平上研究暴露与疾病之间关系的方法，观察和分析的单位是群体。生态学研究根据研究目的不同，可分为生态比较研究和生态趋势研究，均主要用于提供病因线索、评估人群干预措施效果。

3.1.2　分析性研究

分析性研究（analytical study）是指研究者根据描述性研究提出的病因假设，制订合理的研究方案，并对观察得到的数据进行严谨的统计学分析，获得疾病与暴露的关联，以检验病因假设的正确性，是流行病学研究中最重要的研究方法。分析性研究的主要用途有检验病因假设、评价预防效果、研究疾病自然史及新药的上市后检测等。

在流行病学研究中，最常使用的两种分析性研究方法为队列研究和病例对照研究。

（1）队列研究

队列研究（cohort study）是将特定人群按是否暴露于某可疑因素及其暴露程度分为不同组，追踪各组的结局，比较不同组之间结局频率的差异，从而判定暴露因素与结局之间有无因果关联及关联大小的一种观察性研究方法。队列研究检验病因假设的能力较强，在流行病学研究中被广泛使用。队列（cohort）主要指出生队列和暴露队列，出生队列又分为固定队列和动态队列。结局（outcome）主要是与暴露因素可能有关的结局。暴露（exposure）是指研究对象接触过某种待研究的物质（如重金属）或具有某种待研究的特征。队列研究的研究过程主要包括确定研究因素、确定研究结局、确定研究现场和人群、确定样本量、资料的收集与随访、质量控制及后续的资料整理和分析七个部分。

队列研究的特点主要包括：

① 属于观察法。

② 事先设立对照。

③ 研究方向由“因”及“果”。

④ 能确证暴露与结局的因果联系。

队列研究主要用于检验病因假设、评价预防效果。根据研究进行的方向，队列研究可分为前瞻性队列研究、回顾性队列研究及双向性队列研究。

（2）病例对照研究

病例对照研究（case-control study）是一种以当前已经确诊患某种特定疾病的一组病人作为病例组，以不患该病但具有可比性的一组个体作为对照组，通过询问、实验室检查或复查病史，搜集研究对象既往对各种可能的危险因素的暴露史，测量并采用统计学检验，比较病例组与对照组中各因素暴露比例差异的一种流行病学研究方法。病例对照研究的研究过程主要包括提出假设、确定研究类型、病例与对照的来源与选择、确定样本量、研究因素的选定与测量、资料的收集、质量控制及后续的资料整理和分析八个部分。

病例对照研究的特点主要包括：

① 属于回顾性研究。

② 属于观察法。

③ 研究方向由“果”及“因”。

④ 难以证实因果关系。

病例对照研究主要用于检验病因假设、罕见病的病因研究、疾病暴发的调查、评价疫苗免疫学效果等。病例对照研究根据研究对象来源的不同，可分为以社区为基础的病例对照研究和以医院为基础的病例对照研究；根据是否控制对照组的相关因素，可分为病例与对照不匹配研究和病例与对照匹配研究。

随着流行病学与其他学科的交叉发展，研究者对传统病例对照研究进行了多种改进，产生了多种衍生研究类型，主要包括巢式病例对照研究、病例队列研究、单纯病例研究、病例交叉研究、病例时间对照研究、病例双亲对照研究及患病亲属对照研究等。

① 巢式病例对照研究(nested case-control study)是一种在队列研究基础上的病例对照研究，是队列研究与病例对照研究结合的设计形式。其基本设计方法是，首先，在队列研究的基础上，将研究疾病的所有新发病例集中组成“病例组”，每个病例发病时，同一队列的未发病者中，按一定匹配条件随机选择对照，集中组成“对照组”；然后，抽取病例与对照的基线资料并检测收集的生物学标本，按匹配病例对照研究的方法进行资料的统计分析。

② 病例队列研究(case-cohort study)是一种队列研究与病例对照研究结合的设计形式。其设计方法是队列研究开始时，在队列中按一定比例随机抽样选出一个有代表性的样本作为对照组；观察结束时，将队列中出现的所研究疾病的全部病例作为病例组，与上述随机抽取的对照组进行比较。

③ 单纯病例研究(case-only study)是一种仅利用某一疾病的患者群体作为研究对象，收集宏观资料和生物样本，检测每个患者的基因型，以有无某种基因型区分病例组和对照组，以此来评价基因与环境的交互作用的方法。

④ 病例交叉研究(case crossover study)是以每个病例发病之前的一个或多个时间段作为“对照”时间段，疾病发生时的暴露情况和同一个个体“对照”时间段的暴露情况进行比较的一种方法。适用于研究暴露的瞬时效应，即暴露对发生急性事件的影响。

⑤ 病例时间对照设计(case-time-control design)是一种以病例交叉研究为基础，结合传统的病例对照研究，设计的一种仅适用于效应短暂问题的方法，其在药物流行病学研究中被广泛使用。

⑥ 病例双亲对照研究(case-parental control study)是一种以没有关联的患者及

双亲作为研究对象，对患者及其双亲进行基因分型并收集患者的环境因素暴露资料，以评估环境致病因素与基因型之间交互关系的方法。

3.1.3　实验性研究

实验性研究(experimental study)又称为实验流行病学(experimental epidemiology)，是指研究者根据研究目的，按照预先确定的研究方案将研究对象随机分配到实验组和对照组，对实验组人为地施加或减少某种因素，然后追踪观察该因素的作用结果，比较和分析两组或多组人群的结局，从而判断处理因素效果的一种研究方法。实验性研究主要用于验证病因假设、鉴定暴露因素的有害作用、验证危险因素的致病作用及评价预防性措施的效果。

实验性研究的研究方向为由“因”及“果”，具有如下特点：

① 属于前瞻性研究。实验性研究必须是干预在前、效应在后。

② 研究对象随机分组。研究对象应该严格按照随机原则分配至实验组和对照组，以控制研究中的混杂和偏倚。如因客观原因未能随机分组，则须至少保证两组的研究对象基线特征均衡可比。

③ 具有均衡可比的对照组。研究对象均来自同一总体的样本人群，其基本特征、自然暴露因素和预后因素应基本相似。

④ 有人为施加的干预措施。这是实验性研究与观察性研究最显著的差异。

根据研究目的和研究对象的不同，实验性研究可以分为临床试验、现场试验和社区试验。

(1) 临床试验

临床试验是以病人为研究对象，按照随机分组原则，评价药物或治疗方案有效性的方法。其主要目的为在新药上市前对新药进行评估、对现行临床治疗方案进行评价以寻找最优治疗方案、筛检研究、诊断研究、预后研究和病因研究。

根据研究对象是否随机分组，临床试验分为随机对照临床试验和非随机对照临床试验。根据设计方案的不同，前者又可分为平行设计临床试验、交叉设计临床试验、析因设计临床试验和序贯设计临床试验，后者可分为非随机同期对照临床试验和历史对照临床试验。根据研究阶段的不同，临床试验主要分为四期：Ⅰ期(动物试验)、Ⅱ期(人体试验)、Ⅲ期(多中心随机对照试验)和Ⅳ期试验(开放试验或队列研究)。

临床试验除了具有实验性研究的特征外，还具有以下特征：① 研究对象具有特殊性；② 要考虑医学伦理学问题；③ 要科学评价临床疗效以避免霍桑效应；④ 安慰剂效应；⑤ 潜在未知因素的影响。

临床试验中常用到的评价指标有以下几种。

有效率(effective rate)

$$有效率=\frac{治疗有效例数}{治疗总例数}\times 100\%$$

治愈率(cure rate)

$$治愈率=\frac{治愈例数}{治疗总人数}\times 100\%$$

病死率(case fatality rate)

$$病死率=\frac{因该病死亡人数}{某病受治疗人数}\times 100\%$$

不良事件发生率(adverse event rate)

$$不良事件发生率=\frac{发生不良事件病例数}{可供评价不良事件的总病例数}\times 100\%$$

生存率(survival rate)

$$N\ 年生存率=\frac{N\ 年存活的病例数}{随访满\ N\ 年的病例数}\times 100\%$$

相对危险度降低(relative risk reduction,RRR)

$$RRR=\frac{对照组事件发生率-试验组事件发生率}{对照组事件发生率}\times 100\%$$

绝对危险度降低(absolute risk reduction,ARR)

$$ARR=对照组事件发生率-试验组事件发生率$$

需要治疗人数(number needed to treat,NNT)

$$NNT=\frac{1}{ARR}$$

(2) 现场试验和社区试验

现场试验和社区试验都是在现场环境下进行的干预研究,前者以自然人群为研究对象,个体为干预措施实施对象;后者以社区人群为研究对象,人群整体为干预措施实施对象。两种试验均主要用于评价疫苗及其他措施预防疾病的效果、评估病因和危险因素、评价卫生服务措施的治疗及评价公共卫生策略。

现场试验和社区试验主要包括三种设计类型:随机对照试验、群组随机对照试验和类实验。其在应用过程中应注意结局变量的确定、资料收集的完整性、避免组间“沾染”及控制混杂因素。

现场试验和社区试验研究中最常用的指标有以下几种。

保护率(protection rate)

$$保护率=\frac{对照组发病(或死亡)率-试验组发病(或死亡)率}{对照组发病(或死亡)率}\times 100\%$$

效果指数(index of effectiveness)

$$效果指数=\frac{对照组发病率}{试验组发病率}\times 100\%$$

抗体阳转率(antibody positive conversion rate)

$$抗体阳转率=\frac{抗体阳性人数}{疫苗接种人数}\times 100\%$$

现场试验和社区试验具有如下优点:

① 在研究中随机抽样、随机分组、平行比较,因此能够较好地控制研究中的偏倚和混杂。

② 为前瞻性研究,研究因素事先设计,结局变量和测量方法事先规定,研究中能

观察到干预前、干预过程和效应发生的全过程，因果论证强度高。

③ 有助于了解疾病的自然史，并且可以获得一种干预与多种结局的关系。

现场试验和社区试验具有如下缺点：

① 要求研究对象有很好的依从性，但实际工作中有时很难做到。

② 受干预措施适用范围的约束，所选择的研究对象代表性不够，以致会不同程度地影响实验结果推论到总体。

③ 观察时间长的研究容易失访。

④ 费用常比观察性研究高。

⑤ 因为研究因素是研究者为了实现研究目的而施加于研究对象的，故容易涉及医学伦理学问题。

3.2 描述性流行病学研究

3.2.1 基础测量指标

为了定量地研究人群中疾病与健康状态的分布特征，需要用相应的指标描述疾病与健康事件在人群中出现的频率，以便深入了解和认识各种病因因素对人群健康的危害。常用疾病频率测量指标有如下几种。

3.2.1.1 发病频率测量指标

(1) 发病率

发病率(incidence rate)是指一定期间内某人群中某病新发病例的发生频率。计算公式为：

$$发病率=\frac{一定期间内某人群中某病新发病例数}{同期该人群暴露人口数}\times K$$

式中，$K=100\%$，1 000‰，10 000/万，100 000/10 万……

计算发病率需要考虑的因素有以下几个。

① 新发病例数：观察时间内的新发病例数作为发病率计算公式的分子。若在观察期内一个人多次发病，则应计为多个新发病例数，如流感、腹泻等疾病在一年中可多次罹患。对难以确定发病时间的一些疾病可将初次诊断的时间作为发病时间，如恶性肿瘤、精神疾病等。

② 暴露人口数：暴露人口是指在观察期内某地区人群中有可能发生该观察疾病的人，因已患病而在观察期内不可能再成为新发病例者不应计入暴露人口数，如在计算麻疹的发病率时，已患麻疹者不能计入分母，理论上接种麻疹疫苗且获得免疫力者也不应计入分母，但实际工作中不易划分。当计算某地区人群某种疾病发病率时，分母多用该地区观察期间内的平均人口数。如观察时间以年为单位时，平均人口数为年初人口数与年末人口数之和除以 2，或以当年年终(零时整)的人口数表示。

③ 观察时间：可以确定一定的观察时间，多为 1 年，也可确定较短或更长的时间。

发病率可按不同人口学特征(如年龄、性别、职业、民族、种族、婚姻状况等)分别计算，此即发病专率。由于发病率可受很多因素的影响，所以在对比不同地区人群的发病率时，考虑到年龄、性别等构成对发病率的影响，应进行发病率的标准化处理。

发病率是疾病流行强度的指标，反映疾病对人群健康影响的程度，发病率高对人群健康危害大。某些自然因素、社会因素的变化可使发病率升高，某些有效的防治措施的实施可使发病率下降。通过发病率的比较，可了解疾病流行特征，探讨病因因素，提出病因假设，评价防制措施的效果。

(2) 罹患率

罹患率(attack rate)也是测量某人群某病新病例发生频率的指标，通常指在某一局限范围短时间内的发病率。其计算公式与发病率相同，但它的观察时间较短，可以日、周、旬、月为单位，使用比较灵活。它的优点是能根据暴露程度较精确地测量发病频率，在食物中毒、职业中毒或传染病的暴发及流行中，经常使用该指标。

$$\text{罹患率}=\frac{\text{观察期间某病新发病例数}}{\text{同期该人群暴露人口数}}\times K$$

式中，K 的取值常为 100%，1 000‰，10 000/万，100 000/10 万……

(3) 续发率

续发率(secondary attack rate，*SAR*)也称二代发病率，指在某些传染病最短与最长潜伏期之间，易感接触者中发病人数占所有易感接触者总人数的比例。

$$\text{续发率}=\frac{\text{潜伏期内易感接触者中发病人数}}{\text{易感接触者总人数}}\times 100\%$$

续发率常用于家庭、病房、集体宿舍、托儿所、幼儿园等发生传染病时的流行病学调查。第一个病例发病后，在该病最短与最长潜伏期之间出现的病例称为续发病例，又称二代病例。

应注意，在进行续发率的计算时，须将原发病例从分子及分母中去除。在同一家庭中，来自家庭外感染、短于最短潜伏期和长于最长潜伏期者均不应计入续发病例。续发率可用于比较传染病传染力的强弱，分析传染病流行因素及评价卫生防疫措施的效果。

3.2.1.2 患病频率测量指标

(1) 患病率

患病率(prevalence rate)也称现患率，是指某特定时间内总人口中某病新旧病例所占的比例。患病率可按观察时间的不同分为时点患病率和期间患病率。时点患病率的观察时间一般不超过 1 个月，而期间患病率所指的是特定的一段时间，通常为几个月，但调查时间应尽可能短，以免季节、温度等影响患病率的因素发生变化。

$$\text{时点患病率}=\frac{\text{某一时点某人群中某病新旧病例数}}{\text{该时点人口数}}\times K$$

$$\text{期间患病率}=\frac{\text{某观察期间某人群中某病的新旧病例数}}{\text{同期的平均人口数}}\times K$$

式中，K=100%，1 000‰，10 000/万，100 000/10 万……

影响患病率的因素有以下几个。

① 引起患病率升高的主要因素有：新病例增加(即发病率增高)；治疗水平提高，

患者免于死亡，但未痊愈，病程延长；未治愈者的寿命延长；病例迁入；健康者迁出；易感者迁入；诊断水平提高；报告率提高。

② 引起患病率降低的主要因素有：新病例减少（发病率下降），病死率增高，病程缩短，治愈率提高，健康者迁入，病例迁出。

患病率与发病率、病程的关系。当某地某病的发病率和病程在相当长的时间内保持稳定时，患病率取决于两个因素，即发病率和病程。患病率、发病率和病程三者的关系是：

$$患病率=发病率\times病程$$

患病率通常用来表示病程较长的慢性病的发生或流行情况，可用于估计某病对居民健康危害的严重程度，还可以为医疗设施规划，医院床位周转、卫生设施及人力的需要量、医疗质量的评估和医疗费用的投入等提供科学依据。

患病率与发病率的比较见表 3-2-1。

表 3-2-1　患病率与发病率的比较

比较内容	患病率	发病率
资料来源	横断面调查、筛检等	疾病报告、疾病监测、队列研究
分子	观察期间新发病例和现患病例数之和	观察期间新发病例数
分母	调查人数（时点患病率） 平均人口数（期间患病率）	暴露人口数或平均人口数
观察时间	较短，一般为 1 个月或几个月	一般为 1 年或更长时间
适用疾病种类	慢性病或病程较长疾病	各种疾病
用途	疾病现患状况或慢性病流行情况	疾病流行强度
影响因素	较多，影响发病率变动的因素，病后结局和病人病程等	相对少，疾病流行情况、诊断水平、疾病报告质量等

（2）感染率

感染率（infection rate）是指在某个时间内，被检人群中某病现有感染人数所占的比例，通常用百分率表示。感染率的性质与患病率相似。

$$感染率=\frac{受检者中感染人数}{受检人数}\times100\%$$

这一指标在流行病学工作中应用比较广泛，特别是对隐性感染、病原携带者及轻型和不典型病例的调查较为常用。可通过检出某病的病原体发现感染者，也可以用血清学或分子生物学的方法证明人群处于感染状态。感染率常用于研究某些传染病或寄生虫病的感染情况和评价防制工作的效果，为估计某病的流行势态和制定防制措施提供依据，也是评价人群健康状况的常用指标。

3.2.1.3　死亡与生存频率测量指标

（1）死亡率

死亡率（mortality rate）表示在一定期间内，某人群中总死亡人数在同期该人群平均人口数中所占的比例，是测量人群死亡危险最常用的指标。其分子为某人群总死亡人数，分母为该人群同期平均人口数。观察时间常以年为计算单位。

$$死亡率=\frac{某人群总死亡人数}{该人群同期平均人口数}\times K$$

根据上式计算得出的死亡率也称粗死亡率(crude death rate)。不同地区死亡率进行比较时须将死亡率标化，标化后的死亡率称为标化死亡率或调整死亡率。同理，不同地区间的发病率、患病率等疾病频率的比较，也需要进行率的标化。

死亡率可按不同人口学特征(如年龄、性别、职业、民族、种族、婚姻状况等)分别计算，此即死亡专率。

死亡率是反映一个人群总死亡水平的指标，用于衡量某一时期、某一地区人群死亡危险性的大小。它既可以反映一个地区不同时期人群的健康状况和卫生保健工作的水平，也可为该地区卫生保健工作的需求和规划提供科学依据。死亡专率可提供某病死亡在人群、时间、地区上变化的信息，用于探讨病因和评价防制措施。

死亡率还可作为疾病发生风险的指标，在两种情况下死亡率可以反映人群的发病率：疾病的病死率高，如狂犬病；疾病的病程或存活时间短，如胰腺癌，其确诊后几个月即发生死亡，长期存活很罕见，因此胰腺癌死亡率可以基本代替其发病率，了解人群中该病的发病水平。

(2) 病死率

病死率(fatality rate)表示某时期内因某病死亡人数占同期该病病人数的比例，表示某病病人因该病死亡的危险性。

$$病死率=\frac{某时期内因某病死亡人数}{同期该病病人数}\times 100\%$$

病死率表示确诊某病者的死亡概率，它可反映疾病的严重程度，也可反映医疗水平和诊治能力，常用于急性传染病，较少用于慢性病。一种疾病的病死率受疾病严重程度、疾病诊断及治疗水平和病原体毒力的影响，随医疗水平、病因、环境和宿主等因素的变化而变化。用病死率作为评价不同医院的医疗水平时要注意可比性。

值得注意的是，病死率和死亡率不同，死亡率的分母为平均人口数，包括了所研究疾病的患者和非患者，而病死率的计算只与所研究疾病的患者有关。使用病死率、死亡率及发病率可从不同侧面把握疾病的特征，正确分析发病与死亡的关系。

(3) 婴儿死亡率

婴儿死亡率(infant mortality rate，*IMR*)是反映周岁以内婴儿死亡水平的指标，是指婴儿出生后不满周岁死亡人数占出生人数的比例。一般以年为计算单位，以千分比表示。

$$婴儿死亡率=\frac{婴儿不满周岁死亡人数}{出生人数}\times 1\,000‰$$

分子中婴儿不满周岁死亡人数由两部分组成，即上一年出生本年死亡的未满周岁婴儿数和本年出生本年死亡的未满周岁婴儿数。

婴儿死亡率是反映一个国家或地区医疗卫生条件、社会经济实力、人民生活水平及科技发展水平的重要指标，也是衡量人口素质的重要依据之一。婴儿死亡人数在总的死亡人数中的比重是相当高的，尤其是在死亡率高的地区，比较不同地区的婴儿死亡率是十分有意义的，它不仅能反映某一地区的医疗卫生状况，也能在一定程度上表明该地区人口的健康状况及生活质量，特别是妇幼保健水平。

(4) 生存率

生存率(survival rate)指接受某种治疗的病例中，经 n 年随访尚存活的病例所占的比例。

$$生存率=\frac{随访满\ n\ 年尚存活的病例数}{随访满\ n\ 年的病例数}\times 100\%$$

生存率反映疾病对生命的危害程度，可用于评价某些病程较长疾病的远期疗效，常用于癌症、心血管疾病、结核病等慢性疾病的研究。

3.2.1.4　疾病负担指标

(1) 潜在减寿年数

潜在减寿年数(potential years of life lost，*PYLL*)是指某病某年龄组人群死亡者的期望寿命与实际死亡年龄之差的总和，即死亡所造成的寿命损失。计算公式为：

$$PYLL=\sum_{i=1}^{e}a_i d_i$$

式中，e 为预期寿命(岁)；i 为年龄组(通常计算其年龄组中值)；a_i 为剩余年龄，$a_i=e-(i+0.5)$，其意义为当死亡发生于某年龄(组)i 时，至活到 e 岁还剩余的年龄，由于死亡年龄通常以上一个生日计算，所以应加上一个平均值 0.5 岁；d_i 为某年龄组的实际死亡人数。

潜在减寿年数不仅考虑到死亡率水平的高低，而且考虑到死亡发生时的年龄对预期寿命的影响。该项指标可用来计算不同疾病或不同年龄组死者总的减寿年数。

潜在减寿年数是测量人群中疾病负担的一个直接指标，也是评价人群健康水平的一个重要指标，是在考虑死亡数量的基础上，以期望寿命为基准，进一步衡量死亡造成的寿命损失，强调了早死对人群健康的损害。

潜在减寿年数有如下应用：

① 比较不同原因所致的寿命减少年数，衡量某种死因对人群的危害程度，确定重点疾病，明确重点卫生问题。

② 比较不同地区及不同时间潜在减寿年数的特点及变化趋势。

③ 综合估计导致某人群早死的各种死因的相对重要性，为确定不同年龄组重点疾病提供依据。

④ 防制措施效果的评价和卫生政策的分析。

(2) 伤残调整寿命年

伤残调整寿命年(disability adjusted life year，*DALY*)是指从发病到死亡所损失的全部健康寿命年，包括因早死所致的寿命损失年(years to life lost，*YLL*)和因疾病所致伤残引起的健康寿命损失年(years lived with disability，*YLD*)两部分。*DALY* 是一个定量的指标，它将因各种疾病引起的早死(实际死亡年数与一般人群中该年龄的预期寿命之差)造成的寿命损失与因伤残造成的健康寿命损失两者结合起来加以测算，是反映疾病对人群寿命损失影响的综合指标。

疾病可给人类健康带来包括早死与残疾(暂时失能与永久残疾,即处于非健康状态)两方面的危害,这些危害均可减少人类的健康寿命。定量地计算某个地区每种疾病对健康寿命所造成的损失,以便科学地分析该地区危害健康的主要疾病和主要卫生问题。这种方法可以科学地对发病、失能、残疾和死亡进行综合分析,是用于测算疾病负担的主要指标之一。

伤残调整寿命年有如下应用:

① 比较与评价地区间的卫生健康状况,对已实施的措施进行初步评价,了解干预措施的有效性。

② 确定不同病种的疾病负担,分析不同人群、不同地区、不同时间的危害程度及变化趋势,帮助确定危害人群健康的主要病种、重点人群和高发地区,为确定防制重点提供重要依据。

③ 进行卫生经济学评价,如成本-效用分析,比较不同干预策略和措施降低 *DALY* 的花费和效果,以求采用最佳干预措施来防制重点疾病,使有限的资源发挥更大作用。

目前常用 *PYLL* 和 *DALY* 作为测量疾病负担的指标,另外还有质量调整寿命年(quality adjusted life year, *QALY*)、无残疾期望寿命(life expectancy of free disability, *LEFD*)、活动期望寿命(activity life expectancy, *ALE*)、健康寿命年(healthy life year, *HeaLY*)等,可根据调查研究的目的选用适宜指标。

3.2.2 三间分布

由于致病因子、人群特征及自然、社会环境等多种因素综合作用的影响,疾病在不同人群、不同地区及不同时间的流行强度不一样,存在状态也不完全相同。疾病的分布既反映了疾病本身的生物学特性,也集中体现了与疾病有关的各种内外环境因素的效应及其相互作用的特点。疾病的流行特征通过疾病在人群、地区、时间的分布得以表现。对于已知病因的疾病,流行特征是判断和解释病因的依据。对于病因未明的疾病,流行特征是病因的外在表现,是形成病因假设的重要线索,是探索流行因素和制定防制对策的前提。疾病分布是流行病学研究中重要的内容,是描述性研究的核心,是分析性研究的基础,是制定疾病防制策略和措施的依据。

3.2.2.1 人群分布

人群的一些固有特征或社会特征可构成疾病或健康状态的人群特征,这些特征包括年龄、性别、职业、种族和民族、婚姻和家庭、行为生活方式、人口流动、宗教信仰等。研究这些相关特征,有助于探讨疾病或健康状态的影响因素或流行特征。

(1) 年龄

年龄是人群最主要的人口学特征之一,几乎所有疾病的发生及发展均与年龄有相当密切的关系。研究疾病的年龄分布,有助于深入认识疾病的分布规律,探索流行因素,为病因研究和疾病的预防与控制提供基本线索。

一般来说,慢性病有随年龄增长发病率增加的趋势,急性传染病有随年龄增长发病率下降的趋势。疾病年龄分布的分析方法有两种,分别是横断面分析(cross sectional analysis)和出生队列分析(birth cohort analysis)。

① 横断面分析。横断面分析主要分析同一时期不同年龄组或不同年代各年龄组的发病率、患病率或死亡率的变化,多用于某时期传染病或潜伏期较短疾病的年龄分析。对于慢性病,由于暴露时间距发病时间可能很长,致病因子在不同时间的强度也可能发生变化,而同年代出生的群体对致病因素暴露的时间和强度具有一定的相似性。

② 出生队列分析。同一时期出生的一组人群称为出生队列(birth cohort),对其随访若干年,以观察发病情况,这种利用出生队列资料将疾病年龄分布和时间分布结合起来描述的方法称出生队列分析。该方法在评价疾病的年龄分布长期变化趋势及提供病因线索等方面具有很大意义。它可以明确地呈现致病因子与年龄的关系,有助于探明年龄、所处时代暴露特点及经历在疾病的频率变化中的作用。

(2) 性别

某些疾病的死亡率与发病率存在明显的性别差异,这种疾病的性别差异与男、女性的遗传特征、内分泌代谢、生理解剖特点、内在素质的不同及致病因子暴露的特点有关。这些因素影响了人们对疾病的易感性,如在同年龄组中,绝经前女性患心脏病的概率低于男性,这与妇女具有较高的雌激素水平有关。而多数疾病发生率的性别差异与暴露机会和暴露水平有关,如肺癌,男、女发病率不同可能是男性吸烟者所占比例高于女性所致。

(3) 职业

某些疾病的发生与职业密切相关,由于机体所处职业环境中的致病因素,如职业性的精神紧张、物理因素、化学因素及生物因素的不同可导致疾病分布的职业差异。例如,石棉工人中间皮瘤、肺癌及胃肠癌的发生率高于其他职业人群,生产联苯胺燃料的工人易患膀胱癌,矿工、建筑工人及农民易发生意外伤害或死于外伤,医务人员患经血液传播和经呼吸道传播等疾病的危险性高于一般人群。2005—2009年,甘肃省天祝县的布鲁菌病监测结果显示,屠宰工发病率最高(5.77%),排名第二的是牧民(2.82%),其余依次为农民(2.19%),皮、肉、乳制品加工人员(0.80%),学生和其他职业人员均无发病。可以看出该病发病与其所从事的职业密切相关,即与牲畜及畜产品接触的密切程度相关。

研究职业与疾病的关系时应主要考虑以下因素:

① 职业是劳动者所处的作业环境、社会经济地位、卫生文化水平、体力劳动强度和精神紧张程度等因素的综合指标。

② 疾病的职业分布与作业环境致病因子暴露有关。

③ 职业相关致病因子的暴露及其作用与劳动条件、防护设施有关。

④ 不同职业人群的疾病种类不同,防制重点各异。

⑤ 职业暴露时间及既往职业史对疾病发生的影响。

(4) 种族和民族

种族和民族是长期共同生活并具有共同生物学和社会学特征的相对稳定的群体。不同民族由于长期受一定自然环境、社会环境、遗传背景的影响,疾病分布也显示出了差异性,如社会经济状况、风俗和生活习惯、遗传易感性及医疗卫生水平的影响等。黑人的镰状细胞贫血发病率高于其他人群，中国人的鼻咽癌发病率高于其他人群，提示遗传因素的作用不容忽视。日本人的胃癌发病率高于美国人，但移居美国后发病率降低，表明行为和生活方式发挥重要作用。

(5) 婚姻和家庭

婚姻和家庭对人群健康状况有明显影响。国内、外的许多研究证实，离婚者全死因死亡率最高，丧偶及独身者次之，已婚者最低，可见离婚、丧偶对人精神、心理和生活的影响明显，可能是导致高发病率或高死亡率的主要原因。婚姻状况对女性健康有明显影响。婚后的性生活、妊娠、分娩、哺乳等对女性健康均有较大的影响。已婚妇女宫颈癌发病率显著高于未婚女性；未婚女性和高龄分娩者易患乳腺癌；女性初次足月妊娠年龄越小，乳腺癌的发病率越低。近亲婚配会使先天性畸形及遗传性疾病发病率增加，并可造成流产、早产或子女的夭折，严重影响人口素质。

(6) 行为生活方式

人类各种疾病的发生与其行为生活方式密切相关，健康的行为生活方式有益于人群健康，吸烟、酗酒、吸毒、性乱等不良行为可增加某些疾病发生的风险。

国内、外研究显示，吸烟与多种疾病的发生有密切关系，吸烟者的肺癌、喉癌、咽癌、食管癌、膀胱癌等疾病的发病率均高于非吸烟者，而且存在剂量反应关系。饮酒是肝硬化、高血压、脑出血等疾病的危险因素，有学者报道，每日饮酒量在 50 g 以上者，发生脑出血的危险性是不饮酒者的 6.8 倍。不良性行为是性传播疾病的主要危险因素，也是艾滋病的重要传播途径之一。

(7) 流动人口

我国处于城市化进程中，流动人口具有生活和卫生防病条件差、人群免疫水平低、预防医疗组织不健全、流动性强等特点，对传染病在城乡间的传播起着纽带作用，是疾病暴发的高危人群，如疟疾、霍乱、鼠疫等的暴发多发生在流动人口中。流动人口是传染病特别是性传播疾病的高危人群，是儿童计划免疫工作难于开展的特殊群体，故易形成儿童和青少年相关疾病的高发态势，如麻疹、甲肝等疾病的暴发，应重点关注。

(8) 宗教信仰

宗教信仰对人群的生活方式会产生一定影响，不同人群因宗教信仰不同，其生活方式也有明显差异，疾病的分布频率也呈现显著的差别。例如，犹太教有男性自幼割礼的教规，因此犹太人群中男性阴茎癌和女性宫颈癌发病率较低；伊斯兰教信徒不食猪肉，所以免除了患猪绦虫病的危险。

3.2.2.2 地区分布

疾病的分布特征与一定地域空间的自然环境、社会环境等多种因素密切相关，如地形、地貌、气温、风力、日照、雨量、植被、物产、微量元素等自然条件，政治、经济、文化、人口密度、生活习惯、遗传特征等社会环境。疾病在不同地区的分布特征反映出致病因子在这些地区作用的差别，根本的原因是疾病的危险因素的分布和致病条件的不同。

疾病的地区分布可采用行政区划法(political boundaries)或自然景观法(natural boundaries)对资料进行归纳和分析。行政区划法简便易行，在世界范围可按洲、区域、国家等为单位，在一个国家可按省、市、县、乡等行政区域来划分，行政区划法可行性好，但人为划定的行政区域与自然环境因素的分布往往并不吻合，可能掩盖自然环境条件与疾病分布的内在生态关系。而自然景观法则依山区、平原、湖泊、河流、草原及森林等自然边界或空间范围来收集和归纳资料，显然，这种方法能够比较好地揭示自然环境与疾病地区分布的关系，并能反映当地居民共同或独特的文化传统、风俗习惯和遗传背景的作用，以凸显致病因子的作用，但这种方法资料来源和调查实施的可行性较差。

疾病频率在国家间及国家内不同地区间和城乡之间的分布存在差别，某些疾病存在地区聚集性。

(1) 国家间及国家内不同地区的分布

① 疾病在不同国家间的分布。某些疾病呈世界范围流行，但不同国家间流行强度差异很大。传染病和非传染性慢性疾病均可呈现国家间分布的差异性。例如，艾滋病已在全球广泛流行，但撒哈拉南部非洲 HIV 感染者占全球感染人数的 2/3；霍乱多见于印度；病毒性肝炎在我国和亚裔人群高发；日本的胃癌及脑血管疾病的调整死亡率或年龄死亡专率最低；肝癌多见于亚洲、非洲，乳腺癌、肠癌多见于欧洲、北美洲；有些疾病只发生世界某些地区，如黄热病只在非洲及南美洲流行。

② 疾病在同一国家内不同地区的分布。疾病在同一国家内不同地区的分布存在明显差别。例如，鼻咽癌多见于广东，食管癌在河南省林州市高发，肝癌以江苏省启东市高发。中国慢性病前瞻性队列研究(CKB 项目)描述了该项目所覆盖的 10 个地区自然人群中高血压患病情况，CKB 项目共调查 512 891 人，总人群高血压患病率为 35.2%，以 2000 年全国人口普查的年龄构成作为标准人口构成，直接标化法得到标化患病率 28.8%，其将城市项目地区及农村项目地区分别以城市名称及省份名称简化表述，高血压患病率以浙江(44.4%)和河南(40.2%)较高，海口(22.0%)较低，差异有统计学意义($P<0.001$)。农村地区人群患病率(35.1%)高于城市(32.1%)，北方地区(哈尔滨市、青岛市、甘肃省、河南省)人群高于南方地区(苏州市、柳州市、海口市、浙江省、四川省、湖南省)人群，差异有统计学意义。各地区高血压患病率均有随年龄增加而增加的趋势。

(2) 城乡分布

由于生活条件、卫生状况、人口密度、交通条件、工业水平、动植物的分布等情况不同，疾病的病种、死因顺位、发病率或死亡率等均表现出明显的城乡差异，了解城乡人群疾病频率变动趋势是制订预防和控制措施的依据。

① 城市。城市人口由于密度大、居住面积狭窄、人口流动性大和交通拥挤等特点，呼吸道传染病容易传播，如水痘、流行性脑脊髓膜炎和流行性感冒等常在大城市发生流行。城市的出生率相对稳定，青壮年所占比例较大，特别是大量农村人口涌入城市，使城市始终保持一定数量的某些传染病的易感人群，导致某些传染病可常年发生，并可形成暴发或流行，也常常呈现周期性流行的特点。

城市工业较集中，车辆多，空气、水、环境受到严重污染，慢性病患病率明显升高，如高血压、肺癌及其他肿瘤的发病率城市高于农村。与空气污染或噪声有联系的职业性因素所致的疾病也是城市高于农村。

城市的供水、排水设施完善，管理健全，饮用水的卫生水平较高，因此肠道传染病的流行受到限制。城市中医疗卫生水平高，设施集中，医疗保健制度较健全，所以肠道传染病发病率较低，且疫情容易得到及时的控制。

② 农村。农村由于人口密度低，交通不便，与外界交往相对较少，呼吸道传染病不易流行，但一旦有传染病传入，便可迅速蔓延，引起暴发和流行。农村卫生条件较差，人群更接近自然环境，所以肠道传染病、虫媒传染病及自然疫源性疾病，如痢疾、疟疾、流行性出血热、钩端螺旋体病等较易流行。一些地方病如地方性甲状腺肿、氟骨症等在农村的发病率高于城市。

(3) 地区聚集性

某地区发病及患病等疾病频率高于周围地区，使该地区疾病频率超过随机概率，称为疾病的地区聚集性(endemic clustering)。某些疾病表现为地区聚集性，提示该地区特定的致病因子对人群健康产生了影响。研究疾病的地区聚集性对探讨病因、采取相应的防制措施并评价其效果具有十分重要的意义。

① 地方性(endemic)。由于自然因素或社会因素的影响，某种疾病经常存在于某一地区或只在一定范围人群中发生，而不需要自外地输入时称为地方性。一般可分为三种类型。

统计地方性：由于生活条件、卫生条件和宗教信仰等社会因素使某一地区某些疾病发病率长期显著高于其他地区，与该地自然环境关联甚微，称为统计地方性。如痢疾等肠道传染病流行，常发生于卫生条件和经济条件差、人群卫生习惯不良的地区。

自然地方性：某些疾病受自然环境的影响只在某一特定地区存在的情况称为自然地方性，包括两种情况，一种是该地区有适合于某种病原体生长发育和传播媒介生存的自然环境，使该病只在这一地区存在，如血吸虫病和丝虫病等；另一种是疾病与自然环境中的微量元素分布有关，如地方性甲状腺肿和氟中毒等。

自然疫源性：某些疾病的病原体在繁衍种属过程中不依赖于人，而是在野生动物或家畜中传播，人是偶尔介入该环节时受到感染，这种情况称为自然疫源性，这些疾病称为自然疫源性疾病，如鼠疫、流行性出血热和森林脑炎等。

② 输入性疾病。又称外来性疾病，凡本国或本地区不存在或已消灭的传染病，从国外或其他地区传入时，称为输入性疾病，如艾滋病是在20世纪80年代初期由国外传入我国。

(4) 地方性疾病

地方性疾病(endemic disease)是指局限于某些特定地区内相对稳定并经常发生的疾病，也称地方病。从广义上看，由各种原因所致的具有地区性发病特点的疾病均属地方病，这类疾病表现为经常存在于某一地区或人群，并有相对稳定的发病率。一般意义上讲是一类由于自然地理环境中人体正常代谢所需的某些微量元素过多或者缺乏所致的疾病，如地方性氟中毒、地方性砷中毒、碘缺乏病、大骨节病等。我国幅员辽阔，环境致病因素复杂，环境因素与人群行为生活方式、经济发展等方方面面因素交织存在，地方病种类繁多，疾病类型各异，防制任务十分艰巨。

判断一种疾病属于地方性疾病的依据有以下几种：① 该地区的居民发病率高。② 其他地区居住的人群发病率低，甚至不发病。③ 迁入该地区一段时间后，发病率和当地居民一致。④ 迁出该地区后，发病率下降，患病症状减轻或自愈。⑤ 当地的易感动物也可发生同样的疾病。

3.2.2.3　时间分布

疾病频率随着时间的推移呈现出动态变化，这是由随人群所处的自然环境、社会环境、生物学环境等因素的改变所致。通过疾病的时间分布可了解疾病的流行规律，为疾病的病因研究提供重要的线索，验证可疑的致病因素与疾病发生的关系，通过防制措施实施前后疾病频率的变化评价其效果。疾病的时间分布特征与变化规律可以从短期波动、季节性、周期性、长期趋势等几个方面进行归纳与描述。

(1) 短期波动

短期波动(rapid fluctuation)一般是指持续几天、几周或几个月的疾病流行或疫情暴发，是疾病的特殊存在方式。其含义与暴发相近，区别在于暴发常用于少量人群，而短期波动常用于较大数量的人群。

短期波动一般具有比较确定的原因，多数情况下是由于大量人群同时或持续暴露于某共同致病因素，致使人群中疾病的病例数在短时间里迅速增加，如集体食堂的食物中毒，伤寒、痢疾和麻疹的暴发或流行，化学毒物中毒，等等。自然灾害、环境污染以及社会政治、经济文化因素等也可导致疾病的短期波动。

(2) 季节性

疾病在一定季节内呈现发病率增高的现象称为季节性(seasonality)。季节性是疾病非常重要的流行病特征，许多疾病发病率呈现季节性升高或降低交替的特点。

季节性有以下两种表现形式：

① 严格的季节性。在某些地区以虫媒传播的传染病发生有严格的季节性，发病多集中在少数几个月内，其余月份没有病例的发生，如我国北方地区流行性乙型脑炎发病高峰在夏秋季，北京和辽宁流行性乙型脑炎发病季节为夏秋季，湖南发病较前两地区提前，其他季节无病例出现，表现出乙脑流行严格的季节性特点，而福建则全年均有病例发生，只是在夏秋季发病率出现季节性升高。

② 季节性升高。一年四季均发病，但仅在一定月份发病率升高，如肠道传染病和呼吸道传染病，全年均有病例发生，但肠道传染病多见于夏秋季，而呼吸道传染病在冬春季高发。非传染病也有季节性升高的现象，如在东北、西北地区，各型克山病病人多集中出现在 11 月至次年 2 月，占全年总发病人数的 80%～90%，而西南地区却以 6 月至 8 月为发病高峰期，表现有明显的季节性；冠心病的发病和死亡均有季节性升高倾向；北京地区的急性心肌梗死的死亡多发生于冬春季；出生缺陷也表现有季节性波动，国外报道，英国、美国、德国、以色列无脑畸形儿冬季多见，而北京、天津地区研究报告中枢神经系统缺陷儿 9 月至 10 月出现明显的高峰。乙型病毒性肝炎、麻风、梅毒等传染病的季节性并不明显。

(3) 周期性

疾病的周期性(periodicity)是指疾病频率按照一定的时间间隔，有规律地起伏波动，每隔若干年出现一个流行高峰的现象。

疾病周期性的变化多见于呼吸道传染病，流行性感冒、流行性脑脊髓膜炎、百日咳、水痘、白喉等有周期性现象。疾病周期性主要是由于易感者积累使人群易感性增加，形成发病率增高的现象，如麻疹，麻疹疫苗普遍使用以前，我国大中城市人群中每隔一年流行一次，但1965年对麻疹易感者实施了大面积疫苗接种，其周期性的流行规律基本消失，但可观察到一定程度的周期性波动，甚至出现疫情暴发，这对麻疹免疫预防提出了更深层次的问题。

了解并分析疾病的周期性变化规律，对探讨致病因素，预测流行趋势，制订防制对策具有重要的意义。影响疾病周期性及间隔时间的常见原因有以下几个：

① 人口密集、交通拥挤和卫生条件差等因素利于疾病的传播。当有传染源和足够数量的易感者存在，又无有效的预防措施时，其流行特征呈现一定的周期性。

② 传播机制容易实现的疾病，当易感者积累到足够数量便可迅速传播。疾病流行后，新的易感者积累的速度，特别是新生儿的增加，影响疾病周期间隔的时间，积累速度越快，周期间隔越短。

③ 病后可形成稳固免疫的疾病，一般流行后发病率可迅速下降，流行后人群免疫水平持续时间越久，周期间隔越长。

④ 周期性的发生还取决于病原体变异及其变异的速度，是影响疾病周期间隔时间的重要因素。

（4）长期趋势

长期趋势（secular trend）也称长期变异或长期变动，是指在一个比较长的时间内，通常为几年或几十年，疾病的临床特征、分布状态、流行强度等方面所发生的变化。有些疾病可表现出经过几年或几十年发病率持续上升或下降的趋势。一项对部分国家50年间胃癌发病率的趋势性研究显示，胃癌发病率低的国家如美国和新西兰，胃癌发病率下降早，但下降速度慢；胃癌发病率高的国家，如日本、智利和芬兰，胃癌发病率下降晚，但下降速度快。

近百年来，猩红热的发病率与死亡率均有明显下降，重症病人减少，近年来几乎未见有死亡病例。这种变化与病原体的菌种、毒力、致病力的变异、机体免疫状况有关，与防制工作的情况、是否采取有效的预防措施及应用新的治疗方法、手段等有关。半个世纪以来，我国疾病的死因顺位发生了巨大变化，非传染性慢性疾病占据了前三位，疾病死亡谱的长期变化趋势反映了疾病致病因素和防制对策综合作用的结果。长期变异的出现主要原因有：病因或致病因素的变化，病原体的变异，机体免疫状况的改变，医疗和防制水平的提高，报告及登记制度的完善程度，等等。

3.2.2.4 疾病的人群、地区、时间分布的综合描述

在流行病学研究和疾病防制实践中，应对疾病的人群、地区和时间分布资料进行综合分析，为全面获取有关病因线索、确定流行因素及制订防制对策提供依据。如果仅就疾病的人群、地区及时间分布的某一个方面进行分析，尽管所述问题明确具体，但难以得出疾病流行状况的全貌，从而影响防制对策的制订。

如在暴发疫情的调查过程中，为了判断暴露时间和流行因素，常将三间分布综合

起来进行分析，从而掌握疫情全貌，为确定感染时间、流行因素、传播途径、播散范围等提供有力证据。近年来，随着我国工业化速度加快、环境污染加重、人口老龄化加剧等，肺癌死亡率已居恶性肿瘤之首，肺癌造成的疾病负担已成为我国重大公共卫生问题之一。一项研究综合分析了 1990 年与 2013 年中国人群肺癌疾病负担及其变化情况，从区域分布来看，我国东北、华北地区，西南的四川、重庆及部分东、中部地区 2013 年肺癌的标化死亡率明显高于其他地区，西部地区相对较低，其中标化死亡率辽宁省最高，西藏自治区最低。从肺癌的死亡和疾病负担变化情况来看，随时间及人群特征变化，其特点有所不同。如表 3-2-2 所示，男性和女性的肺癌死亡率均随年龄增加呈上升趋势，且每个年龄段的男性死亡率均明显高于女性，在不同年龄组中，不同性别肺癌死亡情况的变化有所不同。其中，与 1990 年相比，2013 年 15～49 岁组男性死亡率增加，女性下降；50～69 岁组仍表现为男性死亡率增加，女性下降的特点；≥70 岁组则表现为男女性死亡率均增加的特点。肺癌不同时间的伤残调整寿命年（*DALY*）的变化有所不同，15～49 岁组男性增加，女性下降；50～69 岁组男女性均增加，男性增加明显；≥70 岁组男女性上升幅度最大。以上综合分析可以看出，与 1990 年相比，2013 年中国人群肺癌死亡造成的疾病负担仍较为严重，不同地区和人群间死亡率和疾病负担有差异，应进行深入的研究并针对相关危险因素开展有效的预防和控制。

表 3-2-2　1990 年与 2013 年中国不同性别、年龄组人群肺癌的疾病负担及变化

年龄组	死亡人数/万		死亡率/(/10 万)		*DALY*/万人年		*DALY*/(/10 万)	
	男性	女性	男性	女性	男性	女性	男性	女性
15～49 岁								
1990 年	2.09	1.35	6.31	4.41	97.71	63.29	295.18	206.81
2013 年	2.67	1.26	6.67	3.38	177.68	55.80	293.66	149.83
变化率/%	27.75	−6.67	5.71	−23.36	20.44	−11.83	−0.51	−27.55
50～69 岁								
1990 年	9.64	4.11	128.41	58.6	262.06	112.37	3 492.19	1 600.32
2013 年	19.34	6.09	132.49	44.04	522.79	166.15	3 580.84	1201.1
变化率/%	100.62	48.18	3.18	−24.85	99.49	47.86	2.54	−24.95
≥70 岁								
1990 年	6.37	3.37	3.77	143.97	90.12	44.77	4 945.88	1 910.64
2013 年	17.59	7.66	7.66	184.73	226.93	86.80	6 154.89	2 092.29
变化率/%	176.14	176.14	127.30	28.31	151.81	93.88	24.44	9.51

移民流行病学（migrant epidemiology）是进行疾病人群、地区和时间分布综合描述的一个典型方法。移民是指居民由原来居住地区迁移到其他地区，包括国外或国内不同省、自治区、直辖市的现象。由于居住地变迁，气候条件、地理环境等自然因素的变化，生活方式、风俗习惯等社会因素的差异，移民人群疾病频率会发生不同程度的变化。

移民流行病学是探讨疾病病因的一种方法。它通过观察疾病在移民、移居地当地居民及原居地人群间的发病率或死亡率的差异，探讨疾病的发生与遗传因素、环境因素之间的关系。移民流行病学常用于肿瘤、慢性病及某些遗传病的病因和流行因素的探讨。

移民流行病学研究应遵循的原则有以下两个：

① 若某病发病率或死亡率的差别主要是环境因素作用的结果，则该病在移民人群中的发病率或死亡率与原住地人群不同，而接近移居地当地人群的发病率或死亡率。

② 若该病发病率或死亡率的差别主要与遗传因素有关，则移民人群与原住地人群的发病率或死亡率近似，而不同于移居地人群。

日本的胃癌移民流行病学调查研究显示，胃癌在日本高发，在美国低发。在美国出生的第二代日本移民胃癌的死亡率高于美国人，但低于日本当地居民，说明环境因素对胃癌的发生有较大关系。

在进行移民流行病学分析与结果解释时，应考虑移民生活条件和生活环境的改变程度、原居地及移居地的医疗卫生水平及移民移居的原因，还应考虑移民的人口学特征如年龄、职业、文化水平、社会经济状况、种族和其他人口学因素。若环境因素与某病发生的关系较大，一般幼年迁移到新移居地后，更容易受新移居地环境的影响。移民的世代数与疾病的发病率也有关，移民在新环境居住的世代数越多，越接近移居地居民的发病水平。

本小节从疾病和健康状态的测量指标入手，介绍了发病率与患病率、死亡率与生存率、疾病负担评价指标等常用测量指标的概念及用途，阐述了研究疾病分布的意义，介绍了疾病的人群分布、地区分布和时间分布的内涵和描述方法，并以移民流行病学和应用实例讲述了疾病人群、地区、时间分布的意义和其在流行病学研究中的应用。

3.2.3 横断面研究

横断面研究(cross-sectional study)通过对特定时点(或期间)和特定范围内人群中的疾病或健康状况和有关因素的分布状况的资料进行收集、描述，从而为进一步的研究提供病因线索，又称现况研究。从观察分析指标来说，由于这种研究所得到的频率指标一般为特定时间内调查群体的患病率，故也称之为患病率研究(prevalence study)。

3.2.3.1 目的与用途

横断面研究除可用于掌握目前群体中疾病或健康状况的分布，提供疾病病因研究的线索外，主要用途还包括以下两个。

(1) 确定高危人群

确定高危人群是疾病预防控制中一项极其重要的措施，特别是慢性病的预防与控制，确定高危人群是早发现、早诊断、早治疗的首要步骤。例如，为了预防与控制冠心病和脑卒中的发生，需要将目标人群中这类疾病的高危人群鉴别出来。现有的知识认为高血压是这类疾病的一个重要危险因素。据此，可应用现况研究找出目标人群中的全部高血压病人，将其确定为高危人群。

(2) 评价疾病监测、预防接种等防制措施的效果

在疾病监测、预防接种的实施过程中，通过在不同阶段重复开展横断面研究，既可

以获得开展其他类型流行病学研究的基线资料，也可以通过对不同阶段患病率差异的比较，对防制策略、措施的效果等进行评价。

3.2.3.2　种类与特点

横断面研究根据研究对象的范围可分为普查和抽样调查。

(1) 普查(census)

普查即全面调查，是指在特定时点或时期内将特定范围内的全部人群(总体)作为研究对象的调查。这个特定时点应该较短。特定范围是指某个地区或某种特征的人群，如对某地全部儿童(≤14岁)进行体格检查。

普查的主要目的：① 早期发现、早期诊断和早期治疗病人，如妇女的宫颈癌普查；② 了解慢性病的患病及急性传染性疾病的疫情分布，如高血压普查和针对疫区开展的普查；③ 了解当地居民的健康水平，如居民膳食与营养状况调查；④ 了解人体各类生理生化指标的正常值范围，如青少年身高、体重的测量等。

普查的优点：① 调查对象为全体目标人群，不存在抽样误差；② 可以同时调查目标人群中多种疾病或健康状况的分布情况；③ 能发现目标人群中的全部病例，在实现"三早"(早发现，早诊断，早治疗)预防的同时，全面地描述疾病的分布与特征，为病因分析研究提供线索。普查的缺点：① 不适用于患病率低且无简便易行诊断手段的疾病；② 由于工作量大而不易细致，难免存在漏查；③ 调查工作人员涉及面广，掌握调查技术和检查方法的熟练程度不一，对调查项目的理解往往很难统一和标准化，较难保证调查质量；④ 耗费的人力、物力资源一般较大，费用往往较高。

(2) 抽样调查

抽样调查(sampling survey)是相对于普查的一种比较常用的横断面研究方法，指通过随机抽样的方法，对特定时点、特定范围内人群的一个代表性样本进行调查，以样本的统计量来估计总体参数所在的范围，即通过对样本中的研究对象的调查研究来推论其所在总体的情况。

与普查相比，抽样调查具有节省时间、人力和物力资源，同时由于调查范围小，调查工作易于做得细致等优点。但是抽样调查的设计、实施与资料分析均比普查要复杂，资料的重复或遗漏不易被发现，对于变异过大的研究对象或因素和需要普查普治的疾病则不适合用抽样调查，患病率太低的疾病也同样不适合用抽样调查，因为需要很大的样本量，如果抽样比大于75%，则不如进行普查。抽样调查的基本要求是能将样本获得的结果推论到整个群体(总体)，为此，抽样必须随机化，样本量要足够。

横断面研究具有不同于其他研究的显著特点。一项设计良好的现况研究不仅可以准确描述基本或健康状况在某一人群中的分布，还可以同时探讨多个暴露因素与多种疾病之间的关系。

(1) 横断面研究一般在设计阶段不设对照组

病例对照研究在起始时就设有病例组和对照组，队列研究在起始时设有暴露人群和非暴露人群，临床试验或社区试验在研究起始时设有试验(干预)组和对照组等。而横断面研究与此不同，在其开始时，根据研究目的确定研究对象，然后调查研究对象在某一特定时点上的暴露(特征)和疾病的状态，而不是根据暴露状态或疾病状态先进行分组，然后再收集研究对象的资料。但是在资料处理与分析时，则可根据暴露（特征）的状态或是否患病的状态来分组比较。

（2）横断面研究的特定时间

横断面研究关注的是某一特定时点上或某一特定时期内某一群体中暴露与疾病的状况或联系。所谓特定时点，并不强调必须是某年某月的某一特定时间，对于该群体中的每一个个体，时点所指的具体时间可能不同。例如，在一个人群中调查高血压的患病情况，则对每个个体来说，特定时点是指测量血压、诊断是否为高血压的时间。同样地，特定时点可以是病人入院的时间、出院的时间等，这些时间在日历年月日上都不是在同一个具体的时点。如果这些不同的具体时间持续得太久，会对调查结果产生影响；或者所调查的疾病是急性的，随着时间的变化其发病率会有不同，此时结果就很难解释。理论上，时点患病率较期间患病率更为准确，因此这个时间应该越集中越好，如人口普查的时间点常定在 11 月 1 日零点。

（3）横断面研究在确定因果联系时受到限制

一般而言，横断面研究所揭示的暴露与疾病之间的统计学联系，仅为建立因果联系提供线索，是分析性研究（病例对照研究和队列研究）的基础，不能据此作出因果推断。理由如下：① 在横断面研究中，研究对象一般都是存活期较长的病人，而某些病程较短的病人（如迅速痊愈或很快死亡者），则很难包括在一个时点或一个短时期的研究中。存活期长与存活期短的病人，在许多特点上可能会很不一样，这种情况下，就很可能将影响存活的因素当作影响发病的因素。② 横断面调查研究一般揭示的是某一时点或时期暴露（特征）与疾病的关系，不能确定暴露（特征）与疾病的时间顺序关系，例如，一项现况研究发现，结直肠癌病人比非病人的血清胆固醇水平要低，且有统计学意义，但仍很难确定是低血清胆固醇水平增加了患结直肠癌的风险，还是结直肠癌降低了血清胆固醇水平。

（4）对研究对象固有的暴露因素作因果推断

性别、种族、血型、基因型等因素，在疾病发生之前就存在，且不会因是否患病而发生改变，则在排除和控制了可能存在的偏移的情况下，横断面研究可以提供相对真实的暴露（特征）与疾病的时间先后顺序的联系，从而进行因果推断。

（5）横断面研究用现在的暴露（特征）来替代或估计过去情况的条件

在进行横断面研究的结果解释时，常常会以研究对象目前的暴露状态估计其过去的暴露状况，以便对研究结果作出专业上更有意义的推论。对此，横断面研究需要符合如下条件：① 现在的暴露或暴露水平与过去的情况存在良好的相关关系，或已证明变化不大。如某些环境性或职业性的暴露因素在近若干年或更长时间内稳定不变，则可用此来估计其与研究群体是否患病的联系强度。又如，可通过测定头发中的汞含量来估计过去暴露于汞污染和所研究的某个疾病的联系等。② 已知研究因素的暴露水平的变化趋势或规律，以此趋势或规律来估计过去的暴露水平。③ 回忆过去的暴露或暴露水平极不可靠，而现在的暴露资料可以用来估计过去的暴露情况。

（6）横断面研究定期重复进行可以获得发病率资料

两次横断面研究的现患率之差，除以两次横断面研究之间的时间间隔，即是该时期的发病率。采用这种计算方法的要求是两次横断面研究之间的时间间隔不能太长，在该时间范围内发病率的变化不大，且疾病的病程稳定。这种计算方法避免了需要长期随访监测研究对象来获得发病率资料的弱点。

3.2.3.3 设计要点

由于横断面研究的规模一般都较大，涉及的工作人员和调查对象也很多，因此良好的设计方案是保证研究成功实施的前提，也是研究项目获得成功的保障。在横断面研究设计中要特别引起重视的是抽样调查中所选择的研究对象的代表性，这是将研究结果向总体推论时的必要前提。随机抽取足够的样本和避免选择偏倚的介入，是保证研究对象（样本）具有代表性的重要条件。

（1）确定研究目的

这是研究设计的重要步骤，应根据研究所期望解决的问题，明确该次调查所要达到的目的，如是为了了解某疾病或健康状况的人群分布情况还是开展群体健康检查，是考核防制措施的效果还是探索病因或危险因素，是为社区诊断提供基线资料还是为卫生决策提供科学参考。

（2）明确研究类型

根据具体的研究目的来确定采用普查还是抽样调查，此时需要充分考虑两种研究类型的优缺点，以便在有限的资源下取得预期的研究结果。

（3）确定研究对象

确定合适的研究对象同样是顺利开展横断面研究的关键环节，应根据研究目的对调查对象的人群分布特征、地域范围以及时间点有一个明确的规定，并结合实际情况明确在目标人群中开展研究的可行性。在设计时，研究对象可以为某个区域内的全部居民或其中的一部分，如研究儿童，既可选择区域内≤14岁者；也可以由某一时点上的流动人员所组成，如某年、月、日，某医院的就诊个体；还可以采取某些特殊群体作为研究对象，如采用某种职业工作者来研究相应的职业病；等等。

（4）确定样本含量和抽样方法

① 确定样本含量。

一般来说，抽样调查较普查有很多优越性，所以横断面研究常采用抽样调查的方法。当然，也可以采用抽样调查与普查相结合的方法。例如，1989年我国进行了以县（区）为抽样单位的1/10人口的居民全死因调查。此项研究中，先采用整群抽样技术，被抽到的县（区）则进行居民全死因的普查，而所有被抽取的县（区）则构成了一个全国居民的代表性样本。该抽样调查的抽样比为1/10。

决定横断面研究的样本量大小的因素来自多个方面，主要包括：a. 预期现患率（p）；b. 对调查结果精确性的要求，容许误差（d）越大，则所需样本量越小；c. 要求的显著性水平（α），α 值越小，显著性水平要求越高，样本量要求越大。一般在做某病的现患率调查时，其样本量可用下式估算。

$$s_p=\sqrt{\frac{pq}{n}}$$

经转换，可改写成下式：

$$n=\frac{pq}{s_p^2}$$

令$s_p=\frac{d}{z_{1-\alpha/2}}$，则有：

$$n=\frac{pq}{\left(\frac{d}{z_{1-\alpha/2}}\right)^2}=\frac{z_{1-\alpha/2}^2 pq}{d^2}$$

式中，p 为预期的现患率，$q=1-p$；d 为容许误差；$z_{1-\alpha/2}$ 为显著性检验的统计量；n 为样本量。$\alpha=0.05$ 时，$z_{1-\alpha/2}=1$；$\alpha=0.01$ 时，$z_{1-\alpha/2}=2.58$。

设 d 为 p 的一个分数，当 $d=0.1\times p$，并且 $\alpha=0.05$ 时，$z_{1-\alpha/2}=1.96\approx2$，则 $n=400\times q/p$。

若允许误差 $d=0.15p$，则 $n=178\times q/p$。同理，$d=0.2p$ 时，$n=100\times q/p$。以上计算显著性水平 α 均取 0.05。

以上样本量估算公式仅适用于 $n\times p>5$ 的情况，如果 $n\times p\leqslant5$，则宜用 Poisson 分布来估算样本量。例如，某县估计结直肠癌现患率为 30/10 万，应抽样调查多少人？

该例子中，若随机抽取 1 万人作为调查对象，则按照 30/10 万的现患率估算，调查期望得到的病例数为 3 例。查表 3-2-3 可知，当期望病例数为 3 时，其 95%*CI* 下限为 0.619，上限为 8.77。也就是说，若样本量为 1 万人，调查结果中可能 1 个病例也不出现，使调查工作失去了意义。若要使调查结果至少有 1 例或 1 例以上的病例出现，查表 3-2-3 可知，95%*CI* 下限为 1.09 时，期望病例数为 4 例。当调查结果中至少有 4 例结直肠癌病例出现时，则有 4 ∶ X = 30 ∶ 10 万的等式成立，故 $X=4/30\times10$ 万 = 13 334 人，换言之，若要在 95%*CI* 上获得该县结直肠癌现患率的样本估算数据，则至少应抽样调查 13 334 人。在实际操作中，可适当扩大一些样本量，以免估算的现患率（本例中为 30/10 万）与目标人群的现患率有误差而造成样本量不足。此外，上述方法一般适用于单纯随机抽样的方法，而实际工作中，如恶性肿瘤现患率调查等常采用整群抽样的方法，可在上述方法估算的样本量基础上再增加 1/2。

表 3-2-3 Poisson 分布期望值的置信区间

期望病例数	95%*CI*		90%*CI*	
	下限	上限	下限	上限
0	0.00	3.69	0.00	3.00
1	0.02	5.57	0.05	4.74
2	0.24	7.22	0.35	6.30
3	0.61	8.77	0.81	7.75
4	1.09	10.24	1.37	9.15
5	1.62	11.67	1.97	10.51
6	2.20	13.06	2.61	11.84
7	2.81	14.42	3.29	13.15
8	3.45	15.76	3.93	14.43

续表

期望病例数	95%CI		90%CI	
	下限	上限	下限	上限
9	4.12	17.08	4.70	15.71
10	4.30	18.29	5.43	16.96
11	5.49	19.68	6.17	18.21
12	6.20	20.96	6.92	19.44
13	6.92	22.23	7.69	20.67
14	7.65	23.49	8.46	21.89
15	8.40	24.74	9.25	23.10
16	9.15	25.98	10.04	24.30
17	9.90	27.22	10.83	25.50
18	10.67	28.45	11.63	26.69
19	11.44	29.67	12.44	27.88
20	12.22	30.89	13.25	29.06
21	13.00	32.10	14.07	30.24
22	13.79	33.31	14.89	31.42
23	14.58	34.51	15.72	32.59
24	15.38	35.71	16.55	33.75
25	16.18	36.90	17.38	34.92
26	16.98	38.10	18.22	36.08
27	17.79	39.28	19.06	37.23
28	18.61	40.47	19.90	38.39
29	19.42	41.65	20.75	39.54
30	20.24	42.83	21.59	40.69
35	24.38	48.68	25.87	46.40
40	28.58	54.47	30.20	54.07
45	32.82	60.21	34.56	57.69
50	37.11	65.92	38.96	63.29

若抽样调查的分析指标为计量资料，则应按计量资料的样本估算公式来计算，公式为：

$$n=\frac{4s^2}{d^2}$$

式中，n 为样本量，d 为容许误差，s 为总体标准差的估计值。从上式可看出，样本量大小与 s 的平方成正比，与 d 的平方成反比，故在实际应用中，若同时有几个数据可供参考，s 宜取大一点的值，这样不至于使估算的样本量偏小。

② 确定抽样方法。

抽样可分为非随机抽样和随机抽样，前者如典型调查。随机抽样的样本获得须遵循随机化原则，即保证总体中每个对象都有已知的、非零的概率被选为研究对象，以保证样本的代表性。若样本量足够大、调查数据可靠、分析正确，则可以把调查结果推论到总体。

除上面例子中的整群抽样外，常见的随机抽样方法还有单纯随机抽样、系统抽样、分层抽样和多阶段抽样。

单纯随机抽样(simple random sampling)也称简单随机抽样，是最简单、最基本的抽样方法。从总体 N 个对象中，利用抽签或其他随机方法(如随机数字)抽取 n 个对象，构成一个样本。它的重要原则是总体中每个对象被抽到的概率相等(均为 n/N)。在估算样本量时，该抽样方法既可根据总体率进行估算，也可根据总体均数进行估算。若已知总体率，则无限总体抽样公式如下，有限总体须在其基础上进行校正。

$$n=\frac{z_{1-\alpha/2}\pi(1-\pi)}{\delta^2}$$

$$n_C=\frac{n}{1+n/N}$$

第一个公式中，π 为总体率，δ 为容许误差；第二个公式中，N 为有限总体包含的单位数。

若总体均数已知，则无限总体的样本量计算公式如下，而有限总体依旧需要用上述第二个公式进行校正。

$$n=\left(\frac{z_{1-\alpha/2}\sigma}{\delta}\right)^2$$

式中，σ 为总体均数，δ 为容许误差。

单纯随机抽样的标准误按资料性质根据下面两个公式计算。

均数的标准误：

$$s_{\bar{x}}=\sqrt{\left(1-\frac{n}{N}\right)\frac{s^2}{n}}$$

率的标准误：

$$s_p=\sqrt{\left(1-\frac{n}{N}\right)\frac{p(1-p)}{n-1}}$$

式中，s 为样本标准差，p 为样本率，N 为总体含量，n 为样本量，n/N 为抽样比(若小于5%可以忽略不计)。

在实际工作中，单纯随机抽样往往由于总体数量大，编号、抽样麻烦以及抽到的个体分散而导致资料收集困难等而较少得到应用，但它是其他各种抽样方法的基础。

系统抽样(systematic sampling)又称机械抽样，是按照一定顺序，机械地每隔若干单位抽取一个单位的抽样方法。

具体抽样方法如下：设总体单位数为 N，需要调查的样本数为 n，则抽样比为 $\frac{n}{N}$，抽样间隔为 $K=\frac{N}{n}$。每 K 个单位为一组，然后用单纯随机方法在第一组中确定一个起始号，从此起始点开始，每隔 K 个单位抽取一个作为研究对象。

系统抽样的优点有：① 可以在不知道总体单位数的情况下进行抽样。例如，想抽取一年中所有新生儿的一个样本，不必准确了解一年中新生儿数量，可以根据估计而确定抽样间隔(K)。② 在现场人群中较易进行。例如，调查员可按户或门牌号，每隔K户或K个门牌号抽取1个样本，这比单纯随机抽样容易操作。③ 样本是从分布在总体内部的各部分的单元中抽取的，分布比较均匀，代表性较好。

系统抽样的缺点主要是：若总体各单位的分布有周期性趋势，而抽取的间隔恰好与此周期或其倍数吻合，则可能使样本产生偏倚。例如，疾病的时间分布有季节性，调查因素的周期性变化等，如果不能注意到这种规律，就会使结果产生偏倚。

系统抽样标准误的计算可用单纯随机抽样的公式代替。

分层抽样(stratified sampling)是指先将总体按某种特征分为若干层级总体(层)，然后从每一层内进行单纯随机抽样，组成一个样本。分层可以提高总体指标估计值的精确度，可以将一个内部变异很大的总体分成一些内部变异很小的层(次总体)。每一层内个体变异越小越好，层间变异则越大越好。分层抽样比单纯随机抽样得到的结果精确度更高，组织管理更方便，而且它能保证总体中每一层都有个体被抽到。这样除了能估计总体的参数值，还能分别估计各个层内的情况，因此分层抽样技术常被采用。

分层抽样分为两类：一类叫按比例分配(proportional allocation)分层随机抽样，即各层内抽样比例相同；另一类叫最优分配(optimum allocation)分层随机抽样，即各层抽样比例不同，内部变异小的层抽样比例小，内部变异大的层抽样比例大，此时获得的样本均数或样本率的方差最小。

若要估算总体率所需样本量，计算公式为：

$$n=\frac{\left(\sum W_i\sqrt{p_i q_i}\right)^2}{v+\sum W_i p_i q_i/N}$$

式中，$W_i=\frac{N_i}{N}$、p_i和q_i分别为第i层的例数、阳性率和阴性率；N为总例数；v为估计总体率的方差，一般$v=\left(\frac{\delta}{Z_{1-\alpha/2}}\right)^2$，其中$\delta$为容许误差。

第i层的样本量为：

$$n_i=\frac{nN_i\sqrt{p_i q_i}}{\sum N_i\sqrt{p_i q_i}}$$

若要估算总体均数所需样本量，计算公式为：

$$n=\frac{\sum W_i^2 S_i^2/w_i}{v+\sum W_i^2 S_i^2/N}$$

式中，$W_i=\frac{N_i}{N}$，$w_i=\frac{N_i S_i}{\sum N_i S_i}$，其中$N_i$、$S_i$分别为第$i$层的例数、标准差；$N$为总例数；$v$为估计总体均数的方差，一般$v=\left(\frac{\delta}{Z_{1-\alpha/2}}\right)^2$，其中$\delta$为容许误差。

第i层的样本量为：

$$n_i = \frac{n N_i S_i}{\sum N_i S_i}$$

整群抽样(cluster sampling)是指将总体分成若干群组，抽取其中部分群组作为观察单位组成样本。若被抽到的群组中的全部个体均作为调查对象，称为单纯整群抽样(simple cluster sampling)；若通过再次抽样后调查部分个体，称为二阶段抽样(two stages sampling)。

整群抽样的特点有：① 易于组织、实施方便，可以节省人力、物力；② 群间差异越小，抽取的群越多，则精确度越高；③ 抽样误差较大，故样本量通常在单纯随机抽样估算的基础上再增加1/2。

多阶段抽样(multistage sampling)是指将抽样过程分阶段进行，每个阶段使用的抽样方法往往不同，即将以上抽样方法结合使用，在大型流行病学调查中常用。其实施过程为：先从总体中抽取范围较大的单元，称为一级单元(primary sampling unit)(如省、自治区、直辖市)；再从每个一级单元中抽取范围较小的二级单元(县、乡、镇、街道)；以此类推。最后抽取其中范围更小的单元(如村、居委会)作为调查单位。

每个阶段的抽样可以采用单纯随机抽样、系统抽样或其他抽样方法。多阶段抽样可以充分利用各种抽样方法的优势，克服各自的不足，并能节省人力、物力。多阶段抽样的缺点是在抽样之前需要掌握各级调查单位的人口资料及特点。我国进行的慢性病大规模调查就是采用此方法。

(5) 资料收集

在横断面研究中，收集资料的方法一经确定，就不能变更，在整个研究过程中必须前后一致，以保证研究资料的同质性。资料收集过程中要注意，暴露(特征)的定义和疾病的标准均要明确和统一。所有参与检验或检测的人员和调查员都须经过培训，以统一调查和检测标准，避免测量偏倚的产生。

① 确定拟收集资料的内容。横断面研究最基本的内容是调查对象有无某种疾病或特征，并尽可能以分级或定量的方法进行调查。此外，为了说明分布状况和相关因素的作用，需要收集社会、环境因素等其他资料，一般包括以下几方面：

a. 个人基本情况，如年龄、出生日期、性别、民族、文化程度、婚姻状况、家庭人口数及结构组成、家庭经济状况等。

b. 职业情况，如工作的性质、种类、职务、年限，与职业有关的特殊情况，等等。

c. 生活习惯及保健情况，如饮食情况、吸烟史及吸烟量、饮酒史及饮酒量、个人对自我保健的重视程度及开展情况、医疗保健条件、体育锻炼情况等。

d. 妇女生育情况，如月经史、生育史、使用避孕药物及激素的情况等。

e. 环境资料，如生活环境和工作环境的某些数据，最好用客观的、数量化的指标表示。

f. 人口学资料，如抽样总体的人口数、按不同人口学特征分组的人口数，以便计算各种率，如患病率、感染率等。

② 培训调查员。在调查之前应对参加调查的人员按照标准的方法进行统一的培训，使其掌握调查的方法，保证收集资料的方法和标准的一致性。这是保证资料准确

性的重要环节。

③ 资料的收集方法。在横断面研究中，资料的收集一般有三种方法：第一种是通过实验室检查的方法来获得，如血糖的检测、血脂的检测等；第二种是通过调查表对研究对象进行调查，进而获得暴露或疾病的资料；第三种是利用常规资料，例如，常规登记和报告，疾病报告登记、体检记录、医疗记录或其他现有有关记录的资料；专题询问调查与信函调查，根据调查目的和疾病种类制订调查表，调查中应注意调查对象的无应答率，因为它是影响数据收集的重要因素，一般认为调查的无应答率不得超过30%，否则样本的代表性差，可能会影响结果的真实性；临床检查及其他特殊检查的有关资料，收集各种医学检查数据和为特殊目的进行的检查，如就业、入学、入伍前检查等。

(6) 数据整理和分析

横断面研究所获得的资料，应先仔细检查这些原始资料的完整性和准确性，填补缺、漏项，对重复的予以删除，对错误的予以纠正；对疾病或某种健康状态按已明确规定好的标准进行归类、核实，然后按不同空间、时间及人群中的分布进行描述。现况研究通常只在某一特定时点或时期内对特定人群进行调查来收集该人群中每一个个体的暴露(特征)与疾病的资料，在资料分析时则可进一步将人群分为暴露人群和非暴露人群或不同暴露水平的人群，比较分析各组间疾病或健康状况的差异；也可将调查对象分为患病组和非患病组，评价各因素(暴露)与疾病的联系。现况研究资料的整理步骤主要有：

① 先仔细检查原始资料的完整性和准确性，对原始资料进行检查与核对，并进行逻辑校对，以提高原始资料的正确性。

② 按照卫生统计学和流行病学的专业需要进行原始资料的整理，如划分组别、制订整理表和统计表等。

③ 对于连续变量的数据，了解数据的分布类型，非正态分布的数据进行适当的数据转换以求转换后数据呈正态分布或近似正态分布。如果数据仍呈非正态分布，可以考虑将数据转换成分类变量进行统计分析，或者用非参数统计分析方法。

④ 计算各种率，常用现患率、阳性率、检出率等；定量资料还可计算平均数等。

⑤ 计算标化率，即分析结果时，为了便于不同地区的比较，常采用率的标准化方法。

⑥ 应用流行病学的原理与方法，采用分类、分析、综合、比较和各种归纳推理方法，通过单因素分析和多因素分析的技术来研究分析疾病和健康状况的规律性。其中，分析时可采用两种不同的思路：a. 以是否暴露为分组依据进行比较分析研究；b. 以是否患病为分组依据进行比较分析研究。

3.2.3.4 优点和局限性

(1) 优点

横断面研究中常开展的是抽样调查。首先，抽样调查的样本一般来自人群，即从一个目标群体中，随机地选择一个代表性样本来进行暴露与患病状况的描述性研究，故其研究结果有较强的推广意义，以样本估计总体的置信度较高。其次，横断面研究是在资料收集完成之后，将样本按是否患病或是否暴露来分组比较的，即有来自同一群体自然形成的同期对照组,使结果具有可比性。最后,横断面研究往往采用问卷调查或实验室检测等手段收集研究资料,故一次调查可同时观察多种因素,其在疾病病因探索过程中,为不可或缺的基础方法之一。

(2) 局限性

横断面研究与分析性研究的一个明显区别是其对特定时点即某一时间横断面和特定范围的规定,收集的信息通常只能反映调查当时个体的疾病与暴露状况,难以确定先因后果的时间关系。再者,现况研究得到的是某一时点是否患病的情况,故不能获得发病率资料,除非在一个稳定的群体中,连续进行同样的现况研究。另外,在一次现况研究中,如果研究对象中一些人正处在所研究疾病的潜伏期或者临床前期,则其极有可能会被误定为正常人,使研究结局发生偏倚,低估该研究群体的患病水平。

3.2.4 生态学研究

3.2.4.1 辐射生态流行病学概念

生态学研究(ecological study)又称相关性研究(correlational study),是描述性研究的一种类型,它是在群体的水平上研究某种暴露因素与疾病之间的关系,以群体为观察和分析的单位。辐射流行病学则是通过描述不同工种放射工作人群中暴露状况与疾病的频率,分析该电离辐射剂量和辐射类型与疾病之间的关系。电离辐射所诱发疾病的测量指标可以是发病率、死亡率等;辐射剂量通过物理仪器测量和估算,如不同城市放射工作人员甲状腺功能的对比。

3.2.4.2 辐射生态学研究应用

(1) 提供病因线索,产生病因假设

生态学研究通过收集人群中某疾病的频率与某因素的暴露状态,分析该暴露因素与疾病之间在分布上的关联,探索暴露因素与疾病发生有关的线索,从而产生病因假设,故生态学研究常常被广泛应用于慢性病的病因学研究或环境变量与人群疾病(健康)状态关系的研究,为研究假设的建立提供依据。

(2) 评估人群干预措施的效果

通过描述人群中某种(些)干预措施的实施状况及某种(些)疾病的发病率或死亡率的变化,经比较和分析,对干预措施进行评价。此外,在疾病监测工作中,可应用生态学研究来估计监测疾病的发展趋势,为制订疾病预防与控制的策略和措施提供依据。

3.2.4.3 辐射生态学局限性

(1) 生态学谬误(ecological fallacy)

在生态学研究中,生态学谬误是此类研究最主要的缺点。它是由生态学研究以各个不同情况的个体集合而成的群体(组)为观察和分析的单位,以及存在的混杂因素等原因而造成的研究结果与真实情况的不符。例如,各个国家的淀粉类、脂肪类食物的消耗量并不等于实际摄入量,如果在群体水平上分析食物种类消耗量与乳腺癌、胃癌的关系,由此推论出"不同种类食物的消耗量不同会影响个体关于这两类恶性肿瘤的发病率或死亡率",就可能会出现生态学谬误。因此,生态学研究发现的某因素与某疾病在分布上的一致性,可能是两者存在真正的因果关联,也可能两者毫无关系。对生态学研究的结果作结论时应慎重。

生态学研究提示的病因线索既可能是疾病(或其他卫生事件)与某因素之间真实的联系,也可能是由个体到群体观察后所造成的一种虚假联系,反之亦然。当在群体水平上的生态学研究提示的联系线索与该人群中个体的真实情况不符时,就发生了生态学谬误。由于生态学研究是把高层次的群体水平上的信息、经验或发现直接推论到群体包含的低层次的个体水平,因此生态学谬误在生态学研究中常难以避免。

生态学谬误的产生主要有以下几种原因:① 缺乏暴露与结局联合分布的资料。研究者只知道每个研究人群内的暴露和非暴露人群量,发生研究结局和未发生数,但不知暴露和非暴露人群中各有多少个体发生了研究结局,即无法在个体水平上确定暴露与研究结局联合分布的信息。② 无法控制可疑的混杂因素。由于生态学研究是在群体水平上进行观察分析的研究,因此无法对个体水平上混杂因素的分布不均进行控制。③ 相关资料中的暴露水平只是近似值或平均水平,并不是个体的真实暴露情况,无法精确评价暴露与疾病的关系,造成对暴露与研究结局之间联系的一种曲解。

(2) 混杂因素往往难以控制

生态学研究主要是利用暴露资料和疾病资料之间的相关分析来解释两者之间的关联性,因此不可能在研究方法中将潜在的混杂因素的影响分离出来。人群中某些变量,特别是有关社会人口学及环境方面的一些变量,易于彼此相关,即存在多重线性问题,这将影响对暴露因素与疾病之间关系的正确分析。

(3) 难以确定两变量之间的因果联系

生态学研究在进行两变量之间的相关或回归分析时,采用的观察单位为群体(组),暴露水平或疾病的测量准确性相对较低,且暴露或疾病因素是非时间趋势设计的,其时序关系不易确定,故其研究结果不可作为因果关系的有力证据。

鉴于生态学研究的特点与局限性,应用时注意尽可能集中研究目的,不要在一个研究中设置过多的研究问题;选择研究人群时,尽可能使组间可比;观察分析的单位尽可能多,每单位内人数尽可能少;资料分析时尽可能用生态学回归分析(不只用相关分析);分析模型中尽可能多纳入一些变量;在对研究结果进行解释时,尽量与其他非生态学研究结果相比较,并结合与研究问题有关的专业知识进行综合的分析和判断。

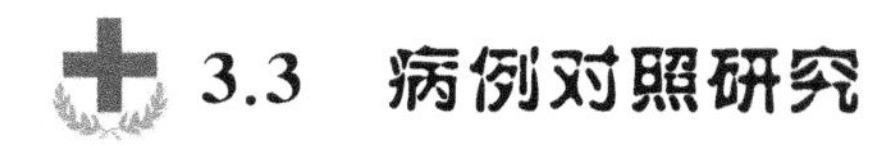

3.3　病例对照研究

病例对照研究(case-control study)是最常用的分析流行病学研究方法,主要用于探索疾病的病因或危险因素和检验病因假设。与队列研究相比较,病例对照研究具有省时、省力、出结果快的优点,特别适用于罕见病的病因或危险因素的研究,在实际工作中应用广泛。

3.3.1　概念与原理

病例对照研究的基本原理是以当前已经确认的患有某特定疾病的一组病人作为病例组,以不患有该病但具有可比性的一组个体作为对照组,通过询问、实验室检查或复查病史，搜集研究对象既往各种可能的危险因素的暴露史，测量并采用统计学检验，比较病例组与对照组各因素暴露比例的差异是否具有统计学意义，如果病例组的暴露比例高于对照组，说明该暴露可能会增加疾病发生的危险；反之，如果病例组的暴露比例低于对照组，则该暴露可能会降低疾病发生的危险。然后评估各种偏倚对研究结果的影响，并借助病因推断技术，判断某个或某些暴露因素是否为疾病的危险因素，从而达到探索和检验病因假设的目的。该方法是一种由果及因的分析性研究方法，是在疾病发生之后去追溯假定的病因因素的方法，可在一定程度上检验病因假设。

3.3.2 研究类型及衍生类型介绍

病例对照研究有很多种类型，实际工作中通常根据选择的对照是否有某些限制可将病例对照研究分为非匹配病例对照研究和匹配病例对照研究两种基本类型。随着流行病学研究的发展，又产生了多种改进的、非上述传统意义的病例对照研究的衍生类型。

(1) 非匹配病例对照研究

非匹配病例对照研究又称成组病例对照研究，是指在设计所规定的病例和对照人群中，分别抽取一定数量的研究对象进行组间比较，对照的选择没有其他任何限制与规定。一般对照的人数应等于或多于病例人数，但病例与对照的数量不需要呈严格的比例关系。这种方法较匹配法更容易实施，但方法本身控制混杂因素的能力较弱，应在统计分析中予以弥补。

(2) 匹配病例对照研究

匹配病例对照研究要求选择的对照在某些因素或特征上与病例保持一致，目的是使匹配因素在病例组与对照组之间保持均衡，从而排除这些因素对结果的干扰。这种方法可增加分析时的统计学检验能力，提高研究效率，但也增加了选择对照的难度，并且资料整理与统计分析较麻烦。

(3) 衍生的几种主要研究类型

① 巢式病例对照研究(nested case-control study)。一种在队列研究基础上的病例对照研究，是队列研究与病例对照研究结合的设计形式。其基本设计方法是在队列研究的基础上，在一定的观察期内，当所研究疾病的新发病例累积到一定数量时，则可将全部病例集中组成“病例组”；在每个病例发病时，从同一队列的未发病者中，按一定匹配条件随机选择对照，集中组成“对照组”；抽取病例与对照的基线资料，并检测收集的生物学标本，按匹配病例对照研究的方法进行资料的统计分析。“巢式”即病例、对照均来自同一特定队列。

② 病例-队列研究(case-cohort study)。也是一种队列研究与病例对照研究结合的设计形式。其基本设计方法是队列研究开始时，在队列中按一定比例随机抽样选出一个有代表性的样本作为对照组；观察结束时，将队列中出现的所研究疾病的全部病例作为病例组，与上述随机抽取的对照组进行比较。病例-队列研究与巢式病例对照研究的不同之处在于：a. 前者的对照是从基线纳入的全部队列成员中随机选取，而后者的对照是与病例按个体匹配的。b. 前者的对照组可作为多种疾病结局的共用对照组，而后者中不同疾病结局的对照组不同。

③ 病例-病例研究(case-case study)。在病例对照研究中,有时选择合适的对照颇为不易,特别是在分子流行病学研究中,从无疾病的对照中获取某种生物标本也受到医学伦理方面的制约。如果对一种疾病的两个亚型进行对比研究,例如出血性脑卒中与缺血性脑卒中、p53 突变阳性基因型的食管癌与 p53 突变阴性基因型的食管癌或食管癌的鳞癌与腺癌的比较研究,可以不另外设对照组,而采取两个亚组的直接比较。由于比较的两组均为病例,故称为病例-病例研究,也称单纯病例研究(case only study)。这种设计适用于研究两组病因的差异部分,而其相同或近似的危险因素则将被掩盖或低估。病例-病例研究方法也可用于研究遗传与环境因素之间的交互作用。

④ 病例交叉研究(case-crossover study)。临床上有许多诱发因素可导致突发事件,如脑梗死、脑出血、心肌梗死、消化道出血等。对于这些事件诱发因素的研究,可采用病例交叉研究,即以每个病例发病之前的一个或多个时间段作为"对照"时间段,将疾病发生时的暴露情况和同一个体"对照"时间段的暴露情况进行比较。适用于研究暴露的瞬时效应,即暴露对发生急性事件的影响。此为自身对照,个体不同时间点上的可比性较好。只有少数情况适合病例交叉研究。首先,整个时间段里个体的暴露必须是变化的,而不是恒定的;其次,暴露的诱导期和效应期都必须短暂,否则最近疾病的发作可能是由遥远的过去的暴露造成的。

3.3.3 统计指标、分析方法及危险度估计

(1) 确定研究目的

确定研究目的是制订整个研究计划的核心和指导思想。在开展研究之前必须查阅相关文献资料,了解本课题的研究现状,结合既往的研究结果以及临床或卫生工作中需要解决的问题,提出病因假设,确定研究目的,即本次研究要解决的具体问题。

(2) 明确研究类型

主要根据研究目的确定适宜的研究类型。如果研究目的是广泛地探索疾病的危险因素,可以采用非匹配或频数匹配的病例对照研究方法;如果研究目的是检验病因假设,尤其对于小样本研究或者因为病例的年龄、性别等构成特殊,随机抽取的对照组很难与病例组均衡可比时,可以采用个体匹配的病例对照研究,以保证对照与病例在某些重要方面的可比性。

(3) 确定研究对象

病例与对照的选择,尤其是对照的选择是病例对照研究成败的关键之一。

① 病例的选择。

病例的定义。首先,病例应符合统一、明确的疾病诊断标准。尽量使用国际通用或国内统一的诊断标准,以便与他人的研究结果比较,并尽可能使用金标准,例如癌症病例,尽可能应用病理诊断。对于尚无明确诊断标准的疾病,可根据研究的需要自定标准,此时要注意均衡诊断标准的假阳性率及假阴性率,使诊断标准宽严适度。其次,若研究者为了某个特殊的研究目的,可以对研究对象的某些特征作出规定或限制,如老年病例、女性病例、重症病例、某城市的病例等。

病例的类型。病例通常有三种类型(新发病例、现患病例和死亡病例)可供选择,这三种类型的病例各有优缺点。在病例对照研究中,首选的病例类型是新发病例,其

优点在于，新发病例包括不同病情和预后的病人，代表性好，另外，病人确诊不久即被调查，对有关暴露的回忆信息较为准确可靠，不受各种预后因素的影响，且病历资料容易获得。其缺点是在一定范围或一定时间内较难得到预期的病例数，对于罕见疾病更是如此。应用现患病例则可能弥补上述缺陷，在较小范围或较短时间内得到足够的病例数。但是，现患病例患病时间较长，对暴露史回忆的可靠程度比新发病例差，难以区分暴露与疾病发生的时间顺序。因此，在应用现患病例时，要尽量选择诊断时间距离进行调查的时间间隔较短的病例。死亡病例的暴露信息主要由其家属提供，准确性较差，但对那些主要靠亲友提供资料的疾病如儿童白血病的研究，也不排除应用死亡病例，只是在资料整理和分析时要充分考虑到可能的偏倚。

病例的来源。病例的来源主要有两种：一种是从医院选择病例，即从一所或几所医院甚至某个地理区域内全部医院的住院或门诊确诊的病例中选择一个时期内符合要求的连续病例。医院来源的病例可节省费用，合作性好，资料容易得到，而且信息较完整、准确，但不同医院接收的病人具有不同的特征；如果仅从一所医院选择病例，代表性较差，为减少偏倚，病例尽量选自不同水平、不同种类的医院。另一种是从社区人群中选择病例，即以某一地区某一时期内某种疾病的全部病例或以其中的一个随机样本作为研究对象。可以利用疾病检测资料或居民健康档案选择合格的病例或从现况调查资料中获得，也可以选取人群队列中发生某种疾病的病人。其优点是病例的代表性好，结果推及至该人群的可信程度较高。但调查工作比较困难，且耗费人力、物力较多。

② 对照的选择。

在病例对照研究中，对照的选择往往比病例的选择更复杂、更困难。

选择对照的原则。对照必须是以与病例相同的诊断标准确认为不患所研究疾病的人。另外，对照应该能够代表产生病例的源人群，即对照的暴露分布应该与病例源人群的暴露分布一致。

对照的来源。从病例的源人群中抽取对照，或者获取对照的人群的暴露分布与病例源人群的暴露分布一致。主要的对照及其优缺点有如下几种：

a. 一个或多个医疗机构中诊断的其他疾病的病人。其优点为易于选取，比较配合，且可利用档案资料，因此实际工作中经常采用这种对照。但是，这种来源的对照的暴露分布常常不同于病例的源人群。例如，具有研究暴露的个体更有可能生病来医院就诊，进而成为对照组，这就导致医院对照的暴露水平高于病例源人群的暴露水平。为避免这种选择偏倚，选择医院对照时应遵循以下两个原则：第一，因已知与所研究的暴露因素有关的病种入院的病人不能作为对照。这种排除标准是针对此次就诊的疾病而非疾病史。例如，研究吸烟与白血病之间的关联，当使用医院对照时，因心血管疾病、呼吸系统疾病等与吸烟有关的病种入院的病人不能作为对照；但是，对于有心血管疾病或呼吸系统疾病史、本次因为外伤入院者，仍为合格的对照。第二，对照应由尽可能多的病种的病人组成，以避免因过多地代表某一类病人，而该病种恰与所研究疾病具有共同的危险因素，从而影响研究结果的真实性。

b. 社区人群或团体人群中非该病病例或健康人。不易出现上述医院对照可能面临的选择偏倚问题，但实施难度大，费用高，所选对照不易配合。

c. 病例的邻居或同一住宅区内的健康人或非该病病例。有助于控制社会经济地位的混杂作用，用于匹配设计。

d. 病例的配偶、同胞、亲戚、同学或同事等。有助于排除某些环境或遗传因素对结果的影响，用于匹配设计。

在实际工作中，可以选择多个对照，以弥补各自的不足。也应注意各种不同来源的对照可解决的问题不同，在下结论时一定要综合考虑。

选择对照主要采取匹配(matching)与非匹配两种方法。非匹配设计中，选择对照时没有任何限制和要求。匹配或称配比，要求对照在某些特征或因素上与病例保持一致，保证对照与病例具有可比性(comparability)，以便对两组进行比较时排除匹配因素的干扰。匹配的目的主要是提高研究效率，其次是控制混杂因素的干扰。

匹配变量必须是已知的混杂因素，或有充分理由怀疑其为混杂因素，否则不应匹配。疾病因果链上的中间变量不应匹配。例如，吸烟对血脂有影响，而血脂与心血管疾病有因果关系，在研究吸烟与心血管疾病关系的病例对照研究中，按血脂水平对病例和对照进行匹配，则吸烟与疾病的关联可能消失。另外，只与可疑病因有关而与疾病无关的因素不应匹配。例如，避孕药的使用与宗教信仰有关，但宗教信仰与研究的疾病并无关系，因此不应将宗教信仰作为匹配因素。这两种情况用来匹配的因素都不符合混杂因素的特征，所以不应用来匹配。在一个研究中，不应该选择很多匹配因素，因为匹配变量越多，选择合格的对照就越困难；而且，把不起混杂作用的因素作为匹配变量进行匹配，试图使对照组与病例组在多方面都一致，结果导致所研究的因素趋于一致，反而会降低研究效率。这种情况称为匹配过度(overmatching)。一般除性别、年龄之外，对其他因素是否进行匹配，须持慎重态度，以防止匹配过度，且徒增费用和难度。一定不能将研究者感兴趣的研究变量作为匹配因素，这样会使病例和对照在这些变量方面一致，就不能分析这些因素与疾病的关系了。

匹配的变量应当一致到什么程度，取决于变量的性质、必要性与可操作性。离散变量可以完全匹配；连续变量可以首先划分为若干组，再按组匹配，如按5岁一个年龄组进行年龄匹配。

匹配根据方式的不同，可分为频数匹配(frequency matching)和个体匹配(individual matching)两种形式。频数匹配是指对照组具有某种或某些因素或特征者所占的比例与病例组一致或相近。个体匹配是以对照与病例个体为单位进行匹配。1个病例可以匹配1个对照，这种情况叫配对(pair matching)，也可以1个病例匹配多个对照，如1∶2,1∶3……1∶r匹配。病例与对照的比例要根据研究的具体情况而定。一般情况下，总样本量一定时，如果病例和对照的来源都较充足，病例与对照之比为1∶1时的统计学效率最高。但如果所研究的是罕见病或所能获得的合格病例数很少，为了达到较满意的研究功效，可以增加匹配的对照数，即采用1∶r匹配。随着r值的增加，效率逐渐增加，但增加的幅度越来越小，而工作量却显著增大，尤其超过1∶4时。因此，实际应用时要权衡利弊选择匹配的比例。

(4) 确定样本量

① 影响样本量的因素。

病例对照研究的样本含量与下列四个条件有关：a. 研究因素在对照组或人群中的暴露率(P_0)。b. 研究因素与疾病关联强度的估计值，即比值比(OR)。c. 希望达到的统计学检验假设的显著性水平，即第Ⅰ类错误(假阳性)概率(α)，一般取 $\alpha=0.05$。d. 希望达到的统计学检验假设的效能或把握度($1-\beta$)，β 为第Ⅱ类错误(假阴性)概率，一般取 $\beta=0.1$。

非匹配和不同匹配方式的样本量计算方法不同，如果采取匹配设计，估算样本量时还要考虑病例和对照的比例。样本量可利用公式计算，也有现成的表可查。

② 非匹配病例对照研究样本量估算。

非匹配病例对照研究的病例组样本含量(n)可按公式(3-3-1)计算。

$$n=z_{1-\alpha/2}\frac{[\sqrt{2-\overline{P}(1-\overline{P})}+z_{\beta}\sqrt{P_1(1-P_1)+P_0(1-P_0)}]^2}{(P_1-P_0)^2} \tag{3-3-1}$$

式中，$z_{1-\alpha/2}$、z_{β}分别为α 与 $1-\beta$ 对应的标准正态分布临界值，P_1和 P_0分别为病例组和对照组的暴露率，$\overline{P}=(P_1+P_0)/2$。P_1可根据 P_0与 OR 推算，即：

$$P_1=(OR\times P_0)/(1-P_0+OR\times P_0) \tag{3-3-2}$$

③ 1∶1 配对病例对照研究样本量估算。

个体配对时，病例与对照暴露状态不一致的对子对于所研究的问题才有意义，故样本含量就建立在这个基础之上。Schlesselman 曾提出了 1∶1 配对设计的病例对照研究样本含量的估算公式，具体做法是先求病例与对照暴露状态不一致的对子数(m)：

$$m=\frac{[z_{1-\alpha/2}+z_{\beta}\sqrt{P(1-P)}]^2}{(P-0.5)^2} \tag{3-3-3}$$

式中，

$$P=OR/(1+OR)=RR/(l+RR) \tag{3-3-4}$$

再按公式(3-3-5)求需要调查的总对子数(M)：

$$M=\frac{m}{P_0(1-P_1)+P_1(1-P_0)} \tag{3-3-5}$$

式中，P_0、P_1分别代表源人群中对照组和病例组的估计暴露率。

④ 1∶r 匹配病例对照研究样本量估算。

可用以下公式计算病例数与对照数不等时病例对照研究所需的病例数(n)，对照数为 $r\times n$。

$$n=[z_{1-\frac{\alpha}{2}}\sqrt{(1+1/r)p(1-p)}+z_{\beta}\sqrt{P_1(1-P_1)/r+P_0(1-P_0)}]/(P_1-P_0)^2 \tag{3-3-6}$$

$$P_1=(OR\times P_0)/(1-P_0+OR\times P_0)$$

$$\overline{P}=(P_1+rP_0)/(1+r) \tag{3-3-7}$$

以上样本量估算只有相对意义，并非绝对精确的数值。因为样本量估算是有条件的，而这种条件在重复研究中不是一成不变的。实际研究中往往需要同时探索几个因

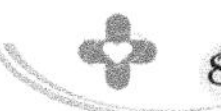

素与所研究疾病的关系，而每个因素都有其各自的 OR 及 P_0，因此需要根据每个因素的参数估算所需样本量，然后选择最大的样本量，以便使所有的因素都能获得较高的检验效率。样本量越大，结果的精确度越好，但是样本量过大，会影响调查工作的质量，增加负担和费用，实际工作中应当权衡利弊。

(5) 确定研究因素

应根据研究目的，确定研究(或暴露)因素。研究因素可以多种多样，可以是宏观因素如社会经济地位、生活方式等，也可以是微观因素如易感基因等。可通过描述性研究、不同地区和人群中进行的病例对照研究、临床观察或其他学科领域提出的研究线索帮助确定研究因素，并且尽可能采取国际或国内统一的标准对每项研究因素的暴露与否或暴露水平作出明确而具体的规定，以便交流和比较。

可以从暴露的数量和持续时间评价暴露水平。暴露持续时间长和(或)暴露剂量大，发生某疾病的危险会增高，因此累积的总暴露情况很重要，最好由适宜的变量加以评价。对于隐匿期长的发病过程，暴露时间非常重要，例如，在肿瘤研究中，近期的暴露可能与肿瘤无关，因为现在发现的肿瘤可能是在很多年之前就已经产生了，因此要明确规定测量在疾病发生之前的暴露情况。另外，除了包括与病因假设有关的暴露外，还需要包括可能的混杂因素，以便在资料分析时排除其对结果的干扰。

测量指标尽量选用定量或半定量指标，也可按明确的标准进行定性测定，如规定吸烟者为每天吸烟至少1支而且持续1年以上者，否则视为不吸烟者；在此基础上最好结合每日吸烟量和吸烟年限进一步将吸烟者的吸烟程度半定量或定量。将所确定的研究因素及其测量标准归纳于调查表中，便于收集资料。

研究因素并不是越多越好，应以满足研究目的的需要为原则，即与研究目的有关的变量不可缺少，而且应当尽量细致和深入，如在吸烟与肺癌关系的研究中，有关调查对象吸烟或不吸烟的信息必不可少，而且还应调查开始吸烟的年龄、吸烟的年限、每日吸烟量、烟吸入的深度、烟的种类、戒烟的时间等，即从多个侧面反映该变量的特点，以获得较多的信息；反之，与研究目的无关的内容则不要列入。

(6) 资料收集方法

对于病例对照研究来说，信息的收集主要靠询问调查对象并填写问卷，包括面访、信访、电话访问、网络调查、自填问卷等方式；有时需辅以查阅档案，如疾病、死亡登记资料和医疗档案(门诊病历、住院病历)等；有时需要现场观察和实际测量某些指标，如体格检查或环境因素的测量、血液或其他生物标本的实验室检查等。应根据研究目的和实际情况，恰当选择资料收集方法。收集的资料是否准确可靠关系到研究结果和结论的真实性，因此无论什么方法，都应实行质量控制，对调查员要进行培训，对调查工作要做好监督和检查，尽量减少调查和测量偏倚，以保证调查质量。特别要注意应采用可比的方法对病例和对照进行信息收集，这一点很重要。在临床实践中我们往往希望有关病人疾病状态的信息越准确越好，但是流行病学研究更关键的问题是要保证比较的不同组别之间信息应该具有相似的质量，即要求病例和对照收集信息的方式、资料来源、暴露测量时间和标准应一致，资料的准确性要可比，以便减少偏倚。

3.3.4 资料的整理与分析

病例对照研究资料分析的中心内容是比较病例与对照中暴露的比例，并由此估计暴露与疾病之间是否有关联及其关联强度；也可进一步分析暴露与疾病的剂量反应关系等；还可通过分层分析、多因素分析控制混杂偏倚对研究结果的影响。

3.3.4.1 资料的整理

首先，要对所收集的原始资料进行全面检查与核实，确保资料尽可能完整和准确。然后，对原始资料进行分组、归纳或编码后输入计算机，建立数据库。目前大多采用双录入的方法，录入后进行逻辑校对。在此基础上，进一步分析暴露与疾病的关联及其关联强度。

3.3.4.2 资料的分析

(1) 描述性统计分析

① 一般特征描述，即对研究对象的一般特征，如年龄、性别、职业、居住地、疾病类型等的分布进行描述。如果为某人群的随机抽样病例，则需要与相应时间和地区的全部病例特征进行比较。

② 均衡性检验，即比较病例组与对照组某些基本特征是否相似或齐同，目的是检验两组的可比性。如果两组在某些基本特征方面的差异有统计学意义，则在推断性分析时应考虑其对研究结果的可能影响并加以控制。

(2) 推断性分析

推断性分析为通过比较病例组与对照组对某些研究因素暴露率的差异，分析暴露与疾病有无关联，如果暴露与疾病有关联，则进一步分析关联的强度。

在非匹配设计资料的病例对照研究中，每个暴露因素均可整理成如下四格表(2×2列联表)形式(表 3-3-1)。

表 3-3-1 病例对照研究四格表

暴露史	病例	对照	合计
有	a	b	$a+b=m_1$
无	c	d	$c+d=m_0$
合计	$a+c=n_1$	$b+d=n_0$	$N=a+b+c+d$

【例 3-1】 一项关于口服避孕药与心肌梗死关系的病例对照研究资料见表 3-3-2。以此为例，介绍病例对照研究的具体分析步骤。

表 3-3-2 口服避孕药与心肌梗死关系的病例对照研究资料

口服避孕药服用史	病例	对照	合计
有	39	24	63
无	114	154	268
合计	153	178	331

① 暴露与疾病关联性分析。检验病例组某因素的暴露率或暴露比例 $\frac{a}{a+c}$ 与对

照组 $\frac{b}{b+d}$ 之间的差异是否具有统计学意义。如果两组某因素暴露率差异有统计学意义，说明该暴露与疾病存在统计学关联。两组暴露率差异的统计学检验可用四格表的 χ^2 检验。

$$\chi^2=\frac{(ad-bc)^2N}{(a+b)(c+d)(a+c)(b+d)} \tag{3-3-8}$$

当四格表中一个格子的理论数≥1 但<5，总例数>40 时，则使用 χ^2 检验的连续校正公式。

$$\chi^2=\frac{(|ad-bc|-N/2)^2N}{(a+b)(c+d)(a+c)(b+d)} \tag{3-3-9}$$

例 3-1 中病例组口服避孕药的暴露率为 $\frac{39}{39+114}\times100\%=25.5\%$

对照组口服避孕药的暴露率为 $\frac{24}{24+154}\times100\%=13.5\%$

$$\chi^2=\frac{(39\times154-24\times114)^2\times331}{63\times268\times153\times178}=7.70$$

根据计算出的 χ^2 值，查 χ^2 界值表，可获知 $P=(2-1)(2-1)=1$。因为 $\nu=1$ 时，$\chi^2_{0.01}=6.63$。本例 χ^2 值为 7.70>6.63，则 $P<0.01$，说明病例组与对照组口服避孕药暴露率的差异有统计学意义，提示口服避孕药与心肌梗死有关联。

② 关联强度分析。描述暴露与疾病联系强度的指标是相对危险度(*RR*)，在队列研究中可求得。但是，一般情况下病例对照研究中没有暴露组和非暴露组的观察人数，不能计算发病率，因此不能直接计算 *RR*，但可用比值比(odds ratio，*OR*)近似估算 *RR*。比值比又称比数比、优势比，为病例组与对照组两组暴露比值之比。所谓比值或比数(odds)是指某事物发生的可能性与不发生的可能性之比。病例组和对照组的暴露比值分别为：

$$\frac{a}{a+c}\Big/\frac{c}{a+c}\text{和}\frac{b}{b+d}\Big/\frac{d}{b+d}$$

因此，
$$OR=\left(\frac{a}{a+c}\Big/\frac{c}{a+c}\right)\Big/\left(\frac{b}{b+d}\Big/\frac{d}{b+d}\right)=\frac{ad}{bc}$$

即：
$$OR=\frac{ad}{bc} \tag{3-3-10}$$

OR 恰好是四格表中两条对角线上的四个数字的交叉乘积 ad 与 bc 之比，故 *OR* 又称为交叉乘积比。*OR* 的含义与 *RR* 相同，均指暴露者疾病的危险性是非暴露者的多少倍。$OR>1$，说明暴露与疾病呈正关联，即暴露可增加疾病的危险性，暴露因素是疾病的危险因素；$OR<1$，说明暴露与疾病呈负关联，即暴露可降低疾病的危险性，暴露因素是疾病的保护因素；$OR=1$，说明暴露与疾病之间无统计学联系。

例 3-1 的 *OR* 值为：

$$OR=\frac{39\times154}{24\times114}=2.20$$

OR 结果表明，服用口服避孕药者发生心肌梗死的危险性为不服用口服避孕药者

的2.20倍，提示服用口服避孕药与心肌梗死呈正相关关系，服用口服避孕药是心肌梗死的一个危险因素。

③ 计算 OR 的95%置信区间(confidence interval，CI)。上文的 OR 值是用一次病例对照研究资料(样本人群)计算而来的。由于存在抽样误差，应按一定概率(称为置信度)来估算总体人群或源人群的 OR 范围，即 OR 的置信区间。OR 置信区间的估算方法有以下几种。

Miettinen 法：主要利用计算的 χ^2 值来估算 OR 的95%CI，其估算公式为：

$$OR \text{ 的 } 95\%CI = OR^{(1\pm 1.96/\sqrt{\chi^2})} \tag{3-3-11}$$

式中一般用不校正的 χ^2 值。

例 3-1 的 OR 的 95%$CI = 2.20^{(1\pm 1.96/\sqrt{7.70})} = (1.26, 3.84)$，表明服用口服避孕药者发生心肌梗死 OR 的95%CI 是在1.26～3.84之间。

Woolf 法：即自然对数转换法，它是建立在方差基础上的方法。

lnOR 的方差为：

$$Var(\ln OR) = \frac{1}{a} + \frac{1}{b} + \frac{1}{c} + \frac{1}{d} \tag{3-3-12}$$

当四格表中某一格的数值为0时，可在每格的数值上各加0.5，再求出它的倒数之和。

lnOR 的95%CI 为：

$$\ln OR\, 95\%CI = \ln OR \pm 1.96 \times \sqrt{Var(\ln OR)} \tag{3-3-13}$$

OR 的95%CI 是其反自然对数，即：

$$\exp[\ln OR \pm 1.96\sqrt{Var(\ln OR)}] \tag{3-3-14}$$

例 3-1 的 $Var(\ln OR) = \frac{1}{39} + \frac{1}{24} + = \frac{1}{114} + \frac{1}{154} = 0.082\,6$

$\ln OR\, 95\%CI = \ln 2.20 \pm 1.96 \times \sqrt{0.082\,6} = (0.225\,2, 1.321\,8)$

$\exp(0.225\,2, 1.321\,8) = (1.25, 3.75)$

即 OR 的95%CI 为1.25～3.75。

可见上述两种方法的计算结果基本一致，Mettinen 法计算简单，较常用。

OR 置信区间除了用于估算总体 OR 的范围外，也可根据 OR 的置信区间是否包括1来推断暴露因素与疾病间有无关联。如果 OR 的95%CI 不包括1，说明如果进行多次病例对照研究，有95%的可能 OR 不等于1，该项研究 OR 不等于1并非抽样误差所致，可认为研究因素与研究疾病有关联；如果 OR 的95%CI 包括1，说明如果进行多次病例对照研究，可能有95%的研究其 OR 值等于1或接近1，即研究因素与研究疾病无关联。本例两种方法所得 OR 的95%CI 均不包括1，且大于1，提示该项研究 OR=2.20不是抽样误差造成的，服用口服避孕药是发生心肌梗死的危险因素。

④ 估算归因危险度百分比(AR%)和人群归因危险度百分比(PAR%)。在一定条件下，病例对照研究也可计算出这两个指标。

在病例对照研究中一般不能获得发病率和 RR，只能获得 OR，当所研究疾病的发病率很低(小于5%)时，$OR \approx RR$，故可用 OR 代替 RR 估计 AR%，其计算公式可写成：

$$AR\% = \frac{OR-1}{OR} \times 100\% \tag{3-3-15}$$

如果对照组的暴露率可以代表病例源人群的状况，则可用对照组的暴露率代表人群暴露率 P，则：

$$PAR\% = \frac{P_e(OR-1)}{P_e(OR-1)+1} \times 100\% \tag{3-3-16}$$

例 3-1 的 $AR\% = \frac{2.20-1}{2.20} \times 100\% = 54.5\%$，表示在服用口服避孕药人群中由于服用口服避孕药引起的心肌梗死发病占全部心肌梗死发病的 54.5%，对照组口服避孕药的暴露率为 $\frac{24}{178} \times 100\% = 13.5\%$，因此，$PAR\% = \frac{0.135 \times (2.20-1)}{0.135 \times (2.20-1)+1} \times 100\% =$ 13.9%，表示在一般人群中由于服用口服避孕药引起的心肌梗死发病占全部心肌梗死发病的 13.9%。

在 1∶1 配对资料的病例对照研究中，1∶1 配对资料可整理成表 3-3-3 的形式。注意表内的数字 a、b、c、d 是病例与对照的对子数。

表 3-3-3　1∶1 配对病例对照研究资料归纳表

对照	病例		合计
	有暴露史	无暴露史	
有暴露史	a	b	$a+b$
无暴露史	c	d	$c+d$
合计	$a+c$	$b+d$	$N=a+b+c+d$

【例 3-2】 1976 年，Mack 等报告的外源性雌激素与子宫内膜癌关系的配对病例对照研究资料见表 3-3-4。以此为例，介绍配对病例对照研究的分析步骤。

表 3-3-4　外源性雌激素与子宫内膜癌关系的配对病例对照研究资料

对照	病例		合计
	有暴露史	无暴露史	
有暴露史	27	3	30
无暴露史	29	4	33
合计	56	7	63

① 暴露与疾病关联分析。可用 McNemar χ^2 检验，公式为：

$$\chi^2 = \frac{(b-c)^2}{(b+c)} \tag{3-3-17}$$

此公式适用于较大样本。当$(b+c)<40$ 时，用以下连续性校正公式计算校正的 χ^2 值。

$$校正\ \chi^2 = \frac{(|b-c|-1)^2}{(b+c)} \tag{3-3-18}$$

按公式(3-3-18)计算得，校正 $\chi^2=\frac{(|3-29|-1)^2}{(3+29)}=19.53, \nu=1, P<0.005$，说明外源性雌激素与子宫内膜癌之间有关联。

② 计算 OR。用公式(3-3-19)计算。

$$OR=\frac{c}{b}(b\neq 0) \tag{3-3-19}$$

例 3-2 的 $OR=29/3=9.67$。

③ 计算 OR 的 $95\%CI$ 仍用 Miettinen 法，即：

OR 的 $95\%CI=OR^{(1\pm1.96/\sqrt{\chi^2})}$，式中一般用不校正的 χ^2 值。

例 3-1 的 OR 的 $95\%CI=9.67^{(1\pm1.96/\sqrt{21.13})}=(3.67,25.44)$，即 OR 的 $95\%CI$ 为 3.67～25.44，结果表明外源性雌激素是子宫内膜癌的危险因素。

(3) 非匹配资料的分层分析

病例对照研究中的混杂因素可以用配比设计加以控制，但未被配比的混杂因素，须用分层分析(stratification analysis)的方法去识别，并估计和控制其作用。分层分析是根据潜在混杂因素的有无或程度将研究对象分为不同的层，然后在各层中比较病例组和对照组的暴露因素的分布。混杂因素分成若干亚层后(表 3-3-5)，分别计算各层 OR，并进行齐性检验(homogeneity test)，如果齐性检验结果显示各层 OR 值的差别没有统计学意义，说明各层资料是同质的，可按照 1959 年由 Mantel 和 Heanszl 提出的方法计算总的 OR，即 Mantel-Haenszel OR(简称 OR_{MH})，这是对混杂因素校正(或调整)后的合并 OR。如果齐性检验结果显示各层的 OR 值的差异有统计学意义，提示各层资料不属于同质资料，不宜再计算合并 OR 值，而应进一步分析分层因素与暴露因素之间的交互作用(interaction)。

表 3-3-5 病例对照研究分层资料(第 i 层)的四格表

暴露	病例组	对照组	合计
有	a_i	b_i	m_{1i}
无	c_i	d_i	m_{0i}
合计	N_{1i}	n_{0i}	N_i

【例 3-3】 对例 3-1 的资料做进一步分析，结果如表 3-3-6 所示。

表 3-3-6 在无口服避孕药服用史者中年龄与心肌梗死的关联

年龄/岁	病例组	对照组	合计
<40	88	95	183
≥40	26	59	85
合计	114	154	268

在无口服避孕药服用史者中年龄与心肌梗死的 $OR=2.10, \chi^2=7.27$，说明年龄与心肌梗死的发生有联系，即年龄越大，发生心肌梗死的危险性越高。

再分析对照组中年龄与口服避孕药服用史的关联(表 3-3-7)。

表 3-3-7　对照组中年龄与口服避孕药服用史的关联

口服避孕药服用史	年龄/岁		
	<40	≥40	合计
有	17	7	24
无	59	95	154
合计	76	102	178

$OR=3.91$，$\chi^2=8.98$，说明年龄与口服避孕药服用史也有联系。

另外，年龄不是口服避孕药服用史与心肌梗死联系的中间环节，故可以认为年龄是研究口服避孕药与心肌梗死关系时的混杂因素。这种情况下可以用分层分析方法控制年龄的混杂作用。

仍以表 3-3-2 的数据为例说明分层分析的一般步骤及方法。考虑到年龄与口服避孕药服用史的行为有关，也与心肌梗死的发生有关，可能是个混杂因素，故按年龄将研究对象分为<40 岁和≥40 岁两层，结果见表 3-3-8。

表 3-3-8　口服避孕药服用史与心肌梗死关系的病例对照研究资料

口服避孕药服用史	<40 岁			≥40 岁			合计		
	病例	对照	合计	病例	对照	合计	病例	对照	总计
有	21	26	47	18	88	106	39	114	153
无	17	59	76	7	95	102	24	154	178
总计	38	85	123	25	183	208	63	268	331

分层分析的步骤如下：

① 计算各层资料的 OR。利用公式(3-3-10)计算各层的 OR。

不考虑年龄的影响时，$OR=\dfrac{39\times154}{114\times24}=2.20$

按年龄分层后，

<40 岁，$OR_1=\dfrac{21\times59}{26\times17}=2.80$

≥40 岁，$OR_2=\dfrac{18\times95}{88\times7}=2.78$

可见，两层的 OR 均较不分层的 OR 大，说明年龄起了一定的混杂作用。按年龄分层后，两层 OR 的齐性检验常用 Woolf 齐性检验法，具体计算方法请参考有关书籍。本例齐性检验结果显示两层 OR 的差异无统计学意义，说明两层资料是同质的，可计算总的 OR，常用 Mantel-Haenszel 提出的公式，分别以 χ^2_{MH} 和 OR_{MH} 表示。

② 计算 χ^2_{MH}。

$$\chi^2_{MH}=\frac{\left[\sum_{i=1}^{I}a_i-\sum_{i=1}^{I}E(a_i)\right]^2}{\sum_{i=1}^{I}\mathrm{Var}(a_i)} \tag{3-3-20}$$

式中，$E(a_i)$为 a 的期望值，$\mathrm{Var}(a_i)$为 a_i的方差。

$$\sum_{i=1}^{I} E(a_i)=\sum_{i=1}^{I}\frac{m_{1i}n_{1i}}{n_i} \tag{3-3-21}$$

$$\sum_{i=1}^{I}\mathrm{Var}(a_i)=\sum_{i=1}^{I}\frac{m_{1i}m_{0i}n_{1i}n_{0i}}{n_i^2(n_i-1)} \tag{3-3-22}$$

如果四格表中某一格子的理论数小于 5，则用下列校正公式：

$$\text{校正 }\chi^2_{\mathrm{MH}}=\frac{\left[\left|\sum_{i=1}^{I}a_i-\sum_{i=1}^{I}E(a_i)\right|-0.5\right]^2}{\sum_{i=1}^{I}\mathrm{Var}(a_i)} \tag{3-3-23}$$

$$\sum_{i=1}^{2}E(a_i)=\frac{47\times 38}{123}+\frac{106\times 25}{208}=27.26$$

$$\sum_{i=1}^{2}\mathrm{Var}(a_i)=\frac{47\times 76\times 38\times 85}{123^2(123-1)}+\frac{106\times 102\times 25\times 183}{208^2(208-1)}=11.77$$

$$\chi^2_{\mathrm{MH}}=\frac{(39-27.26)^2}{11.77}=11.71$$

$\nu=i-1=2-1=1$，查 χ^2 界值表得 $P<0.01$。

③ 计算 OR_{MH}及其 95%CI。应用 Mantel-Haenszel 提出的公式。

$$OR_{\mathrm{MH}}=\frac{\sum_{i=1}^{I}(a_id_i/n_i)}{\sum_{i=1}^{I}(b_ic_i/n_i)} \tag{3-3-24}$$

$$OR_{\mathrm{MH}}=\frac{(21\times 59/123)}{(26\times 17/123)}+\frac{(18\times 95/208)}{(88\times 7/208)}=2.79$$

OR_{MH}的 95%CI 可用 Miettinen 法计算，即：

$$OR_{\mathrm{MH}}{}^{(1\pm 1.96/\sqrt{\chi^2_{\mathrm{MH}}})}=2.79^{(1\pm 1.96/\sqrt{11.71})}=(1.55,5.02)$$

即 OR_{MH}的 95%CI 为 1.55～5.02。

综上，调整年龄的可能混杂作用后，$OR_{\mathrm{MH}}=2.79$，高于不分层时的 $OR=2.20$，说明由于年龄这个混杂因素的作用，减弱了口服避孕药与心肌梗死的联系强度。

虽然能按照一个以上混杂因素分层进行分层分析，但当混杂因素很多时，分层较多，每层内研究样本可能会很少，不能满足统计分析的需要，故应用上受到一定限制。随着计算机技术及流行病学理论与方法的发展，目前许多因素分析模型如多元线性回归模型、Logistic 回归模型等被广泛应用于病例对照研究的资料分析，以探讨因素与疾病间的关系及控制混杂因素，以使操作简单、结果可靠。

(4) 剂量反应关系的分析

前文分析方法都是建立在 2×2 列联表的基础上，虽然可以同时调整几个混杂因素，每个混杂因素也可分为若干个水平，但暴露因素只分为两个水平。在病例对照研究中，如果能够获得某些暴露因素不同暴露水平的资料(也称分级资料)，可将不同暴露水平的资料由小到大或由大到小分成多个有序的暴露等级，不同暴露等级分别与无暴露或最低水平的暴露作比较，以分析这些暴露与疾病之间的剂量-反应关系，增加因果关系推断的依据。分级暴露资料的分析方法如下。

① 将资料整理归纳成 $R\times C$ 列联表形式(表 3-3-9)。

表 3-3-9　$R\times C$ 列联表

组别	暴露分级						合计
	X_0	X_1	X_2	X_3	X_4		
病例	a_0	a_1	a_2	a_3	a_4	…	n_1
对照	b_1	b_2	b_3	b_4	b_4	…	n_0
合计	m_0	m_1	m_2	m_3	m_4	…	N

表 3-3-9 中的 a_0 和 b_0 分别相当于四格表中的 c 和 d。

【例 3-4】 1956 年，Doll 和 Hill 发表的男性每日吸烟的支数与肺癌关系的病例对照研究资料见表 3-3-10。

表 3-3-10　男性每日吸烟的支数与肺癌的关系

组别	每日吸烟的支数				合计
	0	1～4	5～14	≥15	
病例	2(c)	33(a_1)	250(a_2)	364(a_3)	649(n_1)
对照	27(d)	55(b_1)	293(b_2)	274(b_3)	649(n_0)
合计	29(m_0)	88(m_1)	543(m_2)	638(m_3)	1 298(N)

② 进行 $R\times C$ 列联表资料的 χ^2 检验。用公式(3-3-25)计算 χ^2 值。

$$\chi^2=N\left(\sum_{i=1}^{I}\frac{A_i^2}{n_i m_i}-1\right) \tag{3-3-25}$$

表 3-3-10 中的 a_i、b_i、c 和 d 为实际值(A_i)，则：

$$\chi^2=1\ 298\times\left(\frac{2^2}{649\times29}+\frac{33^2}{649\times88}+\frac{250^2}{649\times543}+\frac{364^2}{649\times638}+\frac{27^2}{649\times29}+\frac{55^2}{649\times88}+\frac{293^2}{649\times543}+\frac{274^2}{649\times638}-1\right)=43.15$$

$$\nu=(R-1)(C-1)=(2-1)(4-1)=3$$

查 χ^2 界值表，得 $P<0.001$，说明男性肺癌组和对照组吸烟量分布的差别有统计学意义。

③ 计算各暴露水平的 OR 值。通常以不暴露或最低水平的暴露组为对照组，其余暴露水平组分别与对照组进行比较，计算各组的 OR 值。本例以不吸烟组为对照组，每日吸烟支数为 1～4、5～14、≥15 三组的 OR 值分别为 8.10、11.52 和 17.93，即随着吸烟量的增加 OR 值递增，呈现明显的剂量反应关系。但还要经 χ^2 趋势检验来判明该剂量反应关系是否有统计学意义。

④ χ^2 趋势检验。用公式(3-3-26)计算 χ^2 值。

$$\chi^2=[T_1-(n_1T_2/N)]^2/\mathrm{Var} \tag{3-3-26}$$

式中，Var 为方差，其计算公式为：

$$\mathrm{Var}=n_1 n_0 (NT_3-T_2{}^2)/[N^2(N-1)] \tag{3-3-27}$$

式中，T_1、T_2、T_3的计算公式分别为：

$$T_1=\sum_{i=0}^{i} a_i x_i \tag{3-3-28}$$

$$T_2=\sum_{i=0}^{i} m_i x_i \tag{3-3-29}$$

$$T_3=\sum_{i=0}^{i} m_i x_i^2 \tag{3-3-30}$$

式中，第 i 暴露水平的 $x_i=i$，参照组为 $x_0=0$。

$$T_1=\sum_{i=0}^{i} a_i x_i=33\times 1+250\times 2+364\times 3=1\ 625$$

$$T_2=\sum_{i=0}^{i} m_i x_i=88\times 1+543\times 2+638\times 3=3\ 088$$

$$T_3=\sum_{i=0}^{i} m_i x_i^2=88\times 1+543\times 2^2+638\times 3^2=8\ 002$$

则：$\mathrm{Var}=649\times 649\times(1\ 298\times 8\ 002-3\ 088^2)/[1\ 298^2\times(1\ 298-1)]=164.00$

$$\chi^2=[1\ 625-(649\times 3\ 088/1\ 298)]^2/164.00=40.01$$

这是线性趋势检验，$\nu=1$，$P<0.001$。

上述结果说明吸烟量与肺癌危险性之间存在明显的剂量反应关系，即随着吸烟量的增加，发生肺癌的 *OR* 值递增，并且该剂量反应关系有统计学意义。

(5) 研究功效

研究功效(power)也叫把握度，可以解释为拒绝无效假设的能力，即当无效假设不成立时，该假设被拒绝的概率。

例如，假定人群暴露于所研究危险因素的比例 $P_0=0.30$，统计学双侧检验的显著性水平 $\alpha=0.05$，如果采用非匹配病例对照研究，病例和对照各 50 例，则该研究有多大的研究功效发现 $OR=2$ 的关联？

计算 Z_β值：

$$Z_\beta=\sqrt{\frac{n(P_1-P_0)^2}{2\overline{P}(1-\overline{P})}}-Z_{1-\alpha/2} \tag{3-3-31}$$

研究功效$=1-\beta=P(Z\leqslant Z_\beta)$($P$ 为概率)。

计算出 Z_β之后，根据标准正态分布查出其小于 Z 时的概率。该部分的计算公式与计算样本量时的公式相同。

$$P_1=\frac{OR\times P_0}{1-P_0+OR\times P_0}=\frac{2\times 0.3}{1-0.3+2\times 0.3}=0.461\ 5$$

$$P=\frac{P_0+P_1}{2}=\frac{0.3+0.461\ 5}{2}=0.380\ 8$$

$$Z_\beta=\sqrt{\frac{50\times(0.461\ 5-0.3)^2}{2\times 0.380\ 8(1-0.380\ 8)}}-1.96=-0.297\approx-0.30$$

查正态分布表，当 $Z_\beta=-0.30$ 时，$\beta=0.62$，研究功效 $=1-\beta=38\%$。

结论为如果该研究选用病例和对照各50例，在给定的条件下，该研究能检出 $OR=2$ 的概率为38%，如果 OR 确实等于2，则该研究成功的希望不大，因为38%的功效太低。一般认为，一项研究的研究功效应在80%以上。

以上计算方法没有考虑控制混杂因素和评价交互作用的情况，因此计算的研究功效只是一个粗略的估计，计算的结果可供设计阶段参考。

对于一项已完成的配对病例对照研究，如果病例和对照对某一因素暴露状况不一致的对子数为 m，则研究功效的计算公式为：

$$Z_\beta=\frac{\left|P-\frac{1}{2}\right|\sqrt{m}-\frac{Z_{1-\alpha/2}}{2}}{\sqrt{P(1-P)}} \tag{3-3-32}$$

式中，$P=OR/(l+OR)$。公式(3-3-32)可检验已完成的配对病例对照研究的研究功效，因为这里已经有了不一致对子数 m。

3.3.5　评价与注意事项

3.3.5.1　偏倚及其控制

病例对照研究是一种回顾性的观察性研究，比较容易产生偏倚，常见的偏倚有选择偏倚、信息偏倚和混杂偏倚。这些偏倚可以通过严谨的设计和细致的分析加以识别和控制。

(1) 选择偏倚

一项病例对照研究所选择的研究对象只是源人群的一个样本，由于选入的研究对象与未选入者在某些特征上存在差异而引起的系统误差称为选择偏倚。病例对照研究中常见的选择偏倚包括入院率偏倚、现患病例-新发病例偏倚等。

① 入院率偏倚(admission rate bias)也称伯克森偏倚(Berkson's bias)，在以医院为基础的病例对照研究中常发生这种偏倚，即当选择医院病人作为病例和对照时，病人只是该医院或某些医院的特定病人而不是全体病人的随机样本，对照是医院的某一部分病人而不是全体目标人群的一个随机样本，由于医院的医疗条件、病人的居住地区及社会经济文化等多方面因素的影响，病人对医院以及医院对病人都有一定的选择性，特别是各种疾病的入院率不同可导致病例组与对照组在某些特征上有系统误差。因此，应尽可能在社区人群中选择病例和对照，保证较好的代表性。如进行以医院为基础的病例对照研究，最好能在多个不同级别、不同种类的医院选择一定期间内连续观察的某种疾病的全部病例或其随机样本，在与病例相同的多个医院的多个科室、多个病种的病人中选择对照。因已知与所研究的暴露因素有关的病种就诊的病人不宜作为对照，以便避免或减少入院率偏倚。

② 现患病例-新发病例偏倚(prevalence-incidence bias)也称奈曼偏倚(Neyman bias)，如果调查对象选自现患病例，即存活病例，特别是病程较长的现患病例，得到的一些暴露信息可能只与存活有关，而未必与该病的发病有关，从而容易错误地估计某些因素的作用；另一种情况是，某病的幸存者由于疾病而改变了原有的一些暴露特征(如生活习惯)，当他们被调查时容易误将这些改变了的暴露特征当作疾病前的状况，

从而导致这些因素与疾病的关联误差。因此，选择新发病例作为研究对象可避免或减少此类偏倚。

③ 检出症候偏倚(detection signal bias)也称暴露偏倚(unmasking bias)。某些因素虽然不是所研究疾病的病因，但有该因素的个体容易出现某些症状或体征，并常因此而就医，从而提高了所研究疾病早期病例的检出率。如果病例对照研究中病例组包括了较多的这种早期病例，致使过高地估计了病例组的暴露程度，由此产生的系统误差即为检出症候偏倚。因此，在医院中收集病例时，最好包括不同来源的早、中、晚期病人，以便减少这种偏倚。

(2) 信息偏倚

信息偏倚又称观察偏倚或测量偏倚，是在收集整理信息过程中由于测量暴露与结局的方法有缺陷造成的系统误差。在病例对照研究中常见的信息偏倚包括回忆偏倚、调查偏倚等。

① 回忆偏倚(recall bias)是由于研究对象对暴露史或既往史回忆的准确性和完整性存在系统误差而引起的偏倚。由于病例对照研究主要是调查研究对象既往的暴露情况，因此回忆偏倚是病例对照研究中最常见的信息偏倚。回忆偏倚的产生与调查时间和事件发生时间的间隔长短、事件的重要性、被调查者的构成以及询问技术有关。充分利用客观记录资料，问卷调查时重视提问方式，适当采用一些调查技巧，如选择一个与暴露史有联系的、不易被人们所忘记的重要指标进行调查来帮助研究对象联想回忆，有助于减少回忆偏倚。选择新发病例作为调查对象也可减少回忆偏倚的发生。

② 调查偏倚(investigation bias)可能来自调查者或调查对象。病例与对照的调查环境与条件不同，调查者对病例与对照采取不同的询问方式，对暴露测量方法、采用的仪器设备或试剂不统一、不准确等均可产生调查偏倚。做好调查员的培训，统一病例和对照的提问方式和调查技术，尽可能使用量化或等级化的客观指标，由同一调查员调查病例和对照，调查环境尽量一致，可减少调查偏倚。调查员向被调查者讲清调查的目的，尽量取得他们的信任与合作，可以减少报告偏倚。此外，使用的检查仪器、试剂应精良、统一，使用前应校准，使用过程中应经常进行检查，以减少测量偏倚。

③ 当我们研究某个因素与某种疾病的关联时，由于某个既与疾病有关系，又与所研究的暴露因素有联系的外来因素的影响，掩盖或夸大了所研究的暴露因素与疾病的联系，造成的偏倚称为混杂偏倚(confounding bias)。该外来因素称为混杂因素(confounding factor)。位于暴露与疾病病因通路上的因素不是混杂因素。在研究设计阶段可以对研究对象采取限制、配比等方法控制混杂偏倚；在资料分析阶段，可采取分层分析或多因素分析的方法控制混杂偏倚。

3.3.5.2 与队列研究优点和局限性的比较

表 3-3-11 中展示了传统病例对照研究与队列研究的优点和局限性。前文介绍的衍生类型的病例对照研究，如巢式病例对照研究与病例-队列研究，都是按队列研究设计进行的，资料收集与生物标本采集均在发病前，故因果关系的时间顺序清楚，资料可靠，论证强度高；选择较小样本进行生物标本的检测，节省费用、人力、物力，但所获结果与全队列研究结果无重要差异，兼有病例对照研究与队列研究两者之优点，特别适

合于所需费用高的分子流行病学研究。

表 3-3-11　传统病例对照研究与队列研究优点和局限性的比较

	病例对照研究	队列研究
优点	1. 特别适用于罕见病、潜伏期长的疾病的病因研究，有时往往是罕见病病因研究的唯一方法 2. 相对更节省人力、物力、财力和时间，并且较易于组织实施 3. 可以同时研究多个暴露与某种疾病的联系，特别适合探索性病因研究 4. 应用范围广，不仅应用于病因的探讨，而且广泛应用于其他健康事件的病因分析	1. 由于研究对象暴露资料的收集在结局发生之前，并且都是由研究者亲自观察得到的，所以资料可靠，一般不存在回忆偏倚 2. 可以直接获得暴露组与对照组的发病率和死亡率，可直接计算 *RR* 和 *AR* 等反应暴露与疾病关联强度的指标，可以充分而直接地分析暴露的病因作用 3. 由于暴露在前，疾病发生在后，因果时间顺序明确，加之偏倚较少，故其检验病因假说的能力较强，一般可证实病因联系 4. 在随访观察过程中，有助于了解人群疾病的自然史 5. 能对一种暴露因素所致的多种疾病同时进行观察，分析一种暴露与多种疾病的关系
局限性	1. 不适于研究人群中暴露比例很低的因素 2. 选择研究对象时，难以避免选择偏倚 3. 获取既往信息时，难以避免回忆偏倚 4. 暴露与疾病的时间先后常难以判断，论证因果关系的能力没有队列研究强 5. 不能测定暴露组和非暴露组疾病的发病率，不能直接分析 *RR*，只能用 *OR* 来估计 *RR*	1. 不适于发病率很低的疾病的病因研究 2. 由于随访时间较长，研究对象不易保持依从性，容易产生失访偏倚 3. 研究耗费的人力、物力、财力和时间较多，其组织与后勤工作亦相当艰巨，不易实施 4. 在随访过程中，未知变量引入人群，或人群中已知变量的变化等，都可使结局受到影响，使资料的收集和分析复杂化

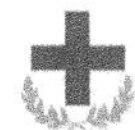

3.4　队列研究

3.4.1　概念与原理

队列研究(cohort study)是分析流行病学(analytical epidemiology)研究中两大重要方法之一，它通过直接观察暴露于某因素不同状况人群的结局来探讨该因素与所观察结局的关系。与之相关的名称还有前瞻性研究(prospective study)、发生率研究(incidence study)、随访研究(follow up study)及纵向研究(longitudinal study)等。

队列研究是将人群按是否暴露于某可疑因素及其暴露程度分为不同的亚组，追踪其各自的结局，比较不同亚组之间结局频率的差异，从而判定暴露因子与结局之间有无因果关联及关联大小的一种观察性研究(observational study)方法。这里观察的结局主要是与暴露因子可能有关的结局。

暴露(exposure)是指研究对象接触过某种待研究的物质(如重金属)或具有某种待研究的特征(如年龄、性别及遗传等)或行为(如射线接触)。暴露在不同的研究中有不同的含义，暴露可以是有害的，也可以是有益的，但一定是本研究需要探讨的因素，因此它是与待研究的研究目的密切相关的。

队列(cohort)原意是指古罗马军团中的一个分队,流行病学家加以借用,表示一个特定的研究人群组。根据特定条件的不同,流行病学中的队列一般有两种:一种是指特定时期内出生的一组人群,称为出生队列;另一种是泛指具有某种共同暴露或特征的一组人群,一般称为队列或暴露队列(exposure cohort),如某个时期进入某工厂工作的一组人群。队列研究中的队列是指后者。

根据人群进出队列的时间不同,队列又分为两种:一种叫固定队列(人群)(fixed cohort),是指人群都在某一固定时间或一个短时期之内进入队列,之后对他们进行随访观察,直至观察期终止,成员没有因为结局事件以外的其他原因退出,也不再加入新的成员,即在观察期内保持队列的相对固定。另一种叫动态队列(人群)(dynamic cohort),即在某队列确定后,原有的队列成员可以不断退出,新的观察对象可以随时加入。

危险因素(risk factor)又称为危险因子,泛指能引起某特定不良结局(outcome)(如疾病)发生,或使其发生概率增加的因子,包括个人行为、生活方式、环境和遗传等多方面的因素。危险因素的反面称为保护因素(protective factor)或影响因素。暴露就是具有该研究因素。

队列研究的基本原理是,在一个特定人群中选择所需的研究对象,根据目前或过去某个时期是否暴露于某个待研究因素(危险因素或保护因素),或其不同的暴露水平而将研究对象分为不同的组,如暴露组和非暴露组,高剂量暴露组和低剂量暴露组等,随访观察一段时间,检查并登记各组人群待研究的预期结局的发生情况(如疾病、死亡或其他健康状况),比较各组结局的发生率,从而评价和检验研究因素与结局的关系。如果暴露组某结局的发生率明显高于非暴露组,则可推测暴露与结局之间可能存在因果关系,暴露是该结局发生的危险因素。其结构模式见图3-4-1。在队列研究中,所选研究对象在随访开始时必须是没有出现所研究的结局,但在随访期内有可能出现该结局(如疾病)的人群。暴露组与非暴露组必须有可比性,非暴露组应该是除了未暴露于某因素之外,其余各方面都尽可能与暴露组相同的一组人群。

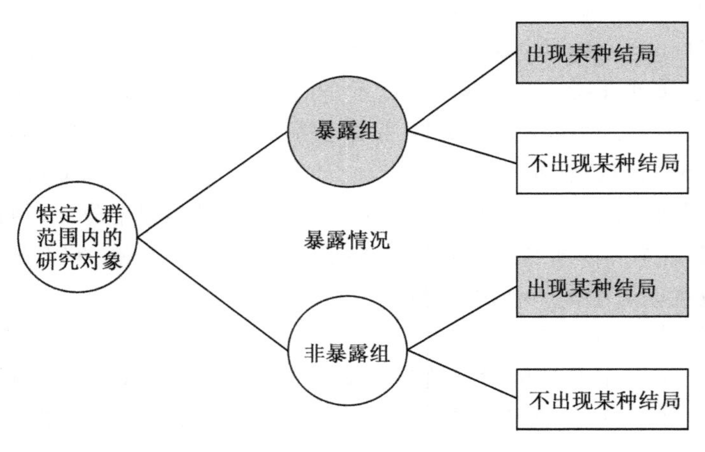

图 3-4-1　队列研究结构模式图

根据队列研究的基本原理可以分析出队列研究的一些基本特点。

① 属于观察法。队列研究中的暴露不是人为给予的,也不是随机分配的,而是在研究之前已客观存在的,不受研究者意志决定,这是队列研究区别于实验研究的一个重要方面。

② 设立对照组。队列研究通常会在研究设计阶段设立对照组用以比较。对照组可与暴露组来自同一人群,也可以来自不同的人群。

③ 由“因”及“果”。在队列研究中,一开始(疾病发生之前)就确立了研究对象的暴露状况,而后探求暴露因素与疾病的关系,即先确知其因,再纵向前瞻观察其果,这一点与实验研究方法是一致的。

④ 能确证暴露与结局的因果联系。由于研究者掌握了研究对象的暴露状况并随访了结局的发生,且结局是发生在确切数目的暴露人群中,所以能据此准确地计算出结局的发生率,估计暴露人群发生某结局的危险程度,因而能判断其因果关系。

在某些大型的流行病学研究实践中,为了提高研究效率,研究者在研究开始时可能选择一定范围符合某种条件(不患有某种或某些疾病、同意参加)的人群组成一个队列,收集队列人群多种危险因素的暴露情况,并检查其健康状况;然后前瞻性观察,观察内容包括暴露的变化及多种结局的发生情况;研究结束后,再按队列成员在研究开始时对各种待研究因素的暴露情况分为暴露组和对照组,然后按队列研究方法分析各种暴露与可能的相关结局的关系(多因多果)。如美国弗明汉的心血管病研究(Framingham Heart Study)就属于此类。这类研究不同于经典的队列研究,因为在研究开始时没有明确研究因素,因而也就没有分组。但这类研究最终(分析报告时)还是按某个待研究因素的有无进行分组比较的,是前瞻性的,是从因求果的,暴露是自然发生的,因而,本质上还是队列研究,也有人将这类研究称为前瞻性研究或随访研究等。这样一个大型的前瞻性研究可理解为多个队列研究的综合体,正是由于这种综合,降低了单个研究的成本,提高了研究效率。

3.4.2 研究类型

队列研究依据研究对象进入队列时间及终止观察的时间不同,分为前瞻性队列研究(prospective cohort study)、历史性队列研究(historical cohort study)和双向性队列研究(ambispective cohort study)三种。

(1) 前瞻性队列研究

前瞻性队列研究是队列研究的基本形式。研究对象的分组是根据研究对象现时的暴露状况而定的,此时研究的结局还没有出现,需要确定观察一段时间才能得到,这样的设计模式称为前瞻性或即时性(concurrent)队列研究。在前瞻性队列研究中,由于研究者可以直接获取关于暴露与结局的第一手资料,因而资料的偏倚较小,结果可信;其缺点是所需观察的人群样本量很大,观察时间长、花费大,因而影响其可行性。

(2) 历史性队列研究

研究对象的分组是根据研究开始时研究者已掌握的有关研究对象在过去某个时点的暴露状况的历史材料确定的,研究开始时研究的结局已经出现,不需要前瞻性观察,这样的设计模式称为历史性或非即时性(non-concurrent)队列研究。在历史性队列研究中，虽然研究是现在开始的，但研究对象是在过去某个时点进入队列的；暴露与结局虽然跨时较长，但资料的搜集及分析可以在较短时期内完成；尽管搜集暴露与结局资料的方法是回顾性的，但其性质仍是从因到果的。因此，该法是一种深受欢迎的快速的队列研究方法，具有省时、省力、出结果快的特点。缺点是资料积累时未受到研究者的控制，所以内容上未必符合要求。

（3）双向性队列研究

双向性队列研究也称混合性队列研究，即在历史性队列研究的基础上，继续前瞻性观察一段时间，它是将前瞻性队列研究与历史性队列研究结合起来的一种设计模式，因此兼有上述两类研究的优点，且相对地在一定程度上弥补了各自的不足。

（4）不同研究类型的选用原则

考虑到上述不同类型队列研究的优缺点，在实施队列研究前，应根据具体情况审慎选择。

① 前瞻性队列研究。选择前瞻性队列研究时，应重点考虑以下条件：a. 有明确的检验假设，检验的因素必须找准；b. 所研究疾病的发病率或死亡率较高，如不低于5‰；c. 明确规定暴露因素，并且有把握获得观察人群的暴露资料；d. 明确规定结局变量，如发病或死亡，并且要有确定结局的简便而可靠的手段；e. 有把握获得足够的观察人群，并将其清楚地分成暴露组与非暴露组；f. 大部分观察人群应能被随访到研究结束，并取得完整可靠的资料；g. 有足够的人力、财力、物力支持该项工作。

② 历史性队列研究。选择历史性队列研究时，除应考虑前瞻性队列研究中的 a 到 e 点外，还应考虑在过去某段时间内是否有足够数量的、完整可靠的、有关研究对象的暴露和结局的历史记录或档案材料，如医院的病历、个人的医疗档案及工厂和车间的各种记录等。只有在具备上述条件的情况下，历史性队列研究才是可行的。

③ 双向性队列研究。在基本具备进行历史性队列研究的条件下，如果从暴露到现在的观察时间还不能满足研究的要求，如结局事件还没有发生或没有完全发生，还需要继续前瞻性观察一段时间时，则选用双向性队列研究。

3.4.3 统计指标、分析方法及危险度估计

（1）人时的计算

队列研究由于跨时较长，观察对象经常处于动态变化中，队列内对象被观察的时间可能不一致，因此以人为单位计算率就不合理。较合理的办法是加入时间因素，以人时来计算观察对象的暴露经历。在对队列研究资料进行分析之前，应计算不同组（暴露组、对照组、不同年龄组、不同性别组等）的观察人时（person time），常用的人时单位是人年（person-year）。常用的人年计算方法有下列三种。

① 以个人为单位计算暴露人年（精确法）。该法结果精确，但资料处理较麻烦，特别是在手工计算时。

② 用近似法计算暴露人年。如果不知道每个队列成员进入与退出队列的具体时间（精确到天），就不能用上述方法直接计算暴露人年；另外，如果对暴露人年计算的精确性要求不高，也没必要应用精确法计算。此时，可应用近似法计算暴露人年，即用平均人数乘以观察年数得到总人年数，平均人数一般取相邻两年的年初人口的平均数或

年中人口数。该法计算简单，但精确性较差。

③ 用寿命表法计算人年。利用简易寿命表法也可以计算人年。该法计算简单，并有一定的精确性。常用的计算方法是规定观察当年进入队列的个人均作 1/2 人年计算，失访或出现终点结局的个人也作 1/2 人年计算。其计算分式如下：

$$L_x = I_x + \frac{1}{2}(N_x - D_x - W_x) \tag{3-4-1}$$

$$I_x + 1 = I_x + N_x - D_x - W_x \tag{3-4-2}$$

式中，L_x 为 x 时间内的暴露人年数，I_x 为 x 时间开始时的观察人数，N_x 为 x 时间内进入队列的人数，D_x 为 x 时间内出现终点结局的人数，W_x 为 x 时间内失访的人数。

（2）率的计算

结局事件的发生率的计算是队列研究资料分析的关键，根据观察资料的特点，可选择计算不同的指标。

① 累积发病率(cumulative incidence rate)。如果研究人群的数量较大且比较稳定，则无论其发病强度大小和观察时间长短，均可用观察开始时的人口数作为分母，以整个观察期内的发病（或死亡）人数作为分子，计算某病的累积发病率（或累积死亡率）。累积发病率的量值变化范围为 0～1，报告累积发病率时必须说明累积时间的长短，否则其流行病学意义不明。

② 发病密度(incidence density)。如果队列研究观察的时间比较长，就很难做到研究人口的稳定。如研究对象进入队列的时间可能先后不一；在观察截止前，研究对象可能由于迁移、竞争性死亡或其他原因退出队列，造成各种失访；研究对象出现终点结局的时间不同等原因均可造成不同研究对象被观察的时间不一样。此时以总人数为单位计算发病（死亡）率是不合理的，因为提早退出队列的研究对象若能坚持到随访期结束，仍有发病可能。此时需要以观察人时为分母计算发病率，用人时为单位计算出来的率带有瞬时频率性质，称为发病密度。最常用的人时单位是人年，以此求出人年发病（死亡）率。理论上，发病密度的量值变化范围是从 0 到无穷大。

③ 标化比。当研究对象数目较少，结局事件的发生率较低时，无论观察的时间长或短，都不宜直接计算率，而应以全人口发病（死亡）率作为标准，算出该观察人群的理论发病（死亡）人数，即预期发病（死亡）人数，再求观察人群实际发病（死亡）人数与此预期发病（死亡）人数之比，得到标化发病（死亡）比。最常用的指标为标化死亡比(standardized mortality ratio，*SMR*)。标化比不是率，而是以全人口的发病（死亡）率作为对照组计算出来的比，其流行病学意义与效应指标(*RR*)类似。

（3）显著性检验

由于队列研究多为抽样研究，当发现两组率有差别的时候，首先要考虑抽样误差的可能性，并进行统计学显著性检验。

① U 检验。当研究样本量较大，p 和 $1-p$ 都不太小，如 p 和 $n(1-p)$ 均大于 5 时，样本率的频数分布近似正态分布，此时可应用正态分布的原理来检验率的差异是否有显著性，即用 U 检验来检验暴露组与对照组之间率的差异。

② 其他检验方法。如果率比较低，样本量较小时，可改用直接概率法、二项分布

检验或 Poisson 分布检验；当率稍大和样本量稍大时，率的显著性检验可以利用大家熟悉的四格表资料的 χ^2 检验；对 *SMR* 或 *SPMR* 的检验，实际是对所得结果值偏离 1 的检验，其检验方法可用 χ^2 检验或计分检验(score test)，详细方法可参阅有关统计学书籍。

(4) 效应的估计

队列研究的主要效应测量指标是相对危险度(relative risk，*RR*)与归因危险度(attributable risk，*AR*)，即暴露组与对照组之间的危险度比和危险度差。队列研究的最大优点就在于它可以直接计算出研究对象的结局的发生率，因而也就能够直接计算出 *RR* 和 *AR*，从而可直接评价暴露的效应。

① 相对对危险度(*RR*)。这里的相对危险度通常包括了危险度比(risk ratio，*RR*)和率比(rate ratio，*RR*)。危险度比是暴露组的危险度(测量指标是累积发病率)与对照组的危险度之比。率比是暴露组与对照组的发病密度之比。危险度比和率比都是反映暴露与发病(死亡)关联强度的最有用的指标，它们有相同的表达方式和流行病学意义，但同一研究的危险度比和率比的数值是不同的，因为累积发病率和发病密度是不相等的。

$$RR=\frac{I_e}{I_0} \tag{3-4-3}$$

式中，I_e 和 I_0 分别代表暴露组和对照组的率。*RR* 表明暴露组发病(死亡)的危险是对照组的多少倍。*RR* 值越大，表明暴露的效应越大，暴露与结局关联的强度越大。

从表 3-4-1 可知，暴露组发病率为 $I_e=\frac{a}{a+c}$，非暴露组发病率为 $I_0=\frac{b}{b+d}$。

表 3-4-1　队列研究资料统计分析表

是否发病	某因素		合计
	暴露	非暴露	
发病	a	b	$a+b$
不发病	c	d	$c+d$
合计	$a+c$	$b+d$	n

公式(3-4-3)算出的相对危险度是一个点估计值，也是一个样本值。若用来推论总体参数水平，应考虑到抽样误差的存在，需要计算其置信区间，通常用 95%*CI*。计算相对危险度 95%*CI* 的方法很多，常用的有 Woolf 法和 Miettinen 法，此处主张用 Woolf 法。Woolf 法是建立在 *RR* 方差基础上的简单易行的方法。

$$\mathrm{Var}(\ln RR)=\frac{1}{a}+\frac{1}{b}+\frac{1}{c}+\frac{1}{d} \tag{3-4-4}$$

$\ln RR$ 的 $95\%CI=\ln RR\pm1.96\sqrt{\mathrm{Var}(\ln RR)}$，其反自然对数为 *RR* 的 95%*CI*。

② 归因危险度(*AR*)。归因危险度又称特异危险度、危险度差(risk difference，*RD*)和超额危险度(excess risk)，是暴露组发病率与对照组发病率相差的绝对值，它表示危险特异地归因于暴露因素的程度。

$$AR = I_e - I_0 = \frac{a}{n_1} - \frac{c}{n_0} \tag{3-4-5}$$

由于 $$RR = \frac{I_e}{I_0}, I_e = RR \times I_0$$

所以 $$AR = RR \times I_0 - I_0 = I_0(RR - 1)$$

RR 与 AR 都是表示关联强度的重要指标，彼此密切相关，但其流行病学意义却不同。RR 说明暴露者发生相应疾病的危险是非暴露者的多少倍；AR 则是指暴露者与非暴露者比较，所增加的疾病发生数量。前者具有病因学的意义，后者更具有疾病预防和公共卫生学意义。

③ 归因危险度百分比($AR\%$)。归因危险度百分比又称为病因分值(etiologic fraction，EF)，是指暴露人群中的发病或死亡归因于暴露的部分占全部发病或死亡的百分比。

$$AR\% = \frac{I_e - I_0}{I_e} \times 100\% \tag{3-4-6}$$

或 $$AR\% = \frac{RR - 1}{RR} \times 100\% \tag{3-4-7}$$

④ 人群归因危险度(population attributable risk，PAR)。人群归因危险度也称人群病因分值(population etiologicl fraction，PEF)。PAR 是指总人群发病率中归因于暴露的部分，而 $PAR\%$是指 PAR 占总人群发病(或死亡)的百分比。RR 和 AR 是通过比较暴露组与对照组的率算出的，说明暴露的生物学效应，即暴露的致病作用有多大；而 PAR 和 $PAR\%$则是通过比较全人群与对照组的率算出的，说明暴露对全人群的危害程度，以及消除这个因素后该人群中的发病率或死亡率可能降低的程度。PAR 和 $PAR\%$ 既与 RR 和 AR 有关，又与人群中暴露者的比例有关。PAR 和 $PAR\%$的计算公式如下：

$$PAR = I_t - I_0 \tag{3-4-8}$$

$$PAR\% = \frac{I_t - I_0}{I_t} \times 100\% \tag{3-4-9}$$

$PAR\%$亦可由下式计算：

$$PAR\% = \frac{P_e(RR - 1)}{P_e(RR - 1) + 1} \times 100\% \tag{3-4-10}$$

式中，P_e 表示人群中暴露者的比例。从该式中可看出 $PAR\%$与 RR 及人群中暴露者的比例的关系。

⑤ 剂量效应关系的分析。如果某种暴露存在剂量效应关系(dose-effect relationship)，即暴露的剂量越大，其效应越大，则该种暴露作为病因的可能性就越大。如果收集了研究对象的暴露剂量的信息，可以做剂量效应关系的分析。具体的分析方法是先列出不同暴露水平下的发病率，然后以最低暴露水平组为对照，计算其他各暴露水平组的 RR 和 AR。必要时，应对危险度(或率)的变化做趋势性检验。

3.4.4 评价与注意事项

3.4.4.1 偏倚的控制

（1）选择偏倚

队列研究中的选择偏倚常发生于以下几种情况：最初选定参加研究的对象中有人拒绝参加；在进行历史性队列研究时，有些人的档案丢失或记录不全；研究对象由志愿者组成，他们往往或是较健康的，或是有某种特殊倾向或习惯的；早期病人在研究开始时未能发现；等等。这些都是在抽样方法正确的基础上仍可能出现的偏倚。

队列研究的特点之一就是需要随访不同暴露组的全部成员，但要做到这两点是非常困难的。在一个长的随访期间内，暴露组和对照组成员中总会有些人或因对参加该研究不感兴趣，或因身体不适不便继续参加研究，或因移居外地，或因其他原因死亡等而退出研究。我们称这种退出为失访(loss to follow-up)。由于队列研究的随访时间长，失访往往是难以避免的。如果暴露组和对照组的失访人数相等，而且各组中失访者和未失访者的发病率相同，则可认为失访对研究结果没有大的影响；否则，暴露与结果之间的关系可能因失访而被歪曲，这种歪曲被称为失访偏倚(follow-up bias)。失访偏倚本质上也属于选择偏倚。如果暴露组失访者的发病率高于未失访者，则从继续观察者获得的发病率要低于全部研究对象的实际发病率，使暴露与结局的联系被低估；如果暴露组失访者的发病率低于未失访者，则其偏倚效应相反。

选择偏倚的程度很难精确估计，也不能有效处理，因此重在预防。选择偏倚的预防首先要有一个正确的抽样方法，尽可能遵守随机化的原则，严格按规定的标准选择对象。另外，就是要尽量提高研究对象的应答率和依从性。在进行历史性队列研究时，要求目标人群的档案资料齐全，丢失或不全的记录必须在一定的限度之内，否则应谨慎选用。如果有志愿者加入或有选定的研究对象拒绝参加，应了解他们的基本情况后，与正常选择参加的人群进行比较，如果两者之间在一些基本特征上没有差异，则可认为其导致的选择偏倚可能很小，否则，将引起的选择偏倚不能忽视。

对于失访偏倚，可供选择的补救方法有两种：① 查询失访者是否已经死亡及其死亡原因。如果失访者与未失访者所研究疾病的死亡率相同，则可推测他们之间的发病率可能也相近。② 比较失访者和未失访者基线调查时获得的某些特征的资料，两者的基线特征越相似，则出现不同疾病发病率的可能性越小。应该注意的是，上述两种方法只是对失访者和未失访者间发病率差异的一种推测，而不是测量。控制失访偏倚的最好方法还是尽可能地减少失访。

防止失访偏倚主要靠尽可能提高研究对象的依从性。在研究现场和研究对象的选择中就要考虑此问题，如果失访率达到20%以上，则本次研究的真实性值得怀疑。

（2）信息偏倚

在获取暴露、结局或其他信息时所出现的系统误差或偏差叫信息偏倚(information bias)。信息偏倚又称错分偏倚(misclassification bias)，如判断有病为无病，判断有暴露为无暴露等。信息偏倚常是由于使用的仪器不精确、测量方法不稳定、询问技巧不佳、检验技术不熟练、医生诊断水平不高或标准不明确等。另外，信息偏倚也可来源于记录错误，甚至造假等。

信息偏倚若以同样的程度发生于观察的各组，则结果只会影响诊断的准确性而不太影响两组或多组之间的相对关系，它们的相对危险度一般会比实际情况更趋近于 1。信息偏倚若发生于一组而不发生于另一组，或两组错分的程度不同，则结果可能比实际的相对危险度高或低。通常将前者称为非特异性错分，将后者称为特异性错分。

信息偏倚一旦产生，往往既难发现，又难估计与处理，因此重点是预防。常用的预防信息偏倚的方法包括：选择精确稳定的测量方法、调准仪器、严格遵守实验操作规程、同等地对待每个研究对象、提高临床诊断技术、明确各项标准、严格按规定执行等。此外，还应认真做好调查员培训、提高询问调查技巧、统一标准、进行有关责任心和诚信度的教育。估计信息偏倚的常用办法是通过对一个随机样本进行重复的调查与检测，将两次检测的结果进行比较，以估计信息偏倚的可能与大小。

(3) 混杂偏倚

混杂偏倚(confounding bias)是指由于某个第三变量的作用，致使研究因素与结果的联系被歪曲，这个第三变量就叫混杂变量或混杂因子。混杂因子一定既是疾病的影响因素，又与所研究的因素有联系，它在暴露组与对照组的分布是不均衡的。在流行病学研究中，性别、年龄是最常见的混杂因子。

在研究设计阶段可对研究对象作某种限制(如某一年龄层，某性别)，获得同质的研究样本；在对照选择中可采用匹配的办法，以保证两组在一些重要变量上的可比性。

有关混杂偏倚的处理一般可采用分层分析、标准化或多因素分析的方法。在资料分析阶段，首先应根据混杂的判断标准来判断混杂存在的可能性，比较分层调整前后的两个效应测量值的大小以估计混杂作用的大小。

3.4.4.2　优点与局限性

(1) 优点

① 由于研究对象的暴露资料是在结局发生之前收集的，并且都是按照设计由研究者亲自观察得到的，所以资料完整可靠，信息偏倚相对较小。

② 可以直接获得暴露组和对照组人群的发病率或死亡率，直接计算出 RR 和 AR 等反映疾病危险强度的指标，充分而直接地分析暴露的病因作用。

③ 由于病因发生在前，疾病发生在后，因果现象发生的时间顺序是合理的，加之偏倚较少，又可直接计算各项测量疾病危险强度的指标，故其检验病因假说的能力较强，一般可证实病因联系。

④ 有助于了解人群疾病的自然史，有时还可能获得多种预期以外的疾病的结局资料，可分析一因与多种疾病的关系。

(2) 局限性

① 不适于发病率很低的疾病的病因研究，因为在这种情况下需要的研究对象数量太大，前瞻性队列研究一般难以实现。

② 由于随访时间较长，对象不易保持依从性，容易产生失访偏倚。

③ 在随访过程中，未知变量引入人群(如环境的变化，其他干预措施的引进等)，或人群中已知变量的变化(如原有吸烟者戒烟了等)，都可使结局受到影响，使分析复杂化。

④ 研究耗费的人力、物力、财力和时间较多，组织与后勤工作亦相当艰巨。

第4章

辐射流行病学研究设计与统计方法概述

在医学科研中，除了专业设计之外，统计设计也是重要的组成部分。数据收集、整理、分析、报告过程中的正确表达与解释是医学统计学的基本内容以及统计工作中的基本步骤。统计设计涉及比较多的是，根据研究设计的不同，确定资料的收集方式。对于收集好的资料，首先需要对其进行资料的整理，即对其进行严格意义的资料管理与质量控制。资料收集后需要对数据进行系统的统计分析。统计分析包括统计描述和统计推断。统计描述是统计推断的基础，根据资料类型不同，统计描述一般分为定量资料的统计描述和定性资料的统计描述。统计推断一般分为参数估计和假设检验。数值变量资料假设检验常用的方法有 t 检验、方差分析，当资料不满足正态性、方差齐性的要求时，需要采用非参数统计的方法。定性资料的率或构成比的组间比较，一般采用卡方检验。在生物医学世界里，影响某种生物学性状和结局的因素很多，为了客观地探索相关影响因素与结局的真实关联，需要构建多因素回归模型。与传统的流行病学研究一样，基于辐射流行病学研究的设计、数据特征描述、关联研究，同样需要统计学的基本原理和方法进行数据分析。本章主要围绕辐射流行病学的研究设计和资料分析方法进行描述，对辐射流行病学研究项目管理进行介绍，以体现统计学理论方法在辐射流行病学中的应用。

4.1 资料类型与研究设计

4.1.1 资料类型

研究者对每一个观察单位的某项特征进行观察或测量，这种特征能表现观察单位的变异性，称为变量。对变量的观测值称为变量值(value of variable)或观察值(observed value)，变量值构成资料(data)。如以人为观察单位调查某地某年7岁正常儿童的生长发育状况，性别、身高、体重等都可视为变量；性别有男有女，身高可高可矮，体重可轻可重，不同个体不尽相同，这种个体间的差异称为变异。变异来源于一些已知或未知，甚至某些不可控制的因素所导致的随机误差。变量的观察结果也可以是定性的，例如，性别、身高也可以是定性的。按变量属于定量还是定性，可将资料分为以下几种类型。

4.1.1.1　计量资料

计量资料(measurement data)又称定量资料(quantitative data)或数值变量资料(numerical variable data),为观测每个观察单位某项指标的大小而获得的资料。其变量值是定量的,表现为数值大小,一般有度量单位。根据观测值取值是否连续,其又可分为连续型(continuous)和离散型(discrete)两类。前者可在实数范围内任意取值,如从业人员辐射暴露剂量(mSv)、身高(m)、体重(kg)、血压(mmHg)等;后者只能取整数值,如某医院每年的病死人数或家庭人口数等。

4.1.1.2　计数资料

计数资料(enumeration data)又称定性资料(qualitative data)、无序分类变量资料(unordered categorical variable data)或名义变量资料(nominal variable data),为将观察单位按某种属性或类别分组计数,分组汇总各组观察单位数后得到的资料。其变量值是定性的,表现为互不相容的属性或类别,如,有无辐射职业暴露、试验结果的阳性或阴性、有无家族史等。计数资料分以下两种。

(1) 二分类

例如,调查从业人员的辐射暴露史,以每个对象为观察单位,有辐射暴露史的对象为暴露组,没有辐射暴露史的对象为对照组;检查某小学学生大便中的蛔虫卵,以每个学生为观察单位,结果可报告为蛔虫卵阴性与阳性两类;观察某药治疗某病患者的疗效,以每个患者为观察单位,结果可归纳为治愈与未愈两类。二分类计数资料的两个类别间相互对立,互不相容。

(2) 多分类

多分类是指有三种及三种以上类别的分类方式,类别之间没有顺序之分。例如,人的血型 A 型、B 型、AB 型与 O 型为互不相容的四种类别。

4.1.1.3　等级资料

等级资料(ranked data)又称半定量资料(semi-quantitative data)或有序分类变量资料(ordinal categorical variable data),为将观察单位按某种属性的不同程度分成等级后分组计数,分类汇总各组观察单位数后得到的资料。其变量值具有半定量性质,表现为等级大小或属性程度。例如,观察某单位职工累积受照剂量,以受照剂量为观察指标,可以将受照剂量分为<1 mSv、1～10 mSv、10～50 mSv、50～100 mSv、100～500 mSv 及≥500 mSv 六个等级,也可采用－、±、＋、＋＋、＋＋＋、＋＋＋＋六个等级进行区分。又如,观察用某药治疗某病患者的疗效,以每名患者为观察单位,结果可分为治愈、显效、好转、无效四个等级。

统计分析方法的选用是与资料类型密切联系的。在资料分析过程中,根据需要在有关专业理论指导下,各类资料间可以互相转化,以满足不同统计分析方法的要求。例如,以人为观察单位观察某人群脉搏数(次/min),属于计量资料;若根据医学专业理论,定义脉搏数在 60～100 次/min 为正常,<60 次/min 或>100 次/min 为异常,按“正常”与“异常”两种属性分别清点人数,汇总后可转化为计数资料。若进一步定义脉搏数<60 次/min 为缓脉,>100 次/min 为速脉,按“缓脉”“正常”“速脉”三个等级分别清点人数,汇总后可转化为等级资料。以上例子是先获取计量资料,再向计数资料或等级资料进行转化，只要能在专业理论的支持下，确定不同属性或不同等级的数量界限，这种转化是不难实现的。这提示我们在研究设计中，对于能测量的指标，尽可能设计为定量指标，这将为分析中的资料转化带来方便；同时，对于那些原本为计数或等级的资料，在资料分析过程中，为满足某些统计分析方法的要求(如各类回归分析的要求)，有时要在有关理论和实践的指导下设法转化为计量资料，称为指标的数量化，该内容在有关书籍中有所介绍，在此不赘述。

4.1.2 研究设计

研究设计是医学科学研究的基础和前提，是影响研究能否成功的最关键环节，是提高观察和实验质量的重要保证。因此，在进行科学研究之前，需要认真对科研方案进行设计和讨论。现代科学研究按研究目的将研究设计分为验证性研究设计与探索性研究设计两部分，按研究的形式将其分为观察性研究设计、实验性研究设计和临床试验性研究设计三种，按研究的时限将其分为前瞻性研究设计、回顾性研究设计和横断面调查设计三种，按研究的对象将其分为以一般人群为基础的社区研究设计、以患者为基础的临床试验设计和以动植物和生物化学材料为基础的实验设计三种。然而，辐射流行病学的研究对象存在特殊性，其研究设计主要分为以生物样品为基础的实验性研究设计和以人群调查为基础的观察性研究设计两种。

4.1.2.1 实验研究设计

实验研究因为可人为地控制实验条件，因此设计更加周密，各比较组之间的可比性可以设计得更加周全，很少会因为其他的干扰因素受影响，干预因素与实验效应的对应更为精确。但同时也应该清楚地认识到，虽然动物和人是有共性的，但也存在差异，由动物的实验结果外推到人还需要更多的科学依据，用评价动物的实验研究结果外推到人是相当有意义的，但不能盲目地下结论。例如，动物实验的结果不能直接用来解析人类的现象，因为动物常常是存在代谢缺陷的，与人的环境存在显著的差异，另外，也有一些动物仅仅存在部分与人相近的特性，不能外推，因此动物的实验研究结果不能直接用来解释人类的疾病现象，如果要外推，尚需要更多的实验证据来加以证明。

还有，不同种系的动物也有不同的生物学特征，并且动物实验往往数量比较少，发生意外的可能性较大，因此需要尽量降低这种情况的发生，所有的数据需要进行至少3次有效的重复后才能确定结果。此处介绍三种常见的实验设计方案，更详细的内容可以参考本书其他章节的相关内容。

(1) 完全随机设计

完全随机设计又称简单随机分组设计，是采用完全随机化分组的方法将同质的实验单位分配到各处理组中，分别接受不同水平的处理。各组样本量可以相等，也可以不相等。其优点是设计简单，易于实施，出现缺失数据时仍可以进行统计分析。缺点是研究小样本资料时，可能均衡性较差，抽样误差较大，与配对或随机区组设计相比效率较低。

(2) 配对设计

配对设计是将试验单位个体按一定的条件配成对子，再将每对中的两个实验单位随机分配到不同水平的处理组，配对的因素是可能会影响实验的混杂因素。在动物实验中，常将窝别、性别、体重等作为配对条件；在临床试验中，常将病情轻重、性别、年龄、职业等作为配对条件。其优点是抽样误差小，实验效率较高，所需样本量较少。其缺点是当配对条件未能严格控制造成配对失败或配对欠佳时，反而会降低实验效率。

（3）随机区组设计

随机区组设计又称随机单位组设计或配伍设计，实际上是配对设计的扩展，通常是先将实验单位按性质（如性别、体重、病情、年龄等非处理因素）相同或相似组成区组，再分别将各组内的实验单位随机分配到不同水平的处理组中。设计时应注意“单位组间差别越大越好，单位组内差别越小越好”的原则。其优点是每个区组内的试验单位有较好的同质性，比完全随机设计误差小，因而更容易发现处理组间的差别，提高了实验后的统计分析效率。其缺点是要求各区组实验单位数必须相同，实验结果中若有数据缺失，统计分析会比较麻烦或不准确。

4.1.2.2　观察性研究设计

观察性研究也称调查研究，是对调查研究所做的周密计划，它包括调查研究资料的收集、整理和分析全过程的统计分析和合理安排。调查设计的目的是获得符合统计学要求的调查资料和预期结论。观察性研究不仅需要研究调查对象日常采取的干预措施，还需要现场记录调查结果、存在的状况等有关因素，即要将调查研究目的转化为拟分析的指标，再将拟分析指标转化为调查内容，同时编制标准的调查表进行资料的收集、整理和分析。常用的调查研究设计方法包括：横断面研究、病例对照研究和队列研究。

观察性研究需要特别注意的是：事先明确研究对象总体以及样本的选择方法。样本应具有代表性，因此在选择抽样方法时应根据研究目的、研究经费及研究条件选择相应的抽样方法，如单纯随机抽样、系统抽样、分层抽样和整群抽样。在确定调查内容以后，其范围、目的、方案都应设计在合适的调查表中，为方便数据分析，还应利用相应的录入软件，设计逻辑关系和跳转，方便数据的录入；对于录入好的数据库应设计“调查须知”“填表须知”“代码属性”等，以便以后使用数据时能及时参照相关内容。另外，在进行正式调查前还应进行合理的预调查和调查员培训，以做到更大范围内的人员参与，降低无应答率，提高观察性研究的统计效能。

4.1.2.3　样本量估算

调查（研究）样本量大小的估算是在保证研究结论具有一定可靠性的前提下，确定最少的观察例数，这是个既遵循科学性又讲究经济效益的决策过程。实际情况是，样本量过小，所得结论置信度低；反之，不仅研究条件、实验操作不易严格控制，而且观测指标难以做到细致精确，结论也未必可靠，最后可能造成不必要的人力、物力和时间的浪费。因此，在调查研究工作开展之前，初步估算样本量大小是十分必要的。

医学科学研究的工作经验告诉我们，样本量与下列因素有关。

① 实验性质的研究比调查性质的研究容易控制研究条件，干扰因素少，样本量较小。

② 计量资料的研究比计数（定性）资料的研究所需样本量小得多，往往以个位数为基础。

③ 样本量大小与研究指标的变异度(方差)大小成反比关系。

④ 不同比较组间的指标客观存在的差别(δ,精度)越小,所需样本量越大;反之,样本量越小。

⑤ 结论有差别时,若要求Ⅰ类错误(type Ⅰ error)的概率越低(即显著性水平 α 值越小),则所需样本量越大;反之,样本量越小。

⑥ 能够检验出真实存在的差别的能力[或称把握度、检验效能(power of a test),以 $1-\beta$ 表示]越大,即 β 值[Ⅱ类错误(type Ⅱ error)]越小,则样本量越大;反之,样本量越小。

⑦ 样本率在50%附近时,所需样本量较小;越远离50%时,所需样本量较大。

⑧ 双侧检验所需的样本量较单侧大。

⑨ 样本量与致病因素危险性成反比。

总之,样本量大小的估算问题,取决于具体的研究对象、研究目的和要求。若是一般的现况调查,可凭经验估计,并不是非要经过计算不可。例如,临床生理、生化指标的正常值制订,一般需要调查100例以上目标人群;肿瘤调查需要至少10万人;人口的性别、年龄构成,一般抽查当地1/10人口数;等等。由于辐射流行病学样本量估算是在主要涉及已知某种肿瘤发病率的条件下进行计算的方法,受篇幅所限,本章略去计量资料研究中所需的样本量估算,以定性资料为基础进行叙述。

在调查某地总体人群某病的发病率、患病率或人群死亡率时,一般不能直接进行全面调查,需要在抽样研究的基础上估算所需要的样本量。

(1) 样本率服从正态分布

当样本率在30%~70%,且满足正态分布时,可以用公式(4-1-1)估算样本量的大小。

$$n=\frac{z_{\alpha/2}^{2}pq}{\delta^{2}} \tag{4-1-1}$$

式中,n 为样本量,$z_{\alpha/2}$ 为标准正态分布条件下双侧尾部面积为 α 时的 z 界值,p 为阳性率(生存率),$q=1-p$ 为阴性率(死亡率),δ 为误差。

【例4-1】 某地卫生防疫站为了制订驱蛔虫计划,做好药品、经费预算,抽样估算当地儿童的蛔虫感染率。据该地以往经验,儿童蛔虫感染率(π)在40%左右,若本次调查规定容许误差(δ)在10%范围内(取4%),同时规定 $\alpha=0.05$。试问:至少需要抽查多少名儿童?

$p=0.40$,$q=1-p=1-0.40=0.60$,$\delta=0.04$,$z_{0.05/2}=1.96$,代入公式(4-1-1),得:

$$n=\frac{z_{\alpha/2}^{2}pq}{\delta^{2}}=\frac{1.96^{2}\times0.4\times0.6}{0.04^{2}}=576(\text{人})$$

大多数调查要求容许误差规定在该指标的10%范围内,$z_{0.05/2}=1.96$ 近似于2,若将它们代入公式(4-1-1),将得到近似公式(4-1-2)。

$$n=\frac{2^{2}\times p\times q}{0.01p^{2}}=400\times\frac{q}{p}=400\times\frac{0.60}{0.40}=600(\text{人}) \tag{4-1-2}$$

若 $p<30\%$ 或 $p>70\%$,率的分布一般不满足正态分布,样本率 p 须经过平方根

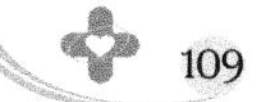

及反正弦变换。$arcsin\sqrt{p}$ 反正弦函数值有两种表达方式(角度与弧度),角度用公式(4-1-3),弧度用公式(4-1-4)。

$$n=\left[\frac{57.3\ z_{\alpha/2}}{\sin^{-1}\sqrt{\left(\frac{\delta}{\sqrt{pq}}\right)^2}}\right]^2 \tag{4-1-3}$$

$$n=\left[\frac{z_{\alpha/2}}{\sin^{-1}\sqrt{\left(\frac{\delta}{\sqrt{pq}}\right)^2}}\right]^2 \tag{4-1-4}$$

【例 4-2】 某地调查儿童的肺吸虫感染率,根据以往报道,儿童肺吸虫感染率约为 10%,规定容许误差 $\delta=0.01$,$p=0.10$,$\alpha=0.05$。试问:需要调查多少名儿童?

$p=0.10$,$q=0.90$,$\delta=0.01$,$z_{0.05/2}=1.96$,若先以角度表示反正弦函数,代入公式(4-1-3),得:

$$n=\left[\frac{57.3\ z_{\alpha/2}}{\sin^{-1}\sqrt{\left(\frac{\delta}{\sqrt{pq}}\right)^2}}\right]^2=\left[\frac{57.3\times1.96}{\sin^{-1}\sqrt{\left(\frac{0.01}{\sqrt{0.1\times0.9}}\right)^2}}\right]^2=\left[\frac{112.308}{\sin^{-1}\sqrt{0.001\ 111}}\right]^2$$

$$=\left[\frac{112.308}{1.910\ 2}\right]^2=3\ 456.7\approx3\ 457(\text{人})$$

以弧度表示反正弦函数值时,代入公式(4-1-4),得:

$$n=\left[\frac{z_{\alpha/2}}{\sin^{-1}\sqrt{\left(\frac{\delta}{\sqrt{pq}}\right)^2}}\right]^2=\left[\frac{1.96}{\sin^{-1}\sqrt{\left(\frac{0.01}{\sqrt{0.1\times0.9}}\right)^2}}\right]^2=\left[\frac{1.96}{\sin^{-1}\sqrt{0.001\ 111}}\right]^2$$

$$=\left[\frac{1.96}{0.033\ 34}\right]^2=3\ 456(\text{人})$$

结果理论上应该相等,误差是取反正弦函数时精确到小数点后几位及随后的四舍五入引起的。

如果按照二项分布符合正态分布的条件,即 $np\geqslant5$ 并且 $n(1-P)\geqslant5$,则由于调查样本量 n 一般均较大,np 与 $n(1-p)$ 易满足等于或大于 5 的要求,因此一般情况都能用公式(4-1-1)计算,且结果相同或非常接近。

如本例儿童肺吸虫感染率调查以 $p=0.10$,$q=0.90$,$\delta=0.01$ 和 $z_{0.05/2}=1.96$,代入公式(4-1-1),得:

$$n=\frac{1.96^2\times0.10\times0.90}{0.01^2}=3\ 457(\text{人})$$

结果与用公式(4-1-3)和公式(4-1-4)计算的相等。

(2) 样本率服从近似 Poisson 分布

样本率的分布近似 Poisson 分布时,调查例数是查 Poisson 分布的置信区间表后进行推算的。

【例 4-3】 根据以往报道,某地区居民的癌症发病率为 $p=100\times10^{-5}$。试问:至少需要调查多少人才不至于由于偶然性而遇不到 1 例病例?

癌症发病率 $p=100\times10^{-5}$，即平均 1 000 名居民中有 1 例病例，查 Poisson 分布置信区间表，实际发生数为 1 的 95%CI 的下限 $\lambda_L=0.03$，意思是调查1 000 人（观察 1 年为 1 000 人年），可能碰不到 1 例病例而使整个工作失去意义。至少遇到 1 例病例，即 Poisson 分布计数 λ 的下限 $\lambda_L=1$ 时（以 95%CI 肯定会遇到 1 例病例），则实际计数应是 4，也就是需要调查 4 000 人。

如果不调查全部癌症，仅仅调查白血病的发病率，则调查人数会更多。一般白血病的发病率为 3×10^{-5}，平均 3.3 万人中出现 1 例白血病病人。同理，要使调查结果至少遇到 1 例白血病病人，也得使实际发生数为 4，所以应该调查 3.3 万×4=13.2 万人（132 000 人年）。假如某职业工人有 1 万人，则应该连续观察 13 年多一点的时间，才能肯定出现 1 例白血病病人（95%CI）。

对于这种大数量人群的抽样调查，无法用单纯随机抽样方法进行，往往采取整群抽样，而整群抽样的抽样误差大于单纯随机抽样。根据经验，实际调查数还应增加推算量的$\frac{1}{2}$，例如，全部癌症调查的实际样本量应增加到 4 千$+\frac{1}{2}\times$4 千=6 千，白血病调查人数应增加到 13.2 万$+\frac{1}{2}\times$13.2 万=19.8 万。

（3）比较率时样本量的估算

① 现况调查和队列研究样本量估算。

要推断两组人群间某病发生（或死亡）率是否存在差别，可先根据以往报道或者预调查获得 p_1 与 p_2，并按 α 水平和检验效能（$1-\beta$），用计算法确定样本量。

下列五个计算公式结果近似，基本上能通用。

$$n=\left(\frac{z_{\alpha/2}\sqrt{2\overline{p}\overline{q}}+z_\beta\sqrt{p_1q_1+p_2q_1}}{p_1-q_1}\right)^2 \tag{4-1-5}$$

$$n=\frac{2\,(z_{\alpha/2}+z_\beta)^2\,\overline{p}\overline{q}}{(p_1-p_2)^2} \tag{4-1-6}$$

上两式中，$\overline{p}=\frac{x_1+x_2}{n_1+n_2}$，$\overline{q}=1-\overline{p}$。

$$n=(p_1+p_2)\times\left(\frac{z_{\alpha/2}+z_\beta}{p_1-p_2}\right)^2 \tag{4-1-7}$$

$\sin^{-1}\sqrt{p}$ 以角度表示时：

$$n=1\,641.6\left(\frac{z_{\alpha/2}+z_\beta}{\sin^{-1}\sqrt{p_1}-\sin^{-1}\sqrt{p_2}}\right)^2 \tag{4-1-8}$$

$\sin^{-1}\sqrt{p}$ 以弧度表示时：

$$n=\frac{1}{2}\left(\frac{z_{\alpha/2}+z_\beta}{\sin^{-1}\sqrt{p_1}-\sin^{-1}\sqrt{p_2}}\right)^2 \tag{4-1-9}$$

【例 4-4】 假如已知一般人群中癌症死亡率 $p_1=80\times10^{-5}$，某职业人群癌症死亡率 $p_2=100\times10^{-5}$（职业人群癌症死亡相对危险性 $RR=\frac{100\times10^{-5}}{80\times10^{-5}}=1.25$）。试问：两

组人群各调查多少人年才能得出两组癌症死亡率有显著性差别的结论？

$p_1=80\times10^{-5}$，$p_2=100\times10^{-5}$，假如各调查 10 万人，则平均癌亡率 $\bar{p}=(80+100)\times10^{-5}\times\frac{1}{2}=90\times10^{-5}$，$\bar{q}=1-\bar{p}=99\ 910\times10^{-5}$。按专业知识用单侧检验 $\alpha=0.05$，$u_{0.05}=1.64$，检验效能 $1-\beta=0.80$，单侧 $\beta=0.20$ 时，$u_{0.20}=0.84$，将上述数据依次代入公式(4-1-5)、公式(4-1-6)、公式(4-1-7)、公式(4-1-8)和公式(4-1-9)。

$$n=\frac{1}{0.000\ 80-0.001\ 00}(1.64\times\sqrt{2\times0.000\ 9\times0.999\ 1}+0.84\times\sqrt{0.000\ 8\times0.999\ 2+0.001\ 00\times0.999\ 00})^2=276\ 517.867\ 2\approx276\ 519$$

$$n=\frac{2\times(1.64+0.84)^2\times0.000\ 9\times0.999\ 1}{(0.000\ 80-0.001\ 00)^2}=276\ 519(\text{人})$$

$$n=(0.000\ 80+0.001\ 00)\times\left(\frac{1.64+0.84}{0.000\ 80-0.001\ 00}\right)^2=276\ 768(\text{人})$$

$\sin^{-1}\sqrt{p}$ 以角度表示时：

$$n=1\ 641.6\left(\frac{1.64+0.84}{\sin^{-1}\sqrt{0.000\ 80}-\sin^{-1}\sqrt{0.001\ 00}}\right)^2=275\ 696(\text{人})$$

$\sin^{-1}\sqrt{p}$ 以弧度表示时：

$$n=\frac{1}{2}\left(\frac{1.64+0.84}{\sin^{-1}\sqrt{0.000\ 80}-\sin^{-1}\sqrt{0.001\ 00}}\right)^2=275\ 663(\text{人})$$

从以上计算结果可知，公式(4-1-8)与公式(4-1-9)的结果略有差别，系小数四舍五入引起；公式(4-1-5)与公式(4-1-6)的结果几乎相等，公式(4-1-7)结果虽略大，但五种结果均较接近，并以公式(4-1-7)较为简便，它不需要算平均率($\bar{p}$、$\bar{q}$)，也不需要做平方根反正弦($\sin^{-1}\sqrt{p}$)变换，且结果能多调查人数又较稳妥，值得推荐。

【例 4-5】 一般人群的肺癌死亡率为 20×10^{-5}，某职业人群肺癌死亡危险性为一般人群的 2 倍($RR=2$，$p_2=40\times10^{-5}$)，若规定 $\alpha=0.05$，$\beta=0.10$(检出效能 $1-\beta=0.90$)，要求调查结论得出两组肺癌死亡率有显著差别。试问：两组各需要调查多少人？

$p_1=20\times10^{-5}$，$p_2=40\times10^{-5}$，单侧 $u_{0.05}=1.64$，$u_{0.10}=1.28$，代入推荐的公式(4-1-7)，得：

$$n=(0.000\ 20+0.000\ 40)\times\left(\frac{1.64+1.28}{0.000\ 20-0.000\ 40}\right)^2=127\ 896(\text{人})$$

两组各需要调查 127 896 人。

② 病例对照研究中的调查样本量估算。

病例对照研究得不到研究(暴露)组和对照(非暴露)组的发病率，只能得到病例、对照两组对某种危险因素的暴露比例(暴露率)。因此，病例对照研究的样本量估算与队列研究的样本估算是不同的概念，尽管某些计算公式推导的数学原理是类似的。另外，考虑到病例对照这种特定类型的研究方式，要求项目研究的病例组对全体病人具有充分的代表性，因此当某地某个时期内发生的病例数不太多时，应该调查全部病例而不必进行抽样调查。只有当病例数较多时，才考虑抽样调查和样本量的大小。

4.1.3 调查设计

(1) 随机对照调查设计

【例 4-6】 某地区全体居民吸烟的比例 $p_1=30\%$，据文献报道，吸烟者患肺癌的相对危险度(病例对照研究中以比值比 OR 表示)$OR=5.0$，要求在 $\alpha=0.05$，$1-\beta=0.90$ 的条件下得出肺癌与吸烟关系的肯定性结论。试问：病例和对照各需要调查多少人？

解决病例对照研究中样本量大小问题，一般可用 Fleiss 公式计算：

$$n=\left(\frac{z_{\alpha/2}\sqrt{2\overline{p}\overline{q}}+z_{\beta}\sqrt{p_1q_1+p_2q_2}}{p_2-p_1}\right)^2 \tag{4-1-10}$$

式中，$z_{\alpha/2}$、z_β 为两类错误的显著性水平界值；p_1 为对照组对某因素的暴露率；q_1 为非暴露率(一般可近似以全人口中暴露率代替)；p_2 与 q_2 分别为病例组中对某因素的暴露率与非暴露率，一般较难事先得知，可通过计算或查表得到；p 与 q 为病例、对照两组对某因素的平均暴露率与非暴露率。

本例 $p_1=0.30$，$OR=5.0$，先用公式(4-1-11)计算 p_2。

$$p_2=\frac{RR\times p_1}{1+(RR-1)\times p_1} \tag{4-1-11}$$

本例：$p_2=\dfrac{RR\times p_1}{1+(RR-1)\times p_1}=\dfrac{5.00\times 0.3}{1+(5-1)\times 0.3}=0.681\ 8(68.18\%)$

由对照组暴露率及相对危险度估算病例组的暴露率，在 $p_1=0.30$ 与 $OR=5.0$ 处，$p_2=0.68$，与计算结果一致。

平均暴露率 $\overline{p}$ 可按公式(4-1-12)或公式(4-1-13)计算，结果是相等的。

$$\overline{p}=\frac{1}{2}(p_1+p_1) \tag{4-1-12}$$

$$\overline{p}=\frac{1}{2}p_1\left[1+\frac{RR}{1+(RR-1)\times p_1}\right] \tag{4-1-13}$$

本例：

$$\overline{p}=\frac{1}{2}(p_1+p_1)=\frac{1}{2}(0.30+0.682)=0.491(49.10\%)$$

$$\overline{q}=1-\overline{p}=1-0.491=0.509(50.90\%)$$

单侧 $z_{0.05}=1.64$，$z_{0.10}=1.28$，$\overline{p}=0.491$，$\overline{q}=0.509$，$p_1=0.30$，$q_1=0.70$，$p_2=0.682$，$q_2=0.318$，代入公式(4-1-10)，得：

$$n=\left[\frac{z_{\alpha/2}\sqrt{2\ \overline{p}\overline{q}}+z_{\beta}\sqrt{p_1q_1+p_2q_2}}{p_2-p_1}\right]^2$$

$$=\left[\frac{1.64\sqrt{2\times 0.491\times 0.509}+1.28\sqrt{0.30\times 0.70+0.682\times 0.318}}{0.682-0.30}\right]^2=27.3\approx 27(\text{人})$$

计算结果 n 在 100 人以内，应以公式(4-1-14)进行校正：

$$n_c=\frac{n}{4}\left[1+\sqrt{1+\frac{8}{n(p_2-p_1)}}\right]^2 \tag{4-1-14}$$

本例：$n_c=\frac{n}{4}\left[1+\sqrt{1+\frac{8}{n(p_2-p_1)}}\right]^2=\frac{27}{4}\left[1+\sqrt{1+\frac{8}{27(0.682-0.30)}}\right]^2\approx 37$（人）

病例和对照各需要调查 37 人。

（2）配对调查设计

病例对照研究中的配对设计样本量估算较为简单，只需根据以往经验或预调查了解到对照人群某因素的暴露率（p_1）以及接触该因素后某病发生的相对危险度即可。

【例 4-7】 继续例 4-6，对照组（以全人口代替）吸烟率 $p_1=0.30$，吸烟者患肺癌的相对危险度 $RR=5.0$，要求 $\alpha=0.05$，$1-\beta=0.90$。试问：做 1∶1 配对调查需要调查多少对？

附表 20 只列出了 $1-\beta=0.80$ 与 $1-\beta=0.95$，我们只能查出这两种条件下的 n 值，试用内插法求出 $1-\beta=0.90$ 的 n 值（上、中、下三行数字分别为 1∶1、1∶2 和 1∶4 配对的对子数）。

如 $\alpha=0.05$ 和 $1-\beta=0.80$，表内 $p_1=0.3$ 和 $OR=5.0$ 相应位置上的 $n_1=25$（1∶1 配对）。同样，在 $\alpha=0.05$ 和 $1-\beta=0.95$ 表内找到 $n_2=37$，则内插值 $n=25+\frac{37-25}{95-80}\times 10=25+\frac{12}{15}\times 10=33$（对）。本例结果与例 4-6 的查表值 $n=32$ 是接近的，较校正值 $n_c=37$ 小，可以说明配对设计效率高于随机组设计。若以 1∶2 或 1∶4 配对，则样本量的减小更明显。读者可试着查附表 20，再用内插法求本例 1∶2 或 1∶4 配对的对子数。

4.2　统计描述

4.2.1　定量资料的统计描述

4.2.1.1　集中趋势的描述

统计学用平均数（average）描述一组变量值的集中趋势或平均水平，常用的平均数有算术均数、几何均数和中位数。

（1）算术均数

算术均数简称均数（mean），可用于反映一组呈对称分布的变量值在数量上的平均水平。

① 直接计算法。

计算公式为：

$$\overline{X}=\frac{X_1+X_2+\cdots+X_n}{n}=\frac{\sum X}{n} \tag{4-2-1}$$

式中，n 为样本量，$\sum$（希腊字母，读作 sigma）为求和的符号。

【例 4-8】 用直接法计算某医院随机抽查的 138 名正常成年女子的红细胞数的均数。

$$\overline{X}=\frac{3.96+4.23+\cdots+3.76}{138}=4.23\times 10^{12}/\text{L}$$

② 频数表法。

计算公式为：

$$\overline{X}=\frac{f_1X_1+f_2X_2+\cdots+f_kX_k}{f_1+f_2+\cdots+f_k}=\frac{\sum fX}{\sum f} \tag{4-2-2}$$

式中，k 表示频数表的组段数；$f_1,f_2,\cdots,f_k$ 及 $X_1,X_2,\cdots,X_k$ 分别表示各组段的频数和组中值[（本组上限＋下组上限）/2]，如表 4-2-1 第（1）栏的组中值为（3.07＋3.27）/2＝3.17。在这里，频数 f 起到“权”（weight）的作用，即某个组段频数多，权数就大，其组中值对均数的影响就大；反之，影响小。

表 4-2-1　138 名正常成年女子的红细胞数（10^{12}/L）的频数分布

组段 （1）	频数 f （2）	组中值 X （3）	fX （4）＝（2）×（3）	fX^2 （4）＝（2）×$(3)^2$
3.07～	2	3.17	6.34	20.10
3.27～	3	3.37	10.11	34.07
3.47～	9	3.57	32.13	114.70
3.67～	14	3.77	52.78	198.98
3.87～	22	3.97	87.34	346.74
4.07～	30	4.17	125.10	521.67
4.27～	21	4.37	91.77	401.03
4.47～	15	4.57	68.55	313.27
4.67～	10	4.77	47.70	227.53
4.87～	6	4.97	29.82	148.21
5.07～	4	5.17	20.68	106.92
5.27～5.47	2	5.37	10.74	57.67
合计	138	—	583.06	2 490.89

【例 4-9】 利用表 4-2-1 计算某医院随机抽查的 138 名正常成年女子的红细胞数的均数。

$$\overline{X}=\frac{2\times 3.17+3\times 3.37+\cdots+2\times 5.37}{2+3+\cdots+2}=\frac{583.06}{138}=4.23\times 10^{12}/\text{L}$$

（2）几何均数

几何均数（geometric mean，G）可用于反映一组经对数转换后呈对称分布的变量值在数量上的平均水平，在医学研究中常适用于抗体滴度等指标的计算。其计算公式为：

$$G=\sqrt[n]{X_1X_2X_3\cdots X_n}\ \text{或}\ G=\lg^{-1}\left(\frac{\sum \lg X}{n}\right) \tag{4-2-3}$$

【例 4-10】 某地 5 例微丝蚴血症患者治疗 7 年后用间接荧光抗体试验测得其血

清抗体滴度的倒数分别为 10、20、40、40、160，求其几何均数。

$$G=\sqrt[n]{X_1X_2X_3\cdots X_n}=\sqrt[5]{10\times20\times40\times40\times160}=34.8$$

或 $$G=\lg^{-1}\left(\frac{\sum\lg X}{n}\right)=\lg^{-1}\left(\frac{\lg10+\lg20+\lg40+\lg40+\lg160}{5}\right)=34.8$$

故 5 份血清抗体滴度的平均值为 1∶34.8。

对于频数表资料，几何均数的计算公式为：

$$G=\lg^{-1}\left(\frac{\sum f\lg X}{\sum f}\right) \tag{4-2-4}$$

【例 4-11】 69 例类风湿关节炎(RA)患者血清 EBV-VCA-IgG 抗体滴度的分布见表 4-2-2 第(1)、(2)栏，求其平均抗体滴度。

表 4-2-2　69 例 RA 患者血清 EBV-VCA-IgG 抗体滴度测定结果

抗体滴度 (1)	人数 f (2)	滴度倒数 X (3)	$\lg X$ (4)	$f\lg X$ (5)
1∶10	4	10	1.000 0	4.000 0
1∶20	3	20	1.301 0	3.903 0
1∶40	10	40	1.602 1	16.021 0
1∶80	10	80	1.903 1	19.031 0
1∶160	11	160	2.204 1	24.2 451
1∶320	15	320	2.505 1	37.576 5
1∶640	14	640	2.806 2	39.286 8
1∶1 280	2	1 280	3.107 2	6.214 4
合计	69	—	—	150.277 8

按公式(4-2-4)求平均抗体滴度，结果见表 4-2-2 第(3)～(5)栏。

$$G=\lg^{-1}\left(\frac{\sum f\lg X}{\sum f}\right)=\lg^{-1}\left(\frac{150.277\ 8}{69}\right)=\lg^{-1}2.177\ 9=150.6$$

故 69 例 RA 患者血清 EBV-VCA-IgG 抗体滴度的平均值为 1∶150.6。

(3) 中位数

中位数(median，M)是将 n 个变量值从小到大排列，位置居于中间的那个数。当 n 为奇数时，取位次居中的变量值；当 n 为偶数时，取位次居中的两个变量值的均数。中位数适用于各种分布类型的资料，尤其是偏态分布资料和一端或两端无确切数值的资料，其计算公式如下。

n 为奇数时：
$$M=X_{\frac{n+1}{2}} \tag{4-2-5}$$

n 为偶数时：
$$M=\frac{1}{2}(X_{\frac{n}{2}}+X_{\frac{n}{2}+1}) \tag{4-2-6}$$

【例 4-12】 7 名病人患某病的潜伏期分别为 2、3、4、5、6、9、16 天，求其中位数。

本例 $n=7$ 为奇数，按公式(4-2-5)，得：$M=X_{\frac{n+1}{2}}=(X_{\frac{7+1}{2}})=5$(天)。

【例 4-13】 8 名患者食物中毒的潜伏期分别为 1、2、2、3、5、8、15、24 小时，求其中位数。

本例 $n=8$ 为偶数，按公式(4-2-6)，得：

$$M=\frac{1}{2}(X_{\frac{n}{2}}+X_{\frac{n}{2}+1})=\frac{1}{2}(X_{\frac{8}{2}}+X_{\frac{8}{2}+1})=\frac{1}{2}(X_4+X_5)=4(\text{小时})$$

(4) 百分位数

百分位数(percentile, P)是一种位置指标，用 P_X 来表示，读作第 X 百分位数。一个百分位数 P_X 将全部变量值分为两部分，在 P_X 处若无相同变量值，则在不包含 P_X 的全部变量值中有 $X\%$的变量值小于它，$(100-X)\%$变量值大于它。故百分位数是一个界值，其重要用途是确定医学参考值范围(reference range)。中位数实际上是第 50 百分位数。

① 直接计算法。

将 n 个变量值从小到大排列，设$(n+l)X\%=j+g$，j 为整数部分，g 为小数部分，则有如下两种情况。

当 $g=0$ 时：

$$P_X=X_{(j)} \tag{4-2-7}$$

当 $g\neq 0$ 时：

$$P_X=(1-g)X_{(j)}+gX_{(j+1)} \tag{4-2-8}$$

当 $X\%=50\%$时，公式(4-2-7)、公式(4-2-8)为中位数计算公式。

【例 4-14】 对某医院细菌性痢疾治愈者的住院天数进行统计，119 名患者的住院天数从小到大的排列如下。试求：第 5 百分位数和第 99 百分位数。

患者：1、2、3、4、5、6、7、8、9……116、117、118、119

住院天数：1、1、2、2、2、3、4、4、5……39、40、40、42

$(119+1)\times 5\%=6$，$j=6$，用公式(4-2-7)计算，得：

$$P_5=X_{(6)}=3(\text{天})$$

$(119+1)\times 99\%=118.8$，$j=118$，$g=0.8$，用公式(4-2-8)计算，得：

$$P_{99}=(1-0.8)X_{(118)}+0.8X_{(119)}=0.2\times 40+0.8\times 42=41.6(\text{天})$$

P_5的意义是该医院有 5%的细菌性痢疾治愈者的住院天数少于 3 天，或者说有 95%的细菌性痢疾治愈者的住院天数多于 3 天。P_{99}的意义是绝大多数(99%)细菌性痢疾治愈者的住院天数少于 41.6 天。

② 频数表法。

对于连续变量的频数表资料，百分位数的计算公式为：

$$P_X=L_X+\frac{i_X}{f_X}(nX\%-\sum f_L) \tag{4-2-9}$$

式中，L_X、i_x和 f_x分别为第 X 百分位数所在组段的下限、组距和频数，$\sum f_L$ 为小于 L_X各组段的累积频数，n 为总例数。

当 $X\%=50\%=1/2$ 时，公式(4-2-9)是中位数的计算公式：

$$M=P_{50}=L_{50}+\frac{i_{50}}{f_{50}}\left(\frac{n}{2}-\sum f_L\right) \tag{4-2-10}$$

【例 4-15】 某地 118 名链球菌咽喉炎患者的潜伏期频数见表 4-2-3 第(1)、(2)栏，求其中位数及第 25、第 75 百分位数。

表 4-2-3　118 名链球菌咽喉炎患者的潜伏期

天数 (1)	人数 f (2)	累计频数 (3)	累计频率/% (4)
12～	4	4	3.4
24～	17	21	17.8
36～	32	53	44.9
48～	24	77	65.3
60～	18	95	80.5
72～	12	107	90.7
84～	5	112	94.9
96～	4	116	98.3
≥108	2	118	100.0

中位数对应的累计频数是 50%，对表 4-2-3 中第(4)栏从上到下统计累计频率，小于 48 天的累计频率为 44.9%，小于 60 天的累计频率为 65.3%，故中位数所在组段为“48～”。

$n=118, L_{50}=48, i_x=12, f_{50}=24, \sum f_L=53$，代入公式(4-2-10)，得：

$$M=P_{50}=L_{50}+\frac{i_{50}}{f_{50}}\left(\frac{n}{2}-\sum f_L\right)=48+\frac{12}{24}\left(\frac{118}{2}-53\right)=51(\text{天})$$

同理，P_{25} 对应的累计频率为 25%，位于“36～”组段；P_{75} 对应的累计频率为 75%，位于“60～”组段。用公式(4-2-9)计算，得：

$$P_{25}=L_X+\frac{i_X}{f_X}(nX\%-\sum f_L)=36+\frac{12}{32}(118\times25\%-21)=39.2(\text{天})$$

$$P_{75}=L_X+\frac{i_X}{f_X}(nX\%-\sum f_L)=60+\frac{12}{18}(118\times75\%-77)=67.7(\text{天})$$

对于离散变量的频数表资料，第 X 百分位数为 P_X 所在变量值处的变量值。若每个组有几个变量值，则必须根据原始数据用直接法求 P_X。

4.2.1.2　离散程度的描述

变异是生物医学数据最显著的特征，因而，要全面刻画一组数据(变量值)的特征，除了计算反映数据平均水平的指标外，还必须计算反映数据变异程度的指标。描述数据变异大小的常用统计指标有极差、四分位数间距、方差、标准差和变异系数。

(1) 极差(R)

极差是一组变量值的最大值和最小值之差。鉴于极差计算简便，概念清晰，因而应用比较广泛，如说明传染病、食物中毒的最长、最短潜伏期等。

【例 4-16】 试计算下面三组同龄男孩身高(cm)的均数和极差。

甲组：90 95 100 105 110 $\overline{X}_{甲}=100(\text{cm})$ $R_{甲}=100-90=20(\text{cm})$

乙组：96 98 100 102 104 $\overline{X}_{乙}=100(\text{cm})$ $R_{乙}=104-96=8(\text{cm})$

丙组：96 99 100 101 104 $\overline{X}_{丙}=100(\text{cm})$ $R_{丙}=104-96=8(\text{cm})$

比较以上三组数据发现：虽然均数都等于 100 cm，但极差却不尽相同，甲组 5 个儿童身高变异 20 cm，乙组和丙组只有 8 cm。显然，若仅仅比较三组的均数，而不比较个体差异的大小，则不能全面反映三组儿童身高的分布特征。但仅仅用极差来描述数据的变异程度也不全面。从例 4-16 可看出，极差不能反映所有数据的变异大小。且极差受样本量 n 的影响较大。一般来说，n 大，则 R 也会大，即使在 n 不变的情况下，每次抽样得到的极差值相差也大，故其稳定性较差。

(2) 四分位数间距

四分位数(quartile)是把全部变量值分为四部分的分位数，即第 1 四分位数($Q_L=P_{25}$)、第 2 四分位数($M=P_{50}$)、第 3 四分位数($Q_U=P_{75}$)。四分位数间距(quartile range)是由第 3 四分位数和第 1 四分位数相减而得，记为 Q。四分位数一般和中位数一起描述偏态分布资料的分布特征。

【例 4-17】 继续例 4-15，已知 $P_{25}=39.2$，$P_{75}=67.7$，计算 118 名链球菌咽喉炎患者潜伏期的四分位数间距。

$$Q=67.7-39.2=28.5(天)$$

由于 Q 包括了居于中间位置 50%的变量值，故受样本大小波动的影响较极差小。

(3) 方差与标准差

方差(variance)也称均方差(mean square deviation)，用以反映一组数据的平均离散水平。总体而言，应该考虑每一个变量值 X 与均数 μ 的差值，即离均差($X-\mu$)。由于($X-\mu$)有正有负，使得 $\sum(X-\mu)=0$，故离均差和 $\sum(X-\mu)$ 无法描述一组数据的变异大小。倘若将离均差($X-\mu$)平方和相加得到 $\sum(X-\mu)^2$，此为离均差平方和(sum of square of deviation from mean)，就消除了正负值的影响。但离均差平方和尚未考虑到变量个数 N 的影响。即 N 越大，$\sum(X-\mu)^2$ 也越大。为了解决这一问题，故将离均差平方和除以 N，就得到了方差，总体方差用 σ^2 表示，计算公式为：

$$\sigma^2=\frac{\sum(X-\mu)^2}{N} \tag{4-2-11}$$

标准差(standard deviation)是方差的正平方根，其单位与原变量值的单位相同。总体标准差用 σ 表示，计算公式为：

$$\sigma=\sqrt{\frac{\sum(X-\mu)^2}{N}} \tag{4-2-12}$$

一般情况下，总体均数 μ 未知，须用样本均数估计。数理统计证明，若用样本个数 n 代替总体 N，计算出的样本方差偏小，须将 n 用 $n-1$ 代替，样本方差记为 S^2，其标准差 S 的计算公式为：

$$S=\sqrt{\frac{\sum (X-\bar{x})^2}{n-1}} \tag{4-2-13}$$

为了简化计算，标准差的公式还可以写成：

$$S=\sqrt{\frac{\sum X^2-\frac{\left(\sum X\right)^2}{n}}{n-1}} \tag{4-2-14}$$

利用频数表计算标准差的公式为：

$$S=\sqrt{\frac{\sum fX^2-\frac{\left(\sum fX\right)^2}{\sum f}}{\sum f-1}} \tag{4-2-15}$$

式中，f 为各组频数。

【例 4-18】 继续例 4-16，计算三组资料的标准差。

甲组：$n=5$，$\sum X=90+95+100+105+110=500$

$\sum X^2=90^2+95^2+100^2+105^2+110^2=50\ 250$

代入公式(4-2-14)，得：

$$S=\sqrt{\frac{\sum X^2-\frac{\left(\sum X\right)^2}{n}}{n-1}}=\sqrt{\frac{50\ 250-\frac{(500)^2}{5}}{5-1}}=7.9\ (\text{cm})$$

同理，

乙组：$S=3.2$ (cm)。

丙组：$S=2.9$ (cm)。

由于丙组的标准差最小，故认为其均数的代表性较其他组好。

【例 4-19】 计算某医院随机抽查的 138 名成年女子的红细胞数的标准差。

① 直接计算法。例 4-9 已算得$\overline{X}=4.23$，由公式(4-2-13)，得：

$$S=\sqrt{\frac{\sum (X-\bar{x})^2}{n-1}}=\sqrt{\frac{(3.96-4.23)^2+(4.23-4.23)^2+\cdots+(3.76-4.23)^2}{138-1}}$$
$$=0.45\times 10^{12}/\text{L}$$

② 频数表法。由表 4-2-1 得知，$\sum f=138$，$\sum fX=583.06$，$\sum fX^2=2\ 493.89$，代入公式(4-2-15)，得：

$$S=\sqrt{\frac{\sum fX^2-\frac{\left(\sum fX\right)^2}{\sum f}}{\sum f-1}}=\sqrt{\frac{2\ 493.89-\frac{(583.06)^2}{138}}{138-1}}=0.47\times 10^{12}/\text{L}$$

注意：均数和标准差的计算用频数表法会有归组误差，一般应用直接计算法。

(4) 变异系数

变异系数(coefficient of variation,CV),多用于观察指标单位不同时,如身高和体重的变异程度的比较,或均数相差较大时,如儿童身高与成人身高变异程度的比较。变异系数是一个相对变异指标,无单位,其计算公式为:

$$CV=\frac{S}{\overline{X}}\times 100\% \tag{4-2-16}$$

如某地7岁男孩的身高均数为123.10 cm,标准差为4.71 cm;体重均数为22.92 kg,标准差为2.26 kg。此处不能因为4.71>2.26,就说身高的变异比体重大,而要考虑到两者的单位不同,无法直接比较,故应采用变异系数来解决这类问题。

上述7岁男孩身高、体重的变异系数分别为:

身高:$CV=\frac{4.71}{123.10}\times 100\%=3.83\%$

体重:$CV=\frac{2.26}{22.92}\times 100\%=9.86\%$

因此,该地7岁男孩体重的变异大于身高的变异,或者说身高的变异小于体重的变异。

4.2.2 定性资料的统计描述

4.2.2.1 定性资料的频数分布

与定量资料相比,定性资料也可以通过编制频数表来描述其分布特征,并通过计算一些常用的相对数来进行统计描述和统计推断。定性资料的频数分布表又称为列联表,是用两个或两个以上的分类变量对同一资料进行双向分类形成的统计表,也可以考察多种属性的关系。

【例4-20】 某中学不同性别青少年对自身体型感觉情况见表4-2-4。

表4-2-4 某中学不同性别青少年对自身体型感觉情况的列联表

性别	自感偏瘦	正常	自感偏胖
男	39	186	20
女	25	130	54

列联表的横标目一般为分组变量,纵标目为结局变量。列联表的用途主要包括以下几个:

① 列出每组中各种不同结局分类后的频数资料格式。

② 描述频数分布的特征情况。

③ 便于进一步对各分类资料进行统计描述、统计分析和统计推断。

4.2.2.2 常用相对数指标

除了用频数表反映定性资料的分布特征以外,还可以用计算相对数指标来描述定性资料的分布特征,相对数是两个有关联的数值之比,常用的相对数的指标有率、构成比和相对比三种。

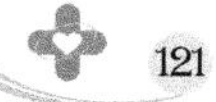

(1) 率

率(rate)是指某时期内某现象实际发生的频数与同时期可能发生该现象的观察单位总数的比值，主要用以说明该现象可能发生的强度或频率。根据计算公式中的分母是否引入时间因素，将率分为速率和频率两种指标。

频率又称频率指标，常以百分率(%)、千分率(‰)……表示。

$$率=\frac{某时期内发生某现象的观察单位数}{同时期可能发生某现象的观察单位总数}\times K$$

式中，K 为比例基数，可以取 100%，1 000‰……发病率、患病率、死亡率、阳性率等都是频率指标。

阳性率一般用百分率(%)表示，例如，某镇随机抽查 329 人，做血清登革热血凝抑制抗体反应检验，阳性人数 28 人，则阳性率为 $p=\frac{28}{329}\times 100\%=8.51\%$。

再如，癌症发病率或死亡率一般用 1/10 万(或 10^{-5})表示，有时甚至用 1/100 万(或 10^{-6})表示。在某省 1973—1975 年的死因回顾调查中，平均每年死于白血病的人口数为 2 102 人，年平均人口数为 55 241 239 人，则白血病的年平均死亡率为：

$$p=\frac{2\ 102}{55\ 241\ 239}\times\frac{10^5}{10^5}=3.8\times 10^{-5}(3.8/10\ 万)$$

速率是带有时间因素的频率，是指随时间变化而变化的速度，此处主要指单位时间内发生的频率。例如，5 年肿瘤患者生存率，根据随访资料可以计算相应的死亡率或病死率，都是包括时间的含义，在流行病学中也称为发病密度。速率具有量纲，通常取值范围是 0～1，计算公式为：

$$速率=\frac{观察时间段内某现象的发生数}{观察时间段内某现象可能的发生总数}\times K$$

式中，K 与上述相同。

【例 4-21】 一项随访研究对 125 人追踪随访了 2 年，结果有 2 人死亡，则其年死亡率可以从上述公式计算得：

$$年死亡率=\frac{2}{125\times 2}\times 100\%=0.8\%$$

(2) 构成比

构成比(proportion)简称比例，是指事物内部某一组成部分观察单位数与同一事物各组成部分观察单位总数的比，它表示事物内部各组成部分所占的比重或份额的大小，常以百分比(%)表示。其计算公式为：

$$构成比=\frac{某事物某一组成部分的观察单位数}{同一事物各组成部分的观察单位总数}\times 100\%$$

【例 4-22】 某医院 2018 年院内感染的流行病学调查发现有 66 人发生了院内感染，其感染的分布情况见表 4-2-5。

表 4-2-5 某医院 2018 年院内感染的分布情况

感染部位	感染例数	构成比/%
手术创伤部位	18	27.27
呼吸道	16	24.24
泌尿道	11	16.67
皮肤	11	16.67
胃肠道	4	6.06
其他	6	9.09
合计	66	100.00

临床上还有一些常用的构成指标，如"白细胞分类计数百分比"及"死因构成"等均是构成比指标。

构成比具有以下特征：

① 分子是分母的一部分，各组成部分构成比数值在 0～1 之间波动，各组成部分的构成比数值之和等于 1 或 100%。

② 事物内部各组成部分之间呈此消彼长的关系，当其中一组成部分数值增大，其他组成部分的构成比数值就减小。

（3）相对比

相对比(relative ratio)简称比(ratio)，表示两个同质的数值或数量的比值，反映了一个指标是另外一个指标的几倍或几分之几，如变异系数、相对危险度、人口学常用的性别比等都属于相对比。相对比的分子和分母可以是绝对数，也可以是相对数或平均数。计算公式为：

$$相对比=\frac{甲指标}{乙指标}(或\times 100\%)$$

根据分子和分母的关系，相对比可分为以下几种：

① 关系指标，指两个有关的非同类事物的指标。例如，医护人员数与病床数的比值，住院日数与床位数的比值，等等。

② 对比指标，指同类事物的两个指标的比值，以达到比较的目的。例如，2011 年，我国男、女性别比为 117.78，说明 2011 年我国男性出生人数比女性高 17.78%。

4.2.3 率的标准化法

4.2.3.1 基本概念

影响率大小的因素或特征是普遍存在的，如某病的治疗效果(治愈率)受疾病类型、病程及严重程度的影响。研究职业病发生率时应考虑工龄的构成，此外还有其他混杂因素(confounding factor)如经济状况、文化程度等，但性别和年龄是对疾病发生影响较大，在研究致病危险因素与疾病的关系时首先要考虑的干扰因素。不同性别、年龄组人群的发病率(或死亡率)往往相差悬殊，但以人群总人口数计算的发病率或死亡率(粗率)并未考虑人群内部的性别、年龄构成情况。因此，若两组人群在性别、年龄构成上有差别，只比较两组粗率的大小是不合理的。为解决这一矛盾，统计上常人为地设法消除由于人口内部某些特征构成不同对粗率造成的影响，使其能够合理地进行比较，这种方法称率的标准化法(标化),标化以后的率称标准化率(standardized rate),简称标化率,又称调整率(adjusted rate)。率的标准化方法常见的有两种:直接法和间接法。

标准人群选择的原则和方法如下:

① 选择具有代表性、数量较大、较稳定的人群做标准,如全国、全省、本地区或本市和本县的人口资料。

② 选择相互比较的人群本身做标准,如比较甲、乙两组人群资料,可以用任一组做标准或者用两组合并的数据做标准。

4.2.3.2　计算方法

(1) 使用符号和计算公式

设某研究组(即被标化组)人群的各年龄组人口数为 n_i、相应的构成比(即权重)为 w_i、死亡数为 m_i、死亡率为 p_i,对照组(即标准组)与上述对应项目的符号分别为 N_i、W_i、M_i 和 P_i,共用年龄组序号 i,则率的标准化法计算用表见表 4-2-6。

表 4-2-6　率的标准化法计算用表

年龄组	被标化组(研究组)				标准组(对照组)			
	人口数	构成比	死亡数	死亡率	人口数	构成比	死亡数	死亡率
i	n_i	w_i	m_i	p_i	N_i	W_i	M_i	P_i
1	n_1	w_1	m_1	p_1	N_1	W_1	M_1	P_1
2	n_2	w_2	m_2	p_2	N_2	W_2	M_2	P_2
⋮	⋮	⋮	⋮	⋮	⋮	⋮	⋮	⋮
i	n_i	w_i	m_i	p_i	N_i	W_i	M_i	P_i
⋮	⋮	⋮	⋮	⋮	⋮	⋮	⋮	⋮
k	n_k	w_k	m_k	p_k	N_k	W_k	M_k	P_k
合计	n	1.00	m	p	N	1.00	M	P

① 直接标准化法。

$$P' = \frac{\sum N_i p_i}{N} \tag{4-2-17}$$

或

$$P' = \sum W_i p_i \tag{4-2-18}$$

式中,W_i 为标准组各年龄组构成比。

② 间接标准化法。

$$P' = \frac{m}{\sum n_i P_i} \times P \tag{4-2-19}$$

式中,$\frac{m}{\sum n_i P_i}$ 称为标准化死亡比(standard mortality ratio,*SMR*),m 为实际死亡人数,$\sum n_i P_i$ 为预期死亡人数。$SMR>1$,说明被标化组比标准组死亡风险高;$SMR=1$,说明被标化组与标准组死亡风险相等;$SMR<1$,说明被标化组比标准组死亡风险低。

（2）实例

【例 4-23】 某核工业矿厂男工（1971—1988 年）15 年癌症死因回顾性调查的资料如表 4-2-7 所示，试以对照组为“标准人群”对放射组男工通过直接和间接标化方法计算标化癌症死亡率。

表 4-2-7 某核工业放射、对照两组男工（1971—1985 年）15 年癌症死亡率比较表

年龄组/岁	放射组				对照组			
	人口数 n_i	构成比 $W_i/\%$	死亡数 m_i	死亡率 $p_i/10^{-5}$	人口数 N_i	构成比 $W_i/\%$	死亡数 M_i	死亡率 $P_i/10^{-5}$
20～29	9 216	14.56	3	32.55	9 968	12.31	1	10.03
30～39	29 629	46.81	21	70.88	32 373	39.96	13	40.16
40～49	20 847	32.94	29	139.11	28 302	34.94	29	102.47
50～59	3 404	5.38	15	440.66	8 606	10.62	32	371.83
≥60	199	0.31	6	3 015.08	1 761	2.17	15	851.79
合计	63 295	100.00	74	116.91	81 010	100.00	90	111.10

表 4-2-7 分年龄组看，放射组各年龄别癌症死亡率均较对照组高，20～29、≥60 岁组高达 3 倍以上，而合计的粗癌症死亡率相当接近（116.91/10 万与 111.10/10 万），标化后可见到粗率间差距拉大。

① 直接法。

放射组标化癌症死亡率 $P' = \sum N_i p_i / N = (9\ 968 \times 32.55 + 32\ 373 \times 70.88 + \cdots$ $1\ 761 \times 3\ 015.08) \times 10^{-5} / 81\ 010 = 156.58/81\ 010 = 193.28 \times 10^{-5}$；或者应用公式（4-2-18），计算得 $P' = \sum W_i\ p_i = (0.123\ 1 \times 32.55 + 0.399\ 6 \times 70.88 + \cdots + 0.021\ 7 \times 3\ 015.08) \times 10^{-5} = 193.16 \times 10^{-5}$。两种算法结果相同。

② 间接法。

预期癌症死亡数（E）$= \sum n_i\ P_i = (9\ 216 \times 10.03 + 29\ 629 \times 40.16 + \cdots + 199 \times 851.79) \times 10^{-5} = 48.54$。标化率为 $P' = \frac{m}{E} \times P = \frac{74}{48.54} \times 111.10 \times 10^{-5} = 169.37 \times 10^{-5}$。

上述结果用直接法或间接法计算的标化率都与对照组癌症死亡率（111.10×10^{-5}）的差距拉大了，说明放射组男工癌症死亡率高于对照组，且直接标化率高于间接标化率，原因为放射组人口较年轻，且年龄别癌症死亡率高于对照组，尤其≥60 岁组人口构成比为 0.31%，癌症死亡率为 $3\ 015.08 \times 10^{-5}$，前者为对照组（2.17%）的 1/7，后者为对照组（851.70×10^{-5}）的 3 倍。

（3）应用标准化率的注意事项

① 标准化率随着选定的标准不同或标化方法不同，所得结果也不相同。因此，在比较几个标准化率时，只限于采用同一标准和同一标化方法。

② 计算标准化率的目的是进行合理的比较，它只表明相互比较的率的高低和大小的相对关系，而不反映当时、当地率的实际水平。

③ 所选“标准人口”或“标准人口年龄别死亡率”要与被标化资料调查的年代一致

或相距不远。例如，当年(1973—1975 年)全肿瘤防治办公室发起的 3 年死因回顾调查，为使各疾病死亡率在全国各省有可比性，统一采用 10 年前(1964 年)全国第二次人口普查资料作为“标准人口”(当时仅有此资料作为全国共用标准)，60 年代中期人口构成较 70 年代中期年轻，因此标化率大多低于实际率。反之，采用老年化人口作为标准，则标化率高于实际率。目前，基本上用 2010 年全国第六次人口普查数据作为标准，如要与世界各国比较，可查看世界标准人口。又如，核工业厂矿进行的 1971—1985 年 15 年死因回顾调查，为了与全国居民的癌亡率进行比较，采用 1973—1975 年 3 年全国死因回顾调查中的“癌症死亡率”作为标准，计算间接标化率(以 *SMR* 为指标)往往比 1971—1985 年 15 年平均水平高，*SMR* 比实际偏高的原因是 1973—1975 年平均癌症死亡率(以 1974 年为代表值)低于 1971—1985 年的平均癌症死亡率(以 1978 年为代表值)，相隔的 1974—1978 年 4 年间癌症死亡率年年上升。若以 1978 年全国癌症死亡率作为标准进行间接标化，算出的 *SMR* 就小于以 1974 年为标准算出的 *SMR*。但是，我们在实际找不到 1978 年全国癌症死亡率的情况下，可以找以后任一年的全国癌症死亡率，算出它的年平均增长速度后，再对 *SMR* 进行时间调整。

【例 4-24】 例 4-23 中放射组实际癌症死亡数为 74 例，以全国 1973—1975 年 3 年中小城市男性年龄别癌症死亡率作为标准(全部年龄合计为 79.92/10 万)算得期望数$E=47.87$，$SMR=74/47.87=1.55$，已知 1981 年全国中小城市男性癌症死亡率为 114.65/10 万。试求：进行时间调整后的 *SMR*。

$$\text{平均增长速度 } r=\sqrt[n]{\frac{p_n}{p_0}}-1 \tag{4-2-20}$$

$$\text{发展倍数 } T=(1+r)^{\mathrm{x}} \tag{4-2-21}$$

以上两式中，p_0是期初癌症死亡率(或其他某指标)，p_n是经 n 年后某指标的数值，r 是年平均增长率，T 是从期初起经 x 年后某指标的发展代数。

本例 1974 年癌症死亡率 $P_0=79.92/10$ 万，7 年后(1981 年)的癌症死亡率 $p_7=$ 114.65/10 万，年平均增长率 $r=\sqrt[7]{\frac{114.65}{79.92}}-1=0.052\,9(5.29\%)$。

从 1974 年到 1978 年 4 年间发展倍数 $T=(1+0.052\,9)^4=1.229$ 倍，同样方法可以算得 1978 年某种癌症死亡率与 1974 年的发展倍数。

所以应将 1974 年算的期望值相应扩大 1.229 倍，折算成 1978 年的水平，于是 *SMR* 调整为：

$$SMR=74/(47.87\times1.229)=1.26$$

较原来的 1.55 降低了。

④ 常用率的标准化方法虽有直接法和间接法两种，一般调查资料以直接法作为首选。但在下述情况时采用间接法：

a. 两组人群(或其中一组)只有某病死亡总数和各年龄组人口数时，无法计算年龄别死亡率。

b. 某几组年龄别人口数过少，使算得的年龄别死亡率不稳定、不可信，不宜用直接法。

c. 罕见疾病的研究观察时期短，尚未有足够数量的病例产生，致使较多的年龄组内出现病例数为零。

理论上直接法和间接法标化的结果是近似的，但在下面这个实际调查例子中，两种标化方法出现了相反结果。

【例 4-25】 某核工业厂矿男工 1971—1985 年 15 年全部死因回顾调查资料见表 4-2-8。试以对照组为“标准人群”对放射组全死因死亡率进行标化。

表 4-2-8 某核工业厂矿放射、对照两组男工 1971—1985 年 15 年全死因死亡率比较表

年龄组/岁	放射组				对照组			
	人口数 n_i	构成比 W_i/%	死亡数 m_i	死亡率 $p_i/10^{-5}$	人口数 N_i	构成比 W_i/%	死亡数 M_i	死亡率 $P_i/10^{-5}$
20～29	9 216	14.56	13	1.411	9 968	12.31	11	1.104
30～39	29 629	46.81	52	1.755	32 373	39.96	74	2.286
40～49	20 847	32.94	49	2.350	28 302	34.94	76	2.685
50～59	3 404	5.38	27	7.932	8 606	10.62	69	8.018
≥60	199	0.31	9	45.226	1 761	2.17	46	26.122
合计	63 295	100.00	150	2.370	81 010	100.00	276	3.407

放射组全死因直接标化死亡率 $p'=(0.123\ 1\times1.411+0.399\ 6\times1.755+\cdots+0.217\times45.226)\times10^{-5}=3.520\times10^{-3}$。

放射组全死因间接标化死亡率，预期死亡数 $E=(9\ 216\times1.104+29\ 629\times2.286+\cdots+199\times26.122)\times10^{-5}=166.37$，间接标化率 $p'=\frac{m}{E}\times P=\frac{150}{166.37}\times3.407\times10^{-3}=3.072\times10^{-3}$。

标化结果为，直接标化的放射组全死因死亡率高于对照组，而间接标化则为放射组低于对照组（暂且称“反向结果”）。该现象的出现说明标化率的大小取决于两大因素：一是年龄组死亡率的方向一致性，即被标化（放射）组各年龄组死亡率（p_i）除以对照组相应的率（P_i）均大于（或均小于）1，这称为“相对危险齐性”；二是两组人口的年龄分布（构成比）相差不能太悬殊。本例在这两条上都存在以下问题：① 5 个年龄组死亡率除首尾两组为放射组大于对照组外，中间 3 组为放射组低于对照组，即方向不一致。② 年龄组人口数的构成比为放射组偏年轻型、对照组偏年老型，40～49 岁组两类人群较接近，低于 40～49 岁组的放射组的构成比略大于对照组，但未成倍数关系，而高于 40～49 岁组的构成比的对照组远高于放射组，且成倍数关系。如 50～59 岁组构成比的对照组约是放射组的 2 倍，≥60 岁组则接近 7 倍（2.17%∶0.31%）。因此，在对放射组进行直接标化时，各年龄组预期死亡数（$E=N_ip_i$）中间三组略比对照组的实际死亡数（M_i）减少，20～29 岁组略有增加，而≥60 岁组则大幅度增加[表 4-2-9 中第(2)、(3)栏]，增幅大到抵消中间 3 组的减少外还有余，致使预期数合计（$E=285.29$）仍大于实际数合计（$M=276$），所以直接标化率 $p'=\frac{E}{N}$大于对照组的率 $p=\frac{M}{N}$。对放射组进行间接标化时的预期数（$E=m_ip_i$），首尾两组理应减少，因为对照组人群的该两个年龄组的死亡率(P_i)低于放射组人群相应的率(p_i),而中间 3 个年龄组的预期数理应增加(因为中间 3 组的 P_i 大于 p_i)。但是,由于首尾两组的人数构成比远低于中间 3 组,所以减少的幅度抵消不了增加的值[表 4-2-9 中第(4)、(5)栏],合计结果为预期数 E(166.36)大于实际数 m(150),于是 $SMR=\frac{m}{E}=\frac{150}{166.36}=0.901\ 7<1$,造成放射组的间接标化率低于对照组的率。曾经有研究结果证明,当两组人群年龄别人口构成比相差悬殊时,间接标化得到的 SMR 是不可比的,看来是不全面的,还应注意各年龄组相对危险齐性的问题,当两条均存在问题使两种标准化法结果出现反方向时,就不宜用标化率来判断两组的死亡(或发病)水平孰高孰低,只能采取各年龄组分组比较死亡(或发病)率。事实上,本例的放射和对照两组全死因标化死亡率无显著性差别。

表 4-2-9　根据表 4-2-8 对放射组进行直接、间接标化时计算的预期死亡数与实际数对照表

年龄组/岁 I(1)	直接标化		间接标化	
	实际死亡数 M_i(2)	预期死亡数 $E_i=N_iP_i$(3)	实际死亡数 m_i(4)	预期死亡数 $E_i=N_iP_i$(5)
20～29	11	14.07	13	10.17
30～39	74	56.81	52	67.73
40～49	76	66.51	49	55.97
50～59	69	68.26	27	27.29
≥60	46	79.64	9	5.20
合计	276	285.29	150	166.36

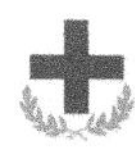

4.3　辐射流行病学常用统计学指标

4.3.1　暴露人年

4.3.1.1　基本概念

在流行病学队列研究中,并不是所有对象都被观察同样长的时间,观察期内各组人数常有变动,不仅有新成员参加到队列中来(如每年招收新工人或因年龄增长晋升到高一级的年龄组中),也有成员因发病或死亡离开队列(某疾病现象一产生,该对象即到了观察终点,随后就从观察的分母中去除),还有成员因退休或调动工作而离开队列,仅一部分人能保持联系,其他的人会失去联系(即失访)。在这种情况下,必须将各组观察人数折算成相同的基数单位——人时单位(person-time unit),才能正确地计算发病率和死亡率。常用的人时单位是"人年"(person-year),某些非慢性疾病或发病率较高的疾病,短期内就会出现相当数量的病例,可用"人月"作为单位,计算原理与"人年"相同。本节介绍"人年数"(以符号"L"表示)的累计方法。

人时单位是指观察的人数与时间数的乘积,它是对一定数量人群观察一段时期的综合概念,1 000 人观察满 1 年是 1 000 人年,但 100 人观察满 10 年不是 1 000 人年,而流行病学工作者更注重后者的质与量(指连续观察 100 人 10 年时间),因为任何疾病都有一个潜伏期(尤其是辐射致癌的潜伏期很长),观察人数再多,观察时间不够,也不会出现病例,必须足够多的人数及足够长的时间得到的人年数才是有现实意义的。

4.3.1.2 以一个"标志"(年龄)分组时的人年数计算法

流行病学队列研究基本上是大样本人群调查,难以对观察人群逐一统计人年数,在队列研究的进程中,被研究对象随着年岁增大,其观察人年应该逐年调整到其相应的年龄组中(多数以 5 岁为间隔分年龄组),这是以年龄为标志计算人年数的关键。各年龄组人年数的计算原理同年平均人口数的计算一样,最后将各年龄组人年数累加得总人年数,具体步骤如下。

设 l_{ij} 为每年年初观察人数;设下标 x 为观察年份,全部观察期限为 n 年,$x=1,2,\cdots,i,\cdots,j,\cdots,n$;$y$ 为年龄组序号,全部人口分 k 个年龄组,$y=1,2,\cdots,j,\cdots,k$。例如,全体居民第 1 组从 0～4 岁开始,依次为 5～9,10～19……职业人群第 1 组从 20～24 岁开始,依次为 25～29,30～39……第 x 观察年、第 y 年龄组的年初观察人数的通式可用 l_{ij} 表示。某一年的观察人年数,也就是这一年的年平均人口数的简捷计算公式为:

$$L_{ij}=\frac{\text{年初人数}+\text{年底人数}}{2}=\text{年平均人口数} \qquad (4\text{-}3\text{-}1)$$

式中,年初人数亦可作为上一年的年底人数,年底人数也就是下一年的年初人数。确切计算请用公式为:

$$L_{ij}=l_{ij}+\frac{1}{2}(n_{ij}-d_{ij}-w_{ij}) \qquad (4\text{-}3\text{-}2)$$

式中,l_{ij} 为第 i 年的年初人数,n_{ij} 为年内新加入队列的人数,d_{ij} 为年内死亡人数,w_{ij} 为年内失访人数。

【例 4-26】 某职业人群队列研究第 1 年(1971 年)20～29 岁组年初人数 $l_{ij}=10\ 000$,该年招收新工人(20～29 岁组)$n_{ij}=50$ 人,当年因病伤死亡 $d_{ij}=5$ 人,因调离工作岗位而失去联系者 $w_{ij}=3$ 人。求 1971 年 20～29 岁组工人的观察人年数。

将上述各项登记人数代入公式(4-3-2),得:

$$L_{ij}=l_{ij}+\frac{1}{2}(n_{ij}-d_{ij}-w_{ij})=10\ 000+\frac{1}{2}(50-5-3)=10\ 021(\text{人年})$$

算出 1971 年年底人数为 10 000＋50－5－3＝10 042,即下一年年初 $l_{(i+1)j}$(1972) 的人数,代入公式(4-3-1)得到 1971 年年平均人数为 10 021,这说明公式(4-3-2)与公式(4-3-1)是等价的。

第 j 年龄组人群在 n 年内合计观察人年数用公式(4-3-3)计算。

$$L_j=L_{1j}+L_{2j}+\cdots+L_{ij}+\cdots+L_{nj}=\sum_{i=1}^{n}L_{ij} \qquad (4\text{-}3\text{-}3)$$

如果有历年年初人数,则可以按年平均人口数等于观察人年数来计算。

$$\begin{aligned}L_j&=\frac{l_{1j}+l_{2j}}{2}+\frac{l_{2j}+l_{3j}}{2}+\cdots+\frac{l_{ij}+l_{(i+1)j}}{2}+\cdots+\frac{l_{nj}+l_{(n+1)j}}{2}\\&=\frac{l_{1j}+l_{(n+1)j}}{2}+\sum_{i=2}^{n}l_{ij}\end{aligned} \qquad (4\text{-}3\text{-}4)$$

由各年龄组(j)观察人年数 $L_{.j}$ 的合计得到 n 年全年龄段总的观察人年数 $L_{..}$。

$$L_{..}=L_{.1}+L_{.2}+\cdots+L_{.j}+\cdots+L_{.k}=\sum_{j=1}^{k}L_{.j} \tag{4-3-5}$$

或者由逐年全年龄段观察人年数 $L_{i.}$ 累加得到总观察人年数 $L_{..}$。

$$L_{..}=L_{1.}+L_{2.}+\cdots+L_{i.}+\cdots+L_{n.}=\sum_{i=1}^{n}L_{i.} \tag{4-3-6}$$

也可由逐年年初全年龄段观察人数 $l_{i.}$ 通过公式(4-3-7)计算 $L_{..}$。

$$L_{..}=\frac{l_{1.}+l_{(n+1).}}{2}+\sum_{i=2}^{n}l_{i.} \tag{4-3-7}$$

【例 4-27】 Doll 和 Hill 于 1951 年 11 月 1 日开始观察 34 494 名男性医生的吸烟与死亡关系，观察截止期是 1956 年 3 月 31 日，观察期为 4 年 5 个月，这个期间的逐年年初人数及年龄分组情况见表 4-3-1。试计算此期间内各年龄组观察人年数和总观察人年数。

表 4-3-1　1951 年 11 月 1 日—1956 年 3 月 31 日吸烟男医生暴露人年计算表

年龄组/岁	观察年年初人数 l_{ij}						合计人年数 L_j
	1951 年 11 月 1 日	1952 年 11 月 1 日	1953 年 11 月 1 日	1954 年 11 月 1 日	1955 年 11 月 1 日	1956 年 3 月 31 日	
≤34	10 140	9 145	8 232	7 389	6 281	5 779	35 489
35～44	8 886	9 149	9 287	9 414	9 710	9 796	41 211.75
45～54	7 117	7 257	7 381	7 351	7 215	7 191	32 156.25
55～64	4 094	4 212	4 375	4 601	5 057	523	19 909.33
65～74	2 694	2 754	2 823	2 873	2 902	2 928	12 462.58
75～84	1 382	1 433	1 457	1 485	1 483	1 513	6 431.67
≥85	181	200	223	256	278	296	1 028.08
合计	34 494	34 150	33 778	33 369	32 926	32 746	148 688.66

本资料计算人年数需要分三步进行。

第一步，按公式(4-3-2)计算，也可在各观察年年初(每年 11 月 1 日)直接将保持联系的观察人数进行年龄分组，把所得的逐年各年龄组人数 l_{ij} 填入表 4-3-1(具体计算、分组过程略)。

第二步，应用公式(4-3-4)计算第 j 年龄组在 n 年内合计观察人年数。此步以 35～44岁组为例：

$$L_{35\sim}=\frac{1}{2}\times(8\ 886+9\ 710)+(9\ 149+9\ 287+9\ 414)+\frac{9\ 710+9\ 796}{2}\times\frac{5}{12}$$

$$=9\ 298+27\ 850+9\ 753\times\frac{5}{12}$$

$$=41\ 211.75(\text{人年})$$

式中，最后一项乘 $\frac{5}{12}$ 是由于 1955 年 11 月 1 日到 1956 年 3 月 31 日只观察了 5 个月的原因(下同)。

第三步,应用公式(4-3-5)计算 n 年内全年龄段人口的总观察人年数。本例总观察人年数为:

$$L_{..}=\sum_{j=1}^{k} L_{.j}$$
$$=35\ 489+41\ 211.75+\cdots+1\ 028.08$$
$$=148\ 688.66(\text{人年})$$

也可以由逐年年初全年龄段人数应用公式(4-3-7)计算 $L_{..}$。

$$L_{..}=\frac{l_{1.}+l_{(n+1).}}{2}+\sum_{i=2}^{n} l_{i.}=\frac{1}{2}\times(34\ 494+32\ 926)+(34\ 150+33\ 778+33\ 369)+\frac{1}{2}\times(32\ 926+32\ 746)\times\frac{5}{12}=135\ 007+32\ 826\times\frac{5}{12}=148\ 688.66(\text{人年})。$$

前 4 年观察人年数为 135 007,最后 5 个月为 13 681.66,合计 148 688.66,两种计算结果相等。

4.3.1.3 以两个"标志"(年龄、剂量)分组时的人年数计算法

职业流行病学研究不仅分析年龄与疾病的关系,更重要的是分析危害因素暴露水平与疾病发生的关系(剂量-效应关系)。因此,需要以年龄和剂量分组的人年进行计算。每个观察者要逐年按其年龄和累积剂量归入相应的组,然后逐级汇总得到各剂量组内各年龄组的人年数。计算工作十分烦琐,一般难以用手工整理方式完成,需要借助与编制计算机程序进行运算。这里介绍剂量、年龄分组与分组下的亚组归纳计算的基本思路以供参考。

【例 4-28】 4 名放射性男职工的个人剂量、年龄及观察年限记录于表 4-3-2,请计算整理他们的观察人年数。为说明原理,仅分析职工甲,观察始点是 1860 年初,时年 29 岁,截止日期为 1986 年底(55 岁),观察年限为 27 年,累积剂量超过 D_4,根据达到的各级剂量分五个组计算:

① 剂量达到 D_1 经过 6 年。5 年在 1960—1964 年,29 岁入 25~29 岁组,另 4 年入 30~34 岁组。再有 1 年进入 1965—1969 年,34 岁入 30~34 岁组。

② 剂量达到 D_2 经过 5 年。4 年在 1965—1969 年,35~38 岁入 35~岁组。再有 1 年在 1970—1974 年,39 岁仍入 35~39 岁组。

③ 剂量达到 D_3 经过 4 年。均在 1970—1974 年,40~43 岁入 40~44 岁组。

④ 剂量达到 D_4 经过 6 年。5 年在 1975—1979 年,44 岁入 40~44 岁组,45~48 岁入 45~49 岁组。再有 1 年在 1980—1984 年,49 岁入 45~49 岁组。

⑤ 凡剂量≥D_4 所经历的年数均放在一个组内,在职工甲观察的 27 年内,前面 4 个剂量组经历了 21 年,余下的 6 年均在本组内分配:4 年在 1980—1984 年,50~53 岁入 50~54 岁组;另外 2 年在 1985—1989 年,54 岁时入 50~54 岁组,55 岁时入 55~59 岁组。至此才将职工甲观察的 27 年按剂量、年份、年龄全部归纳计算完毕。用同样方法可计算职工丁的人年数。读者可试将乙、丙两位职工的观察人年数按上述方法进行计算。以上手工计算人年数仅是为建立"人年数累计"的概念,实际工作可由计算机程序完成。

表 4-3-2　4 名放射性男职工的个人剂量、年龄及观察年限资料表

职工	开始工作		截止年份	观察年限	截止期剂量	经历年数				
	年份	年龄				D_1	D_2	D_3	D_4	$\geqslant D_4$
甲	1960	29	1986	27	$>D_4$	6	11	15	21	27
乙	1963	25	1981	19	$>D_4$	2	2	9	14	19
丙	1966	22	1980	15	D_4	4	7	11	15	—
丁	1971	20	1983	13.5	D_3	3	6.5	13.5	—	—

4.3.2　暴露工作水平月

在辐射流行病学研究中，往往不能直接得到每位职工每时每刻工作的时间长短和受照射的辐射剂量，也不能直接地定量分析其数量，这时就需要有一个其他的指标来弥补这方面的不足之处。根据前辈们的经验，可以参考暴露工作水平月（WLM）这个指标，尤其是在有其他未知辐射剂量情况下，显示了许多的优越性。

暴露工作水平月与暴露人年不同，其以月为单位，因此在没有剂量的情况下，暴露工作水平月相对比暴露人年更精确。例如，职工正常工作时突然身体不适，接受了住院治疗，等到出院后继续上班，期间共花了 3 个月，这 3 个月该职工是没有工作的，在这种情况下，用暴露人年计算就显得不够合理，而暴露工作水平月就更加合适。又如，职工中途参加其他活动有几个月不在岗位，这时也不能直接计算其工作时长。所以说暴露工作水平月可以直接观察到某一职工在观察期内共受照射了多少时长，利于相应的统计分析。因此，暴露工作水平月在辐射流行病学研究中具有重要的意义，其计算方式主要是靠具体工作的时间月份累加而得，没有特别的计算公式。

表 4-3-3 是 Archer 等人对美国铀矿工人进行肺癌调查的结果，这是以暴露水平（WLM）、工龄和年龄三个标志累计的人年数。表 4-3-3 中虽未列出年龄组人年数，但是要按标准率计算预期死亡数，必须有年龄分组的人年数，所以在具体计算过程中还是有年龄分组的。

表 4-3-3　1950 年 7 月—1968 年 9 月井下铀矿工人呼吸系统癌症的预期死亡数（E）、实际死亡数（O）与暴露水平（WLM）及采铀工龄的关系

暴露水平/WLM	人年数	累计工龄/a												合计	
		<5		5～9		10～14		15～19		20～24		≥25			
		E	O	E	O	E	O	E	O	E	O	E	O	E	O
120	8 516	0.46	0	0.70	0	0.50	0	0.09	1	0.03	0	0.03	0	1.81	1
120～	9 355	0.54	2	1.02	4*	0.74	5**	0.15	0	0.04	0	0.08	1	2.57	12**
360～	9 046	0.29	0	1.01	3	1.01	9**	0.32	2	0.14	0	0.18	0	2.95	14**
840～	6 607	0.09	0	0.49	1	0.81	5**	0.47	3*	0.25	2	0.41	0	2.52	12**
1 800～	3 455	0.02	0	0.14	1	0.29	3**	0.29	10**	0.22	4**	0.48	3*	1.43	21**
≥3 720	978	0.01	0	0.03	2**	0.07	2**	0.09	3**	0.06	0	0.16	3**	0.42	10**
合计	37 958	1.41	2	3.39	12	3.42	24**	1.41	19**	0.74	6**	1.34	7**	11.71	70**

注：* $P<0.05$，** $P<0.01$。

4.3.3 危险度与危险系数

4.3.3.1 概述

前文已经介绍了流行病学研究中观察致病因素的效应可用疾病的发生率、死亡率或阳性率等指标。疾病与致病因素的联系程度主要用两大统计分析方法:危险分析、回归与相关分析。本节先介绍危险分析,回归与相关分析在本书的其他章节中介绍。

危险度估算的目的是要能够回答在暴露于致病因素的条件下,疾病的发生率、死亡率为非暴露人群的几倍以及前者比后者多多少,以发病率的倍数表示的称相对危险,以超出多少表示的称绝对危险(或超额危险、归因危险等)。若将相对危险和绝对危险除以暴露人群接受致病因素的平均累积剂量就得到了单位剂量表现出的发病增加倍数和超额发病率,这就称为相对危险增加系数和绝对危险系数(即相对危险度和绝对危险度)。

近年来,由于流行病学统计分析方法的飞速发展,介绍危险度计算方法的书籍较多,本书限于篇幅,不能广为罗列,只介绍应用广泛且有代表性的方法,例题的选择上尽量结合受照人群资料,有时为了说明计算方法,有些例题并无统计学上的显著性差异。

相对危险度的计算分以下几种研究设计情况。

(1) 队列研究

队列研究有以下几种情况:

① 不分层资料;

② 分层资料;

③ 按暴露水平分组的资料。

(2) 病例对照研究

成组设计有以下几种情况:

① 不分层资料;

② 分层资料;

③ 按等级分组的资料。

配对资料有以下几种情况:

① 1∶1 配对;

② 1∶2 配对。

由于相对危险度与相对危险系数在前文已做了详细介绍,本部分不再叙述,下面主要介绍绝对危险度和绝对危险系数。

绝对危险度(absolute risk,AR)是以暴露组发病(或死亡)率减去非暴露组同指标的差值表示的,这部分差值纯系接触某因素(假定排除其他混杂因素)所致,故又称归因危险度(attributable risk,AR)或超额发病(或死亡)率(excess incidence rate)。

4.3.3.2 绝对危险度的计算

令 Y 代表特定的效应(如癌症),S 代表研究和对照人群共有的特征(如性别、年龄、文化程度、经济状况、生活习惯等),X 代表电离辐射的存在,$\overline{X}$代表不存在电离辐射。则暴露组癌症发生率 $P(Y|X;S)$的暴露存在时,特征 S 作为条件,出现 Y 的概

率，记作 p_1；同样，$P(Y|\overline{X};S)$ 为非暴露组癌症发生率时，记作 p_0。那么，只有在满足下述不等式时，X 才是 Y 的可能原因。

$$P(Y|X;S)>P(Y|\overline{X};S)$$

根据定义，绝对危险度 $AR=Ex(Y|X;S)=P(Y|X;S)-P(Y|\overline{X};S)$

令 $Ex(Y|X;S)=p_{Ex}$，则上式简化为：

$$AR=p_{Ex}=p_1-p_0 \tag{4-3-8}$$

实际应用时，由于内部年龄构成等因素的差别，一般不直接使用 p_1 和 p_0 计算绝对危险度，而多数采用全国（或全省）居民的癌症自然发生（或死亡）率为标准率对暴露组进行间接标化时算得的预期值（E）和暴露组的实际值（m）来计算。因为计算 E 时使用了暴露组的人年数 N，所以此时的 AR 已是暴露、对照（全国或全省居民）两组的标化率之差。

$$AR=p_{Ex}=p_1-p_0=\frac{m}{N}-\frac{E}{N}=\frac{m-E}{N} \tag{4-3-9}$$

【例 4-29】 对某铀矿矿工进行辐射流行病学调查，累积观察人年数 $N=108\ 744$ 人年，观察期内肺癌死亡人数为 $m=19$ 例，按同期全国平均肺癌死亡率算得肺癌预期死亡人数 $E=10.43$ 例。试问：绝对危险度是多少？

将上述数据代入公式(4-3-9)，得：

$$AR=\frac{m-E}{N}=(19-10.43)/108\ 744=7.88\ \text{例}/10\ \text{万人年}$$

4.3.3.3 辐射致癌危险的评价

(1) 辐射致癌危险的表示方式

在大量的辐射随机效应研究资料中，我们已经知道剂量和效应间的关系符合线性无阈模型，即：

$$p_1=p_0+rD \tag{4-3-10}$$

公式(4-3-10)是个一元线性回归方程（已假设排除了其他因素）。式中，D 为辐射剂量，是方程中的自变量；p_1 为应变量；p_0 为截距，即 $D=0$ 时癌症的基线发生率；r 为斜率，也就是回归系数，即我们所要求的绝对危险系数。在绝对危险度和相对危险度的基础上，结合公式(4-3-10)可以得出下列关系式：

$$AR=p_1-p_0=rD \tag{4-3-11}$$

$$r=\frac{AR}{D} \tag{4-3-12}$$

由此可得出，绝对危险系数的定义为单位剂量照射所引起的癌症发生率。式中，D 由观察期间人均累积剂量代入。这是辐射致癌危险的一种表示方式。

对 $RR=\frac{p_1}{p_0}$，若把 $RR-1$ 称作相对危险增加额，并记作 R（或 ERR），则：

$$ERR=RR-1=\frac{p_1-p_0}{p_0}=\frac{AR}{p_0}=\frac{rD}{p_0} \tag{4-3-13}$$

辐射致癌危险的另一种表示方式为相对危险增加系数，它的定义为单位剂量照射所引起相对危险的增加额，记作 k（或 ERR 系数）。根据定义对公式(4-3-13)的两边

各除以 D，得：

$$k=\frac{ERR}{D}=\frac{rD/p_0}{D}=\frac{r}{p_0}\times 100\% \qquad (4\text{-}3\text{-}14)$$

换言之，相对危险增加系数等于绝对危险系数与基线发生率之比，一般以单位剂量下增加的百分数表示。例如在例 4-29 中，我们已知铀矿工的人均累积剂量 $D=76$ WLM，则按公式(4-3-13)可得绝对危险系数 $r=AR/D=7.88\times10^{-5}/76=1.037\times10^{-6}$(人年/WLM)，按公式(4-3-14)可得 ERR 系数 $k=r/p_0=1.04\times10^{-6}/(10.43/108\ 744)=1.08\%(\text{WLM}^{-1})$，10.43/108 744 是对照组(全国平均)肺癌死亡率 p_0。

公式(4-3-14)的两边各乘以 Dp_0，并加以整理得：

$$AR=p_{Ex}=rD=k\times Dp_0 \qquad (4\text{-}3\text{-}15)$$

式中，p_0 为常数项，此式也反映自变量 D 与应变量 p_{Ex} 的线性关系，与公式(4-3-11)的线性回归意义相同。

由于在实际应用中大多采用公式(4-3-9)计算 AR，RR 的计算则为：$RR=SMR=m/E$。于是：

公式(4-3-12)可转换为 $$r=\frac{m-E}{ND} \qquad (4\text{-}3\text{-}16)$$

公式(4-3-15)可转换为 $$k=\frac{m-E}{ED}\times 100\% \qquad (4\text{-}3\text{-}17)$$

【例 4-30】 美国铀矿工人的健康调查截至 1974 年的肺癌死亡情况见表 4-3-4，表中肺癌死亡不包括参加采矿工作前 10 年的死亡病例(考虑到氡诱发肺癌的潜伏期为约 10 年)。

表 4-3-4 美国铀矿工人的流行病学调查资料

累积剂量/WLM	人年数(N)	肺癌死亡数		绝对危险系数/(例/10^6人年 WLM)	相对危险系数系数/(%/WLM)
		实际值(m)	预期值(E)		
60	5 183	3	3.96	—	—
180	3 308	7	2.24	8.0	1.2
300	2 891	9	2.24	7.8	1.0
480	4 171	19	3.33	7.8	1.0
⋮	⋮	⋮	⋮	⋮	⋮

注：资料来源于 BEIRⅢ(1980)。

根据资料计算绝对危险系数和相对危险增加系数。现以累积剂量"180 WLM 组"为例。

$$r=\frac{m-E}{ND}=\frac{7-2.24}{3\ 308\times180}=8(\text{例}/10^6\ \text{人年 WLM})$$

$$k=\frac{m-E}{ED}\times100\%=\frac{7-2.24}{2.24\times180}\times100\%=1.2(\%/\text{WLM})$$

(2) 终生危险估计

绝对危险系数和相对危险增加系数都是从人群调查后计算得到的，它们除了用于群体危险评价外，还能用于个人受照后的危险估计。由于相对危险增加系数表达的是倍数关系，即计算发生率增加额是一种相乘关系，另一方面它较稳定（有些研究指出绝对危险系数会随自然发生率的上升而增加）。尽管各份研究资料的结果 k 值不太一致，但目前公认 ^{222}Rn 诱发肺癌的 k 值恒定为 1.5（%/WLM），所以个人危险估计的计算多数采用相对危险增加系数。

【例 4-31】 假设一个 10 岁的儿童一年内受到建筑物 ^{222}Rn 的照射剂量折合为 0.5 WLM。试问：这一年的照射剂量给他终生带来肺癌增加的危险性是多少？

解决这个问题可以先扣除 10 年潜伏期，为了简化计算，取三个年龄段的平均肺癌自然发生率：21～40 岁为 5×10^{-5}/年，41～60 岁为 5×10^{-4}/年，61～70 岁为 1.2×10^{-3}/年（70 岁是危险评价的终点年龄）。Crawford-Brown 的研究指出，10 岁时受照 $k=2.5$）%/WLM），根据公式（4-3-15）可得每年超额发病率 $p_{Ex(1)}=kDp_0$。

21～40 岁组：

$p_{Ex(1)}=0.025\times0.5\times5\times10^{-5}=6.25\times10^{-7}$/年

20 年共增加 $p_1=p_{Ex(1)}T_1=6.25\times10^{-7}\times20=1.25\times10^{-5}$

41～60 岁组：

$p_{Ex(2)}=0.025\times0.5\times5\times10^{-4}=6.25\times10^{-6}$/年

20 年共增加 $p_2=p_{Ex(2)}T_2=6.25\times10^{-6}\times20=1.25\times10^{-4}$

61～70 岁组：

$p_{Ex(3)}=0.025\times0.5\times1.2\times10^{-4}=1.5\times10^{-5}$/年

最后 10 年增加 $p_3=p_{Ex(3)}=(1.5\times10^{-5})\times10=1.5\times10^{-4}$，终生增加 $P=p_1+p_2+p_3=1.25\times10^{-5}+1.25\times10^{-4}+1.5\times10^{-4}=28.75\times10^{-5}$。这是从一年受照预测终生危险的例子，如有多年受照则按此法逐年计算后再累加。

（3）病因概率

病因概率是用来判断已经确诊为疾病的某个病例由于过去某段时间接触有害物质而诱发该疾病的概率。在辐射防护中，特指暴露组某一个体所患的疾病由某危险因素引起的概率或似然性估计值。显然这种诊断是病因学诊断，而不是对疾病本身的诊断。有了病因概率就能做出是否对患者进行职业赔偿的决定。必要受照者（如医疗照射等）不属此列。

病因概率依据的原理是，一定剂量照射后，某疾病（如癌症）概率增加额占总疾病（癌症）总概率的比例是多少。基本公式是：

$$PC=\frac{E_x(Y|X;S)}{P(Y|X;S)}=\frac{P_{Ex}}{P_1}=\frac{p_1-p_0}{p_1}\times100\% \tag{4-3-18}$$

采用相对危险增加系数的形式转换可使计算方便，对上式分子分母同时除以 p_0，得：

$$PC=\frac{(p_1-p_0)/p_0}{p_1/p_0}=\frac{RR-1}{RR}=\frac{ERR}{1+ERR}\times100\% \tag{4-3-19}$$

式中，ERR 即相对危险增加额，由公式（4-3-14）可导出 $R=kD$。但是公式（4-3-14）在癌症诊断时间离受照时间的年数达到潜伏期的条件下才成立，如果诊断时还未满潜伏期，则应乘上时间校正系数 $T(Y)$，年数 $Y\geqslant10$ 年时，$T(Y)=1$。表 4-3-5 列出了甲状腺癌、肺癌和乳腺癌三种肿瘤的时间校正系数 $T(Y)$。

表 4-3-5　甲状腺癌、肺癌和乳腺癌的时间校正系数

Y/年	0～4	5	6	7	8	9	≥10
T(Y)	0	0.074	0.256	0.500	0.741	0.926	1.000

受照因子是剂量的函数 $F(D)$，因为剂量与癌症的关系有些是线性的 $F=D+k$，剂量数据可直接代入，如甲状腺癌和乳腺癌等。有些则是线性-平方模型 $F=D+D^2/116$，如白血病。所以相对危险增加额按公式(4-3-20)计算为：

$$R=F(D)\times T(Y)\times k \quad (4\text{-}3\text{-}20)$$

式中，k 除了前面提到的氡致肺癌恒取 1.5% WLM^{-1} 外，其他癌症按受照年龄(A_1)和性别(S)的不同而取值不同。

表 4-3-6 列出了甲状腺癌和乳腺癌的参数 $k(A_1,S)$。白血病的 k 值还取决于诊断时的年龄 A_2，要从公式 $k=E/I$ 算出。$E=E(A1,S)$是性别 S 在年龄 A_1受到 $F=1$ 的照射时的癌症增加概率，$I=I(A_2,S)$是性别 S 在被诊断年龄为 A_2 时该癌症的基线发生率。急、慢性白血病的算法又不相同，还有骨恶性肿瘤 PC 的算法也有一套独特的规律，这里不细说，相关内容请查看其他书籍。美国国立卫生研究院(NIH)的报告提出了 12 种癌症危险度的计算法，国内孙世荃等人为卫生部制订的“放射性肿瘤诊断标准及处理原则”列出了肺癌、白血病、甲状腺癌、乳腺癌(女性)和骨恶性肿瘤五种 PC 的算法。处理原则为：PC≥50%可认为辐射是病因，应给予赔偿；PC<50%，则癌症并非由辐射所致，不给予赔偿。

表 4-3-6　计算甲状腺癌和乳腺癌 PC 的参数 $k(A_1,S)$

受照年龄/岁	甲状腺癌		乳腺癌(女性)
	男	女	
20	0.028 2	0.037 4	0.018 637
21	0.024 6	0.033 1	0.016 764
22	0.021 3	0.028 9	0.015 101
23	0.018 4	0.025 0	0.013 688
24	0.015 8	0.021 5	0.012 556
25	0.013 9	0.018 8	0.011 748
26	0.012 7	0.017 1	0.011 219
27	0.012 3	0.016 6	0.010 862
28	0.012 2	0.016 7	0.010 634
29	0.012 0	0.016 8	0.010 498
30	0.011 9	0.016 9	0.010 428
31	0.011 8	0.017 0	0.010 392
32	0.011 6	0.017 2	0.010 350

续表

受照年龄/岁	甲状腺癌		乳腺癌(女性)
	男	女	
33	0.011 4	0.017 3	0.010 270
34	0.011 2	0.017 4	0.010 107
35	0.011 0	0.017 5	0.009 833
36	0.010 8	0.017 6	0.009 370
37	0.010 6	0.017 6	0.008 702
38	0.010 4	0.017 6	0.007 885
39	0.010 2	0.017 6	0.006 977
40	0.010 1	0.017 6	0.006 035
41	0.009 92	0.017 6	0.005 110
42	0.009 81	0.017 6	0.004 261
43	0.009 71	0.017 6	0.003 545
44	0.009 61	0.017 6	0.003 023
45	0.009 49	0.017 5	0.002 766
46	0.009 35	0.017 5	0.002 664
47	0.009 19	0.017 4	0.002 562
48	0.009 02	0.017 3	0.002 461
49	0.008 84	0.017 2	0.002 370
50	0.008 66	0.017 1	0.002 290
51	0.008 48	0.017 0	0.002 219
52	0.008 31	0.016 9	0.002 159
53	0.008 14	0.016 8	0.002 104
54	0.007 99	0.016 7	0.002 053
55	0.007 86	0.016 6	0.001 997
56	0.007 76	0.016 5	0.001 936
57	0.007 69	0.016 5	0.001 866
58	0.007 63	0.016 4	0.001 792
59	0.007 58	0.016 4	0.001 711
60	0.007 52	0.016 4	0.001 629
61	0.007 47	0.016 4	0.001 543
62	0.007 41	0.016 4	0.001 453
63	0.007 36	0.016 4	0.001 360
64	0.007 31	0.016 4	0.001 262
65	0.007 26	0.016 5	0.001 156

【例 4-32】 患者男性，26～40 岁期间从事铀矿井下作业共 15 年，累积剂量 73 WLM，井下 γ 外照射年吸收剂量 1.2 cGy，60 岁时诊断肺癌。试计算来自井下职业照射的病因概率。(1 WLM=6 cGy)

$$F(D)=73+(1.2\times15)/6=76$$

$$T(Y)=T(20)=1$$

$$k=1.5(\%/\mathrm{WLM})$$

所以 $R=F\times T\times k=76\times1\times0.015=1.14$

则 $PC=R/(1+R)=1.14/(1+1.14)=0.533=53.3\%$

【例 4-33】 患者女性，35～38 岁期间从事放射性工作，历年乳腺接受的照射剂量分别为 4.2 cGy、4.2 cGy、2.0 cGy、2.0 cGy，47 岁时诊断乳腺癌，具体数据见表 4-3-7。试计算来自职业照射的病因概率。

47 岁诊断乳腺癌时离 35 岁为 12 年，剩下几岁分别为 11 年、10 年和 9 年。查表 4-3-6 可得到所需参数 $T(Y)$ 和 $k(A_1,S)$，列表计算 PC 为：

$$PC=\frac{0.112\ 7}{1+0.112\ 7}\times100\%=10.1\%$$

因此，例 4-32 中某男性应获得赔偿，例 4-33 中某女性不应给予赔偿。

表 4-3-7 该女性不同年龄受照剂量的相关系数

年龄/岁	剂量/cGy	$F(D)$	$T(Y)$	$k(A_1,S)$	$R(F\times T\times k)$
35	4.2	4.2	$T(12)=1$	$k(35f)=0.009\ 833$	0.041 3
36	4.2	4.2	$T(11)=1$	$k(36f)=0.009\ 730$	0.039 4
37	2.0	2.0	$T(10)=1$	$k(37f)=0.008\ 702$	0.017 4
38	2.0	2.0	$T(9)=0.926$	$k(38f)=0.007\ 885$	0.014 6
合计	—	—	—	—	0.112 7

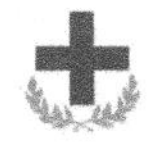

4.4 辐射流行病学常用统计模型

统计分析包括统计描述与统计推断两部分内容，而参数估计和假设检验又是统计推断的两个重要组成部分。在抽样研究中，用样本结果来了解或掌握总体特征的过程称为统计推断，在进行这一过程前，首先应进行参数估计，然后进行假设检验和各相关的统计分析，最后得到满足需求的有意义的分析结果。

在统计应用中，常需要流行病学知识，一般会拟合一个比较稳定的统计模型以用于结局变量或对发生的概率进行预测，判断其发生的可能性。统计模型是指以概率论为基础，采用数学方法建模，有些过程无法用理论分析方法导出其模型，但可通过试验测定数据，经过数理统计法估计各自变量与应变量的关系。常用的数理统计分析方法有最大似然概率估算法、最大似然概率辨识法等。常用的统计模型有一般线性模型、广义线性模型和混合模型。统计模型的意义在对大量随机事件的规律性做推断时仍然具有统计性，因而称为统计推断。广义线性模型是一般线性模型的直接推广，在广义线性模型中，应变量可以是连续的，也可以是离散的，如正态分布、二项分布、Poisson 分布等。常用的广义线性模型包括对数线性模型、Logistic 回归模型、Robit 回归模型、Cox 回归模型、Poisson 回归模型、负二项回归模型等。本章主要介绍一般线性模型、线性平方模型、Logistic 回归模型、Cox 回归模型和 Poisson 回归模型。

4.4.1　参数估计

参数估计包括点估计（point estimation）和区间估计（interval estimation）两种方法。

4.4.1.1　点估计

点估计是一种较直接、简单的估计方法，是直接用样本统计量作为总体参数的点估计值，例如，用样本均数$\overline{X}$作为总体均数 μ 的点估计值，用样本率 P 作为总体率 π 的点估计值，等等。这种方法虽然简单、方便，但是没有考虑抽样误差，无法评价估计值和真实值之间的差距或可信程度，因此不被推荐使用。

4.4.1.2　区间估计

区间估计弥补了点估计的不足，区间估计利用样本统计量，考虑抽样误差的大小，在一定的置信度 $100(1-\alpha)\%$下估计总体参数所在的区间范围，得到的区间称为总体参数的可信区间或置信区间（confidence interval，CI）。$100(1-\alpha)\%$称为置信度（confidence level），也可表示为 $1-\alpha$。α 值一般取 5%或 1%，故 $1-\alpha$ 一般为 95%或 99%，总体参数 95%和 99%的置信区间常表示为 95%CI 和 99%CI。置信区间通常用两个置信限（confidence limit）表示，即上下限，较小者称为置信下限（lower limit，C_L），较大者称为置信上限（upper limit，C_U）。

若样本来自正态分布总体，则对应的总体参数的估计就是正态分布总体均数的区间估计；若样本来自二项分布总体，则对应的就是总体率的估计。

（1）总体均数置信区间的估计

根据正态分布总体样本均数的抽样分布的性质，我们可以得到不同条件下估计正态总体均数的置信区间的计算公式。

① 正态分布法。

当总体标准差 σ 已知，$z=\dfrac{\bar{x}-\mu}{\sigma_{\bar{x}}}$服从标准正态分布，如图 4-4-1 所示。反复抽样得到的 z 值有 $100(1-\alpha)\%$的可能性落在$(-z_{\alpha/2}, z_{\alpha/2})$区间，则有$-z_{\alpha/2}<\dfrac{\bar{x}-\mu}{\sigma_{\bar{x}}}<z_{\alpha/2}$。

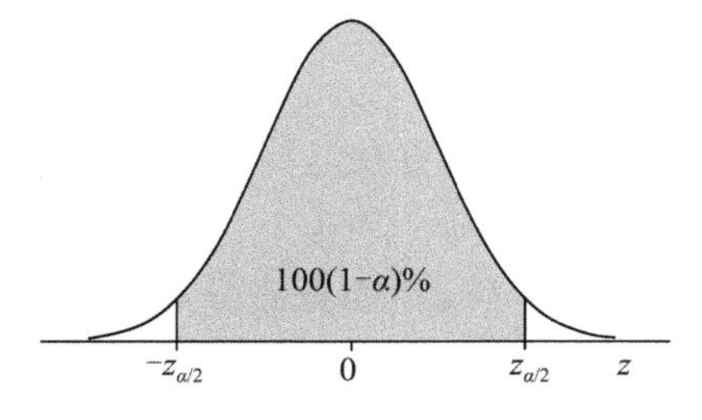

图 4-4-1　σ 已知时正态分布总体样本均数的抽样分布

当抽样得到一个样本的信息时，我们便可以把总体均数 μ 作为一个未知的参数进行估计，则有：

$$\bar{x}-z_{\alpha/2}\cdot\sigma_{\bar{x}}<\mu<\bar{x}+z_{\alpha/2}\cdot\sigma_{\bar{x}} \tag{4-4-1}$$

公式(4-4-1)就是总体标准差 σ 已知时，总体均数的 $100(1-\alpha)\%$ 置信区间的计算公式。

$\alpha=0.05$ 时，95%置信区间的计算公式为：

$$\bar{x}-z_{0.05/2}\cdot\sigma_{\bar{x}}<\mu<\bar{x}+z_{0.05/2}\cdot\sigma_{\bar{x}} \tag{4-4-2}$$

$\alpha=0.01$ 时，95%置信区间的计算公式为：

$$\bar{x}-z_{0.01/2}\cdot\sigma_{\bar{x}}<\mu<\bar{x}+z_{0.01/2}\cdot\sigma_{\bar{x}} \tag{4-4-3}$$

【例 4-34】 已知某地新生儿出生体重的标准差 $\sigma=360$ g，现调查该地某医院2012年产科出生的新生儿的出生体重，共调查540例新生儿，体重均数为3 300 g，标准差为300 g。试估计该地新生儿出生体重的95%置信区间。

代入公式(4-4-2)，得：

$$\bar{x}\pm z_{0.05/2}\cdot\sigma_{\bar{x}}=3\ 300\pm1.96\times(360/\sqrt{540})=(3\ 270,3\ 330)$$

所以认为该地新生儿出生体重的总体均数的95%置信区间为(3 270,3 330)。

② t 分布法。

当总体标准差 σ 未知，$t=\dfrac{\bar{x}-\mu}{s_{\bar{x}}}$ 服从自由度为 $n-1$ 的 t 分布，则多次抽样得到 t 值有 $100(1-\alpha)\%$ 的可能性落在 $(-t_{\alpha/2,\nu},t_{\alpha/2,\nu})$ 区间，如图 4-4-2 所示。

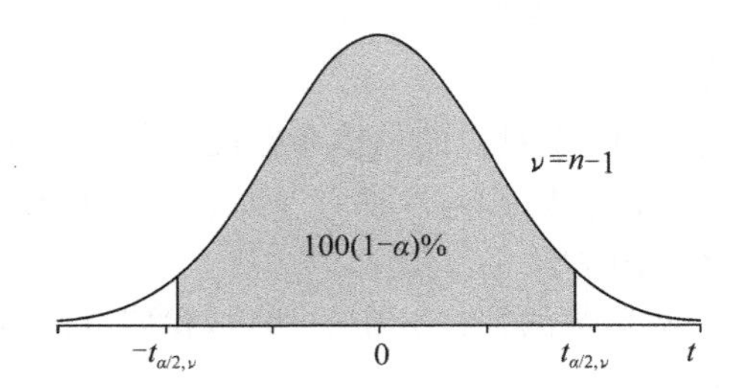

图 4-4-2 σ 未知时正态分布总体样本均数的抽样分布

$-t_{\alpha/2,\nu}<\dfrac{\bar{x}-\mu}{s_{\bar{x}}}<t_{\alpha/2,\nu}$，因此用样本信息估计总体均数的 $100(1-\alpha)\%$ 置信区间的公式为：

$$\bar{x}-t_{\alpha/2,\nu}\cdot s_{\bar{x}}<\mu<\bar{x}+t_{\alpha/2,\nu}\cdot s_{\bar{x}} \tag{4-4-4}$$

$\alpha=0.05$ 时，估计总体均数的95%置信区间的公式为：

$$\bar{x}-t_{0.05/2,\nu}\cdot s_{\bar{x}}<\mu<\bar{x}+t_{0.05/2,\nu}\cdot s_{\bar{x}} \tag{4-4-5}$$

$\alpha=0.01$ 时，估计总体均数的99%置信区间的公式为：

$$\bar{x}-t_{0.01/2,\nu}\cdot s_{\bar{x}}<\mu<\bar{x}+t_{0.01/2,\nu}\cdot s_{\bar{x}} \tag{4-4-6}$$

当 n 趋向于无穷大时，t 分布逼近标准正态分布，因此当 n 足够大时(一般 $n\geqslant100$)，即可用标准正态分布的原理估计总体均数的置信区间：

$$\bar{x}-z_{\alpha/2}\cdot s_{\bar{x}}<\mu<\bar{x}+z_{\alpha/2}\cdot s_{\bar{x}} \tag{4-4-7}$$

用 z 界值计算置信区间是近似估计，比较方便，但是用 t 界值计算置信区间更加确切。

【例 4-35】 在某地成年男子中随机抽取 25 人，测其脉搏均数为 72 次/min，标准差为 8 次/min。试估计该地成年男子脉搏总体均数的 95%的置信区间。

代入公式(4-4-5)，得：

$$\bar{x} \pm t_{0.05/2,\nu} \cdot s_{\bar{x}} = 72 \pm 2.064 \times (8/\sqrt{25}) = (68.7, 75.3)$$

这里 $n=25$，则 $\nu=n-1=24$，查 t 界值表得 $t_{0.05/2,24}=2.064$，因此计算得到该地成年男子脉搏总体均数的 95%置信区间为(68.7，75.3)。

同样，对于由样本率来推断总体率的情况，也可以使用该方法来进行率的区间估计，只是此时应将样本均数和样本均数的标准误换成样本率和样本率的标准误来计算，其他与均数的参数估计相似。

(2) 置信区间的意义

总体均数的 95%置信区间的实际意义是指，如果从同一总体中重复抽取 100 份样本量相同的独立样本，每份样本分别计算 1 个置信区间，在 100 个置信区间中，将约有 95 个置信区间包含总体均数，约有 5 个置信区间不包含总体均数，即犯错误的概率为 5%。对于某一次估计的置信区间，置信度为 95%，那么总体均数有 95%的可能被包含在计算得到的区间内。

(3) 置信区间的两个要素

置信区间是用来估计总体参数的区间范围，包括两个要素：准确度和精密度。准确度反映在置信度 $1-\alpha$ 的大小上，从准确度的角度讲，置信区间越接近 1 越好，如 99%的置信区间比 95%的置信区间好。精密度反映在区间的宽度上，区间越窄精密度越好，常用 C_L-C_U 来衡量。从置信度 $1-\alpha$ 角度，99%的置信区间的准确度高于 95%的置信区间，但是 99%的置信区间的精密度却低于 95%的置信区间。在准确度确定的情况下，增大样本量可以提高精密度。

(4) 置信区间与医学参考值范围的区别

数据的置信区间与医学参考值范围在意义、计算公式及用途方面均存在显著差异，在实际应用中应注意将两者区分开，不要将两者混淆，其不同之处见表 4-4-1。

表 4-4-1　置信区间与医学参考值范围的区别

区别点	置信区间	医学参考值范围
含义	按预先设定的概率，确定的未知参数的可能范围实际上一次抽样算得的置信区间要么包含总体均数，要么不包含。但可以说：当 $\alpha=0.05$ 时，95%CI 包含总体均数的置信度为 95%，犯错误的可能性为 5%	大多数"正常人"的解剖、生理、生化某项指标的波动范围
实质	均数的波动范围	个体值的波动范围
计算公式	正态分布，σ 未知：$\bar{x} \pm t_{\alpha/2,\nu} s_{\bar{x}}$ 正态分布，σ 已知：$\bar{x} \pm z_{\alpha/2} \sigma_{\bar{x}}$ 非正态分布，$n<50$：$\bar{x} \pm t_{\alpha/2,\nu} s_{\bar{x}}$	正态分布：$\bar{x} \pm z_{\alpha/2} s$ 偏峰分布：$P_x \sim P_{100-x}$ 对数正态：$\lg^{-1}(\bar{x}_{\lg x} \pm z_{\alpha/2} s_{\lg x})$
用途	总体均数的区间估计	绝大多数(如 95%)观察对象某项指标的分布范围

4.4.2 剂量、时间与效应模型

流行病学的研究目的是寻找影响疾病发生、发展的因素，也就是探索病因，从逻辑学上讲是共变法推理，即疾病的发生频率随着人们对某致病因素接触程度的增加而增加。例如，辐射致癌应该是癌症的发生频率随着吸收剂量（无阈剂量）的增加而呈比例增加的，这一假设看起来合情合理，如锡矿工肺癌的相对危险度（*RR*）与累积剂量（cWLM）呈线性关系。

这样的考虑是最基本，也是最简单的，因为它只考虑受照剂量一个变量（单因素）对致癌的影响。BEIR（电离辐射生物效应）Ⅲ报告提出的剂量-效应关系模式则较一元线性回归稍为复杂：

$$F(D)=a_0+a_1D+a_2D^2 \tag{4-4-8}$$

公式（4-4-8）是目前最通用的剂量-效应模式。

根据放射生物学理论，低 LET 辐射照射引起的效应（*E*）在一次击中后即可出现与照射量（*D*）之间关系符合线性（*L*）相关模型 $E=a_1D$，需要二次击中才产生的效应符合剂量平方（*Q*）模型 $E=a_2D^2$，兼有上述两种过程产生的效应符合线性平方（*L*－*Q*）模型，配合这样的回归方程，须应用多元线性回归的计算方法，这是多元线性回归中最简单的计算，因为它只是一个二元线性回归（自变量可认为是 D 和 D^2）。本书由于篇幅有限，多元线性回归的计算方法不作详述，读者可参阅有关专著。

BEIR Ⅲ报告又进一步指出，即使是符合 *L-Q* 模型的效应，也取决于接受剂量的大小，剂量大时以平方项为主，线性项几乎可忽略；剂量较低时则以线性项为主，平方项基本可忽略。剂量大小的界限值为 1.16 Gy，这个剂量值称为交叉剂量。

虽然仅仅考虑剂量单一因素的优点是计算简便，但它是不全面的，照射后出现癌症的危险至少还取决于一系列的时间因素：致癌潜伏期、癌症表达时间、受照年龄、患癌年龄等。为了能够利用既往的经验对未来一段时间或终生可能出现的致癌危险进行外推和预测还需要建立时间-效应模式。

前文已经提到，危险分析包括绝对危险度 *AR*（观察数-预期数）和相对危险度 *RR*（观察数/预期数）。因此，预测前者的模式称“相加模式”，预测后者的模式称“相乘模式”。BEIR Ⅴ报告根据既往经验提出的相加预测模式为：

$$v(d)=v_0+f(d)g(\beta) \tag{4-4-9}$$

式中，$v(d)$为经各种有关变量* 修饰后受到剂量 d 照射后的年龄别癌症危险预测模式；v_0为年龄别基线率；$f(d)$为剂量 d 的函数，*L* 模型时为 $f(d)=a_1d$，*L-Q* 模型时为$f(d)=a_1d+a_1d^2$；$g(\beta)$是危险增加函数，是性别、受照年龄、致癌潜伏期、照射时间等变量对 $f(d)$的修饰因子。

相乘模式为：

$$v(d)=v_0[1+f(d)g(\beta)] \tag{4-4-10}$$

公式（4-4-10）中的符号和相加模式与公式（4-4-9）相同。

公式（4-4-9）和公式（4-4-10）中，$g(\beta)$是危险预测模式中的关键项，它表达了各种有关变量* 对辐射致癌效应的影响，它的计算采用改良的 Cox 回归模型拟合。Cox 回归模型又称比例风险模型（proportional hazard model），也可译作比例风险模式，用来

分析带有协变量(伴随变量)的生存时间资料特别适宜,它对时间资料的分布类型没有特殊要求,应用灵活、广泛。

注：* 文中打重点号的"有关变量"是模型拟合成败的关键,从流行病学调查的实际工作中可体会到,找出影响致病发生率的各种有关因素只能来自两个途径,一是经过严密的实践推理影响癌症发生率的作用因素,二是根据专业知识(致病机理)判断并经实验室证实的影响因素。

改良的 Cox 回归模型是,设 $h(t)$是 t 时刻(或 t 年龄)的瞬时癌症发生率(即危险函数),$Z=(z_1,z_2,\ldots,z_p)$是 p 个可以修饰危险函数的协变量,则存在协变量的危险函数 $h(t,z)$等于不存在 Z 时的危险函数 $h_0(t)$(基准函数 $Z=0$)与协变量修饰常数 $k(Z)$的乘积,公式为：

$$h(t,Z)=h_0(t)\times k(Z) \tag{4-4-11}$$

修饰函数 $k(Z)$常表现为指数形式：

$$\exp\left(\sum_{i=1}^{p}\beta_i Z_i\right)$$

公式(4-4-11)移项后可得：

$$\frac{h(t,Z)}{h_0(t)}=k(Z)=\exp\left(\sum_{i=1}^{p}\beta_i Z_i\right)$$

等式两边取自然对数得：

$$\ln\frac{h(t,Z)}{h_0(t)}=\beta_1 Z_1+\beta_2 Z_2+\cdots+\beta_p Z_p \tag{4-4-12}$$

式中,参数 β_i 的估算过程为,以各种变量分层,形成各层间网格(列联表),每一网格内发生的癌症病例数都是独立的 Poisson 随机变量,可用 Poisson 回归模型为理论依据进行最大似然估计而得到 β_i。该过程计算相当复杂,可以借用现有的计算机软件程序 AMFIT。

4.4.3　一般线性模型

两个变量或多个变量之间是否存在线性依存关系,可以通过线性模型来描述一事物随另一事物变化的趋势和关联强度,并可以用一事物来预测另一事物的变化规律。通常情况下,可以有一般线性模型、线性平方模型、Logistic 回归模型、Cox 回归模型和 Poisson 回归模型等,后面几项也称为广义线性模型,如可以通过腰围、臀围、体重指数等简单变量来估计腹腔脂肪含量等。

在进行一项回归分析以前,根据散点图可以清晰地看出是否存在线性趋势,并且从专业的角度,假设有一条潜在的直线可用来刻画两个变量或一个变量与另一个变量的依存关系时,我们认为该直线为回归直线。像这样用来描述两个连续性变量数量上的依存关系的直线回归,称为简单线性回归;如果是一个变量同时随着多个变量变化而变化,称为多重线性回归,其对应的应变量也称为反应变量,记为 Y,Y 依存的变量称为自变量或解释变量,记为 X_i,i 表示所依存的变量类型的个数。

由于医学科研活动中大多是多因素同时作用于一个变量的依存关系,很少只有单一变量的变化,因此本部分内容主要介绍多重线性回归模型。多重线性回归模型分析的是一元线性回归分析或简单线性回归分析的推广,它研究的是一组自变量(X_1,X_2,$\cdots$,X_m)如何同时影响一个应变量(Y),这里自变量指的是一组独立的变量,应变量指的是受其他变量影响的变量。

假定应变量 Y 与自变量 $X_1, X_2, \cdots, X_m$ 之间存在线性依存关系，数据形式如表 4-4-2 所示。

表 4-4-2 多重线性回归分析模型数据格式

例号	X_1	X_2	…	X_m	Y
1	X_{11}	X_{12}	…	X_{1m}	Y_1
2	X_{21}	X_{22}	…	X_{2m}	Y_2
⋮	⋮	⋮	…	⋮	⋮
n	X_{n1}	X_{n2}	…	X_{nm}	Y_n

多重线性回归模型有如下关系：

$$Y=\beta_0+\beta_1 X_1+\beta_2 X_2+\cdots+\beta_m X_m+\varepsilon \tag{4-4-13}$$

式中，β_0 是常数项，$\beta_1, \beta_2, \beta_3, \cdots, \beta_m$ 称为偏回归系数；$\beta_i (i=1,2,\cdots,m)$ 的含义为在其他自变量保持不变的条件下，自变量 X_i 每改变一个单位时，应变量 Y 的平均改变量；ε 为随机误差，又称为残差，它表示 Y 的变异中不能由自变量 $X_i (i=1,2,\cdots,m)$ 解释的部分。

多重线性回归模型的应用需要满足如下条件：① Y 与 $X_1, X_2, \cdots, X_m$ 之间具有线性依存关系；② 各例观察值 $Y_i (i=1,2,\cdots,n)$ 是相互独立的；③ 残差 ε 服从均数为 0、方差为 1 的正态分布，即对任意一组自变量 $X_1, X_2, \cdots, X_m$ 值，应变量 Y 具有相同方差，并且服从正态分布。

多重线性回归模型一般可以分为以下两个步骤。

① 根据样本数据对模型参数 $\beta_0, \beta_1, \beta_2, \beta_3, \cdots, \beta_m$ 进行估计，从而得到多重线性回归方程，即：

$$\hat{Y}=b_0+b_1 X_1+b_2 X_2+\cdots+b_m X_m \tag{4-4-14}$$

式中，$b_0, b_1, b_2, b_3, \cdots, b_m$ 为模型参数的估计值；$\hat{Y}$ 为 Y 的估计值，表示在一组自变量 $X_1, X_2, \cdots, X_m$ 取值时 Y 的平均值。

② 对回归模型及参数做假设检验，并对方程的拟合效果及各自变量的作用大小作出评价。

与简单线性回归相同，多重线性回归模型的参数估计可以由最小二乘法得到，也就是根据观察得到的 n 例数据可使残差平方和达到最小，即：

$$\begin{aligned} Q &= \sum_{k=1}^{n} (Y_k - \hat{Y}_k)^2 \\ &= \sum_{k=1}^{n} [Y_k - (b_0 + b_1 X_{1k} + b_2 X_{2k} + \cdots + b_m X_{mk})]^2 \end{aligned} \tag{4-4-15}$$

由此可以得到由公式(4-4-16)定义的正规方程组，求解得到 $b_1, b_2, b_3, \cdots, b_m$，并由公式(4-4-15)求得回归方程的常数项 b_0。

$$\begin{cases} l_{11}b_1+l_{12}b_2+\cdots+l_{1m}b_m=l_{1Y} \\ l_{21}b_1+l_{22}b_2+\cdots+l_{2m}b_m=l_{2Y} \\ \cdots \\ l_{m1}b_1+l_{m2}b_2+\cdots+l_{mm}b_m=l_{mY} \end{cases} \tag{4-4-16}$$

$$b_0=\overline{Y}-(b_1\overline{X}_1+b_2\overline{X}_2+\cdots+b_m\overline{X}_m) \tag{4-4-17}$$

公式(4-4-16)中，

$$l_{ij}=\sum(X_i-\overline{X}i)(X_j-\overline{X}j)=\sum X_iX_j-\frac{\sum X_i\sum X_j}{n}$$

$$i,j=1,2,\cdots,m \tag{4-4-18}$$

$$l_jY=\sum(X_i-\overline{X}_i)(Y-\overline{Y})=\sum X_jY-\frac{\sum X_j\sum Y}{n}$$

$$j=1,2,\cdots,m \tag{4-4-19}$$

上式分别为自变量的离均差平方和($i=j$)，两个自变量的离均差积和($i\neq j$)及自变量 X_j 与应变量 Y 的离均差积和。

【例 4-36】 27 例放射工作人员空腹血清中总胆固醇、甘油三酯、胰岛素、糖化血红蛋白、空腹血糖的测量值列于表 4-4-3 中。试建立空腹血糖与其他几项指标的多重线性回归方程。

表 4-4-3　27 名糖尿病患者的空腹血糖含量及其有关指标的测量结果

序号 i	总胆固醇/(mmol/L) X_1	甘油三酯/(mmol/L) X_2	胰岛素/(uU/L) X_3	糖化血红蛋白/% X_4	空腹血糖/(mmol/L) Y
1	5.68	1.90	4.53	8.2	11.2
2	3.79	1.64	7.32	6.9	8.8
3	6.02	3.56	6.95	10.8	12.3
4	4.85	1.07	5.88	8.3	11.6
5	4.60	2.32	4.05	7.5	13.4
6	6.05	0.64	1.42	13.6	18.3
7	4.90	8.50	12.60	8.5	11.1
8	7.08	3.00	6.75	11.5	12.1
9	3.85	2.11	16.28	7.9	9.6
10	4.65	0.63	6.59	7.1	8.4
11	4.59	1.97	3.61	8.7	9.3
12	4.29	1.97	6.61	7.8	10.6
13	7.97	1.93	7.57	9.9	8.4
14	6.19	1.18	1.42	6.9	9.6
15	6.13	2.06	10.35	10.5	10.9
16	5.71	1.78	8.53	8.0	10.1

续表

序号 i	总胆固醇/(mmol/L) X_1	甘油三酯/(mmol/L) X_2	胰岛素/(uU/L) X_3	糖化血红蛋白/% X_4	空腹血糖/(mmol/L) Y
17	6.40	2.40	4.53	10.3	14.8
18	6.06	3.67	12.79	7.1	9.1
19	5.09	1.03	2.53	8.9	10.8
20	6.13	1.71	5.28	9.9	10.2
21	5.78	3.36	2.96	8.0	13.6
22	5.43	1.13	4.31	11.3	14.9
23	6.50	6.21	3.47	12.3	16.0
24	4.97	7.92	3.37	9.8	13.2
25	11.54	10.89	1.20	10.5	20.0
26	5.84	0.92	8.61	6.4	13.3
27	3.84	1.20	6.45	9.6	10.4

按公式(4-4-18)和公式(4-4-19)，由表 4-4-3 数据可以计算求得包括应变量在内的各变量离差矩阵为：

$$\{l_{ij}\}=\begin{bmatrix} 66.010\ 3 & 67.360\ 8 & -53.952\ 3 & 31.368\ 7 & 67.696\ 2 \\ 67.360\ 8 & 172.364\ 8 & -9.492\ 9 & 26.728\ 6 & 89.802\ 5 \\ -53.952\ 3 & -9.492\ 9 & 350.310\ 6 & -57.386\ 3 & -142.434\ 7 \\ 31.368\ 7 & 36.728\ 6 & -57.386\ 3 & & 86.440\ 7 \\ 67.696\ 2 & 89.802\ 5 & -142.434\ 7 & 84.557\ 0 & 222.551\ 9 \end{bmatrix}$$

按公式(4-4-16)列出正规方程组求解得：

$$b_1=0.142\ 4, b_2=0.351\ 5, b_3=-0.270\ 6, b_4=0.638\ 2$$

算出均数为：

$$b_0=11.925\ 9-(0.142\ 4\times 5.812\ 6+0.351\ 5\times 2.840\ 7-0.270\ 6\times 6.146\ 7+0.638\ 2\times 9.118\ 5)=5.943\ 3$$

故求得多重线性回归模型的方程为：

$$\hat{Y}=5.943\ 3+0.142\ 4X_1+0.351\ 5X_2-0.270\ 6X_3+0.638\ 2X_4$$

由于各自变量的测量单位不同，单从各偏回归系数的绝对值大小来分析难以得到正确的结论。若对数据进行标准化，即将原始数据减去相应变量的均数后再除以该变量的标准差。

$$X'_j=\frac{X_j-\overline{X}_j}{S_j} \tag{4-4-20}$$

公式(4-4-20)计算得到的回归系数方程称为标准化回归方程，相应的回归系数为标准化回归系数。标准化回归方程的截距为 0，标准化回归系数与一般回归方程的回归系数之间的关系为：

$$b'_j = b_j\sqrt{\frac{l_{jj}}{l_{YY}}} = b_j\left(\frac{S_j}{S_Y}\right) \quad (4\text{-}4\text{-}21)$$

式中，b_j 为标准化回归系数；S_j 和 S_Y 分别为自变量 X_j 和应变量 Y 的标准差。标准化回归系数可以用来比较各个自变量 X_j 对 Y 的影响强度，通常在有统计学意义的前提下，标准化回归系数的绝对值越大，说明相应自变量对 Y 的作用越大。

对于例 4-36 中的数据，计算出各变量的标准差如下：

$$S_1 = 1.593\ 4, S_2 = 2.574\ 8, S_3 = 3.670\ 6, S_4 = 1.823\ 4, S_Y = 2.925\ 7$$

代入公式(4-4-18)，得：

$$b'_1 = 0.142\ 4\left(\frac{1.593\ 4}{2.925\ 7}\right) = 0.077\ 6, b'_2 = 0.351\ 5\left(\frac{2.574\ 8}{2.925\ 7}\right) = 0.309\ 3$$

$$b'_3 = -0.270\ 6\left(\frac{3.670\ 6}{2.925\ 7}\right) = -0.339\ 5, b'_4 = 0.638\ 2\left(\frac{1.823\ 4}{2.925\ 7}\right) = 0.397\ 7$$

结果显示，对空腹血糖影响由大到小的顺序依次为糖化血红蛋白(X_4)、胰岛素(X_3)、甘油三酯(X_2)、总胆固醇(X_1)。

4.4.4 线性平方模型

在医学研究中，许多疾病的发生存在多种原因，而且预后也是由多种因素决定的。为了得到更好的预后，科研设计中会使用药物进行干预，研究人员在这个过程中发现，药物在体内的分布会随着时间呈曲线分布形式。还有实验设计发现，细胞存活数量呈曲线的线性平方模型样式，细菌的感染过程、细胞的生长等也呈连续弯曲的曲线模型，这些是根据二元辐射作用理论提出的。该理论认为，一事物的发生发展随着另一事物的变化呈线性平方关系。

最基础的线性平方模型可以用公式(4-4-22)来描述。

$$\hat{Y} = a + bX^2 \quad (4\text{-}4\text{-}22)$$

式中，$\hat{Y}$是需要计算的数值；a 是常数；b 是系数，表示 $\hat{Y}$ 随 X^2 增长的倍数；X 是自变量。

辐射生物学效应同时存在单击和多击效应，则辐射生物学效应的对数也会服从辐射剂量的二次函数，即：

$$\ln Y = aX + bX^2 \quad (4\text{-}4\text{-}23)$$

【例 4-37】 某科学研究给予小鼠一次定量注射抗炎药物以观察注射后的白细胞数量的变化，分别于注射后不同时间收集小鼠的静脉血检测白细胞的数量，检测结果见表 4-4-4。

表 4-4-4　药物注射后小鼠静脉血的白细胞数量

时间/h	1	2	3	4	5	6	7	8
白细胞数量/($\times 10^{12}$/mL)	12	10	6	5	3.5	2	1.5	1.1

利用公式(4-4-23)计算可以发现：

$$\ln Y = 2.296 - 0.038X^2$$

结果显示，白细胞的数量随注射药物后的时间呈反向曲线形式，对其系数进行统计学检验发现 $t=-11.644$，差异有统计学意义，认为该线性平方模型可以用于观察注射药物后小鼠静脉血中白细胞数量的变化情况。

然后通过公式(4-4-22)对结果进行计算后的线性平方模型转换，能发现：

$$\hat{Y}=\exp^{(2.296-0.038X^2)}$$

此结果能很好地解释例题问题，然而，在资料特别复杂、同时存在多个自变量($X_0,X_1,X_2,\cdots,X_n$)情况下，计算后的线性平方模型可能会更加复杂，如出现：

$$\hat{Y}=\exp^{(\beta_0+\beta_1X_1^2+\beta_2X_2^2+\cdots+\beta_nX_n^2)} \tag{4-4-24}$$

因此，在实际应用中需要注意变量可能的取值范围，不能盲目地进行数值计算，可以先通过图形探讨其可能的潜在规则，再进行有效计算，计算过程中可以对应变量进行对数转换后再进行下一步工作，如可以转换成：

$$\ln\hat{Y}=\beta_0+\beta_1X_1^2+\beta_2X_2^2+\cdots+\beta_nX_n^2 \tag{4-4-25}$$

当然了，有时进行多次拟合后可能会发现由 $\ln\hat{Y}$ 转换成 $\hat{Y}$，这也是成立的，只是自变量的系数($\beta_0,\beta_1,\beta_2,\cdots,\beta_n$)发生了一些变化，这种情况在统计学中也是可以的。最后可能会得到公式(4-4-26)。

$$\hat{Y}=\beta_0+\beta_1X_1^2+\beta_2X_2^2+\cdots+\beta_nX_n^2 \tag{4-4-26}$$

由于这也是由样本数来反映总体情况的，因此也需要对其进行假设检验，具体的检验方法可以参考本书其他相关章节。

4.4.5 Logistic 回归模型

Logistic 回归属于概率型非线性回归，它是研究二分类(可扩展到多分类)观察结果与一些影响因素之间关系的一种多变量分析方法。在流行病学研究中，经常需要分析疾病与各危险因素之间的定量关系，如食管癌的发生与吸烟、饮酒、不良饮食习惯等危险因素的关系，为了正确说明这种关系，需要排除一些混杂因素的影响。传统使用 Mantel-Haenszel 分层分析方法，但这一方法适用于样本量大、分析因素较少等的情况。如果用线性回归分析，由于应变量 Y 是一个二分类变量值(通常取值为 0 或 1)，不满足应用条件，尤其当各因素都处于低水平或高水平时，预测值 Y 可能超出 0～1 范围，出现不合理的现象，用 Logistic 回归分析则可以较好地解决上述问题。

Logistic 回归分析的应用已有 100 多年历史了，最具有代表性的是杜鲁特(Truett)等人于 1967 年成功地将其用于分析冠心病危险因素的研究。目前，Logistic 回归分析的应用已不局限于流行病学领域了，还可以用于实验研究中药物或毒物的剂量-效应分析、临床试验评价及疾病的预后因素分析等。Logistic 回归分析与线性回归分析的思路大致相同，模型的参数又具有鲜明的实际意义，现已成为处理分类变量数据的常用方法。本部分内容主要介绍非条件 Logistic 回归模型的相关内容。

(1) Logistic 回归模型

设应变量 Y 是一个二分类变量，其取值为：

$$Y=\begin{cases}1 & \text{出现阳性结果(发病、有效、死亡等)}\\0 & \text{出现阴性结果(未发病、无效、存活等)}\end{cases}$$

另外有影响 Y 取值的 m 个自变量 $X_1,X_2,\cdots,X_m$。记 $P=P(Y=1|X_1,X_2,\cdots,X_m)$，表示在 m 个自变量的作用下阳性结果发生的概率，Logistic 回归模型可以表示为：

$$P=\frac{1}{1+\exp[-(\beta_0+\beta_1X_1+\beta_2X_2+\cdots+\beta_mX_m)]} \tag{4-4-27}$$

式中，β_0 为常数项，$\beta_1,\beta_2,\cdots,\beta_m$ 为回归系数。若用 Z 表示 m 个自变量的线性组合，则有：

$$Z=\beta_0+\beta_1X_1+\beta_2X_2+\cdots+\beta_mX_m \tag{4-4-28}$$

Z 与 P 之间的 Logistic 曲线如图 4-4-3 所示。从图 4-4-3 中可以看出，当 Z 趋于 $+\infty$ 时，P 值渐进于 1；当 Z 趋于 $-\infty$ 时，P 值渐进于 0。P 值的变化在 0～1 范围之间，并且随 Z 的增加或减少以点(0,0.5)为中心呈对称 S 形变化。Logistic 回归模型的这些特点能够较好地配合生物学反映资料。

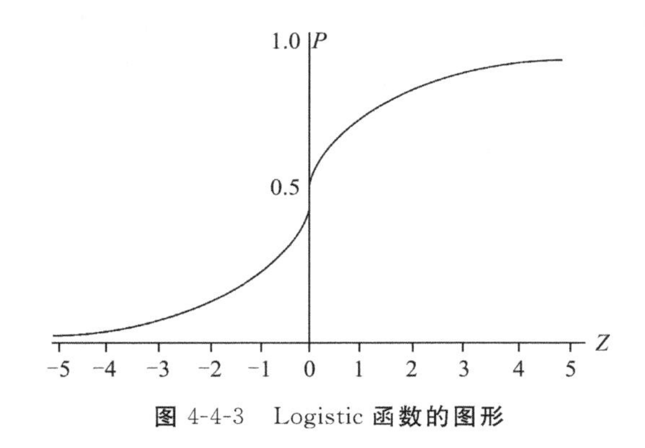

图 4-4-3　Logistic **函数的图形**

对公式(4-4-27)做对数变换，Logistic 回归模型可以表示成如下线性形式：

$$\ln\left(\frac{P}{1-P}\right)=\beta_0+\beta_1X_1+\beta_2X_2+\cdots+\beta_mX_m \tag{4-4-29}$$

公式(4-4-29)左端为阳性与阴性结果发生概率之比的自然对数，称为 P 的 Logistic 转换，记为 Logit$P$。可以看出，虽然概率 P 的取值范围在 0～1 之间，Logit$P$ 却没有数值界限。

(2) Logistic 回归模型参数的意义

以流行病学研究为例，说明 Logistic 回归模型参数的意义。由公式(4-4-29)可以看出，常数项表示暴露剂量为 0 时，个体发病与不发病概率之比的自然对数。回归系数 $\beta_j(j=1,2,\cdots,m)$ 表示自变量 X_j 改变一个单位时，Logit$P$ 的改变量，它与衡量危险因素作用大小的比数比[也称优势比(OR)]有一个对应的关系。对比某一危险因素两个不同暴露水平 $X_j=c_1$ 与 $X_j=c_0$ 的发病情况(假定其他因素的水平相同)，其优势比的自然对数为：

$$\ln OR_j = \ln\left[\frac{\frac{P_1}{(1-P_1)}}{\frac{P_0}{(1-P_0)}}\right] = \text{Logit}P_1 - \text{Logit}P_0 \tag{4-4-30}$$

$$= (\beta_0 + \beta_j c_1 + \sum_{t \neq j}^{m} \beta_t X_t) - (\beta_0 + \beta_j c_0 + \sum_{t \neq j}^{m} \beta_t X_t)$$

$$= \beta_j (c_1 - c_0)$$

即

$$OR = \exp[\beta_j (c_1 - c_0)] \tag{4-4-31}$$

式中，P_1和 P_0分别表示 X 取值为 c_1及 c_0时的发病概率；OR 称为多变量调整后的优势比，表示扣除了其他自变量影响后危险因素的作用。特殊地，如果 X_j 赋值为：

$$Y = \begin{cases} 1 & \text{暴露} \\ 0 & \text{非暴露} \end{cases}$$

暴露组与非暴露组发病的优势比为：

$$OR = \exp(\beta_j) \tag{4-4-32}$$

当 $\beta_j = 0$ 时，$OR_j = 1$，说明因素 X_j 对疾病发生不起作用；当 $\beta_j > 0$ 时，$OR_j > 1$，说明因素 X_j 是一个危险因子；当 $\beta_j < 0$ 时，$OR_j < 1$，说明因素 X_j 是一个保护因子。

由于 OR 值与模型中的常数项无关，在危险因素分析中视其为无效参数。对于发病率较低的慢性疾病如心脑血管疾病、恶性肿瘤等，由于 0 很小，优势比可以作为相对危险度（RR）的近似估计，即：

$$OR = \frac{\frac{P_1}{(1-P_1)}}{\frac{P_0}{(1-P_0)}} \approx \frac{P_1}{P_0} = RR \tag{4-4-33}$$

这是 Logistic 回归用于流行病学调查资料的优点之一，即得到某一因素的回归系数估计值后，便可以得到该因素不同水平下优势比的估计值乃至相对危险度的近似估计值。

由公式（4-4-32）算得某一因素两个不同水平（c_1，c_0）优势比的估计值为：

$$\hat{OR} = \exp[\beta_j (c_1 - c_0)] \tag{4-4-34}$$

OR 的置信区间可以利用 b_j 的抽样分布来估计，在样本量较大的情况下，它近似服从正态分布。特殊地，若自变量 X_j 只有暴露和非暴露两个水平，则优势比 OR_j 的 $1-\alpha$ 置信区间的估计公式为：

$$\exp(b_j \pm u_{\alpha/2} \times S_{bj}) \tag{4-4-35}$$

【例 4-38】 为了探讨冠心病发生的危险因素，对 26 例冠心病患者和 28 例对照进行病例对照研究，各因素的说明及资料见表 4-4-5 和表 4-4-6。试用 Logistic 回归分析方法筛选危险因素。（假如 $\alpha_{入} = 0.10$，$\alpha_{出} = 0.15$）

表 4-4-5　冠心病 8 个可能的危险因素与赋值

因素	变量名	赋值说明
年龄/岁	X_1	<45=1,45～=2,55～=3,65～=4
高血压史	X_2	无=0,有=1
高血压家族史	X_3	无=0,有=1
吸烟	X_4	不吸烟=0,吸烟=1
高血脂史	X_5	无=0,有=1
动物脂肪摄入	X_6	低=0,高=1
体重指数(BMI)	X_7	<24=1,24～=2,26～=3
A 型性格	X_8	否=0,是=1
冠心病	Y	对照=0,病例=1

表 4-4-6　冠心病危险因素的病例对照调查资料

序号	X_1	X_2	X_3	X_4	X_5	X_6	X_7	X_8	Y
1	3	1	0	1	0	0	1	1	0
2	2	0	1	1	0	0	1	0	0
3	2	1	0	1	0	0	1	0	0
4	2	0	0	1	0	0	1	0	0
5	3	0	0	1	0	1	1	1	0
6	3	0	1	1	0	0	2	1	0
7	2	0	1	0	0	0	1	0	0
8	3	0	1	1	1	0	1	0	0
9	2	0	0	0	0	0	1	1	0
10	1	0	0	1	0	0	1	0	0
11	1	0	1	0	0	0	1	1	0
12	1	0	0	0	0	0	2	1	0
13	2	0	0	0	0	0	1	0	0
14	4	1	0	1	0	0	1	0	0
15	3	0	1	1	0	0	1	1	0
16	1	0	0	1	0	0	3	1	0
17	2	0	0	1	0	0	1	0	0
18	1	0	0	1	0	0	1	1	0
19	3	1	1	1	1	0	1	0	0
20	2	1	1	1	1	0	2	0	0
21	3	1	0	1	0	0	1	0	0
22	2	1	1	0	1	0	3	1	0
23	2	0	0	1	1	0	1	1	0

续表

序号	X_1	X_2	X_3	X_4	X_5	X_6	X_7	X_8	Y
24	2	0	0	0	0	0	1	0	0
25	2	0	1	0	0	0	1	0	0
26	2	0	0	1	1	0	1	1	0
27	2	0	0	0	0	0	1	0	0
28	2	0	0	0	0	0	2	1	0
29	2	1	1	1	0	1	2	1	1
30	3	0	0	1	1	1	2	1	1
31	2	0	0	1	1	1	1	0	1
32	3	1	1	1	1	1	3	1	1
33	2	0	0	1	0	0	1	1	1
34	2	0	1	0	1	1	1	1	1
35	2	0	0	1	0	1	1	0	1
36	2	1	1	1	1	0	1	1	1
37	3	1	1	1	1	0	1	1	1
38	3	1	1	1	0	1	1	1	1
39	3	1	1	1	1	0	1	1	1
40	3	0	1	0	0	0	1	0	1
41	2	1	1	1	1	0	2	1	1
42	3	1	0	1	0	1	2	1	1
43	3	1	0	1	0	0	1	1	1
44	3	1	1	1	1	1	2	0	1
45	4	0	0	1	1	0	3	1	1
46	3	1	1	1	1	0	3	1	1
47	4	1	1	1	1	0	3	0	1
48	3	0	1	1	1	0	1	1	1
49	4	0	0	1	0	0	2	1	1
50	1	0	1	1	1	0	2	1	1
51	2	0	1	1	0	1	2	1	1
52	2	1	1	1	0	0	2	1	1
53	2	1	0	1	0	0	1	1	1
54	3	1	1	0	1	0	3	1	1

从表 4-4-5 可以看出来，年龄和体重指数是有序变量，其余均为二分类变量。为了便于进行逐步回归分析，对有序变量采用它们的秩相关作为得分，然后按连续变量处理。统计软件计算给出的结果如表 4-4-7 所示。

表 4-4-7　进入方程中的自变量及有关参数的估计值

选入变量	b	S_b	Wald χ^2	P 值	b'	OR
常数项	−4.705	1.543	9.30	0.002 3	—	—
X_1	0.924	0.477	3.76	0.052 5	0.401	2.52
X_5	1.496	0.744	4.04	0.044 3	0.406	4.46
X_6	3.136	1.249	6.30	0.012 1	0.703	23.00
X_8	1.947	0.847	5.29	0.021 5	0.523	7.01

最终进入模型的危险因素有 4 个，它们分别是年龄(X_1)、高血脂史(X_5)、动物脂肪摄入量(X_6)和 A 型性格(X_8)。表 4-4-7 中给出的标准回归系数 b' 可以用来比较各因素的相对重要性。$b'_j=\dfrac{b_j \cdot S_j}{(\pi/\sqrt{3})}$，其中，$S_j$ 为标量 X_j 的标准差，$\pi=3.141\ 6$。

4.4.6　Cox 回归模型

为了能同时分析多种因素对生存时间和生存结局的影响，需要采用多因素生存分析方法。多因素生存分析方法主要有参数法模型和半参数法模型，参数法模型需要以特定分布，如 Weibull 分布、指数分布为基础建立回归模型，应用有其局限性；半参数法模型的限定相对较少，特别是 Cox 回归模型，它是目前进行多因素生存分析的主要方法。

(1) Cox 回归模型的基本形式

Cox 比例风险回归模型简称 Cox 回归模型，于 1972 年由英国统计学家考克斯(D.R Cox)提出，模型的基本形式为：

$$h(t,X)=h_0(t)\exp(\sum\beta_i X_i)=h_0(t)\exp(\beta_1 X_1+\beta_2 X_2+\cdots+\beta_m X_m) \tag{4-4-36}$$

式中，$h(t,X)$是具有协变量 X 的个体在时刻 t 时的风险函数；t 为生存时间；$X_i=(X_1,X_2,X_3,\cdots,X_m)$是可能影响生存时间的有关因素，也称协变量，这些变量可以是定量的，也可以是定性的，在整个观察期间内不随时间的变化而变化；$h_0(t)$是所有协变量取值为 0 时的风险函数，称为基线风险函数；$\beta_i=(\beta_1,\beta_2,\beta_3,\cdots,\beta_m)$为 Cox 回归模型的回归系数，是一组待估计的回归系数。

由于公式(4-4-36)右侧的 $h_0(t)$不需要服从特定的分布形状，具有非参数的特点，而指数部分 $\exp(\beta_i X_i)$具有参数模型的形式，故 Cox 回归模型又称半参数模型。

如果用生存率表示，则模型可写为：

$$S(t,X)=S_0(t)^{\exp(\Sigma\beta_i X_i)}=S_0(t)^{\exp(\beta_1 X_1+\beta_2 X_2+\cdots+\beta_m X_m)} \tag{4-4-37}$$

式中，$S(t,X)$是具有协变量 X 的个体在时刻 t 时的生存率，$S_0(t)$为在时刻 t 时的基线生存率，其他符号与公式(4-4-36)相同。

(2) Cox 回归模型参数的意义及解释

回归系数与相对危险度由公式(4-4-36)可以得到。

$$h(t,X)/h_0(t)=\exp(\beta_1 X_1+\beta_2 X_2+\cdots+\beta_m X_m) \tag{4-4-38}$$

或

$$\ln[h(t,X)/h_0(t)]=\beta_1 X_1+\beta_2 X_2+\cdots+\beta_m X_m \tag{4-4-39}$$

β_j 与风险函数 $h(t,X)$ 之间有如下关系：① $\beta_j>0$，则 X_j 取值越大时，$h(t,X)$ 的值越大，表示患者死亡的风险越大；② $\beta_j<0$，则 X_j 取值越大时，$h(t,X)$ 的值越小，表示患者死亡的风险越小；③ $\beta_j=0$，则 X_j 的取值对 $h(t,X)$ 没有影响。

两个分别具有协变量 X_i 和 X_j 的个体，其风险函数（亦称危险度）之比称为相对危险度（RR）或风险比（HR），是一个与时间无关的变量，即：

$$h(t,X_i)/h(t,X_j)=\exp\left(\sum\beta_i(X_i-X_j)\right) \tag{4-4-40}$$

如果 X_i 是暴露组观察对象对应各因素的取值，X_j 是非暴露组观察对象对应各因素的取值，求得估计值后，根据公式（4-4-38）可以求出暴露组对非暴露组的相对危险度估计值。

为了探讨胃癌患者的预后，对是否实施手术治疗 X_1（是＝1，否＝0）和是否接受放射治疗 X_2（是＝1，否＝0）进行分析，其对应的回归系数 b_1 和 b_2 分别为－0.360 和－0.333，则患者接受治疗的危险度估计值为：

$$h_0(t)\exp(-0.360\times1-0.333\times1)=0.5h_0(t)$$

患者未接受治疗的危险度估计值为：

$$h_0(t)\exp(-0.360\times0-0.333\times0)=h_0(t)$$

两者的比值，即相对危险度估计值为：

$$RR=\frac{0.5h_0(t)}{h_0(t)}=0.5$$

经过两种方法治疗的患者其死亡的风险是未治疗患者的一半。

由此可以推测，在任何生存时间上，一组患者的危险度都是其对照组危险度的倍数，其流行病学含义是：在其他协变量不变的情况下，协变量每改变一个测定单位是其引起的相对危险度的自然对数的改变量。

当协变量取值为 0、1 时，按公式（4-4-40），其对应的 RR 为：

$$RR=\exp(b_j) \tag{4-4-41}$$

当协变量取值为连续型变量时，用 X_j 和 X_j 分别表示不同情况下的取值，按公式（4-4-41），其对应的 RR 为：

$$RR=\exp[b_j(X_j-X_j^*)] \tag{4-4-42}$$

RR 的 $1-\alpha$ 的置信区间为：

$$\exp(b_j\pm z_{\alpha/2}\times S_{bj}) \tag{4-4-43}$$

（3）个体预后指数

Cox 回归模型的线性部分 $\beta_1X_1+\beta_2X_2+\cdots+\beta_mX_m$ 与风险函数 $h(t)$ 成正比，即风险越大，$\beta_1X_1+\beta_2X_2+\cdots+\beta_mX_m$ 也越大，因此 Cox 回归模型的线性部分反映了一个个体的预后。有人称 $PI=\beta_1X_1+\beta_2X_2+\cdots+\beta_mX_m$ 为预后指数。预后指数越大，患者风险越大，预后越差；反之，预后指数越小，患者风险越小，预后越好。

如果对各变量进行标准化转换后再拟合 Cox 回归模型，可以得到标准化的预后指数。当标准化 $PI=0$ 时，表示该患者的死亡风险达到平均水平；当标准化 $PI>0$ 时，表示该患者的死亡风险高于平均水平；当标准化 $PI<0$ 时，表示该患者的死亡风险低于平均水平。

【例 4-39】 为探讨某恶性肿瘤患者的预后，某研究者收集了 63 例患者的生存时间、生存结局和影响因素。影响因素包括患者年龄、性别、组织学类型、治疗方式、淋巴结转移、肿瘤浸润程度。变量的赋值和所收集的资料分别见表 4-4-8 和表 4-4-9。试用 Cox 回归模型进行分析。

表 4-4-8　某恶性肿瘤的影响因素与赋值

影响因素	变量名	赋值说明
年龄/岁	X_1	—
性别	X_2	女=0，男=1
组织学类型	X_3	低分化=0，高分化=1
治疗方式	X_4	传统疗法=0，新型疗法=1
淋巴结转移	X_5	否=0，是=1
肿瘤浸润程度	X_6	未突破浆膜层=0，突破浆膜层=1
生存时间/月	t	—
生存结局	Y	删失=0，死亡=1

表 4-4-9　63 名某恶性肿瘤患者的生存时间(月)及影响因素

No	X_1	X_2	X_3	X_4	X_5	X_6	t	Y	No	X_1	X_2	X_3	X_4	X_5	X_6	t	Y
1	54	0	0	1	1	0	52	0	21	38	0	0	0	1	0	93	0
2	57	0	1	0	0	0	51	0	22	19	0	0	0	1	0	24	1
3	58	0	0	0	1	1	35	1	23	67	1	0	1	1	0	93	0
4	43	1	1	1	1	0	103	0	24	37	0	0	1	1	0	90	0
5	48	0	1	0	0	0	7	1	25	43	1	0	0	1	0	15	1
6	40	0	1	0	0	0	60	0	26	49	0	0	0	1	0	3	1
7	44	0	1	0	0	0	58	0	27	50	1	1	1	1	1	87	0
8	36	0	0	0	1	1	29	1	28	53	1	1	1	0	0	120	0
9	39	1	1	1	0	1	70	0	29	32	1	1	1	0	0	120	0
10	42	0	1	0	0	1	67	0	30	46	0	1	0	0	1	120	0
11	42	0	1	0	0	0	66	0	31	43	1	0	1	1	0	120	0
12	42	1	0	1	1	0	87	0	32	44	1	0	1	1	0	120	0
13	51	1	1	1	0	0	85	0	33	62	0	0	0	1	0	120	0
14	55	0	1	0	0	1	85	0	34	40	1	1	1	0	1	40	1
15	49	1	1	1	0	1	76	0	35	50	1	0	0	1	0	26	1
16	52	1	1	1	0	1	74	0	36	33	1	1	0	0	0	120	0
17	48	1	1	1	0	0	63	0	37	57	1	1	1	0	0	120	0
18	54	1	0	1	1	1	101	0	38	48	1	0	0	1	0	120	0
19	38	0	1	0	0	0	100	0	39	28	0	0	0	1	0	3	1
20	40	1	1	1	0	1	66	1	40	54	1	0	1	1	0	120	1

续表

No	X_1	X_2	X_3	X_4	X_5	X_6	t	Y	No	X_1	X_2	X_3	X_4	X_5	X_6	t	Y
41	35	0	1	0	1	1	7	1	53	42	0	0	0	1	0	2	1
42	47	0	0	0	1	0	18	1	54	63	1	0	1	1	0	120	0
43	49	1	0	1	1	0	120	0	55	55	0	1	1	0	0	12	1
44	43	0	1	0	0	0	120	0	56	39	0	0	0	1	0	5	1
45	48	1	1	0	0	0	15	1	57	44	0	0	0	1	0	120	0
46	44	0	0	0	1	0	4	1	58	42	1	1	1	0	0	120	0
47	60	1	1	1	0	0	120	0	59	74	0	0	0	1	1	7	1
48	40	0	0	0	1	0	16	1	60	61	0	1	0	1	0	40	1
49	32	0	1	0	0	1	24	1	61	45	1	0	1	1	0	108	0
50	44	0	0	0	1	1	19	1	62	38	0	1	0	0	0	24	1
51	48	1	0	0	1	0	120	0	63	62	0	0	0	1	0	16	1
52	72	0	1	0	1	0	24	1	—	—	—	—	—	—	—	—	—

以生存时间、生存结局为应变量，以 X_1、X_2、X_3、X_4、X_5、X_6 为协变量，进行多元逐步 Cox 回归模型分析，设 $\alpha_{入}=0.05$、$\alpha_{出}=0.10$，得到的回归模型拟合结果见表 4-4-10。从协变量 X_4（治疗方式）来看，其对应的相对危险度为 0.171 8，说明新型疗法高于传统疗法，即新型疗法的死亡风险只是传统疗法的 0.171 8 倍（或 17.18%），或者说传统疗法的死亡风险是新型疗法的 1/0.171 8=5.821 9 倍。协变量 X_5（淋巴结转移）对应的相对危险度为 2.537 9，说明有淋巴结转移者的死亡风险是无淋巴结转移者的 2.5 倍。

表 4-4-10　逐步 Cox 回归模型分析结果

变量	B_j	S_{bj}	Waldχ^2	df	P 值	RR	95%CI	
							下限	上限
X_4	−1.761 6	0.547 9	10.337 3	1	0.001 3	0.171 8	0.058 7	0.502 7
X_5	0.931 3	0.444 6	4.389 0	1	0.036 2	2.537 9	1.061 9	6.065 6

用变量 X_4 和 X_5 分别绘制 Kaplan-Meier 生存曲线或对数生存曲线，比例风险的假定基本上成立。

4.4.7　Poisson 回归模型

人类稀有事件的发生，例如，恶性肿瘤、非遗传性先天性疾病、癫痫患者在 2 周内发病的次数，某地短期内因交通意外伤害而死亡的人数，某病患者在 1 年内总的住院次数，1 mL 自来水中的大肠杆菌数量，1 L 空气中的粉尘粒子数量，地下空旷处的放射性物质的含量，等等，具有发病率低或不像二项分布资料有分母能计算比例等特点。因此，这些事件发生的次数除了取决于事件的实际发生次数外，还取决于计数资料收集时研究者所要观察的范围，即观察的时间、人群、面积、体积等因素。对于上述稀有事件的发生，使用发病密度等密度指标描述其群体特征比较合适，如果事件之间彼此

是相互独立的，且观察样本量较大时，则具有平均计数等于方差的特点，这类事件发生的次数往往是服从 Poisson 分布特征的。

Poisson 分布主要用于单位时间、单位面积、单位空间内某事件发生数的影响因素的分析。

设应变量 Y 服从参数为 x 的 Poisson 分布，m 个影响因素的取值为 $X_1, X_2, X_3, \cdots, X_m$。在广义线性模型中，对服从 Poisson 分布的应变量，连接函数一般取自然对数，也就是：

$$\log(\lambda)=\beta_0+\beta_1 X_1+\beta_2 X_2+\cdots+\beta_m X_m \tag{4-4-44}$$

或者

$$\lambda=\exp^{(\beta_0+\beta_1 X_1+\beta_2 X_2+\cdots+\beta_m X_m)} \tag{4-4-45}$$

该模型中假设各因素对事件数的影响是指数相乘的，故称为 Poisson 乘法模型。回归系数 β_j 的解释是：在控制其他因素或自变量不变时，自变量 X_i 每改变一个单位，平均事件数之对数的改变量。将回归系数 β_j 转化为相对危险度（RR）或发病率比值的估计值，其结果比较容易解释，即：

$$RR=\exp(\beta_j)=\frac{\lambda_{j1}}{\lambda_{j0}} \tag{4-4-46}$$

RR 的给予 Wald 的 $1-\alpha$ 置信区间为：

$$\exp\left(\beta_j+\mu\frac{\alpha}{2}\times S_{\beta_j}\right) \tag{4-4-47}$$

式中，S_{β_j} 为 β_j 的标准误。

对于观察范围（总观察单位数 n_i）不同的资料，相应的发生数估计值 y_i 为：

$$\log(\hat{y}_i)=\log(n_i)+\beta_0+\beta_1 X_1+\beta_2 X_2+\cdots+\beta_m X_m \tag{4-4-48}$$

或者

$$\hat{y}_i=n_i\times\exp^{(\beta_0+\beta_1 X_1+\beta_2 X_2+\cdots+\beta_m X_m)} \tag{4-4-49}$$

式中，$\log(n_i)$ 被称为偏移量。该模型可用于各个层次的数据，此时 i 指个体；也可用于分组数据，此时 i 指列联表中的一个单元格。

当连接函数取线性恒等式时，则：

$$\lambda=\beta_0+\beta_1 X_1+\beta_2 X_2+\cdots+\beta_m X_m \tag{4-4-50}$$

该模型中假设各应变量对事件数的影响是叠加的，故称为 Poisson 加法模型。回归系数的解释是：在控制其他因素或自变量不变时，自变量 X_i 每改变一个单位，单位事件数的改变量。

Poisson 乘法模型将自变量的线性预测区间从（$-\infty$，$+\infty$）变换到（0，$+\infty$），保证了平均事件数的估计值为正值，结果合理；而 Poisson 加法模型的自变量线性预测区间是（$-\infty$，$+\infty$），因此可能会估计出负值，特别是在平均事件数较少的情况下。因此，在实际工作过程中，主要还是采用 Poisson 乘法模型。

【例 4-40】 某研究者为检查某冶炼厂的砷暴露与职工因呼吸道疾病死亡之间的关系，对该厂 1978—2009 年的职工进行了回顾性队列研究，其结果见表 4-4-11。请对该资料进行分析。

表 4-4-11　1978—2009 年某冶炼厂职工因呼吸道疾病死亡的情况

年龄/岁	砷暴露组		无砷暴露组	
	死亡人数	观察人年数	死亡人数	观察人年数
40～49	7	11 026.1	14	38 336.7
50～59	42	10 792.1	38	31 019.1
60～69	59	6 897.9	58	17 495.5
≥70	17	2 580.9	41	6 842.4

表 4-4-11 中相关变量的赋值见表 4-4-12。

表 4-4-12　变量赋值表

变量名称	字段名	赋值说明
砷暴露情况	X_1	无＝0，有＝1
年龄/岁		
50～59	X_2	40～49＝0，50～59＝1
60～69	X_3	40～49＝0，60～69＝1
≥70	X_4	40～49＝0，≥70＝1
死亡人数	Y	—
观察人年数	N	—

本例资料的观察单位为人年数，事件数（应变量）为因呼吸道疾病死亡人数，影响因素是砷暴露和年龄。由于观察单位不同，因此只能按公式（4-4-48）分析，其结果见表 4-4-13。

$$\log(\hat{y}) = -8.008\ 6 + 0.810\ 9X_1 + 1.470\ 2X_2 + 2.366\ 1X_3 + 2.623\ 8X_4$$

表 4-4-13　1978—2009 年某冶炼厂职工因呼吸道疾病死亡情况的 Poisson 回归分析结果

因素	变量设置	回归系数	标准误	95%CI	χ^2	P 值
常数	—	−8.008 6	0.406 3	−8.804 9～−7.212 3	388.52	<0.000 1
砷暴露	无暴露（对照组）					
	有暴露	0.810 9	0.220 2	0.379 3～1.242 5	13.56	0.000 2
年龄/岁	40～49（对照组）					
	50～59	1.470 2	0.446 2	0.595 6～2.344 8	10.86	0.001 0
	60～69	2.366 1	0.431 5	1.520 4～3.211 8	30.07	<0.000 1
	≥70	2.623 8	0.463 6	1.715 1～3.532 5	32.03	<0.000 1

结果解释：控制年龄因素后，砷暴露组因呼吸道疾病死亡的风险是无砷暴露组的 exp(0.810 9)＝2.25 倍（95%*CI*：1.461～3.464）。控制砷暴露因素后，因呼吸道疾病死亡风险随着年龄增加越来越大，其中 50～59 岁年龄组因呼吸道疾病死亡的风险是 40～49 岁年龄组的 exp(1.470 2)＝4.35 倍（95%*CI*：1.814～10.431），60～69 岁年龄组因呼吸道疾病死亡的风险是 40～49 岁年龄组的 exp(2.366 1)＝10.66 倍（95%*CI*：

4.574～24.825)，70 岁以上年龄组因呼吸道疾病死亡的风险是 40～49 岁年龄组的 exp(2.623 8)＝13.79 倍(95%*CI*：5.558～34.208)。

基线发病密度(即所有自变量均为 0 时的发病密度)或 40～49 岁年龄组无砷暴露组人群因呼吸道疾病的死亡密度为 exp(－8.008 6)＝33.260/10 万人年，40～49 岁有砷暴露组的人群因呼吸道疾病的死亡密度为 exp(－8.008 6＋0.810 9×1＋1.470 2×0＋2.366 1×0＋2.623 8×0)＝74.831/10 万人年，其他各组的死亡密度计算以此类推。

本例的尺度残差偏移量为 3.000，尺度 χ^2 的统计量为 2.928，自由度为 8－5＝3。查附表 9 的 χ^2 界值表得拟合优度检验的 P 值均为 $0.25<P<0.50$，这表明用 Poisson 回顾模型分析该资料比较合适。

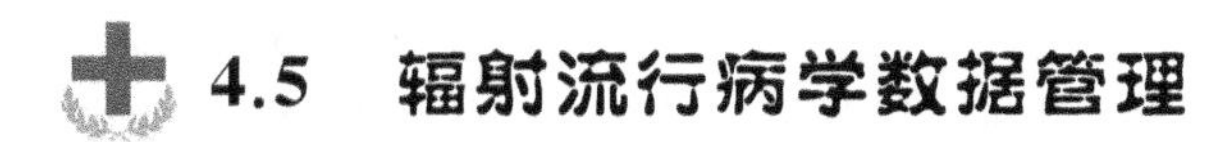

4.5　辐射流行病学数据管理

4.5.1　资料收集

辐射流行病学研究的资料来源主要有两个：① 经常性资料，例如，研究单位日常上报的监测资料、人口花名册数据、定期的医学体检资料等；② 机会性资料，也称一时性资料，即专为某科学研究而进行的专题调查、专题体检、特殊检验等资料。辐射流行病学较常用的是经常性资料，因为一时性资料在很大程度上不能弥补缺失的历史数据，而这些缺失的历史数据往往对于一项有计划的研究来说是相当重要的，并且电离辐射对人体的健康效应，不管是随机性效应还是确定性效应，都有一定时间的潜伏期，绝不是一时性资料能解决的问题，只有日常监测资料才能保证资料的真实性及完整性，事后回顾性收集的资料都或多或少会给资料的利用程度减少信度。需要强调的是，调查资料的回收率、合格率、真实性是一份好的调查问卷的前提。

4.5.2　数据核查

对于收集来的数据资料，在分析以前需要对其进行严格的数据核查。根据数据处于不同阶段，数据核查可分为数据校对、数据编码和数据录入三层次。

调查员在进行数据采集和调查时，可能会在调查过程中没有严格按照调查问卷或资料摘录表格填写原始的数据格式，导致数据输入结果偏离原始结果，这样可能会使资料不实际，因此在进行数据采集和调查时，应首先由调查员对未完成问卷的数据进行补充，并进行第一层次的数据校对，再由调查小组对所有调查问卷或摘录表格进行数据核查，以使调查表中的所有数据都是按照预先设计的数据格式存在的，方便后期的数据录入，对于不能清楚认识或模糊的数据应找相关专家讨论如何处理，并做上相应的标记。资料在录入过程中，首先需要对调查表中的数据进行数据编码。对于流行病学资料，原始数据可能会有编码、录入、汇总和计算等方面的误差，为了降低这些误差，应采取有效措施进行严格的资料赋值、录入、清理、检查、校对，及时纠正可能的错误。数据应双人录入、进行逻辑校对，对缺失值应重新调查或进行数据填补，对异常值应科学判断或咨询相关专家，合理进行剔除、保留和其他处理，采用多因素模型校正混杂因子，减少偏倚。数据核查过程中要求：人口学年龄分布对应的年份与疾病发病或死亡年龄分布对应的年份应一致，年份输入格式应统一，性别不存在第三位数据，只允许的数据不能有其他内容存在，等等。结局判定要标准化，计数资料不应存在带有小数的情况，双人录入的资料应进行逻辑校对，降低误差。

4.5.3 质量控制

辐射流行病学研究主要是观察性研究，不同于其他流行病学研究。辐射流行病学研究的对象特殊、时间周期长，要求在数据收集、使用、管理过程中能严格遵照质量控制，保证资料的安全性、可靠性、完整性贯穿在辐射流行病学研究的整个过程中，其目的是了解总体的真实情况及其相关性。但辐射流行病学研究往往在调查过程中存在许多误差，可能是随机误差，也可能是抽样误差，在实际工作中，这些误差都不可避免，因此辐射流行病学研究在开始前应进行初步调研，根据调研情况周密设计，对项目管理、调查人员、实施过程、统计分析等各个过程都应进行质量控制。例如，制作项目实施手册，在手册中清楚、明确地描述调查内容、调查过程、操作规范等，即使简单的工作也给出标准的操作流程、规范，调查员根据手册的描述能保质保量地完成任务。

第 5 章

分子辐射流行病学的关键问题

分子辐射流行病学是随着生命科学和分子流行病学的发展而发展起来的学科，主要为了阐明电离辐射暴露人群和相关生物群体中生物标志物的分布及其与疾病和健康的关系，并提出防制疾病、促进健康的策略与措施。鉴于本书的其他章节对分子辐射流行病的方法、典型队列等已有论述，这里仅对生物标志物的相关内容进行详细介绍。

5.1　生物标志物概述

生物标志物(biomarker，简称 M 或 BM)是指能代表生物结构和功能的可识别物质，其中最主要的是各种分子生物标志物(molecular biomarker)，即代表生物结构和功能的生物大分子，如 DNA、RNA、蛋白质等。生物标志物是分子流行病学的基础，可以毫不夸张地说，没有生物标志物就没有分子流行病学。

5.1.1　生物标志物的分类

生物标志物作为连接实验室检测和流行病学研究的纽带，是各种有害因素暴露后发生的生物学或生物化学改变的分子，是机体对各种刺激的反应性产物。通过对生物标志物进行定性或定量检测，可以评估暴露因素和机体遗传易感性的单独或联合作用，还可以作为临床上评价预后和机体治疗反应的标志物来替代临床试验的真正终点等。根据有害因素暴露到疾病连续过程的不同阶段，生物标志物通常可以分为暴露标志物(exposure marker，ME)、效应标志物(effect marker，MEF)和易感性标志物(susceptibility markers，MS)。

暴露标志物：与疾病或健康状态有关的暴露因素的生物标志物，包括外暴露标志物和内暴露标志物。外暴露标志物指暴露因素进入机体之前的标志和剂量，如病毒、细菌、香烟烟雾等。暴露剂量是指个人所处直接环境(空气、水、土壤或食物)中的某物质的浓度或强度，通过环境监测来估计。内暴露标志物指暴露因素进入机体之后的标志，即外源性物质于暴露后在机体内可测量到的剂量标志，是外源性物质进入机体的可靠证据。生物学效应剂量表示已与靶组织细胞内 DNA 或蛋白质相互作用的外源性物质或其反应产物的含量。

效应标志物：宿主暴露后产生功能性或结构性变化的生物标志物。效应标志物比较复杂，包括生物学反应标志(biological response marker，MBR)、疾病标志(disease marke，M_D)和健康状态标志(health marker，M_H)等多种标志。生物学反应标志反映了结合到靶细胞的外源性物质的持续作用，这种作用可以进一步引起细胞与组织的生化变化，可能引起机体某些不可逆转的生物学效应。

易感性标志物：个体对疾病发生、发展易感程度的生物标志物。易感性主要与宿主的遗传特征、生长发育、营养、免疫、机体活动状态等有关。不同疾病的不同阶段都有可能具有不同的易感性标志物。易感性影响着其他生物学标志物在机体内的水平，不同个体的易感性不同，与之相关的其他生物学标志物的水平也可以不同。

5.1.2 生物标志物的检测

生物标志物的检测方法应当满足以下条件：① 生物标志物特异、稳定；② 标本采集、储存方便；③ 检测方法简单、实用，操作规范，便于与同类研究结果比较；④ 灵敏度和特异度高。

20 世纪 90 年代以后，基因组学、蛋白质组学和生物信息学的蓬勃发展与成熟为生物标志物的检测和发展提供了广阔的平台。同时，各个新兴学科和技术的发展，为分子流行病学研究提供了新的工具，生物标志物的研究工作历久弥新。

20 世纪 80 年代后期，美国学者博尚和柴尔德提出了生物医学研究的四个伦理学原则：自主性、有益、无害、公平。生物标志物多以健康人为对象，涉及大量的医学和遗传学信息，应有特殊的伦理学考虑。因此，生物标志物获取和检测前均应取得社会和研究对象对研究目的和计划的知情同意，应该保护每个生物标志物样本来源个体的利益。

5.1.3 生物标志物的选择

选择生物标志物时，应遵循下列要求：① 较强的特异性和稳定性；② 检测方法具有较高的灵敏度和特异度；③ 检测方法快速、简便。

选择生物标志物时应遵循质量控制原则，严格的设计和正确的评价是生物标志物开发和应用的必要前提，正确的应用才能引导正确的决策和良好的结局。暴露和效应的测量要重视标志物的灵敏度、特异度和信度，真实反映暴露和疾病之间的统计学关联，降低误差。不同类型的生物标志物需要不同的生物样品，样品采集、贮存和处理的程序会影响生物标志物检测的准确性，因此要注重程序的标准化。

选择疾病相关的生物标志物时，还应按照循证医学的思想，做到最佳证据、经验和研究对象意愿的最佳结合。例如，关于肿瘤生物标志物的研究，美国国家肿瘤研究所(National Cancer Institute，NCI)创建的早期检测研究网络(Early Detection Research Network，EDRN)就提出了关于肿瘤生物标志物开发和评估的五阶段原则：① 探索阶段，识别可能有前景的研究方向；② 临床试验和验证阶段，评估某种标志物发现特定疾病的能力；③ 回顾性/前瞻性的研究阶段，确定公认的标志物检出临床前疾病的能力，界定判断筛查阳性的规则；④ 前瞻性的筛查阶段，识别由某种检验标志物发现疾病的程度、特点及假阳性率；⑤ 前瞻性的随机试验阶段，确定筛查指标对降低人类疾病的影响。

5.2　电离辐射生物标志物的要求和选择

5.2.1　电离辐射生物标志物的要求

电离辐射生物标志物(biomarkers of ionizing radiation)包括用物理学和生物学等方法检测的各种生物样本,以区别放射性损伤或非放射性损伤。电离辐射生物标志物是反映放射损伤的特有标志,可以作为放射性疾病诊断和治疗的依据。

理想情况下,辐射流行病学生物标志物应特定于辐射,并且独立于其他环境暴露(如烟草或其他治疗方法),这种生物标志物能简化分析并有助于证实辐射的因果关系。但是,这种生物标志物通常缺乏特异性,也可能反映出暴露于其他环境因素或慢性疾病(如炎症)。当然,如果其他暴露因素和照射是累加或交互作用的,那么它们在预测辐射诱发疾病的发展方面仍然可能是有益的。此外,所有的生物标志物必须存在于实验室检测之间,随着时间的流逝具有可重复性,具有生物学上的合理性,在研究设计、样品收集、分析成本和可行性方面能够在大型研究中使用,且最好使用无创收集的生物样品(如唾液、指甲、毛囊、尿液等)。

佩诺特等在一篇综述里给出了生物标志物的定义和分类,并总结了良好生物标志物的特征,分别是:① 某个时刻获得的生物标志物适合估算接受的剂量。② 易感性生物标志物可以在暴露前、暴露中或暴露后检测,并可以预测放射效应的风险。③ 易感性生物标志物可以在个体的整个生命周期中保持恒定,当然,某些基因和蛋白质表达谱可能随年龄而变化。④ 晚期效应的生物标志物可用于评估暴露后很长时间内、在临床检测到的辐射诱发的疾病或死亡之前存在的健康效应。⑤ 持久作用的生物标志物可以评估暴露后长时间内存在的辐射效应。

5.2.2　电离辐射生物标志物的选择

尽管生物标志物的定义、性质和用途是多种多样的,但确定分子流行病学研究的良好生物标志物是复杂的,因为这涉及不同的概念,并且在很大程度上取决于可以收集的生物标志物样品。因此,选择生物标志物时需要考虑以下条件:① 测量生物标志物的分析的有效性(与"真相"相比,缺少系统误差和最小的测量随机误差)。② 有效性(敏感性、特异性、可重复性和生物学合理性)。从检测意义上讲,有效性用于选择和(或)开发与暴露相关的健康风险研究中的生物标志物的关键问题,需要对生物标志物实际测量的内容有充分的了解,并评估可能调节生物标志物水平的因素,如所接受的剂量水平以及与可能引起相似生物学反应的其他药物的接触水平。③ 标记和分析方法在流行病学研究中的适用性。这与研究设计(回顾性或前瞻性)、样本采集时间及所研究人群的特征(包括剂量分布)有关。例如,前瞻性队列研究可能会与研究对象进行定期接触,这适合建立有效生物标志物与疾病风险之间的关系,因为由此产生的相关性不会受到反向因果关系偏差的影响。④ 样品收集的侵入性和可接受性。采样方法及生物学样品(尿液、唾液、血液等)的性质和数量,对流行病学研究(尤其是儿童)中生物标志物的选择具有实际意义。⑤ 研究目标。取决于流行病学研究设计。潜伏期长的疾病(如癌症)的病例对照研究通常不能使用暴露生物标志物。相反,对队列进行数十年随访的队列研究可在很少的研究中检查暴露生物标志物和效应生物标志物,因为随着时间的流逝,可能会从同一个机体中重复收集生物材料。因此,在考虑将某一生物终点作为流行病学研究中的生物标志物的信息量时,该终点持续存在的时间范围至关重要。

5.3 电离辐射生物标志物的种类

电离辐射生物标志物可以分为物理学方法测量的生物标志物、细胞遗传学的生物标志物、体细胞突变相关的生物标志物、DNA 损伤相关的生物标志物、基因表达水平相关的生物标志物、蛋白质相关的生物标志物、细胞因子转录和翻译相关的生物标志物、表观遗传学相关的生物标志物、代谢组学相关的生物标志物及其他生物标志物。

5.3.1 物理学方法测量的生物标志物

最近几年,在欧盟资助的欧洲生物剂量网络(European Network in Biodosimetry,ENEB)项目中,研究人员强调和探讨了应用物理方法补充生物剂量方法,以提高大规模放射/核事故的剂量评估能力。ENEB 发展了光激发发光(photostimulated luminescence,PSL)和电子自旋共振(electron spin resonance,ESR),电子自旋共振也称电子顺磁共振(electron paramagnetic resonance,EPR),PSL 系统表现出良好的性能,ESR 系统在受控条件下也显示出良好的性能,但是 ESR 系统照射后暴露于阳光下会增加 EPR 信号分析的复杂性。因此,有学者建议将物理的剂量学技术应用于大规模事件中,从而提高容量和测量能力。ESR 除了随时间检测累积照射量,其反应的变化可作为总照射的函数,并且对低水平照射很敏感,在某些暴露类型中,其是一种检测电离辐射生物标志物很有价值的手段。获得牙齿和骨骼所需的侵入性采样限制了该技术在回顾性剂量测定中的应用。最近,有研究正在探讨测量非有机自由基的替代性非侵入性方法。例如,有学者研究了可在个人物品(如眼镜、手机、手表和按钮等)中进行 EPR 光谱分析的潜力,尽管信号衰减是使用这种方法的局限性,但这些个人物品已经使用了很多年,可以提供有关过去接触的相关信息。另外,有学者开发了可移动的 EPR 光谱仪,它能用于在紧急情况下帮助牙齿剂量测定,其允许上门牙用作剂量计,只是检测下限可能是紧急情况之外的一个限制因素。在紧急情况下,EPR 牙齿剂量测定可能是大量人群潜在的辐射暴露后进行分类的宝贵资源。

由于放射性核素本身的衰变特点以及放射性核素内污染后复杂的生物动力学过程,估算体内吸收剂量一直是辐射流行病学的挑战。当放射性核素内污染时,放射性的检测多用物理学方法,主要是应用计数的方法定量检测蓄积体内的放射性物质,包括全身计数及组织、血液、尿液和粪便分析等。放射性核素的体内含量可以使用设置在体外的检测器直接在体内进行测量。能谱指示同位素组成,计数率通过拟人化体模校准转换为活性。此类技术可快速方便地估算人体或特定器官中的活动(如甲状腺的碘或肺的不溶性气溶胶)。这一测量技术可以在专用移动设备上进行,是在重大事故发生后立即进行多次测量的最佳测量技术(如已经建立的具有可测量的甲状腺活性的儿童队列,该队列已在白俄罗斯和乌克兰进行了大规模测量)。在短时间内,该技术对同一地区的日本福岛事故受灾最严重的地区也进行了检测。该技术还可用于监测短寿命放射性核素,如核医学中使用的放射性药物。但是,这种方法仅适用于发射可以"逃离"人体的放射性核素,如 X 射线、γ 射线或高能 β 粒子,而不是纯 α 或低能 β 发射体。

对于不发射穿透辐射的放射性核素,体外或间接测量排泄物或其他生物样品(鼻涕、唾液、血液等)是唯一的方法。自 20 世纪 50 年代以来,定期测量排泄物(尤其是尿液)已广泛用于监测职业环境中放射性核素的摄入,因为它们对任何放射性核素都具有很高的灵敏度和适用性。在以往几项流行病学研究中,研究人员根据历史尿液测量结果进行了回顾性的个体剂量重建,包括比利时、法国和英国的铀和钚工人的肺癌和白血病风险的病例对照研究,加拿大 CANDU 反应堆和美国萨凡纳河站点的氚暴露。除了常规的生物样本,还可采用一些特殊生物样本,如骨骼和牙齿,通过 ESR 技术测量自由基来估算放射性。

5.3.2　细胞遗传学的生物标志物

辐射细胞遗传学研究工作开始于 20 世纪初,即观察显微镜下可见的染色体改变,例如,X 射线对果蝇的致突变作用及植物体系染色体的改变等。但由于技术方面的原因,直到 20 世纪 50 年代,科学家才开始进行哺乳类动物染色体的研究。随着生命科学的发展,辐射细胞遗传学领域的研究突飞猛进,现在已经是辐射生物标志物中研究最透彻、了解最清楚的领域。辐射细胞遗传学的生物标志物包括常规染色体畸变、早熟凝聚染色体(premature condensed chromosome,PCC)、荧光原位杂交技术(fluorescence in situ hybridization,FISH)、微核等。

染色体畸变作为电离辐射生物标志物已被国际原子能机构(IAEA)认可(1986 年),是公认比较成熟的技术。染色体畸变鉴别相对容易,且本底发生率低,应用离体照射人外周血淋巴细胞所建立的染色体畸变的剂量-效应曲线,可估算受照人员的照射剂量,一般计数 200～500 个中期分裂细胞,即可达到有临床意义的照射剂量估算。染色体畸变最常见的是染色体双着丝粒体和着丝粒环,这种畸变是非对称性和非稳定性的畸变,主要用于分布比较均匀的急性全身外照射剂量估算,但不宜用作内照射、分次照射和长期低剂量照射。电离辐射诱发染色体畸变估算的剂量范围是 0.1～5.0 Gy,中子辐射可测到 0.01 Gy。

微核作为电离辐射生物标志物已有 20 余年历史,具有简便、快速、易于掌握、自动化的优点,可估算的剂量范围是 0.25～5.0 Gy。缺点是微核不如双着丝粒体敏感、特异,而且其自发率高,与性别和年龄有关,因此大于 0.2～0.3 Gy 的照射才能被探测到与本底有显著性差异。

以检测微核的胞质分裂阻滞法为基础建立的分析方法,除了可以分析微核外,还可以分析核质桥、核芽、细胞坏死与细胞凋亡、核分裂指数等指标。其中核质桥是研究较多的指标。核质桥分析结合了 dic 和 CBMN 的优点,有潜力成为一种辐射生物剂量计。国内学者刘青杰等的实验室对电离辐射诱发的人外周血淋巴细胞核质桥进行了分析，研究发现核质桥不仅在较高剂量范围（$^{60}Co\gamma$ 射线，0～6 Gy）内可以有良好的剂量效应关系，在 0～1 Gy、0～0.4 Gy 剂量范围内均有良好的剂量效应关系。

PCC 分析可直接检测照射后短时间的间期细胞染色体损伤情况。这种技术是将分裂中期细胞和间期细胞融合，使间期细胞提前进入有丝分裂期，染色体成为纤细的 PCC。这种方法具有简便、快速、灵敏、准确等优点，一般分析 100 个细胞即可证实低剂量辐射损伤情况，具备发展为一种有效生物剂量计的优势。PCC 方法已在日本东海事故和中国太原事故中得到实际的应用。

FISH 技术是利用生物素标记已知核酸作为探针，与未知同源序列核酸特异性结合，再与荧光标记的生物素亲和蛋白及其抗体结合，然后在荧光显微镜下观察和检测的方法。应用这种技术，能够检出低剂量率、低水平辐射诱导的染色体损伤，对于急性照射的剂量估算主要分析双着丝粒体，对于慢性照射或早先照射的剂量估算主要分析易位。FISH 具有快速、敏感、特异的优点，但其价格较昂贵，不便广泛开展。

5.3.3 体细胞突变相关的生物标志物

体细胞突变作为电离辐射生物标志物主要估算早先照射剂量。用于生物剂量检测的主要突变基因是次黄嘌呤鸟嘌呤磷酸核糖基转移酶（hypoxanthine guanine phosphoribosyl transferase，HPRT）、人类白细胞抗原（HLA）、T 细胞受体（TCR）及血型糖蛋白 A（glycophorin A）基因等。

HPRT 基因是电离辐射所致体细胞突变的常用基因。体细胞 HPRT 基因位点对电离辐射非常敏感，并且能够长期保留。HPRT 基因突变与染色体畸变具有良好的线性关系，随染色体畸变率增加，HPRT 突变率也增加。HPRT 基因位点突变可分析急性和慢性低剂量照射，具有简便、快速、灵敏等特点。但是，这种突变分析特异性不强，自发率较高。HPRT 突变中有 15%～50%是由基因缺失所引起的，其余大部分是外显子上的点缺失或微小缺失。HPRT 位点的突变频率与年龄、吸烟、职业和医源性接触化疗药物及芥子气有关。

人类白细胞抗原 A（HLA-A）分析方法在人类 T 淋巴细胞第 6 号染色体上 HLA-A位点的使用，是 20 世纪 80 年代末期才发展起来的。该方法用半数人群具有的 HLA-A2 和 HLA-A3 抗体来识别突变细胞。此位点上的突变在体外 X 射线照射时呈线性增加，无明显阈值，倍加剂量为 1 Gy。这一方法目前尚未被广泛利用，若将其作为流行病学研究的一种工具还需要进一步研究。

血红蛋白（β 球蛋白）分析是对外周血样品中携带异常血红蛋白的突变细胞进行筛选的方法。90%以上的红细胞总蛋白是由 α 样和 β 样基因编码的血红蛋白分子组成的。球蛋白基因发生突变的细胞子代会携带数量不等的异常血红蛋白出现在血循环中，在免疫学上可通过变异蛋白对细胞进行染色。这些突变是由单个特殊碱基改变所引起的，在正常个体的外周血循环中出现的频率是非常低的。到目前为止，接触氧化乙烯和由 ^{137}Cs 引起的照射（巴西事故）已经表明，这些突变的频率有所增加。该方法在技术操作上有难度，且与 HLA-A 方法一样，若将其作为生物标志物还需进一步研究。

红细胞人类血型糖蛋白 A（GPA）分析是指对红细胞前体细胞（可能是处于多能

干细胞阶段)的 4 号染色体上遗传物质的突变频率进行测定,该方法运用荧光素配对或藻红蛋白标记单克隆抗体及流式细胞仪来检测 GPA 中两个等位基因中的任一个基因产生的缺失。该方法仅适用于占正常人群 50%的杂合子 MN 血型个体,且在技术操作上较为困难。对 GPA 分析方法的研究,如用 GPA 方法分析广岛原爆幸存者的辐射效应表明,照后 40 年突变明显随剂量增加而增加,这有力地证实了突变损伤是牢固地结合在干细胞上的。研究人员在切尔诺贝利核电站工作人员中也做了一些研究,结果与原爆幸存者中所见的结果具有类似的剂量效应关系。同 HPRT 方法一样,GPA 方法也有一定的局限性,在高剂量照射时,似乎能看到低水平突变这种自相矛盾的结果。可以做出的解释是,高剂量照射时,由于细胞死亡而造成可利用的干细胞数量减少,这说明该方法更适用于低剂量而不是高剂量照射。另外,年龄和吸烟也能使突变率增加。

5.3.4　DNA 损伤相关的生物标志物

DNA 损伤中关注比较多的是 DNA 双链断裂。辐射诱导的 DNA 双链断裂水平可以用单细胞凝胶电泳和磷酸化 H2AX(phosphorylated histone H2AX,γ-H2AX)分析方法来测定。单细胞凝胶电泳也称彗星分析,它从单细胞水平分析 DNA 链断裂的程度。有研究证实,尾长和尾距均与照射剂量成正比。但是,该方法适用的时间范围需要进一步研究,因为 DNA 修复系统能很快使 DNA 双链断裂水平迅速降低。目前研究最多的是辐射诱导的 γ-H2AX 水平分析。细胞受到电离辐射作用后,几分钟内 H2AX 即可迅速发生磷酸化并在 DNA 双链断裂位点簇集形成焦点。除了分析 γ-H2AX焦点,最近的研究还同时分析了 p53 结合蛋白 1(p53 binding protein 1,53BP1)等其他 DNA 双链断裂焦点。其他 DNA 修复生物标志物还有 ATM、DNA-PKcs 等 DNA 损伤信号蛋白,可以使用免疫染色或活细胞成像对其进行分析。但是,迄今为止这些技术仍然很耗时间和金钱。

5.3.5　基因表达水平相关的生物标志物

随着 20 世纪 90 年代后期微阵列技术的出现,人们很快就可以同时分析所有已知基因的 mRNA 表达。后来,研究人员开发了覆盖所有已知外显子的微阵列,不仅提高了准确性,还可以分析转录本和剪接变异。如今,越来越多的高通量研究正在使用 NGS 技术对整个转录组(RNAseq)进行测序。由于这些技术的成本正在迅速下降,因此预计在不久的将来,微阵列将不再用于基因表达分析。此外,一些比较研究表明,与微阵列芯片相比,定量 PCR 和直接分子计数方法(如 NanostringTM)具有优势。当然,微阵列技术的使用在寻找辐射暴露的 mRNA 生物标志物以及理解辐射效应中涉及的生物途径方面提供了显著的优势。

最早的一项有关低剂量至中等剂量的 γ 射线(0.2～2 Gy)的微阵列研究发现,受到电离辐射后 3 天,人类离体外周血淋巴细胞中许多基因出现剂量依赖性诱导。这些基因大多数都参与了 p53 调控的途径。例如,DNA 损伤修复,细胞周期停滞和凋亡。在过去的几年中,使用微阵列技术获得的基因表达谱也已用于生物剂量测定。这些研究大多数使用血细胞(外周血单核细胞、全血、培养的淋巴细胞)在 4～24 小时的时间内进行 0.5～10 Gy 的辐射剂量。同样,从这些研究中可以明显看出,参与 p53 调控途径的基因是最适合辐射暴露的预测因子。对于其他类型的细胞和组织，是否同样具有如此规律，还有待研究。

基因表达的变化非常适合估计辐射暴露，但与耗时且费力的更经典的细胞遗传学测定相比，其潜在地提供了多个优点：① 有限数量基因的表达分析易于执行，快速且廉价。② 最近的一项研究显示，基因表达变化测定仅需要有限的物质（血液、RNA等），如可以使用生物剂量测定装置来分析少量血液的基因表达。但是，在流行病学研究的背景下，一个重要的缺点是，辐射对基因表达的影响似乎是短暂的，辐射特异性的变化尚待确定。因此，尽管可以在晚些时候研究暴露后不久适当保存样品，但在暴露后数年基因表达的变化是否能适合于剂量估算，仍然不明确。

表达谱分析也已用于鉴定放射诱导的癌症患者的基因表型，因为它们通常没有特定的组织学特征。在这种情况下，表达谱分析用于确认肿瘤病因的表达谱对流行病学研究有巨大的好处。最近的研究结果建议，基因表达谱可以将散发性与放射治疗后诱发的甲状腺癌和肉瘤区分开。验证和评估可能代表辐射诱导特征的这些分子标志的稳定性至关重要，并且可以帮助鉴定在辐射诱发的癌症中失控的特定分子途径，并引导开发出新的暴露和敏感性生物标志物。

5.3.6 蛋白质相关的生物标志物

不同的器官通过改变蛋白质表达水平及其翻译后修饰状态来响应辐射。因此，有理由相信蛋白质表达谱可用于成功地在生物样品（如尿液、血液/血清、组织等）中找到辐射相关的蛋白质生物标志物。组织样品的使用主要限于辐射诱发的癌症。使用组织的主要优点是蛋白质表达具有组织特异性，并且某些生物标志物能在目标组织中最大化表达。主要缺点是难以通过活检或尸检获得组织标本。相比之下，人们可以以非侵入性或半侵入性方式收集富含蛋白质的生物体液样本（如血清、尿液、唾液等），并使用高通量蛋白质组学技术自动量化辐射诱导的蛋白质表达。

然而，由于蛋白质表达随时间和剂量的变化，在放射生物学研究中发现与辐射相关的蛋白质生物标志物仍然是一项巨大的挑战。动物和细胞研究已被用作识别潜在生物标志物的工具，然后在分子流行病学研究中对其进行测试。到目前为止，只有两种蛋白质水平的变化已被用作辐射暴露的生物指标：指示腮腺受到辐射诱导损伤的淀粉酶和指示骨髓损伤的造血细胞因子 Flt3-配体。该两种生物标志物分别使用临床血液化学分析仪和商用三明治酶联免疫吸附测定（ELISA）相对容易从血清/血浆中进行测量。然而，单独分析这些生物标志物既没有特异性也没有足够的敏感性来估计所接受的剂量，特别是暴露时间超过 48 小时之后。CRP 的水平变化（一种由肝细胞响应炎症而分泌的蛋白质）可以准确估计炎症水平，但它并不特定于辐射暴露或特定疾病。在流行病学研究中，CRP 可以通过唾液中的高灵敏度 ELISA 测定，这种方法的侵入性比静脉穿刺小，但是该测定法仍需要验证，特别是对于低浓度的 CRP。

在翻译后修饰中，磷酸化在信号转导、基因调节和细胞代谢控制中至关重要，尤其是对细胞内和细胞外变化和刺激的响应。因此，鉴定磷酸化位点调节蛋白质功能的磷蛋白以及参与该修饰的上游信号激酶将为调节细胞对电离辐射的分子机制提供有价值的信号。磷酸化蛋白质组的分析可以通过使用基于免疫组织化学的技术来完成，例如，通常一次表征一种磷酸蛋白，通常仅表征一个特定磷酸化位点的反相蛋白质阵列。此类技术具有验证抗体的实用性，可用于组织处理变异性和肿瘤内异质性的阻碍。但是，在临床环境中，通过鉴定肿瘤中信号传导通路失调，了解可能影响临床结果的患者特异性差异，该技术已显示出巨大的希望。现在，LC-MS 技术的最新进步使其能够进行广泛的蛋白质组范围内的磷酸化研究，并可以鉴定特定蛋白质组中的数千个磷酸化位点(通常是单个蛋白质中的多个位点)。机体暴露于 20 mGy 和 500 mGy 1 小时后，这种方法可用于检查人体皮肤原纤维细胞的磷酸化蛋白质组。该方法还可以确定蛋白质(如 TP53BP1)上的磷酸化位点，识别先前未确定的放射反应蛋白(如候选肿瘤抑制物 SASH1)上的磷酸化位点。这些结果表明，这种分析有潜力识别辐射诱导的翻译后修饰，但就使用哪种种类的生物标志物的验证而言，目前仍然存在许多问题，并且它们在分子流行病学背景下收集的生物样品的适用性也需要验证。

5.3.7 细胞因子转录和翻译相关的生物标志物

最近的研究结果提供了细胞因子参与电离辐射反应的证据。低分子量糖蛋白主要由免疫细胞产生，并通过驱动免疫细胞的发育、激活、炎症和造血作用，在免疫的介导和调节中发挥重要作用。众所周知，它们以网络的形式起作用，并且是细胞间通信的核心参与者。细胞因子信号通路可以激活一系列最终的细胞影响，包括细胞凋亡、蛋白质合成、细胞生长以及炎症反应。它们还可以显著影响活性氧(ROS)的产生和抗氧化剂的活化。有趣的是，也有证据表明，这些途径会影响损伤反应信号和(或)DNA 修复。有研究者认为，由于辐射引起的 DNA 损伤而产生的细胞因子在与电离或紫外线辐射有关的炎症反应中起着关键作用。通常，它们会引起广泛的相对组织特异性的作用。它们可通过影响周围的基质、上皮成分和生长刺激来影响受损细胞和组织周围的微环境。

在低剂量和低剂量电离辐射下，细胞因子在旁观者效应的建立中起着重要作用(即未直接辐照但靠近辐照细胞或与辐照细胞培养基接触的细胞的反应)。在使用正常人肺成纤维细胞(HFL-1)测试低剂量高 LET 辐射的旁观者细胞模型中，TGFb1 有助于增加 DSB。微阵列实验使用切尔诺贝利事故后暴露于慢性低剂量辐射的供体收集的血液(2011—2013 年间为 0.18～49 mSv)显示了多种细胞因子的转录调节，包括 TNF-a/b、IL-1b、IL-2、IL-10、IL-12b、趋化因子(IL-8)、巨噬细胞集落刺激因子(M-CSF)和凋亡诱导受体。

总体而言，这些发现表明，某些细胞因子转录谱的改变可能适合作为暴露于低剂量辐射的生物标志物。但是，需要进一步验证，包括验证用于分析微阵列数据的统计方法，才能直接使用它们。作为辐射暴露标志物的这些变化，不仅仅是氧化应激改变的标志物的特异性，以及诸如病毒感染、免疫缺陷和年龄等混杂因素的影响，都需要得到充分评估。

5.3.8 表观遗传学相关的生物标志物

暴露于辐射会导致表观基因组修饰，这将影响 DNA 损伤诱导后的基因调控。通过各种检查点，表观基因组修饰可以非常严格地控制细胞中 mRNA 和蛋白质的数量。首先，通过组蛋白修饰，染色质结构的重塑可以影响基因组 DNA 转录的启动。

其次，鉴于转录调控需要转录因子的激活或阻抑和剪接，DNA 甲基化可能通过阻止转录因子与基因启动子的结合而损害转录。最后，通过 miRNA 存在的其他检查点，这些检查点可以与转录的 mRNA 结合，阻止其翻译成蛋白质。在蛋白质水平上也存在其他检查点（如蛋白质磷酸化），从而允许更特异性的功能调节。DNA 损伤后，miRNA 的转录后调控发生在比较晚的时间点，但通常是瞬时的翻译后蛋白质修饰，如磷酸化和泛素化，但在转录调控发生变化之前。这些变化的规模及其稳定性将影响其在分子流行病学研究中作为生物标志物的用途。

（1）组蛋白修饰

组蛋白被认为是表观遗传学的关键参与者，因为其特定的属性可以主要通过影响染色质的结构来调节基因的表达。像大多数蛋白质一样，组蛋白也要经过翻译后修饰，尤其是（但不仅限于）它们的 C 末端尾巴，至少可以发生 8 种不同类型的共价组蛋白修饰（甲基化、乙酰化、磷酸化、泛素化、SUMO 化、ADP 核糖基化、脱氨基和脯氨酸异构化），并且它们经常同时在不同的残基上发生。最近，基于组蛋白修饰的特定组合的存在，研究人员在人类 T 淋巴细胞中鉴定出不少于 51 种具有不同生物学作用的不同“染色质状态”。这些修饰响应于 IR 的概况的变化可能是剂量和时间依赖性的，但是各种修饰是相互关联的还是互斥的，仍有待确定。已发表有关辐射对组蛋白甲基化、乙酰化、泛素化和其他翻译后修饰影响的文献几乎全部使用的体外模型，显然，在评估这些表观基因组改变是否可以作为流行病学研究可能的生物标志物之前，需要进行进一步的研究。

（2）DNA 甲基化

DNA 甲基化是控制特定组织和种系中基因表达的关键成分，众所周知，其参与致癌作用。研究表明，低剂量辐射可以调节 DNA 甲基化，进而影响低剂量辐射反应，如旁观者效应或基因组不稳定。但是，考虑到辐射后 DNA 甲基化状态的研究结果存在差异，特别是在低剂量范围内，当前的 DNA 甲基化不太可能成为针对疾病的流行病学分子研究中适当的生物标志物，需要进一步研究，以至少确认由不同剂量和（或）辐射质量引起的变化以及该变化（低甲基化或甲基化过高）对基因表达和混杂因素（如年龄和其他因素）的影响。此外，癌症检测领域的研究结果显示，还需要充分评估测量生物样品中候选基因的甲基化模式作为癌症风险生物标志物的可能性。

（3）miRNA

miRNA 是小分子（约 22 个核苷酸）高度保守的非编码 RNA，可与 mRNA 结合并促进 mRNA 降解或改变翻译。miRNA 参与基因表达的转录后调节，并在正常细胞和恶性细胞的许多生理过程中起作用。miRNA-mRNA 配对的效率以及相应的基因表达水平可能会受到 miRNA 水平、miRNA 基因以及位于 mRNA 30UTR 的 miRNA 结合位点中的 SNP 的影响（请参考本书第 4.3.1 节）。miRNA 表达谱具有非常强的组织特异性，肿瘤显示出高度特异性的表达特征，与肿瘤状态和肿瘤预后相关。最近有许多研究表明，在暴露于低和高 LET 辐射后，miRNA 的表达谱可以被调节，并且这些 miRNA 表达特征可以用作辐射暴露的生物标志物。但是，由于使用了不同的辐射类型、剂量和剂量率，因此很难从此类研究中提取统一和常见的 miRNA 反应。另外，由于 miRNA 水平本身受遗传和表观遗传学改变的调节，因此 miRNA 及其靶标之间存在复杂的相互作用，这是细胞类型的特异性。

5.3.9　代谢组学相关的生物标志物

代谢组学是一种新的"组学"技术，致力于研究代谢物，通常将其定义为质量小于1 kDa 的小分子。许多代谢物数据库，例如人代谢组数据库（http：// www.hmdb.ca/）、麦迪逊代谢组学联盟数据库（http：// mmcd.nmrfam.wisc.edu/）、METLIN 代谢数据库（http：// metlin.scripps.edu/）都可以应用。由于代谢物是由几个复杂的细胞网络之间的相互作用产生的，因此代谢组学可以对细胞和生物体液中由 IR 引起的整体扰动提供定性和定量的概述。辐射暴露后具体观察到的许多尿代谢物代表氧化应激的产生。使用代谢组学对啮齿类动物进行的研究表明，暴露于 1～3 Gy 的 γ 射线后，尿液中嘌呤和嘧啶衍生物（如 20-脱氧尿苷和胸苷）增加。研究人员对接受^{131}I 治疗的患者进行的研究发现，尿中异前列腺素增加，而在接受前列腺癌治疗的患者的研究中，尿中异前列腺素水平没有增加。目前尚无证据表明代谢组学可以检测到人体低剂量辐射后代谢物表达的变化。

5.3.10　其他生物标志物

在人基因组中有一些家族性癌基因，称癌易感基因，这些基因的种系突变使个体易患癌。癌易感基因不仅与上述一些罕见的家族性肿瘤综合征有关，有的还与散发的肿瘤有关。癌易感基因的功能和它们突变所产生的后果足以证明，癌易感基因型可增加辐射致癌的敏感性。流行病学的研究也已证明癌易感性高的个体具有高的辐射致癌敏感性。由癌易感基因种系突变所致的先天的遗传易感性仅能解释一小部分癌的发生，就群体癌发病率而言，更有意义的是个体获得的癌的易感性和辐射致癌敏感性。

（1）微量元素

血清中微量元素水平变化作为辐射生物剂量计的最新研究主要集中在国内南京航空航天大学张海黔的实验室。该实验室研究人员对小鼠模型进行全身照射后，测定小鼠外周血（眼眶静脉血）中铜、锌和铁的水平变化，结果发现，血清铜在 1～7 Gy 照射剂量范围内随着剂量的增加而降低，降低时间可以持续 28 天；血清锌在照射 1 Gy、2 Gy、4 Gy和 8 Gy 后水平也是随着剂量的增加而降低，降低时间可持续 21 天；而血清铁在 0.5～7 Gy 范围内与照射剂量成正比。此研究显示，血清中铜、锌和铁水平有望成为快速生物剂量计，但是有待其他实验室的验证。

（2）自由基

ROS 是电子与氧分子相互作用产生的分子或离子，如超氧化物、过氧化物或羟基。IR 可以直接导致 ROS 产生，直接造成 DNA 损伤或对核苷酸库造成损伤。IR 还可以通过一系列信号传导过程，从线粒体释放 ROS 或改变细胞的微环境（包括激活炎症反应）来间接导致 ROS 活化。如果将氧化应激定义为 ROS 的产生超过细胞的抗氧化能力的情况，那么 IR 也会导致氧化应激。此外，氧化应激本身可导致 ROS 水平升高，从而使情况更加混乱。除 ROS 外，还可以通过一氧化氮与超氧阴离子的相互作用形成反应性氮，如过氧亚硝酸盐阴离子（$ONOO^-$）。启动应激反应信号传导的确切信号目前尚不清楚。ROS 寿命短，因此不适合用作生物标记物，但是有一些例子表明，在辐射暴露后，ROS的产生量可以维持相当长的时间，并且在IR后，ROS的含量也有所增加。由于ROS的半衰期短且反应并非仅针对辐射暴露，因此监测ROS水平的方法不太可能用于生物监测。ROS破坏产物，如蛋白质和脂质氧化产物，有可能被用作生物标志物。但是，对于监测ROS水平，可能缺乏对IR的特异性。

5.4 分子辐射流行病学的发展与展望

5.4.1 多种生物标志物的联合应用是可能的趋势

由于超量受照人员的照射时间已久，外周血淋巴细胞染色体非稳定畸变与微核分析的应用具有很大局限性，特别是对于内照射的超量受照人员。外周血淋巴细胞染色体稳定畸变分析意义更大一些。因此，需要综合应用多种分析方法，如从G显带、FISH、PCC、PNA-FISH等中选择两种或多种联合检测，从而更好地进行生物剂量重建。

由欧盟第七框架计划资助的“用于管理大规模放射伤亡的多学科生物剂量学工具”(MULTIBIODOSE)项目开发了一种辐射生物剂量学的多参数方法，特别着重于对大量潜在暴露个体进行分类意外接触。2012年11月，该项目进行了一次紧急演习，测试了MULTIBIODOSE项目合作伙伴的能力。该项目除提供分类法外，还测试了三种生物剂量测定工具[双着丝粒、微核和γ-H2AX(组蛋白H2A成员X的磷酸化形式，响应DNA双链断裂)]的焦点测定法，结果通过MULTIBIODOSE软件进行分析，模拟了急性全身和局部身体暴露。测试数据表明，将多参数工具应用于辐射紧急情况的MULTIBIODOSE方法是有效的。

5.4.2 低剂量辐射暴露的生物标志物仍然缺乏

用于IR流行病学研究的生物标志物必须对IR暴露敏感、具有特异性，并且适用于可以方便且合乎道德收集的大量生物样品。这些要求限制了适合评估低剂量IR暴露、药敏性或效应的候选药物的数量。技术和分析的发展以及成本的降低正在促进潜在生物标志物的发展，但挑战仍然存在。尽管对低剂量和LDR IR反应的创新思想和对机理的深入理解有助于发现生物标志物，但关键的问题是决定开发哪些生物标志物。从多篇综述中可以看出，大多数潜在的生物标志物仍处于研究发现阶段。敏感性(尤其是低剂量暴露)、IR的特异性、持久性、生物样品的可获得性、大规模的技术适用性和成本等要求大大减少了可能的候选物的数量，并解释了为什么目前没有理想的生物标志物来评估低剂量辐射暴露。

在流行病学背景下，研究人员可以使用能相对容易地从很大一部分研究人群中获得的生物样本评估终点。目前，验证中高剂量辐射暴露的最佳标志物是照射后不久测得的暴露生物标志物。低剂量辐射暴露以及晚期和持续性影响的潜在生物标志物仍有待验证。关于低剂量辐射效应的大多数已公开的分子流行病学研究都是小规模的，并且统计能力弱。

5.4.3 提高统计功效是分子辐射流行病学研究的关键环节

统计功效取决于多个因素，例如，研究规模、照射范围、病例数、随访时间以及生物

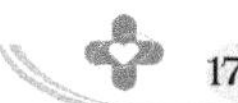

标志物的个体内变异与个体间变异之比。与经典流行病学研究一样，分子流行病学研究的潜在局限性涉及混杂、偏倚和随机误差。典型的混杂因素和风险修正因素是年龄、性别和种族。与癌症相关的潜在混杂因素包括吸烟状况、接触职业致癌物、药物治疗、接触 IR 的其他来源以及与心血管疾病相关的因素（如血压、体重、胆固醇等）。如果没有关于此类因素的信息，或者在统计分析中没有充分控制混杂因素，则不能排除混杂因素。放射线暴露和剂量学评估的不确定性以及所研究疾病或生物标志物的测定不准确也可能导致偏差。

克服分子流行病学研究中功效不足的另一种方法是将这些研究集中起来以增加研究规模和风险估计的准确性。但是，汇总研究需要有关暴露、疾病、潜在混杂因素和效果调节剂的标准化数据，以及用于收集和存储生物标志物的标准化方法，以避免研究之间的异质性。除此之外，还必须考虑实验室和国家/地区不同的道德和数据安全规则。

5.4.4　非癌效应的分子流行病学研究有待加强

目前，有大量关于 IR 和癌症的经典流行病学研究的报道。这些研究大多数涉及辐射暴露与癌症风险之间的关系，对于辐射引起的非癌症效应（如心血管疾病）和内部污染的晚期效应的较少，且大多数研究是基于医学（诊断或治疗）、职业（如核工人、铀矿工、玛雅克工人、切尔诺贝利清理人等）和环境（玛雅克、切尔诺贝利等）的辐射暴露人群。它们在辐射类型方面有所不同，涉及不同的途径和与辐射有关的疾病。这些研究中只有很有限的部分研究收集和存储了生物样品（通常仅在某个时间点），并且这些样品可能仅可用于相对较小比例的队列，因此限制了研究的统计能力。此外，收集和存储的样品需要进行验证，以确保可以将样品用于特定生物标志物的分析。

分子流行病学研究的目标之一是确定低剂量的辐射照射后引起的健康影响（如癌症、心血管疾病）的剂量效应形式，以优化指导辐射防护的准则。虽然研究特定生物标志物的剂量反应至关重要。但应注意的是，生物标志物的产量可能并不等同于健康影响。一些生物标志物反应似乎与剂量呈线性关系，而另一些则不是。因此，评估剂量效应曲线对健康的影响，不仅要在特定的生物测定方法中研究剂量效应，还要将分子分析与流行病学研究相结合。

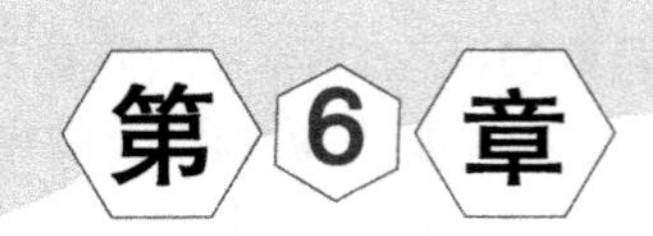

第6章 辐射流行病学研究实例

自1895年伦琴发现X射线以来，人类在探索电离辐射的进程上从未停下过脚步。辐射流行病学研究实例主要探索人们在利用电离辐射时引起的随机性效应。电离辐射的使用范围广，可能影响的人群也非常广泛。辐射流行病学根据电离辐射对不同人群的影响进行划分，如原爆幸存者、切尔诺贝利核事故受影响人群、职业受照者、天然高本底辐射地区的居民等，这样划分的优势是受照人群界线清晰，有助于读者更好地了解不同受照人群的健康情况。分析各种辐射效应的时候，结合典型受照人群(如原爆幸存者)的资料做对比或并列综述，能够更加全面地反映该人群的特点和受影响程度。

6.1 日本原子弹爆炸后幸存者的健康影响研究

国际辐射流行病学研究的发展离不开日本原子弹爆炸后幸存者的健康影响研究。迄今为止，日本原子弹爆炸后幸存者是唯一在战争条件下受到电离辐射的特殊人群。70多年以来，研究者对这个群体进行的医学追踪研究，提供了大量关于人类辐射效应，特别是受照以后的远期效应的宝贵资料。这一研究引起了辐射致癌研究的热潮，将辐射致癌的研究水平提到了一个新的高度，并对各种类型的辐射防护工作具有重大的指导意义。

6.1.1 日本原爆幸存者寿命研究(LSS)队列简介

6.1.1.1 LSS队列的组建与工作

原子弹伤亡委员会(ABCC)由美国国家科学院(NAS)成立，由美国原子能委员会(AEC)提供资金。ABCC与厚生劳动省合作，对94 000位原爆幸存者进行了健康研究，现已拥有包括120 321人的寿命研究队列，其中有广岛和长崎的93 741位原爆幸存者和26 580位当时不在这两个城市的人。1955年，弗兰克斯委员会对ABCC的工作进行了全面回顾，对研究设计进行了广泛修改，为今天继续进行的基于人群的研究奠定了基础。1975年4月1日，日本和美国政府基于日本民法成立了一个非营利性基金会——辐射效应研究基金会(RERF)。

据RERF报道，截至1945年，由于原子弹爆炸，广岛有约11万人死亡，长崎有约7万人死亡，有身体损伤和急性辐射综合征的幸存者还会继续遭受原子弹辐射的随机性效应和迟发的确定性效应。1947 年，ABCC 在 AEC 的资助下，在广岛进行研究。1948 年，ABCC 在长崎建立了第二个实验室，同年，日本厚生劳动省国家卫生研究所加入了该研究。自 20 世纪 40 年代末以来，由于公众和科学家对原子弹辐射的潜在遗传效应的关注，许多关于原子弹辐射的潜在遗传效应的研究相继展开。自 20 世纪 50 年代以来，研究人员利用原子弹物理特性、辐射物理学和受照时个人屏蔽条件的资料，估算了原爆幸存者受原子弹辐射的个人剂量。20 世纪 50 年代中期，研究人员建立了以人口为基础的固定队列，以调查原子弹辐射对原爆幸存者及其子女寿命的后期健康影响。这些队列至今仍在继续。

在 1950 年日本全国人口普查中，研究人员根据原子弹爆炸时人群是否在广岛和长崎作为亚组进行分析，并在此基础上建立了日本原爆幸存者寿命研究（LSS）队列。20 世纪 50 年代后期，LSS 群组由最初的 10 万人，扩增至最终的 12 万人，其中包括暴露在距离爆心 2.5 km 范围内的 53 800 人，距离爆心 2.5～10 km 范围内的 39 900 人，以及爆炸时不在其中任何一个城市的 26 600 人（对照组）。所有队列成员在被招募入队之前都接受了专业流调人员的面谈，以确定他们的位置和爆炸时的基本防护情况。虽然最初的调查队列是在 20 世纪 50 年代末正式建立的，但大部分相关信息是通过 ABCC 在 20 世纪 40 年代末和 20 世纪 50 年代初进行调查收集的。研究人员对队列成员的重要身份和死亡原因进行了回顾性追踪，有关原爆幸存者癌症发病率的后续跟踪分别始于 1957 年和 1958 年，时至今日该研究仍在继续。

ABCC 和 RERF 主要从事的健康研究：① 监测原爆受影响人群（包括 284 000 位原爆幸存者和 27 000 位对照者）的死亡率，该研究人群也称寿命研究（lifespan study，LSS）人群；② 每两年为成人健康研究（adult health study，ASS）人群做一次临床体检并进行医学评价，ASS 人群是 LSS 人群的一个随机样本，有约 20 000 人；③ 主要针对 LSS 人群的病理学研究。

利用死亡诊断证明书、尸解报告和手术后病理报告来确诊疾病，结果发现死亡诊断证明书与尸解报告之间的符合率较高。

6.1.1.2　辐射剂量估算模型

日本发生原子弹爆炸时正值异常混乱的战争时期，无法留下详细的照射剂量的记录，只能事后估算。在广岛爆炸的是铀弹，射线类型有 γ 射线和中子射线；在长崎爆炸的是钚弹，几乎全是 γ 射线。受照者的辐射剂量估算由早期的 ABCC 和后来的 RERF 做了大量的实地回顾性调查和实验室模拟工作。开始时，只能以原子弹爆炸发生时距离爆心的距离来表示辐射剂量的强弱程度。1950 年，日本进行全国人口普查时，调查清楚了原子弹爆炸发生时人们与爆心的距离，并规定以距离爆心 2.5 km 以内者为受照者。研究人员将受照者与距离爆心2.5～10 km、距离爆心 10 km 以外和爆炸发生时不在广岛和长崎的人群作为对照组。AEC 在橡树岭国家实验室制订了名为"ICHIBAN"的计划，该计划的主要工作有两个：一是计算受照者所受辐射剂量在对照组内比释动能剂量与爆心距离的函数，二是考虑日本住房的屏蔽、衰减因素。第一次得出的剂量估算体系称为试验剂量（T57D，1957），该剂量在 1965 年更换为实验剂量（T65D，1965）。T65D 对广岛的中子剂量估算过高，研究人员一直在探索更符合实际的剂量。1986 年 3 月,研究人员确定了新的剂量换算系统,名称为剂量体系(DS86,1986),它综合了各种人工模拟的情形,如原子弹生产和爆炸时产生的放射线、土壤中的辐射、各种各样的屏蔽物性质和人体内各器官因身体的所处位置而受到掩蔽的情况等。即使如此,用新的剂量体系估算剂量时仍然存在许多不确定因素,但 DS86 较 T65D 能更进一步符合实际。

在剂量学重新评估的过程中,研究人员重做了广岛和长崎有关辐射传输的计算。RERF 用于估算原爆幸存者辐射剂量的剂量测定系统的一项新评估重新确定了一个剂量测定系统(DS02)的参数,以取代 DS86。

从 2000 年秋季开始,研究人员对包括重新评价辐射剂量测定系统的计算和用于验证这些计算的测量进行了全面评价。美国能源部和厚生劳动省为了解决测量之间的明显差异、材料暴露在中子活化水平时的爆炸及中子活化 DS86 计算水平的问题,重新对高剂量辐射做了分析。

(1) 辐射剂量的物理估算

DS02 包括 15 个器官的辐射剂量估算。使用相应的特定器官剂量对特定部位的癌症和主要器官的非癌症疾病进行分析,以骨髓剂量作为血液淋巴恶性肿瘤的分析代表,以结肠剂量作为其他所有实体癌的分析代表。对于单个辐射剂量估算,屏蔽 kerma 估算值高于 4 Gy 被截断为 4 Gy,因为它们可能代表关于暴露因素(如屏蔽或确切位置)的错误信息(图 6-1-1)。为了修正随机测量误差造成的剂量不确定性,未调整的 DS02 估算值被皮尔斯等人开发的预期幸存者剂量估算值所取代,并假设单个辐射剂量的测量误差为 35%。

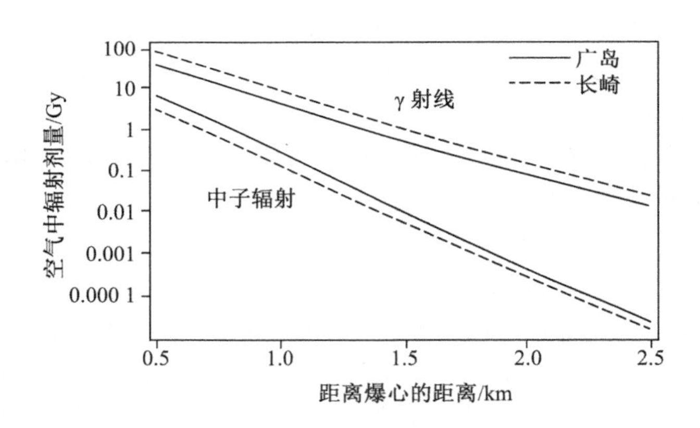

注:该图是等比例刻度图。

图 6-1-1 距离爆心的距离与空气中辐射剂量(无屏蔽)的关系

剂量测定系统根据原子弹爆炸时每位幸存者的位置和防护情况提供个人辐射剂量估算。当前的剂量测定系统 DS02 于 2002 年推出,它是基于现代核物理理论确定的,该理论已通过对现有裸露材料(如砖瓦)的测量得到了验证。

大多数辐射是通过 γ 射线照射的,但也有小部分通过中子射线照射。在长崎,中子射线几乎可以忽略不计,但是在广岛,中子射线的影响较大。有迹象表明,广岛的中子射线照射量可能需要修正。单位剂量的中子射线比 γ 射线更具有伤害性,生物效应和许多分析使用加权总剂量，旨在近似等效纯 γ 射线剂量，即单位加权剂量(Gy)。

DS02 提供了对 15 个器官的 γ 射线和中子射线的辐射剂量估算，这些器官剂量考虑了人体对器官的保护、爆炸时幸存者的方位和位置及上文所述的外部保护。对胃癌等特定部位癌症的分析是基于这些器官剂量的。表 6-1-1 是长崎的辐射剂量估算。

表 6-1-1　长崎的辐射剂量估算

距离/m	人数	屏蔽比释动能/mGy		骨髓剂量/mGy		结肠剂量/mGy	
		γ 射线	中子射线	γ 射线	中子射线	γ 射线	中子射线
＜800	93	8 759.3	964.053	7 465.3	324.779	6 703.2	152.103
800～	146	3 627.4	227.245	2 944.0	72.714	2 670.6	31.594
900～	497	2 393.1	121.787	1 944.0	39.961	1 768.1	18.148
1 000～	799	1 667.6	69.360	1 356.6	22.913	1 224.6	10.529
1 100～	1 234	995.3	32.014	808.5	10.807	735.4	5.196
1 200～	1 790	668.2	17.272	542.6	5.934	492.3	2.876
1 300～	2 236	443.6	9.185	360.6	3.205	326.9	1.590
1 400～	2 540	300.6	5.012	245.1	1.785	222.8	0.907
1 500～	2 750	217.0	2.913	177.4	1.048	161.6	0.541
1 600～	2 895	137.4	1.495	112.7	0.554	102.6	0.292
1 700～	3 149	92.7	0.804	75.9	0.298	69.0	0.157
1 800～	2 912	64.4	0.450	52.8	0.167	48.1	0.088
1 900～	2 737	45.2	0.255	37.0	0.095	33.7	0.050
2 000～	2 573	30.1	0.133	24.7	0.050	22.4	0.027
2 100～	2 708	20.6	0.072	16.8	0.027	15.3	0.013
2 200～	2 865	14.3	0.040	11.7	0.015	10.6	0.009
2 300～	3 007	9.9	0.022	8.1	0.010	7.3	0.002
2 400～	2 521	7.2	0.013	5.9	0.004	5.3	0.000
2 500～	1 293	3.0	0.006	2.5	0.000	2.3	0.000
2 600～	966	0.0	0.000	0.0	0.000	0.0	0.000
2 700～	957	0.0	0.000	0.0	0.000	0.0	0.000
＞2 800	17 832	0.0	0.000	0.0	0.000	0.0	0.000

计算每个地面距离间隔中原爆幸存者的平均比释动能和器官剂量。屏蔽比释动能与空气比释动能的不同之处在于它考虑了外部屏蔽的效果。除第一个和最后一个区间外，每个区间的平均距离都接近该区间的中点。在广岛，小于 800 m 区间的平均距离为 703 m。表 6-1-2 是广岛的辐射剂量估算。

表 6-1-2 广岛的辐射剂量估算

距离/m	人数	屏蔽比释动能/mGy		骨髓剂量/mGy		结肠剂量/mGy	
		γ射线	中子射线	γ射线	中子射线	γ射线	中子射线
<800	15	24 155.6	756.302	19 167.0	260.393	16 317.6	114.886
800～	14	10 783.5	235.694	8391.5	85.339	7 835.3	42.998
900～	48	5 301.0	97.066	4 259.0	36.601	3 873.7	18.863
1 000～	83	3 181.3	47.369	2 550.1	17.985	2 364.0	9.796
1 100～	248	2 029.2	25.800	1 634.7	9.716	1 491.3	5.292
1 200～	481	1 384.9	15.503	1 118.2	5.686	1 013.6	3.035
1 300～	700	1 010.4	10.027	820.5	3.693	750.6	1.954
1 400～	484	660.2	5.471	538.3	2.026	494.3	1.107
1 500～	643	403.8	2.576	331.5	0.978	303.1	0.542
1 600～	546	280.0	1.413	232.8	0.570	213.7	0.331
1 700～	558	197.0	0.842	163.7	0.333	151.1	0.194
1 800～	535	119.5	0.418	100.2	0.168	91.1	0.098
1 900～	678	82.5	0.236	69.5	0.098	63.4	0.057
2 000～	981	56.2	0.131	47.1	0.055	42.9	0.032
2 100～	809	38.7	0.074	32.3	0.031	29.4	0.018
2 200～	884	27.1	0.043	22.6	0.018	20.7	0.011
2 300～	945	19.1	0.023	16.3	0.011	14.6	0.008
2 400～	974	13.5	0.014	11.3	0.007	10.3	0.001
2 500～	2 048	9.2	0.010	7.7	0.001	7.0	0.000
2 600～	1 842	6.5	0.002	5.4	0.000	4.9	0.000
2 700～	1 480	2.8	0.000	2.5	0.000	2.1	0.000
>2 800	13 136	0.0	0.000	0.0	0.000	0.0	0.000

（2）辐射剂量的生物学估算

原子弹辐射的某些影响“记录”在人体的血细胞和牙釉质中，可以快速测量。这样的测量可使研究人员更好地估算个体幸存者的辐射剂量（表 6-1-3）。

表 6-1-3 辐射剂量生物学估算的材料

材料	方法	特点
血样（2 mL）	淋巴细胞的染色体畸变检测	暴露后随时可能有辐射
血样（1 mL）	淋巴细胞的 T 细胞受体（TCR）突变检测	暴露几年后才可能有辐射
牙	牙釉质的电子自旋共振（ESR）检测	暴露后随时可能有辐射

① 使用血细胞进行测量。

该方法集中于反映辐射对细胞遗传物质（DNA）造成的损害。原则上，可以测量特定基因（突变细胞）的损伤或染色体的畸变（细胞分裂时可观察到）。但是，这些异常

并非仅由辐射引起。当细胞分裂发生时，细胞也以一定的速率自然产生。因此，这些异常细胞的发生率通常随着年龄的增加而增加。由于这些异常细胞的发生率因人而异，因此与年轻人相比，在老年人中经常能看到相当大的差异，这是研究低剂量辐射影响的主要障碍。此外，细胞能够修复 DNA 损伤。因此，细胞损伤程度与单独使用的总剂量无关，而是取决于接收时间的长短。与原子弹爆炸后立即暴露于辐射（急性暴露）的影响相比，居住在切尔诺贝利核事故受污染地区的人们在长时间内（逐渐暴露）逐渐接受的相同总量的辐射的影响要大。尽管如此，对急性暴露损害的测量仍有助于评估辐射暴露，特别是与其他指标结合使用时。

② 使用牙釉质进行测量。

已知测量牙釉质中“记录”的自由基对于估算辐射剂量非常有效。在这种情况下，须将牙釉质与出于医学原因而拔掉的牙齿区分开，并通过一种称为电子自旋共振（ESR）的方法对自由基进行量化。由于 ESR 的信号强度与接收到的辐射剂量呈线性相关，因此可以根据 ESR 的信号强度估算辐射剂量。这种方法可以很好地用于急性暴露或慢性暴露以估算总辐射剂量。这种方法很有希望用于估算切尔诺贝利核事故中暴露的人所接受的辐射剂量。

（3）*ERR* 模型

将 DS02 应用于验证癌症死亡率的报告，包括对 DS86 数据进行的一些改进和 LSS 报告系列中各种死亡原因的死亡报道。DS02 对广岛和长崎原子弹爆炸中 γ 射线的估算增加了约 10%，因此估算风险辐射略低。加权剂量是 γ 射线剂量之和加上中子射线剂量的 10 倍，用于评估中子射线剂量的更大的生物有效性。虽然中子的相对生物效率（*RBE*）被认为是剂量的一个递减函数，在低剂量时可能大于 10，但不能准确地估算广岛和长崎原子弹爆炸中中子的 *RBE*。以往的研究将 *RBE* 记为常数 10 进行分析。

分组生存数据的 Poisson 回归方法用于描述辐射剂量对风险的依赖性，并评估辐射剂量效应随城市、性别、暴露年龄和年龄的变化。显著性检验和置信区间（*CI*）基于似然比统计。双侧 $P<0.05$ 为差异有统计学意义。

这里使用的模型如下。

① 超额相对危险度模型：$\lambda_0(c,s,b,a)[1+ERR(d,s,e,a)]$。

② 超额绝对危险度模型：$\lambda_0(c,s,b,a)+[1+EAR(d,s,e,a)]$。

其中，λ_0 是零剂量时的基线或本底死亡率，取决于城市（c）、性别（s）、出生年份（b）和暴露年龄（a）。*ERR* 和 *EAR* 取决于辐射剂量（d），如有必要，还取决于受照者的性别（s）和年龄（e）。实际上，*ERR* 和 *EAR* 的函数被描述为 $\rho(d)e(e,s,a)$ 的参数函数，其中，$q(d)$ 描述剂量效应函数的形状，$\varepsilon(s,e,a)$ 描述效应修正。

研究人员使用线性剂量效应模型（L）（$\rho(d)b1d$）对主要死亡原因的 *ERR* 进行了估算，但没有进行效应修正，因为这个简单的模型可以应用于大多数癌症部位，以一种常见的方式对它们进行比较。*ERR* 模型为：

$$\lambda_0(c,s,b,a)[1+\beta_1 d]$$

白血病线性二次模型（LQ）（$\rho(d)b_1 d \flat b_2 d_2$）是 LSS 估算白血病的最佳剂量效应

模型。

影响因素纳入按性别、年龄和获得资料时的暴露年龄、暴露时间，对所有实体癌选择合适的剂量估算参数。因为模型可以更准确地估算辐射风险，也可以在队列人群数量合适时选择最新的剂量估算参数。使用乘相乘本模型描述效果修正如下：

$$\varepsilon(e,s,a)=\exp(\tau e+\nu\ln(a))(1+\sigma s)$$

式中，τ、ν、σ 分别为暴露年龄、检测节点年龄、性别的效应修正系数。*ERR* 和 *EAR* 模型分别为：

$$\lambda_0(c,s,b,a)+[1+\beta_1 d\cdot\exp(\tau e+\nu\ln(a))\cdot(1+\sigma s)]$$

$$\lambda_0(c,s,b,a)+[\beta_1 d\cdot\exp(\tau e+\nu\ln(a))\cdot(1+\sigma s)]$$

ERR 和 *EAR* 包括性别($s=1$ 为男性，$s=-1$ 为女性)作为修饰符允许 β_1 参数代表 sex-averaged 风险估计。除简单的 *L* 模型外，研究人员还考虑了所有实体癌的 LQ 和纯二次(*Q*)($\rho(d)b_2d_2$)模型，并根据性别、暴露年龄和检测节点年龄对模型进行了效果修正。用 LQ 模型中二次函数和线性系数的比值($\Theta=\beta_2/\beta_1$)检验剂量效应的曲率。Θ 的取值范围为从纯线性模型的 0 到纯二次模型的无穷。

估算辐射效应的剂量范围有限度，所有实体癌选定的剂量范围是按照性别、年龄和暴露年龄基于线性模型与效应进行估算的，其中，$\beta_1 d$ 的系数用于估算低剂量范围，$\beta_2 d$ 用于估算高剂量范围。影响修正项的系数对剂量范围的两个部分是相同的。通过检验零假设，即通过将切点增加 0.01 Gy，低剂量斜率为零，来估算具有统计学意义的所有实体癌 *ERR* 剂量效应的最低剂量范围。用线性模型 $\rho(d)=\beta_1(d-d_0)$ 估算所有实体癌的阈剂量，对应取值 $d>d_0$ 或 $\rho(d)=0$，其中 $d\leqslant d_0$，根据性别、年龄和暴露年龄进行调整。将 d_0 的可能值范围扩大 0.01 Gy，确定最大似然值的最大点。最小偏差值用于确定阈剂量，最小偏差值 $x^2=3.84$(对应于 1 个自由度的截止点)确定其上下 95%*CI*。如果阈值的 95%*CI* 的下限超过 0 Gy，则认为存在 1 个阈值，而上限则表示与数据兼容的最大阈值。

有研究表明，1950 年建立的 LSS 队列存在选择偏差，原爆幸存者的队列成员可能更健康，因此更能抵抗辐射影响。为了研究这一效应，在随访的早期(1950—1965 年)和后期(1966—2003 年)，研究人员使用无效应修正的 LQ 评估了非癌症疾病的剂量效应关系。作为参考，研究人员还使用 LQ 对所有实体癌进行了相同的分析，并根据性别、暴露年龄和检测节点年龄进行了效果修正。从辐射相关的死亡估算值的总数中获取实体癌(剔除了非癌症疾病的结果)进行风险估算，该结果是按照线性无阈模型按照性别、暴露年龄和检测节点年龄调整得到的。用多元差值法估算超额死亡的 CIs 值。暴露年龄按 0～69 岁、70 岁及以上的 5 年间隔进行分类，检测节点年龄按 5～99 岁、100 岁及以上的 5 年间隔进行分类。剂量类削减点为 0.005 Gy、0.02 Gy、0.04 Gy、0.06 Gy、0.08 Gy、0.1 Gy、0.125 Gy、0.15 Gy、0.175 Gy、0.2 Gy、0.25 Gy、0.3 Gy、0.5 Gy、0.75 Gy、1.0 Gy、1.25 Gy、1.5 Gy、2.0 Gy、2.5 Gy 和 3 Gy。随访时间为 5 年。

表 6-1-4 中的数据是因特定原因死亡的人数和暴露危险时间(以人年计算)。特异性平均值包括 γ 射线、中子剂量以及各年龄/时间变量。参数估计和测试使用

Epicure软件，基于似然比统计量。当危险度下限不可估计时，*ERR* 的隐含下限被认为是队列人群最大的个体剂量的倒数。

表 6-1-4 暴露时的年龄观察人年和死亡人数

暴露年龄/岁	受试者人数	观察人年	死亡人数	存活率/%
0～9	17 833	910 347	2 200	88
10～19	17 563	848 826	4 887	72
20～29	10 891	494 021	5 178	52
30～39	12 270	462 694	10 410	15
40～49	13 504	365 240	13 397	1
≥50	14 550	213 079	14 548	0
合计	86 611	3294 210	50 620	42

6.1.2 白血病

白血病是在原爆幸存者中最早发现的放射性随机效应。日本医生山胁拓雄在 20 世纪 40 年代后期的临床实践中首次注意到白血病病例的增加，这促成了白血病和相关疾病的登记制度的形成，以及 20 世纪 50 年代初有关白血病风险升高的报告的发表。

辐射诱发白血病的风险在两个方面与大多数实体癌的风险不同。① 辐射引起的白血病发病率较高。② 儿童对辐射的敏感性更高，因此辐射可能使儿童白血病发病率更高。过量的白血病病例在辐射暴露后 2 年左右开始出现，而白血病发病率的高峰值却发生在辐射暴露后 6～8 年。目前的随访研究中几乎没有报道过白血病病例。

由于 LSS 队列是基于日本 1950 年的人口普查，因此对患白血病风险的定量描述是基于当年诊断出的病例。截至 2000 年，骨髓剂量至少为 0.005 Gy 的49 204位 LSS 幸存者中有 204 人死于白血病，超过 94 人(46%)归因于原爆辐射。与其他癌症的剂量效应模式相反，白血病似乎是非线性的。低剂量可能不如简单的线性剂量效应所预期的那么有效。但是，即使剂量在 0.2～0.5 Gy 之间，风险也会增加。

对于急性粒细胞白血病、慢性粒细胞白血病及急性淋巴细胞白血病，LSS 幸存者中的白血病风险有所增加。没有证据表明成人 T 细胞白血病(长崎呈地方性流行，广岛不存在)或慢性淋巴细胞白血病的风险增加，这与欧美等国家的研究形成鲜明对比。与实体癌风险一样，白血病风险在很大程度上也取决于暴露的年龄，不同的年龄效应涉及不同类型的白血病，急性淋巴细胞白血病在年轻人中更为常见，而慢性粒细胞白血病和急性髓系白血病在老年人中更为常见。

由于白血病是一种罕见疾病，即使相对危险度很高，原爆幸存者中的白血病绝对病例数也相对较少。在未暴露的日本人口中，白血病死亡人数仅占癌症死亡人数的约 3%，不到所有死亡人数的 1%，但是在原爆幸存者中，白血病死亡人数约占所有 LSS 癌症死亡人数的 16%。未暴露的日本人口终生患白血病的风险约为 1/7 000。对于接受 0.005 Gy 或更高剂量(平均剂量约为 0.2 Gy)的 LSS 幸存者，终生患白血病的风险可增加至 1/1 000(或相对危险度接近 1.5)。

研究人员对原爆幸存者中白血病病例的重新分类表明，辐射暴露的影响因白血病类型而异。血液学和分子生物学的最新研究发现，自发性白血病包括 4 种主要类型：急性髓系白血病（AML）、急性淋巴细胞白血病（ALL）、慢性髓性白血病（CML）和慢性淋巴细胞白血病（CLL）。ABCC-RERF 和其他机构进行了广泛的研究，结果发现，原爆辐射确实诱发了过多的白血病病例，尤其是急性白血病和 CML。原爆发生后的早期阶段，原爆致白血病作用在儿童和青少年群体中明显更大，并且在随后的几年中下降较快。这种影响在年龄较大的人群中出现得较晚，但是持续时间较长。

基于使用 20 世纪 60 年代初期的诊断方法和 T65D 剂量估算的病例，大多数早期研究集中于急性白血病和 CML。具有 12 万名成员的 LSS 队列中的白血病病例数量不足以分析辐射对白血病不同种类的影响。从目前的免疫学角度来看，以往的诊断方法也无法区分 AML 和 ALL，因此很难对白血病的每种类型进行更深入研究。但是，美国联合英国和法国制定的分类系统中提供了区分 AML 和 ALL 的形态学和细胞化学标准，随后的免疫标记分析证明了这些标准非常有效。

成人 T 细胞白血病（ATL）是新确定的白血病案例。ATL 由 HTLV-1 病毒诱导，为长崎所在的九州岛特有。原爆幸存者中白血病病例的重新分类现在可以分为 21 类。由于 LSS 队列的规模无法进行如此细微的区分，因此后续研究对 LSS 数据中原爆幸存者队列的其他案例进行了补充。1980 年，ABCC-RERF 在距爆心 12 km 以内的幸存者中登记了 766 例病例，其中 493 例（177 例 LSS 病例）根据充分的血液和病理学方法进行了重新分类，413 例（157 例 LSS 病例）已获得 DS86 评估。在仔细检查可能的选择偏倚之后，研究人员使用 413 例 DS86 评估的病例估计 ALL、AML、CML 和其他类型白血病（下文称其他）的比例，并将其作为 DS86 估算结论。然后使用估计的比例来计算相对危险度（*RR*），以便比较相较于 AML 的发病率。其他不同类型白血病的发病率受年龄、城市和接触时间的影响。AML 是所有白血病中最普遍的一种。这为后续研究提供了一种统计分析辐射对白血病主要类型的不同影响的方法。

LSS 研究的白血病的发病率均随受照剂量的增加而增加。与 AML 和其他类型相比，辐射暴露对 ALL 和 CML 的发病率的影响明显更大。当受照剂量小于 50 mGy 且可能低至 16 mGy 时，会产生过多的 ALL 和 CML 病例；当受照剂量大于 50 mGy 且可能至少为 229 mGy 时，才能产生过多的 AML。

综上所述，原爆辐射会使幸存者易发白血病，并且不同类型的白血病病例之间的年龄分布是不同的。这些发现为今后的研究提供了一些辐射诱导白血病发生的参考依据。

6.1.3 实体癌

2017 年，日本原爆 LSS 队列实体癌报道综合了 1958—2009 年的所有数据，这是该队列第三次系统地分析队列中实体癌的发病情况。本次实体癌的估算方法实施了一些改进，包括更新的剂量估算（DS02R1）和对吸烟的调整，而且这次研究主要关注实体癌。1958—2002 年符合条件的队列成员包括 105 444 位活着的受试者，并且他们随访之初没有已知的癌症病史。共有 80 205 位受试者进行了个人剂量估算，包括在爆炸发生时未在广岛和长崎两个城市中生活的 25 239 名受试者。随访期为 1958—2009 年，随防了 3 079 484 人年。病例通过与广岛和长崎癌症登记处的联系确定。采用

Poisson 回归方法，使用超额相对危险度（*ERR*）和超额绝对危险度（*EAR*）模型对吸烟进行调整，用于阐明每戈瑞加权结肠吸收剂量的辐射相关风险的性质。

截至 2009 年，研究者共计鉴定出 22 538 例首次发生的原发性实体癌病例，其中 992 例与辐射有关。以往的研究发现，1999—2009 年发生了 5 918 例（26%）病例。对于女性，剂量效应与线性一致，估计的 *ERR* 为 0.64/Gy（95%*CI*：0.52～0.77）。对于男性，在整个剂量范围和受限剂量范围内均观察到明显的向上弯曲，因此使用线性二次模型的 *ERR* 为 0.20/Gy（95%*CI*：0.12～0.28），在 0.1 Gy 时的 *ERR* 为 0.01/Gy（95%*CI*：−0.000 3～0.021）。男性和女性的 *ERR* 剂量效应的形状均存在显著差异（*P*=0.02）。尽管随着年龄的增长，*ERR* 显著下降，但男性的下降速度快于女性。使用性别平均的线性 *ERR* 模型，显示出具有统计学意义的剂量效应的最低剂量范围是 0～100 mGy（*P*=0.038）（表 6-1-5）。

表 6-1-5 1958—2009 年已知剂量的 LSS 队列实体癌发病率

	总人群				男性				女性			
	数量	人年	案例	发病率/‰	数量	人年	案例	发病率/‰	数量	人年	案例	发病率/‰
城市												
广岛	73 401	2 193 282	16 387	74.7	29 498	807 723	7 566	93.7	43 903	1 385 559	8 821	63.7
长崎	32 043	886 203	6 151	69.4	13 412	334 477	2 907	86.9	18 631	551 726	3 244	58.8
暴露年龄/岁												
0～19	45 787	1 629 029	8 690	53.3	21 588	727 781	4 845	66.6	24 199	901 249	3 845	42.7
20～39	30 089	988 517	8 463	85.6	8 525	238 547	2 909	121.9	21 564	749 970	5 554	74.0
≥40	29 568	461 938	5 385	116.6	12 797	175 872	2 719	154.6	16 771	286 066	2 666	93.2
年龄/岁												
<40	56 657	646 102	450	7.0	23 792	292 684	128	4.4	32 865	353 417	322	9.1
40～	15 260	486 309	1 178	24.2	4 889	187 441	402	21.4	10 371	298 868	776	26.0
50～	16 637	614 709	3 210	52.2	6 796	229 557	1 477	64.3	9 841	385 152	1 733	45.0
60～	11 258	651 170	6 491	99.7	5 228	238 159	3 504	147.1	6 030	413 010	2 987	72.3
70～	4 649	457 149	6 990	152.9	1 874	143 814	3 428	238.4	2 775	313 335	3 562	113.7
80～	983	224 046	4 219	188.3	331	50 545	1 534	303.5	652	173 501	2 685	154.8
DS02R1 加权结肠剂量/Gy												
NIC	25 239	761 569	5 222	68.6	10 488	287 800	2 560	89.0	14 751	473 769	2 662	56.2
<0.005	35 978	1 032 561	7 370	71.4	14 574	378 725	3 452	91.1	21 404	653 836	3 918	59.9
～0.1	27 511	807 885	5 674	70.2	11 175	302 141	2 635	87.2	16 336	505 744	3 039	60.1
～0.2	5 594	164 111	1 217	74.2	2 132	57 898	497	85.8	3 462	106 213	720	67.8
～0.5	5 926	169 177	1 414	83.6	2 301	59 840	599	100.1	3 625	109 337	815	74.5
～1	3 136	88 992	889	99.9	1 282	32 202	382	118.6	1 854	56 790	507	89.3
～2	1 565	42 236	560	132.6	716	17 815	254	142.6	849	24 420	306	125.3
≥2	495	12 953	192	148.2	242	5 778	94	162.7	253	7 175	98	136.6
合计	105 444	3 079 484	22 538	73.2	42 910	1 142 200	10 473	91.7	62 534	1 937 284	12 065	62.3

注：NIC 指原爆发生时不在两个城市的人。

总之，该分析表明，实体癌风险在暴露 60 多年后仍保持较高水平。在剂量效应中，性别曲线明显向上弯曲，与调整吸烟无关。当前分析中关于剂量效应形状的发现与先前报道的结果并不完全一致，从而提出了尚未解决的问题。此时，剂量效应的不确定性排除了确定的结论中用以指导辐射防护政策制定的可能性。需要更多针对特定器官和其他组织的辐射风险估算，加强后期队列的随访，从而为了解辐射导致的癌症风险和相关公共健康政策的制定提供依据。

1958—2009 年研究人员在最终分析队列的 105 444 名受试者中的集水区内共诊断出 24 448 例实体癌。在排除造血系统癌症（n=1 290）和仅在尸检时诊断出的癌症（n=620）之后，仍有 22 538 个实体癌需要分析。在这些合格病例中，自先前 LSS 实体癌发病率分析的随访期结束以来的 11 年（1999—2009 年），发生了 5 918 例（26%）病例。

胃癌是最常见的癌症之一，占男性癌症的 29.5%，占女性癌症的 21.3%。其他常见的癌症部位包括男性中的肺（13.8%）、肝脏（10.7%）、结肠（7.5%）和直肠（4.9%），以及女性中的乳腺（12.2%）、结肠（9.4%）、肺（8.3%）和子宫颈（7.3%）。在 76.7%的病例中，组织学证实了癌症的诊断（自 1999 年以来有 85%的病例）。经组织学确认的病例中，口腔癌、直肠癌、皮肤癌（非黑素细胞癌）、乳腺癌、子宫颈癌、子宫体癌、前列腺癌和甲状腺癌的占比至少为 90%。肝癌病例的组织学确诊率最低（38.6%）。在 9.2%的病例中，由于缺乏病理，癌症仅通过死亡证明（DCO）诊断，不能得到进一步的证实。

LSS 中约 70%是广岛居民，超过一半（59%）是女性，这些人中，估计有 251 人受照剂量＞4 Gy。广岛的原始实体癌发病率（74.7/10^4 人年）高于长崎（69.4/10^4 人年）。两个城市的男性癌症患病率均高于女性，男女患病率比率均为 1.47。所有实体癌的平均诊断年龄为 68.6 岁。在小于 40 岁的受试者中，女性的实体癌发病率高于男性；在 40 岁以上的受试者中，男性的实体癌发病率高于女性。

ERR 和 *EAR* 随暴露年龄的增加而降低。2017 年的数据分析显示，男性 *ERR*/Gy 的降低随着年龄增长的变化相对女性而言更加明显。此外，男性每 10 000 人年/Gy，其 *EAR* 增长比女性更高。因此，由男性剂量效应的结果可推测，*ERR* 和 *EAR* 受性别影响比受年龄和剂量的影响更明显。当剂量低于约 1.5 Gy 时，男性的危险度低于女性，但在较高剂量时，男性的危险度高于女性。这种对辐射过量的替代测量方法的比较，突出考虑了辐射在相对和绝对尺度上影响的重要性。对非性别特异性癌症亚组的分析表明，与女性相比，男性的 *EAR* 一直较低，尤其是在较低剂量下。这些研究结果之间略有不同，最新研究表明男女之间的 *EAR* 可能不存在差异。

在原子弹爆炸后的 60 多年里，实体癌仍然作为归因于辐射暴露的主要健康损害结局在统计。实体癌的超额风险仍然存在，并且很可能会在原子弹爆炸幸存者的整个生命周期中持续存在。截至 2009 年，LSS 队列的平均年龄为 78 岁，预计在未来 10 至 15 年内会发生许多癌症。关于部分年轻幸存者的长期风险的关键问题尚待回答，可能对剂量效应和辐射风险的规律有重要影响。而新趋势可能已经开始出现。以前在死亡率数据中观察到的剂量效应中的向上变化，现在在发病率数据中特别是在男性中很明显。女性在非性别特异性癌症的剂量效应中也显示出差异性改变，尤其是在 0～2 Gy 范围内。已有证据表明，成年人的年龄对 *ERR* 和 *EAR* 具有性别依赖性的改变作用。

尽管对研究队列进行了长时间的随访，研究者们对辐射相关癌症风险的理解仍在发展，导致了新的未解决的问题。例如，将来女性的剂量效应会出现上升吗？实体癌发病率剂量效应曲线的性别差异反映了男性和女性癌症分布的剂量效应异质性，但是这种异质性是否还取决于其他影响因素呢？当前有些器官特异性的调查正在进行中，可能有助于为这些问题提供答案。研究者们还计划调查对照组的影响，并进一步探索更新后的剂量估算的结果是否存在差异。相信随着这些问题的发展和进一步的调查，更加谨慎科学的分析，后续研究者的共同努力，肯定会得出更为可靠的结论。

6.2　切尔诺贝利核事故随访研究

1986 年 4 月 26 日，乌克兰当地时间凌晨 1 点 23 分 47 秒，因操作不当，切尔诺贝利核电站的 4 号核反应堆功率在短时间内灾难性地激增至最大设计负荷的约 10 倍，导致蒸汽爆炸，撕裂了反应堆的顶部。苏联的石墨反应堆(RBMK)是最早期的核能电力系统，只设计了单一的防护层，不像后来的核电站，在反应堆外还建有安全壳，所以 4 号核反应堆堆芯立即直接暴露于大气中，释放出大量的放射性微粒和气态核素，成分主要是^{137}Cs和^{90}Sr，随后空气中的氧气与超高温核心中的 1 700 吨可燃性石墨减速剂接触，燃着的石墨减速剂加速了放射性粒子的泄漏，放射性粒子随风跨越了国界。这是迄今为止全球影响最为深远的一次核事故，给全世界人民敲响了辐射防护的警钟，告诉人们利用核能的同时一定要注意做好防护。

6.2.1　事件经过

6.2.1.1　事故原因

(1) INSAG-1 报告

1986 年 8 月，国际核安全咨询组(International Nuclear Safety Advisory Group，INSAG)基于苏联提供的资料与多位专家的证词，正式发表了首份调查报告，将切尔诺贝利核事故归因于人祸。报告中提到：在后备涡轮测试的准备与执行阶段，操作人员关闭了一系列保护系统，违反了技术操作最重要的安全规定。为了重现测试所需的紧急情况，操作员关闭了紧急核心冷却系统(ECCS)、区域自动控制系统(LAR)、紧急停机系统(AZ)，随后又为了尽快完成测试而随意操作，欠缺对反应堆的认识，严重违反了操作规章。不幸的是，反应堆的设计者认定不可能发生这种“关闭安全系统又肆意操作”的情况，因此并未设计一个强制系统阻止事故发生。倘若安全系统正常运作，主电脑将插入所有控制棒，并启动能在 2.5 秒内插入 24 根控制棒的紧急程序。但在当时，这些控制权全部交给了控制员。切尔诺贝利核事故调查委员会主任委员瓦列里・列加索夫曾如此批评：“这就好比飞行员一边飞行，一边测试飞机的引擎。”

切尔诺贝利核电站的厂长维克托・布留哈诺夫只具有燃煤发电厂的训练经历和工作经验，基本上是负责行政工作的主管，事发当晚演习时并不在场，但主导演习的副厂长是核能专业的专家，他的总工程师尼古拉・福明是来自一个常规能源厂的工作人员，4 号机的代理总工程师阿纳托利・佳特洛夫只有处理一些小反应堆的经验。

报告虽曾提及反应堆的设计缺陷让违反规定的操作变得十分危险，但并未做深入探讨。报告发表后,“人祸”一说很快变成了主流观点,也成了长期以来大众所认知的事故主因。

(2) INSAG-7 报告

1991 年,苏联核电安全委员会再次调查切尔诺贝利核事故,提出不少新的观点。基于这次调查,INSAG 于 1992 年发表了 INSAG-7 以弥补 INSAG-1 的不足。

新报告的观点做了极大幅度的转变。INSAG-7 认为,1986 年 8 月取得的资料并不可靠,因此前一份报告对操作人员的指控存在不少错误。首先,关闭紧急系统不是事故发生的主因。事实上,关闭紧急系统以防止涡轮停机这件事并不违反规章。真正危险的是低功率(低于 700 MW)输出加上很小的反应度运转余裕(ORM)。当时的操作规章并未禁止低功率输出,只禁止了低 ORM 情况下继续操作反应堆。不幸的是,RBMK-1 000 的设计文件对 ORM 的看法与操作规章不一致,ORM 本身也没被列入系统安全极限值中认真看待。

因此,事故的主因仍然是人为因素居多,违反了计划操作,但这也反映了切尔诺贝利核电站从设计、建造、发电到监管,各个环节对安全的极度漠视。乌克兰当局曾经解密了一整批横跨 1971—1988 年、牵涉切尔诺贝利核电站的 KGB 档案。这段时间切尔诺贝利核电站总共发生 29 起紧急状况,其中有 8 起属于人为因素,例如施工失误造成结构损伤,厂方均未加以改善。

6.2.1.2 即时的辐射污染

苏联的事故报告指出,切尔诺贝利核电站 4 号机反应堆总共有 180～190 t 的二氧化铀以及核反应产生的核废料,他们估计这些物质有 5%～30%流到了外面。但根据曾经到过石棺反应堆做后续处理的清理人反馈,反应堆内只剩 5%～10%的物质。反应堆的照片显示了反应堆几乎是空的。因为大火引发的高温,让许多辐射物质冲向大气层高空,并向四面八方扩散。

苏联当局在事件发生 36 小时之后,才开始疏散住在切尔诺贝利核电站周围的居民。1986 年 5 月,即事件发生后 1 个月,约 116 000 名住在核电站方圆 30 km 的居民都被疏散至其他地区。因此,这个地区经常被称为疏散区域(zone of alienation)。然而,辐射所影响的范围其实能散播至超过方圆 30 km 的地方。有超过 300 000 人脱离了灾难的威胁,但仍然有数百万人继续居住在污染区内。

由原子炉熔毁而漏出的辐射尘飘过俄罗斯、白俄罗斯和乌克兰,也飘过欧洲的部分地区,在最早发生意外的时候,有人认为核泄漏是来自瑞典而不是苏联。1986 年 4 月 27 日,瑞典福斯马克核电站工作人员发现异常的辐射粒子粘在他们的衣服上,该核电站距离切尔诺贝利核电站大约 1 100 km。根据瑞典的检查,发现该辐射物并不是来自本地的核电站,他们怀疑是苏联核电站出了问题。当时瑞典曾通过外交渠道向苏联询问,但未获得证实。另外,法国政府宣称辐射尘只飘到德国及意大利的边界。因为辐射尘的关系,意大利规定部分农作物禁止人们食用,例如蘑菇。法国政府为了避免引发民众的恐惧,没有发布类似的报告。

一位来自欧洲议会的议员丽贝卡・哈姆斯受联合国的委托,于 2006 年撰写了一份关于切尔诺贝利核事故的报告,称为 TORCH 报告。报告中提到,从辐射尘飘散的

分布来看，白俄罗斯(约 22%)和奥地利(约 13%)是受辐射尘污染最严重的地区。更有 80%的辐射尘飘至摩尔多瓦、土耳其、斯洛文尼亚和瑞士。而斯洛伐克则受到较低程度上的污染(污染程度：>4 000 Bq/m^2，^{137}Cs)。另外，德国(44%)和英国(34%)境内地区均受到辐射尘的污染。

国际原子能机构和联合国原子辐射效应科学委员会(UNSCEAR)认为，TORCH 报告里的污染地区不够全面，还有更多地区的污染程度超过 4 000 Bq/m^2，^{137}Cs。

切尔诺贝利核事故不只污染了周围的乡镇，它还借由气流的帮助，没有规律地往外面散开。根据苏联及西方科学家的报告，掉落在苏联的辐射尘有 60%在白俄罗斯。而 TORCH 2006 的报告指出，有一半的易挥发粒子掉落在乌克兰与白俄罗斯及俄罗斯以外的地方。在俄罗斯联邦布良斯克(Bryansk)的南方极大的区域和乌克兰北方的部分地区，都检测到了辐射物质。

6.2.2　事故伤亡情况

切尔诺贝利核事故发生后，马上有 203 人被送往医院治疗，其中 31 人死亡，死亡者中有 28 人死于过量的辐射。死亡的人大部分是消防员和救护员，因为他们当时并不知道此次事故有辐射的危险。为了控制辐射粉尘的扩散，当局立刻派人将核电站附近的 135 000人撤离，其中约有 50 000 人是居住在切尔诺贝利核电站附近的普里皮亚特镇居民。苏联卫生部门预测，在未来的 70 年间，辐射人群受到 5～12 kBq 辐射而导致癌症的人数比例将会上升 2%。另外，已经有 10 人因为此次意外而受到辐射，并死于癌症。

2005 年 9 月，联合国、国际原子能机构、世界卫生组织、联合国开发计划署、乌克兰与白俄罗斯政府以及切尔诺贝利论坛等联合国团体，一起合作完成了一份关于核事故的总体报告。报告指出，切尔诺贝利核事故死亡人数可达 4 000 人。世界卫生组织的报告包括了死于核辐射的 47 名救灾人员和 9 名患甲状腺癌症的儿童。

苏联政府招募了大量抢险者负责整理核事故现场并建造石棺，他们被称为“清理人”。根据俄罗斯的估计，有 300 000～600 000 清理人在核事故发生后的两年内，进入离反应堆 30 km 的范围内清除辐射污染物。清理人在清理的过程中接受到非常高剂量的辐射，从 10 mSv 到 1 Sv 不等，平均为 120 mSv，85%人群接受的放射性剂量为 20～500 mSv。这些人来自各种岗位和职业，现今享有参加过战争的老兵的特殊社会福利待遇，包括就业、医疗、退休金等。

尤里・科尔涅耶夫、鲍里斯・斯托利亚尔丘克与亚历山大・尤甫琴科是 4 号反应堆发生爆炸时的 3 名机组值班人员。阿纳托利・佳特洛夫是 4 号反应堆发生爆炸时机组的试验主管，也是切尔诺贝利核电站的副总工程师，主管 3 号和 4 号反应堆，遭到 5.5 Sv 辐射剂量，于 1987 年被判刑 10 年，服刑 5 年后出狱，出狱后写了一本书，书中主要介绍了切尔诺贝利核事故是由于设计原因而不是值班操作员的人为原因。

军队与地方的医疗卫生工作者，包括军队航空兵与民航机组人员，参与了极危险的直升机抢险、紧急空运、放射性沾染监测等任务。试飞员在整个事故抢险中共飞行 46 架次，累计时间为 52 小时。其中最重要的飞行是驾驶卡莫夫直升机吊放安装一根 18 m 长的巨大探针到被毁反应堆堆芯。他为此获得苏联英雄称号。

6.2.3 健康效应

核电站爆炸事故对切尔诺贝利居民造成的长期影响一直备受争议。事故发生之后，人们的健康问题主要被放射性物质^{131}I所影响。目前，有人担心20年前的^{90}Sr和^{137}Cs还会对土壤造成污染。而且，植物、昆虫、蘑菇、最表层的土壤会吸收^{137}Cs。所以，有些科学家担心核辐射会对当地人造成几个世纪的影响。

在被辐射污染的地区，有许多儿童的辐射剂量高达50 Gy，这是因为他们喝了被辐射污染的牛奶。^{131}I的半衰期为8天。切尔诺贝利核事故发生后，许多研究发现，白俄罗斯、乌克兰及俄罗斯的儿童甲状腺癌的患病率快速增加。根据日本原子弹爆炸的事后调查统计推测，切尔诺贝利地区的白血病患病率在事故发生后的几年内会增加。但直到目前为止，白血病病例的增加数量还不足以在统计学上推断其和辐射外泄有关。

丽贝卡·哈姆斯的"TORCH 2006"指出，预计将会有更多因切尔诺贝利核事故而泄漏的放射性物质^{131}I(增加引起甲状腺癌的主要物质)散布至苏联之外的地区。例如捷克和英国，他们均提出需要更多的研究来解决西欧地区的癌症问题。"TORCH 2006"还指出，预计会额外有30 000～60 000人死于癌症，因为大部分实体癌的潜伏期是20～60年，还预计会有18 000～66 000名白俄罗斯人会患上甲状腺癌，受辐射尘污染最严重的白俄罗斯地区的癌症病例会上升约40%。但是，这些病例也有很多潜在致病因素，所以无法于2006年初期准确地预计出正确的资料。另外，2005年以后，45岁以下女性患乳癌的病例亦有所上升。切尔诺贝利核事故与白内障和心血管疾病两项非癌症疾病也有一些相关性。

乌克兰卫生部门于2006年发现，约240万乌克兰境内的人(包括428 000名儿童)在受到这次事故的辐射尘的影响后，导致身体和心理健康出现相关问题。

另外，国际癌症研究机构(International Agency for Research on Cancer)于2006年4月发布报告，主旨为揭示切尔诺贝利核事故对欧洲地区癌症发病的影响。但是他们又称，癌症病人的统计数目缺乏恰当的模型而较难做出一个较准确的统计表。当然，结果显示出的是，现今欧洲的癌症患病人数并没有任何上升的趋势。但其实最终的结果显示，按照线性无阈模型(linear no threshold model)在癌症方面的研究指出，未来20～65年之内可能会增加16 000多人死于癌症。

虽然受到低剂量辐射的人几乎没有出现死亡、癌症或先天缺陷症状的增加，但是仍不能够确定其原因与放射性污染的关联。未有证据或观察结果表示辐射引起生育力下降，接受辐射剂量也不会增加死胎、有问题的妊娠结果、分娩并发症及儿童整体不健康的数量。在污染区域内，较低的出生率(或许被较高的堕胎率掩盖住)和先天性畸形温和且稳定地增加，同时间无污染地区的人数同步增加，可能是登记人数增加导致的。

6.2.4 白血病调查

白血病被认为是放射敏感性最高的癌症之一，暴露于电离辐射潜伏期相对较短。切尔诺贝利核事故发生之后，有一些关于辐射暴露与白血病风险增加的报告，但没有观察到白血病与辐射污染水平的明显关联。同样，其他受影响国家进行的相关研究，差异也没有统计学意义。结合这些白血病数据，鉴于白血病发病率的持续升高，有必要继续仔细监测白血病的发展趋势。

6.2.4.1　应急工作人员白血病调查

1986 年，切尔诺贝利核事故发生之后，苏联为因这次事故而受到辐射的人建立了全联盟分布登记册。1992 年，这个登记册转变为俄罗斯国家医疗剂量登记册（RNMDR），在维持国家减灾方案时，特别强调了切尔诺贝利紧急救援人员健康状况的后续行动。先后登记的切尔诺贝利核事故紧急救援人员总数约为 19 万人（6 000 人是妇女），其中 78%的人员进行了个人剂量评估，这些人 γ 辐射平均剂量约为 0.1 Gy，累积剂量的平均时间约为 2 个月。

研究人员对 1986 年参与切尔诺贝利核事故复原行动的 47 047 名急救人员进行了跟进研究，1987 年有 37 585 人，1988—1990 年有 20 315 人。切尔诺贝利地区急救人员的年龄分为，最大的群体是 35～39 岁（36 865 人），最小的群体是 50～65 岁（1 307 人）。急救人员进入切尔诺贝利地区时的平均年龄为 34 岁。从图 6-2-1 中可以看出，急救人员的年龄分布为进行长期流行病学研究提供了基础。

经过国际专家小组的核查，研究期间共诊断出 198 例白血病病例（其中 155 例为急诊工作人员）。在 RNMDR，血母细胞增生病例数据的收集和验证是通过一种特别开发的算法完成的。对原始医学文献（癌症病人对照卡、健康记录、病理记录等）进行评价，并由医学放射研究中心专门从事血肿诊断的高素质专业人员对细胞学和组织学制剂进行研究。

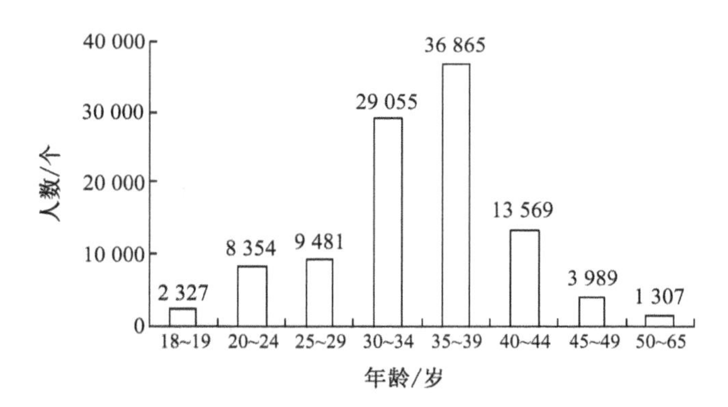

图 6-2-1　切尔诺贝利核事故急救人员队列的白血病发病率分析

表 6-2-1 是 1986—2007 年切尔诺贝利核事故急救人员队列的白血病诊断。

表 6-2-1　1986—2007 年切尔诺贝利核事故急救人员队列的白血病诊断

白血病类型	ICD -10 代码	病例	
		人数	占比/%
所有类型的白血病	C91－C95.9，D46.0－D46.9	198	100.0
急性白血病	C91.0，C92.0，C92.4，C93.0，C94.0，C95.0	48	24.3
骨髓性白血病	D46.0－D46.9	7	3.5
慢性粒细胞性白血病	C92.1，C92.7，C92.9，C93.1，C94.3，C94.5	61	30.8
B 细胞慢性淋巴性白血病	C90.1，C91.1，C91.4	57	28.8
红细胞增多(症)	C94.1	25	12.6

研究发现，在1986—2007年的随访期间，急救人员队列中的白血病平均发生率比俄罗斯对照组居民高71%（*SIR*=1.71，90%*CI*：1.41～1.95）。表6-2-2列出了以两年间隔估算的具有90%*CI*的白血病*SIR*值，该表还显示了观察到和预期发生的病例数。从表6-2-2可以看出，在1990—1999年期间，急救人员队列中的白血病发生率高于俄罗斯的控制水平（*SIR*值大于1），最高值为2.75，发生于1992—1993年（90%*CI*：1.71～4.14）。在2000—2007年期间，每两年一次的*SIR*值也超过了1，在统计上不如1990—1999年重要，因为*SIR*的置信区间为1。

表6-2-2　俄罗斯切尔诺贝利急救人员队列中的白血病发生率

年份	*SIR*	90%*CI*	观察病例数	预期病例数
1986—1987	1.21	0.38～2.81	4	3.31
1988—1989	1.68	0.80～3.00	9	5.35
1990—1991	2.56	1.51～4.03	16	6.24
1992—1993	2.75	1.71～4.14	20	7.27
1994—1995	2.15	1.32～3.27	19	8.83
1996—1997	1.91	1.19～2.88	20	10.46
1998—1999	1.89	1.19～2.82	21	11.10
2000—2001	1.33	0.79～2.06	17	12.80
2002—2003	1.58	1.01～2.31	23	14.60
2004—2005	1.43	0.92～2.09	23	16.10
2006—2007	1.31	0.87～1.87	26	19.90

表6-2-3按照日期显示了每1 Gy的*ERR*估算值。从表6-2-3可以看出，在1986—2007年期间，所有白血病病例均未发现与外照射剂量有关的、具有统计学意义的超额风险（*ERR*/Gy=0.44；90%*CI*：−1.68～2.56，$P<0.05$）。但是，不同时期显示出的*ERR*有统计学意义（$P<0.01$）。在1986—1997年的随访期间，外照射剂量是白血病诱发的一个具有统计学意义的危险因素（*ERR*/Gy=4.98；90%*CI*：0.59～14.47，$P=0.04$）。相比之下，在1998—2007年期间，没有发现白血病发病率与外照射剂量有统计学意义上的显著相关性（*ERR*/Gy=−1.64，90%*CI*：−2.55～0.57，$P=0.20$）。

表6-2-3　1986—2007年俄罗斯切尔诺贝利急救人员队列的白血病*ERR*

随访年限	病例数	随访人年	*ERR*/Gy	90%*CI*	*P*值
1986—2007	111	1 379 580	0.44	−1.68～2.56	0.50
1986—1997	51	808 018	4.98	0.59～14.47	0.04
1998—2007	60	571 562	−1.64	−2.55～0.57	0.20

为估算两个剂量组的危险度，研究人员对50～149 mGy和150～500 mGy两个剂量进行了分析。从表6-2-4可以看出，在1986—1997年随访期间，外照射剂量超过150 mGy（*RR*=1.90，90%*CI*：1.11～3.25）的急救工作人员的白血病发病率有统计学意义。还应当指出的是，以0～150 mGy剂量组作为对照，剂量超过149 mGy的应急工作人员在同一随访期间的*RR*仍然具有统计学意义（*RR*=2.29，90%*CI*：1.42～3.71）。

表 6-2-4 不同剂量组紧急救援人员队列的白血病 RR

随访时间	不同剂量组/mGy	平均剂量/mGy	病例数	人年	RR	90%CI
1986—2007	0～49	15.2	41	517 457	1.00	—
	50～149	91.6	30	454 277	0.75	0.50～1.33
	150～500	210.5	40	407 846	1.10	0.76～1.60
1986—1997	0～49	11.9	17	338 576	1.00	—
	50～149	91.8	9	243 186	0.71	0.35～1.44
	150～500	210.5	25	226 256	1.90	1.11～3.25
1998—2007	0～49	21.6	24	178 881	1.00	—
	50～149	91.3	21	211 091	0.76	0.47～1.25
	150～500	210.6	15	181 590	0.62	0.36～1.07

以上研究均未包含慢性粒细胞白血病(CLL)的病例数，在对 CLL 患者(44 例)分别进行 ERR 模型估计时发现，尚不能证明存在辐射风险(ERR/Gy＝－1.83，90%CI：－3.33～4.48，P＝0.21)。

6.2.4.2 普通居民白血病调查

此次核事故泄漏的放射性物质使许多欧洲国家的数百万人受到影响。乌克兰北部是受污染最严重的地区之一，包括基辅、日托米尔、里夫涅和切尔尼戈夫州等。虽然辐射污染包括几种类型的放射性核素，如^{131}I、^{137}CS、^{90}Sr、^{238}Pu 和^{240}Pu，但辐射暴露对该地区人群健康的影响仍然是一个重大的医学问题。与其他癌症相比，急性白血病的相对风险与辐射暴露高度相关，该病最常发生在接触后的最初 10 年内，以年龄小于 20 岁的受照人员为主。

1980—2004 年，切尔诺贝利核事故发生后，在白俄罗斯进行的一项生态学研究显示，期间确诊的 0～14 岁的白血病病例与事故前水平相比有显著的短暂增长：SMR＝1.13(95%CI：1.02～1.26)，ERR＝7.8/mSv(95%CI：1.0～15.4)，EAR＝30.1%/10^4 人年/Sv(95%CI：3.9～59.2)，AR＝11.7%(95%CI：1.5～23.0)。1992 年以后，白血病发病率低于事故前水平。利用辐射污染水平估计进行的分析发现，在白俄罗斯高度污染地区，风险增加很小(RR＝1.26，95%CI：0.76～2.10)。对白俄罗斯 1980—2008 年的数据进一步分析显示，1987 年儿童白血病发病率有统计学意义上的显著增加(RR＝1.33，P＝0.004)，特别是 1 岁以下儿童(RR＝2.68，P＝0.000 4)。

2009 年，俄罗斯的安德烈等研究人员对 1987—1997 年期间乌克兰辐射污染最严重地区(活尔西诺日托米尔、切尔尼希夫和切尔卡瑟地区)切尔诺贝利核事故发生时 0～5 岁居民患急性白血病的辐射诱发风险进行了研究。数据来自 1987 年 1 月 1 日至 1997 年 12 月 31 日期间诊断的 246 例白血病病例。随机抽取 492 例住院病例，按年龄、性别、居住类型(农村、半农村、城市)和居住行政区域进行比较。评估了从切尔诺贝利事故发生到诊断之日的辐射照射累积水平，并对每个病例和相应的控制措施进行了评估。选择 4 个剂量范围组(0～2.9 mGy、3～9.9 mGy、10～99.9 mGy 和 100～313.3 mGy)进行统计学分析。辐射剂量高于 10 mGy 者白血病发病风险明显增加（$RR=2.4$，95%CI：1.4～4.0）。男性（$RR=2.8$，95%CI：1.4～5.5，$P=0.01$）和1987年至1992年期间确诊的急性白血病患者（$RR=2.5$，95%CI：1.2～5.1，$P=0.05$），尤其是急性骨髓性白血病患者（$RR=5.8$，95%CI：1.4～24.6，$P=0.05$），辐射暴露与风险之间的相关性更强。在分析的246例白血病中，男性占57.3%（$n=141$），女性占42.7%（$n=105$），大多数白血病是急性的（97.6%）；急性淋巴细胞白血病（ALL）的病例（74%）比急性髓细胞白血病（AML）（23.6%）明显多。ALL患者中，男性受感染的比例（59.3%）明显高于女性（40.7%）。最初，ALL在5～9岁的儿童中最为普遍，AML在5～17岁的人群中更常见。但是在排除各项影响因素后，在这项研究中，乌克兰的白血病病例增加与切尔诺贝利核事故引起的电离辐射暴露之间可能有关联。

2019年，柳巴雷茨等人继续对切尔诺贝利核事故中的儿童白血病展开了调查。本次研究的对象是乌克兰4个地区[日托米尔、切尔尼希夫、基辅（基辅市区除外）和苏米]的1 085例白血病病例，他们在1980—2000年期间被诊断为白血病患者时在1～19岁，年龄小于1岁的确诊病例被排除在外，以区分子宫内诱发的白血病。切尔诺贝利核事故发生后，3个目标区域[日托米尔、基辅（基辅市区除外）和切尔尼戈夫地区]被视为受污染地区，而苏梅地区被视为控制区（未受污染）。辐射剂量可作为3个受污染区域中每个区域的平均值。但是，由于没有估计个人剂量，因此在以后的分析中只考虑了两种类型的区域状况，即与用于研究期间相应的有效剂量每年超过1.0 mSv的受污染区域和非污染区域，但是可以在土壤中监测到小于0.5 mSv的^{137}Cs污染区域。1986—2005年期间，白俄罗斯、俄罗斯和乌克兰受污染区域主要居民平均有效剂量为9 mSv，其余居民个人有效剂量均根据从暴露到诊断时间而变化。

也有研究没有发现可以证实受污染地区儿童白血病风险增加的证据，包括对切尔诺贝利核事故后的前10年的数据分析。环境影响调查报告也没有找到令人信服的证据证明受污染地区儿童白血病发病率会增加。

6.2.5 甲状腺癌

6.2.5.1 应急人员甲状腺癌的研究

在1986年首次执行清理任务的清理人中，甲状腺癌的发病率增加了近4倍。根据官方记录的信息和其他方法粗略估计的外照射剂量，1986年初的这部分清理人员与1987年或以后参加清理活动的清理人相比，其暴露剂量水平更高。该部分清理人还可能接触^{131}I。数据显示，在1987年或更晚开始清理活动的清理人中，*SIR*有所降低，但仍然较正常对照人群高。另一个重要发现与*SIR*的时间趋势有关，其在事故发生后10～18年达到了最高水平，以后时间段的*SIR*较低，但具有统计意义（表6-2-5）。

表 6-2-5　随访期的清理工作队列中的甲状腺癌危险度

随访时间	清理人的数量	人年	平均接触年龄/岁	甲状腺癌病例数	预期病例数	*SIR*(95%*CI*)
1986—1989	55 175	104 925	32.7	3	1.1	2.61 (0.84～8.09)
1990—1994	91 512	347 043	33.2	13	7.0	1.84 (1.07～3.18)
1995—1999	114 663	450 537	33.7	47	10.2	4.62 (3.47～6.15)
2000—2004	123 638	515 192	33.8	67	14.0	4.80 (3.78～6.10)
2005—2009	107 982	565 799	33.4	66	23.7	2.79 (2.20～3.55)
合计	150 813	1983 496	33.5	196	56.0	3.50 (3.04～4.03)

据研究报道，1986—2003 年，俄罗斯清理人的危险度最高(*SIR*＝3.47，95%*CI*：2.80～4.25)。在早期(1986 年 4—7 月)清理人中，*SIR* 最高为 6.62，在 1986—1990 年首次雇佣的清理工人中，*SIR* 较低，为 2.00～3.44。在波罗的海国家的清理人中，甲状腺癌的发病率也显著增加(*SIR*＝2.76，95%*CI*：1.63～4.36)，在 1986 年 4—5 月的清理人中也发现了最高的估计值(*SIR*＝6.38，95%*CI*：2.34～13.89)。在 2018 年俄国的一项研究中，只有 56.7%的清理人(*n*＝150 813)知道有关首次清理任务的月份和年份信息。其中，在 1986 年 4—6 月首次执行清理任务的清理人中发现最高 *SIR* 为 4.19(95%*CI*：3.02～5.81)，这与俄罗斯联邦和美国早期清理人的观察结果一致。

当然，大多数研究都存在一定的局限性。最重要的原因是甲状腺癌过度诊断而导致的可能的检测偏倚，并且缺乏单独的甲状腺剂量估算，研究者无法直接解决筛查问题。但是，乌克兰的所有清理人都有权享受类似的医疗福利，无论他们何时参加清理活动或在安全区进行了什么活动。因此，按第一批清理任务的年份或时间段的 *SIR* 模式似乎不太可能由清理人各个子组之间的筛选效果不同来解释。同样要认识到，提供给清理人的医疗服务通常不涉及甲状腺筛查检查，例如超声检查、触诊等，可以识别无症状的甲状腺癌，否则无法检测到。但是，更加密切的医疗关注可能会增加诊断癌症的概率，但是这种效果很难准确量化。根据成人健康研究(AHS)受试者与非 AHS 受试者在原爆幸存者中甲状腺癌基线率的比较，估计筛查效果约为 2.5。1986 年，清理人的 *SIR* 为 3.86，1995—1999 年和 2000—2004 年特定时间段的 *SIR* 估计值分别为 4.62 和 4.80。另一个研究局限性是研究者的结果基于 Poisson 回归模型，该模型无法有效减少数据中的潜在过度分散。模型参数的标准误差可能会被低估，从而导致真实置信区间变窄。

综上所述，该研究提供了乌克兰清理人中甲状腺癌发生率增加的证据。尽管这可能部分归因于医疗监视的增加，但是在事故发生后不久参加恢复手术的人中，甲状腺癌的风险增加及事故发生后 10～20 年出现的高风险提示可能存在放射效应。在清理人中，存在着涉及外部和内部照射的复杂暴露情况，这些情况随清理活动的类型、时间和位置而变化。生态学研究不能对这些问题进行充分的探讨。

6.2.5.2 普通居民甲状腺癌的研究

切尔诺贝利核事故使大量的放射性物质被释放到环境中，大量居住在白俄罗斯、俄罗斯和乌克兰的人暴露在放射性碘中，主要是^{131}I。切尔诺贝利核事故发生后，儿童和青少年的甲状腺癌发病率大大增加，其主要危险因素是摄入牛奶导致^{131}I暴露于甲状腺。研究发现，甲状腺癌发生的最小潜伏期为4～5年，事故发生时10岁及以下男性的甲状腺癌发病率是女性的1/4，1991—2015年期间登记的该年龄组的发病率数据随着时间的推移不断增加，到该阶段结束时已有近20 000例甲状腺癌病例。从科学的角度来看，非常有必要对受影响较大的人群进行长期医疗随访。事故发生至今吸取的教训可应用于改进应急准备和响应的标准。

当前比较可行的证据表明，甲状腺癌发病率与甲状腺受到的辐射之间存在联系，甲状腺癌风险的大小和类型与所报告的外部接触风险基本一致。基于病例对照研究的数据，切尔诺贝利核事故后，地方性甲状腺肿大似乎增加了患甲状腺癌的风险。然而，一些大型队列研究的结果并不支持这些发现。关于成人接触的数据是有限的，也不完全一致。同样，有关子宫内接触甲状腺癌风险的研究也不足以得出结论。缺乏关于这两种人群的信息表明需要进一步开展研究填补这一空白。

根据线性无阈值理论，预测切尔诺贝利核事故将导致普通人群中辐射致癌的显著增加。事实上，除了在年轻时暴露的人群中甲状腺癌发病率有增加的报道外，没有证据证明切尔诺贝利核事故之后的辐射会导致癌症发病率的增加。在事故发生后，放射性甲状腺癌的出现是不可否认的，但由于以下原因，其数量可能被高估了。在事故发生之前，苏联登记的儿童甲状腺癌发生率低于其他发达国家，这显然是由于诊断质量和医疗检查覆盖人口的差异。例如，乌克兰北部各省的发病率为每年0.1/百万，白俄罗斯为0.3/百万，挪威为1.4/百万，加拿大为1.6/百万。事故后的早期儿童甲状腺癌病例通常描述为低分化、侵袭性、浸润性和转移性肿瘤。例如，1992年白俄罗斯受污染地区报告的肿瘤中有3/4直径超过1 cm，131例中55例甲状腺周围组织有扩散，6名儿童有远处转移。此外，为了获得福利和保健服务，还存在着被登记为切尔诺贝利核事故发生后受害者的压力，这些可能会导致提供有偏倚的信息。也有研究认为，切尔诺贝利核事故儿童乳头状甲状腺癌的侵袭性和形态特征与辐射暴露无关。随着甲状腺癌风险的剂量依赖性增加，甲状腺剂量、肿瘤侵袭性和去分化的固体滤泡组织学模式之间的相关性也被报道，需要研究者避免因主观剂量估算原因出现过高的风险估计错误。

由于生态学（地理相关性）研究通常利用现有数据，因此它们相对快速且廉价，许多使用这种设计的早期研究报告了放射性碘暴露与甲状腺癌发病率之间的密切联系。然而，他们因依赖群体或人群水平的剂量和/或疾病结果数据而负担沉重。总的来说，人口群体是按地理（高暴露区与低暴露区相比）或时间段（切尔诺贝利核事故之前或之后）界定的。由于事故后增加了医疗监测和早期检测筛查，事故前后甲状腺癌发病率的比较可能会产生误导。在比较已知受到高辐射照射的地区和受到低辐射照射的地区的甲状腺癌发病率时，也可能存在类似的问题。考虑到生态学研究的局限性，辐射相关的甲状腺癌的量化相对和绝对超额风险估计可能会存在低估的风险。白俄罗斯 426 个定居点诊断 577 例甲状腺癌和乌克兰北部 608 个定居点诊断 512 例甲状腺癌病例。1968 年至 1986 年 4 月出生队列（事故发生时年龄为 18 岁及以下）中 1990 年至 2001 年诊断的病例通过白俄罗斯和乌克兰癌症登记处确定。使用了 166 012 个个人剂量估计值，这些人对 ^{131}I 活动进行了直接仪器测量，以估计每个定居点的平均年龄和性别特定剂量，并考虑了城乡差异。白俄罗斯的剂量比乌克兰的更不确定，每万人年戈瑞的绝对超额风险（*EAR*）为 2.7（95%*CI*：2.2～3.1），*ERR*/Gy 为 18.9（95%*CI*：11.1～26.7），但在高剂量时有一些向下的趋势。根据事故发生时年龄在 1～18 岁的个体中放射性碘的甲状腺剂量，确定了受照者平均甲状腺累积剂量低和高的地理区域，并将其指定为“低暴露”和“高暴露”地区。发现这两个地区之间的甲状腺癌发病率与时间呈显著的正相关系，即高暴露区域的发生率的增加高于低暴露区域。在不同的年龄组中，发病率差异很大，尤其是在最小的年龄组（不超过 19 岁）中。根据筛查和技术效果进行调整后的分析还表明，在高暴露地区，1982 年出生的人群在 5～9 岁、10～14 岁和 15～19 岁时甲状腺癌的发病率明显更高。出生于 1987 年至 1991 年之间，且在低暴露区域，未观察到显著差异。在切尔诺贝利核事故中暴露于放射性碘的成人中，特别是女性，观察到的放射性诱发的甲状腺癌病例可能过量，这可能是由于本研究的检测能力强。但是，应该指出的是，我们的调查基本上没有生态偏差。

甲状腺的中位剂量为 0.26 Gy。在 1998—2000 年的第一次筛查中，诊断出 45 例经病理证实的甲状腺癌。显著差异的剂量效应关系，其近似线性。*ERR*/Gy 为 5.25（95%*CI*：1.7～27.5）。但是女性的误差率高于男性，并且随着暴露年龄的降低，误差率从 10～18 岁暴露人群的 3.4%增加到 5 岁前暴露人群的 9.1%没有统计学意义。尽管事故发生时研究区域存在中度碘缺乏，没有证据表明筛查时测量的碘排泄量或甲状腺肿史（过去碘缺乏的标志）改变了甲状腺癌的辐射相关风险。

切尔诺贝利核事故影响成人甲状腺癌的信息很少。切尔诺贝利核事故发生时居住在布良斯克污染区的成人的甲状腺癌发病率，在 1999 年发表的一项描述性研究中，他们没有发现甲状腺癌发病率和辐射剂量之间有联系的证据；在 1991—1998 年的一项研究中，研究人员在布良斯克污染区大约 100 万居民中诊断出 769 例甲状腺癌，事故发生时他们的年龄在 15～69 岁之间，95%的病例经组织学证实为癌症。使用两种方法进行分析：比较暴露研究组的甲状腺癌发病率与全国人群发病率，以及按甲状腺剂量比较研究人群的甲状腺癌发病率。与整个俄罗斯人口的标准化年龄、性别和暴露年限比率相比，布良斯克污染区居民男性和女性的甲状腺癌发病率分别高出约 45%和 90%。然而，当使用内外照射剂量比较进行剂量反应分析时，没有观察到关联。*ERR*/Gy 为 0.6（95%*CI*：2.1～0.8）和 1.0（95%*CI*：1.4～1.7）分别使用外部和内部比较。这些结果表明，与普通人群相比，布良斯克污染区居民甲状腺癌发病率的增加是由于甲状腺癌筛查和更好的报告，而不是辐射暴露。

切尔诺贝利核事故发生 20 年后，儿童甲状腺癌发生率显著降低，因为所有受辐射人群都已超过 20 岁。然而，过量的甲状腺癌发生在儿童或青少年期接触核辐射的年轻人中。目前的数据表明,剂量效应曲线的形状基本上是线性的,尽管在高剂量下可能会出现下降,而且过度风险的程度和改变效应的模式与外部辐射照射后观察到的情况基本一致。虽然长期风险还不能量化,但如果外照射估算剂量可以作为指导,我们可以预计未来几十年甲状腺癌将会过剩。在大多数分析性研究中,甲状腺癌风险似乎随着暴露年龄的增加而降低,在与辐射相关的相对风险中没有发现显著的性别差异,但是女性甲状腺癌过度的绝对数量大于男性。部分研究报告显示,缺碘会增加切尔诺贝利核事故后暴露人群患甲状腺癌的风险。缺碘和碘预防的作用需要确认。关于成人接触的致癌作用的信息是有限的,需要额外的数据。同样,与子宫内暴露相关的甲状腺癌风险信息不足以得出结论。缺乏关于这两个重要人群的信息表明了一个需要填补的关键空白。未来还需要进一步研究甲状腺癌的组织学、临床和分子特征。一个重要的遗留问题是,随着暴露人群年龄的增长,甲状腺滤泡癌和甲状腺间变性癌是否会出现,如果会,它们是否具有代表这些组织学类型的临床和分子特征。对切尔诺贝利核事故暴露人群的长期跟踪将有助于揭示核事故引发的健康影响的更多科学可信的结果。

6.3 国际 INWORKS 研究现状

为进一步评估长期低剂量电离辐射诱发的癌症风险的准确性,加强辐射防护标准的科学基础,欧美等国家的国际核工业放射工作人员癌症风险合作研究,按照共同制定的协议书,共计在 15 个国家对近 60 万放射工作人员的健康进行了系统的调查。这项研究评估了不同核工业设施和不同时间、不同剂量估算的可比性,并确定了剂量估计中的偏差和不确定性的来源,这些偏差和不确定性在结果的统计分析中得到了考虑。在这项由 15 个国家组成的研究中,来自法国、英国和美国的涉核工作者提供了关于早期该系统内的绝大多数信息,包括 62%的人年随访和 67%的癌症和白血病死亡记录。近年来,法国、英国和美国的各项研究也有更新。

6.3.1 队列介绍和方法汇总

INWORKS 是一项对受雇于包括法国原子能委员会等来自不同国家的涉核单位一同开展的跨区域的工人回顾性队列研究,表 6-3-1 列出了参与研究的国家的核设施等相关信息。该项研究按照协议制订纳入标准以确保数据的完整性和质量,从事核工业工作不到 1 年的工人被排除在 INWORKS 之外。

表 6-3-1 INWORKS 队列中的核设施等相关信息(1943—2005 年)

国家	核设施	核电站数量	其他混合核设施数量	开始使用年份
澳大利亚	卢卡斯高地研究实验室	0	1	1959
比利时	Doel 和 Tihange 电气公司	2	3	1953
加拿大	AECL 核研究公司和 安大略省运营的发电设施	3	1	1954
芬兰	不伦瑞克电器和核废料处理厂	2	1	1960

续表

国家	核设施	核电站数量	其他混合核设施数量	开始使用年份
法国	原子能委员会	1	8	1946
匈牙利	帕克斯核电站	1	0	1982
日本	16 家核电站	16	17	1957
韩国	KHNP、乌尔钦伍颂和龙光核设施	4	0	1977
立陶宛	伊格纳利纳核电公司	1	0	1984
斯洛伐克	布洪尼斯核电站	1	0	1973
西班牙	核燃料循环设施	8	2	1968
瑞典	ABB 原子机构	4	2	1954
瑞士	贝兹瑙、穆勒贝格、戈斯根和莱布施塔特核电站	4	0	1957
英国	原子能公司等	12	20	1946
美国	汉福德基地(华盛顿州里奇兰)等	15	3	1943

2005 年，有研究对表 6-3-1 中国家的核工业从业者展开了系统的研究，随访时间的长短直接影响到估算低剂量电离辐射与死亡率之间的关系。更加有效的计算观察到的结局事件包括特定实体癌和血液癌的死亡风险与电离辐射暴露之间的关系。

以美国、英国、法国为例。在法国，随访始于 1968 年，因为法国国家死亡登记处仅记录了自 1968 年以来个人死亡的信息，并且从法国国家医学研究所获得的死因每两年更新一次。在英国，随访从 1955 年开始，且不断更新来自英格兰、威尔士和苏格兰的中央登记处的涉核人员的死亡信息。在美国，1944 年就开始对核设施工作人员的健康展开了调查登记，其死因可从美国国家死亡指数登记中心(从 1979 年开始)、美国各州和其他多个国家机构获得该年之前的资料，还可以通过定期检索美国国家职业安全与健康研究所进行的社会保障管理记录来确认死亡原因。由于信息是从涉核公司和国家健康登记处获得的，因此可能存在一些不能避免的信息遗失。

该项研究从调查从业人员健康信息的基线资料到剂量登记涉及多个方面的信息，包括个人信息和涉核工种。同时还收集了有关辐射的工作时间、职称、从业设施的基本环境以及根据社会经济状况对工人进行分类的信息等。通过这些资料，收集(并定期更新)有关人员的死亡原因的信息，与剂量记录对比开展辐射健康相关研究。

当然，核工业工人是研究电离辐射对健康的影响的独特人群，他们在工作期间大部分时间处于低辐射水平。此外，与其他职业队列研究不同，INWORKS 中包括的所有工人都有提供个人定量辐射剂量估计值的记录。INWORKS 的工人主要暴露于外部辐射(通常为 γ 射线)，并使用个人剂量计定期测量剂量。为了说明电离辐射对核工业从业人员的健康影响，这项研究的各项结果对放射工作人员从业标准的制定提出了科学的依据，至今这项研究还在继续。

6.3.2 核工业放射工作人员癌症的研究

6.3.2.1 剂量数据

英国原子能公司的记录和美国、法国涉核公司的记录中有关电离辐射职业暴露的个人监测数据，提供了由于外部暴露于光子形式的贯穿性辐射而引起的全身剂量的年度定量估计(表 6-3-2)。这些剂量都是以结肠吸收剂量为基准估计的。

表 6-3-2 INWORKS 各国剂量估计的人数

国家	总人数	未监测	内照射	中子	剂量>250 mSv/a
澳大利亚	2 327	0	3	1 179	0
比利时	7 201	1 389	87	297	0
加拿大	54 492	0	88	136	1
芬兰	11 966	1 247	0	80	0
法国	66 458	10	14 226	3 854	2
匈牙利	3 444	0	8	0	0
日本	114 900	0	0	0	0
韩国	9 189	0	20	0	0
立陶宛	4 986	34	0	0	96
斯洛伐克	2 776	76	945	0	119
西班牙	3 727	0	0	0	1
瑞典	30 233	290	28	76	0
瑞士	1 822	0	0	0	0
英国	121 686	345	23 253	7 485	70
美国	177 065	35 136	1 072	4 977	9

外照射吸收剂量是能量在 100～3 000 keV(1.6^{-14}～4.8^{-13} J)之间的光子，辐射加权因子为 1。因此，戈瑞(Gy)吸收剂量的估算值可以用具有相似数值的西弗特(Sv)中的等效剂量表示。在估计中子剂量记录时，这些记录以当量剂量(rem 或 Sv)的剂量单位记录，仅用于构造中子剂量监测状态的类别，记录中子剂量是否超过记录的总外部辐射剂量的 10%。

涉及放射性核素的可用方法有所不同，它包括主动的生物测定结果、已确认摄取的指示(如身体负担的一部分或摄入量的年度限制)或指定的确定剂量。内照射污染对于辐射与健康的估计存在诸多干扰，需要排除内照射的影响，从而更好地评估辐射与健康之间的关系。

6.3.2.2 实体癌

基于最新的关于美国等 3 个国家的实体癌的研究发现，17 957 例可归因于实体癌的死亡病例中，最常见的实体癌是肺癌、前列腺癌和结肠癌。使用最大似然法量化辐射剂量和特定部位癌症之间的关联，同时获得了皮肤癌、卵巢癌、睾丸癌、甲状腺癌、口腔癌、食道癌、胃癌、结肠癌、直肠癌、胰腺癌、腹膜癌、喉癌、肺癌、胸膜癌、骨骼癌和结缔组织癌的阳性估计；此外，这些研究还获得了肝胆囊癌、前列腺癌、膀胱癌、肾癌和脑癌的阴性估计。为了精确估计这些数据，可采用稳定化估计值拟合得到更加精确的估计值。

该研究包括 268 262 名男性工人和 40 035 名女性工人。在死亡病例中，有 17 957 例可归因于实体癌的死亡，其中最常见的实体癌为肺癌、前列腺癌、结肠癌、胰腺癌和胃癌。总体而言，有 83%的工人记录的剂量>0 mGy。在男性工人中，估计的膀胱、皮肤、结肠、肺和胃的平均累积剂量相似，而估计的肝、胰腺和脑的平均累积剂量则略低。在女性工人中，估计的平均累积剂量大大低于男性工人，这是因为女性工人的年度职业辐射剂量往往低于男性工人。

大多数癌症由于随访年限不足，尚不能观察到有效的结果。根据随访 10 年后的资料采用回归估计分析发现，对归因于口腔癌、食管癌、胃癌、结肠癌、直肠癌、胰腺癌、腹膜癌、喉癌、肺癌、胸膜癌、骨和结缔组织癌、皮肤癌的死亡率，*ERR*/Gy 的估计都有统计学意义。对于归因于肝胆囊癌、前列腺癌、膀胱癌、肾癌和脑癌的死亡率，*ERR*/Gy 的估计均没有统计学意义(表 6-3-3)。

表 6-3-3　INWORKS 超额相对危险度估计

死亡原因	最大似然估计		贝叶斯估计	
	ERR/Gy	90%*CI*	*ERR*/Gy	90%*CI*
口腔癌	0.73	−0.83～4.63	0.70	−0.39～1.83
食管癌	1.11	−0.26～3.04	0.83	−0.06～1.77
胃癌	1.31	−0.07～3.16	0.88	0.01～1.82
结肠癌	0.09	−0.71～1.17	0.42	−0.32～1.13
直肠癌	1.87	0.04～4.52	0.95	−0.03～2.00
肝胆癌	−0.87	−0.87～1.06	0.37	−0.69～1.41
胰腺癌	0.22	−0.89～1.77	0.50	−0.37～1.34
腹膜癌	4.21	0.42～11.07	1.00	−0.12～2.18
喉癌	6.44	1.36～15.28	1.08	−0.11～2.31
肺癌	0.51	0.00～1.09	0.56	0.08～1.02
胸膜癌	2.62	−0.56～7.37	0.88	−0.20～2.09
骨和结缔组织癌	3.51	−0.87～12.55	0.79	−0.38～2.03
皮肤癌	2.53	0.15～6.01	0.98	−0.10～2.07
卵巢癌	16.05	−0.87～58.75	0.72	−0.49～1.99
前列腺癌	−0.11	−0.71～0.67	0.25	−0.38～0.87
睾丸癌	32.55	4.48～105.70	0.85	−0.33～2.14
膀胱癌	−0.17	−0.87～1.37	0.33	−0.63～1.21
肾癌	−0.16	−0.87～2.04	0.47	−0.54～1.44
脑癌	−0.92	−0.92～1.14	0.42	−0.68～1.43
甲状腺癌	0.98	−0.87～8.76	0.75	−0.42～1.89
其余癌	0.27	−0.58～1.38	0.50	−0.24～1.21

描述超额相对剂量率线性增加的模型提供了一个合理的描述数据的肺癌、结肠癌和前列腺癌(3 种主要癌症类型)。为了评估偏离线性的程度，研究者拟合了一个模型，该模型也包括了累积剂量平方的一个参数，这对于除甲状腺癌以外的任何癌

症类型的模型拟合优度改进甚微(似然比检验 $t=5.3, P=0.02$)。在仅限于男性的分析中,最大似然点估计和置信区间与 INWORKS 完整队列所获得的结果非常相似(图 6-3-1)。

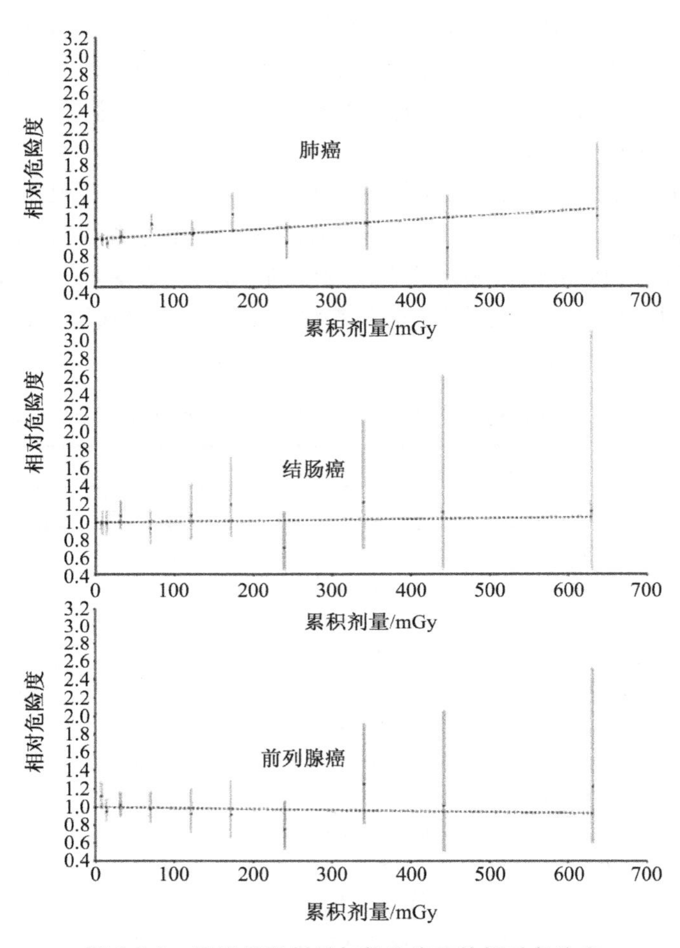

图 6-3-1　不同累积剂量与部分癌症的相对危险度

使用分层 Poisson 回归模型方法得到的特定癌症部位辐射剂量-死亡率关系的估计数表明,变异性较小,而且往往比最大似然回归方法得到的极端值小(图 6-3-2)。对于最常见的观察特异性肺癌而言,平均辐射剂量和 90%置信区间为辐射剂量和肺癌之间的联系得到的分层回归方法。相比之下,对于许多不太常见的癌症类型,每戈瑞超额相对比率的后验平均估计值趋向于较少的极端值,而且基本上稳定(正如 90%*CI* 所反映的那样)(图 6-3-2)。

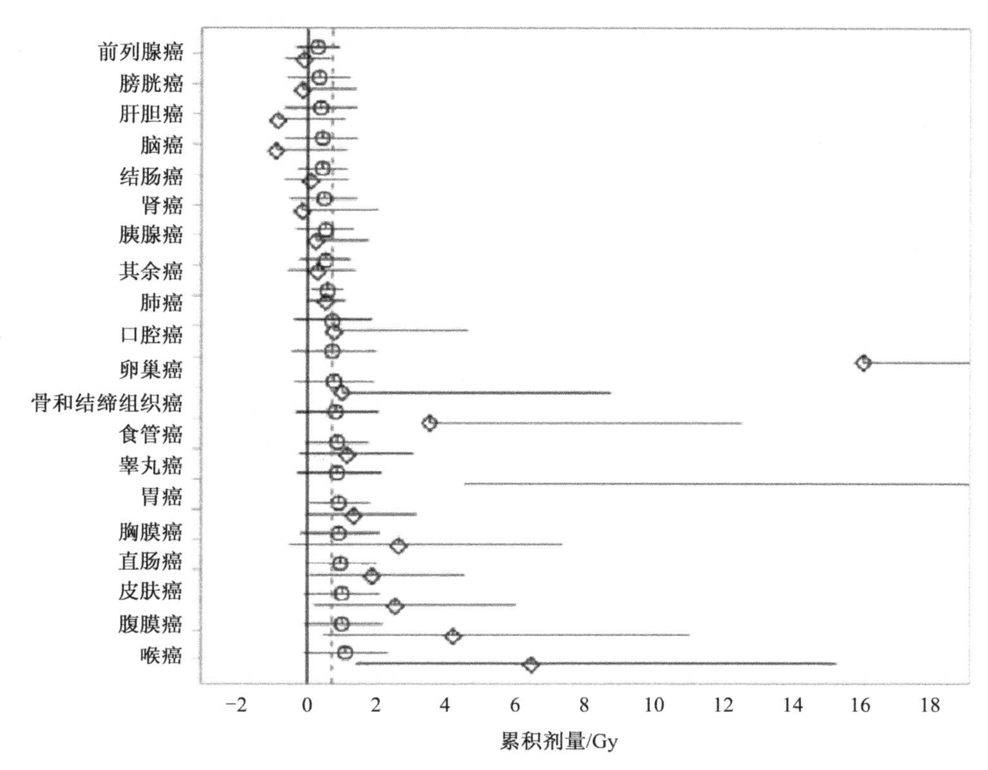

图 6-3-2　累积剂量的最大似然和等级回归估计

在法国、英国和美国的核工作人员中，实体癌死亡率子类别的剂量反应关联的研究发现，在有关 INWORKS 队列的研究中，报告了所有实体癌的辐射剂量-死亡率关联的分析，这些分析将不同类型的实体癌合并为所有实体癌的大类。对于辐射防护和风险评估，研究者观察到电离辐射暴露与主要死因类别（如所有实体癌）之间的关联是很有意义的。但是，这样的分析不能推断出暴露对特定癌症类型的影响。在这些分析中，隐含着一个假设，即从一种癌症类型到另一种癌症类型的影响大小相似。研究者拟合了最大似然 Poisson 回归模型，以得出特定癌症类型对多种特定癌症的关联性估计，还采用了层次模型来得出关联的稳定估计。该模型假设辐射-癌症类型的关联可能随一种癌症类型的变化而变化，其参数描述的癌症类型特定关联的模型遵循正态分布。美国国家科学院的放射生物效应委员会七号文件（BEIR Ⅶ）指出，在对日本原爆幸存者的分析中，特定地点辐射剂量与癌症之间的关联性变化通常与共同效应周围的随机波动一致。

此外，在此之前用于描述特定地点剂量效应关联的参数的模型已被用于先前对原爆幸存者和其他受辐射暴露人群之间的辐射剂量-癌症关联的分析，从而可以比较结果并支持这里采用的方法。模拟和理论工作表明，分层模型往往是强大的，中度违反影响正常的假设。通过拟合层次模型获得的特定于癌症的关联的后验估计往往类似通过对每种癌症类型（如肺癌）拟合单独模型获得的值。罕见癌症类型的估计关联往往不精确，与使用稳定结果相比，使用分层模型进行稳定化的影响更大。这与这种方法的预期相符，在这种方法中，估计值的集合是稳定的，并且可能会降低均方误差。

与使用原爆幸存者的寿命研究（LSS）数据进行的类似分析相比，分层建模结果很有可比性。根据分层回归分析估算的肺癌、前列腺癌和结肠癌（INWORKS 中最常见的癌症）的 *ERR*/Gy 分别为 0.56（90％*CI*：0.08～1.02）、0.25（90％*CI*：－0.38～0.87）和0.42（90％*CI*：－0.32～1.13），比 LSS 分层回归分析的 0.67（95％*CI*：0.44，0.92）、0.33（95％*CI*：－0.11～0.76）和 0.49（95％*CI*：0.28～0.69）小。在 INWORKS 的其他主要癌症中，对 INWORKS 的 *ERR* 进行后估算得胰腺癌的 *ERR*/Gy 为 0.50（90％*CI*：－0.37～1.34），胃癌为 0.88（90％*CI*：0.01～1.82），食管癌为 0.83（90％*CI*：－0.06～1.77），大于 LSS 胰腺癌的 0.42（95％*CI*：0.09～0.78），胃癌的 0.33（95％*CI*：0.22～0.44）和食管癌的 0.56（95％*CI*：0.17～0.97）。肺癌是关联调整程度最大的部位之一，这与其他研究中肺癌对放射线敏感的结果一致，前列腺癌往往是关联调整程度最小的。以上结论与其他研究结果一致。但是也有例外，其他一些研究表明，辐射暴露与口腔癌、直肠癌之间的关联相对较弱，这些结果还有待进一步研究。

INWORKS 依靠登记的死亡信息对工人进行癌症分类。因此，在职业暴露与死亡率关联的估计中，可能存在偏差的一个原因是结局分类错误。死亡证明作为确定癌症发生的工具的敏感性和特异性并不完善，并且因癌症类型而异，因此按癌症类型估算的关联性差异可能反映了结局分类错误。基于以往的研究，研究人员已经做了大量工作来证明和解释 INWORKS 中包括的法国、英国和美国工人使用的历史剂量计的性能。涉及敏感性分析的工作表明，在一系列可能导致剂量测量误差的因素的假设范围内，基于各个剂量计量化剂量的辐射风险估计值不会受到重大影响。但是，剂量估算的局限性，特别是与内部沉积和中子有关的局限性，仍然是潜在的偏差来源。在对 INWORKS 队列中的实体癌死亡率进行的分析中，排除了曾被标记掺入放射性核素或内部监测的工人，导致每戈瑞的估计 *EAR* 略有增加。癌症类型之间的估计关联性差异也可能受到不同癌症类型的混杂模式的影响。尽管我们在针对癌症部位特异性比率的模型中针对国家、年龄、性别、出生队列和社会经济状况的差异进行了调整，但仍有可能混淆部位特异性关联。例如，由于国家内部设施之间在与死亡率和接触率有关的因素上的差异，可能会产生残余混杂。在先前的分析中，需要进行敏感性分析，以评估每个国家主要工人之间的差异（外部辐射剂量除外）造成的潜在混杂因素。对潜在混杂因素的考虑部分取决于所检查的结果。例如，在研究中未调整的吸烟因素可能是肺癌分析中的重要混杂因素，在其他吸烟相关癌症的分析中可能不太重要。与吸烟会带来混杂因素的模式相反，我们先前曾指出，排除肺癌后，每戈瑞实体癌的估计 *ERR* 基本保持不变。此外，有研究发现放射剂量与慢性阻塞性肺疾病之间缺乏关联，与吸烟密切相关的结果。石棉是辐射协同致肺癌的潜在混杂因素，但是缺乏有关石棉暴露的个人信息。研究人员检查了辐射与胸膜癌之间的关联，并观察到了阳性关联（尚不精确）。在以往的报道中，辐射剂量与归因于除肺癌和胸膜癌以外的所有实体癌的死亡率之间的关联为正相关（*ERR*＝0.43/Gy，90％*CI*：0.08～0.82）。

对核工作人员的研究有可能提高人们对低剂量和低剂量率辐射照射有关的健康影响的认识。大型核工业工人队列的跟踪工作已经进行了超过 30 年，进一步发展信

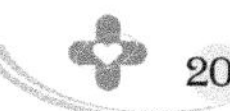

息丰富的先验分布可能有助于加强人们对特定部位放射剂量-癌症关联的了解。此外，随着 INWORKS 中包括的随访队列的不断更新，这些国际汇总的数据提供的信息应具有更深刻的见解，以了解长期因低剂量率暴露于电离辐射而可能致癌的风险。

6.3.2.3　白血病

1982 年，美国医疗照射造成的电离辐射年平均剂量约为每人 0.5 mGy，2006 年增加到每人 30 mGy。其他高收入国家也存在类似的情况，英国涉及辐射的诊断程序在此期间增加了 1 倍多，澳大利亚增加了 2 倍多。人们需要对放射工作者的健康加以关注。

INWORKS 研究虽然为长期接触低剂量辐射与白血病和实体癌风险增加之间的关联提供了支持，但与低剂量辐射相关的过高风险非常小。辐射防护标准的主要定量依据来自对暴露于急性高剂量电离辐射的人群的研究。尽管先前对核工业从业者的研究涉及白血病的放射源性，但在职业环境中长期暴露于辐射的风险大小仍存在疑问。

这些队列中共有 308 297 名放射工作人员。表 6-3-4 显示了研究人群的特征：平均随访时间为 27 年，平均累积红色骨髓剂量为 15.9 mGy。

表 6-3-4　白血病检测的基线资料

	法国	美国	英国	总体
队列年限	1968—2004	1944—2005	1946—2001	1944—2005
参加人数	59 003	101 428	147 866	308 297
人年/10^6	1.47	3.34	3.41	8.22
随访时间/年				
均值(*SD*)	25(9)	33(13)	23(12)	27(12)
中位数(*IQR*)	23(18～36)	31(23～44)	22(14～32)	26(18～36)
末次观察的年龄/岁				
均值(*SD*)	56(13)	65(13)	54(15)	58(15)
中位数(*IQR*)	54(46～66)	66(55～76)	54(42～66)	58(47～70)
性别				
男	51 567(87%)	81 883(81%)	134 812(91%)	268 262(87%)
女	7 436(13%)	19 545(19%)	13 054(9%)	40 035(13%)
累积红色骨髓剂量/mGy				
均值(*SD*)	11.6(0.0～415.8)	15.2(0.0～820.2)	18.2(0.0～1217.5)	15.9(0.0～1 217.5)
中位数(*IQR*)	1.3(0.0～10.7)	1.9(0.2～10.6)	2.6(0.4～12.9)	2.1(0.3～11.7)

研究中，除慢性淋巴细胞白血病之外，还有 531 例白血病病例和 293 例多发性骨髓瘤病例死亡。除慢性淋巴细胞白血病外，531 例白血病死亡病例中有 281 例(53%)发生在累积剂量小于 5 mGy 的人群中。按累积剂量类别排除慢性淋巴细胞白血病的白血病死亡率显示，200 mGy 以上的累积剂量存在巨大风险。不包括慢性淋巴细胞

白血病在内的白血病死亡病例估计每戈瑞有296例(90%CI:1.17～5.21)。除慢性淋巴细胞白血病之外的白血病随剂量变化的趋势可以用一个简单的累积剂量线性函数很好地描述,包含一个高阶多项式函数(即剂量的线性二次或纯二次函数)并不能显著改善模型的拟合效果。不包括慢性淋巴细胞白血病的白血病的错误在低于300 mGy或低于100 mGy的剂量范围内不会减轻。

累积剂量与白血病亚型之间也存在相关性。研究者发现,慢性髓细胞性白血病、急性髓系白血病的相关性有统计学意义,其中慢性髓细胞性白血病的相关性最大。调整潜伏期剂量对结果影响较小。当调整社会经济地位的ERR模型时,除慢性淋巴细胞白血病外的白血病和慢性粒细胞白血病的每戈瑞的ERR几乎没有变化;同样,调整内照射污染没有影响。研究评估了排除记录中子照射的影响,显示不包括慢性淋巴细胞白血病(ERR/Gy=4.19,90%CI:1.42～7.80,453例死亡)和慢性粒细胞白血病(ERR/Gy=9.55,90%CI:2.39～2.17,79例死亡)的白血病的正相关性。评估每个国家的结果是否产生了重大影响,包括法国在内的白血病ERR/Gy=2.95(90%CI:1.13～5. 24),英国在内的ERR/Gy=2.32(95%CI:0.03～5.33),美国在内的ERR/Gy=3. 68(95%CI:1.09～7.29)。

以往对15个国家放射工作人员的癌症进行的分析中,不包括慢性淋巴细胞白血病的白血病死亡率与累积辐射剂量之间的关联(ERR/Sv=1.93,90%CI:0～7.14)比对法国、英国和美国3个国家的汇总分析中得到的估计数要小得多。精确度提高的原因可能是这3个国家中不包括CLL的白血病死亡人数(n=531)高于早先的研究人数(n=196),随访时间更长(INWORKS的平均随访时间为27年,而15个国家的平均随访时间为13年),以及法国、英国和美国的研究对象比先前的分析扩大了。此外,15个国家的研究排除了可能接触中子和内照射污染的人群。在127例因白血病导致死亡的工作人员的分析中,对于急性和慢性粒细胞白血病引起的辐射剂量和死亡之间的估计关联的90%CI的范围不重叠,正式测试白血病亚型引起的关联中的异质性需要采用联合建模方法。

职业辐射剂量估计容易出现测量误差,因此照射剂量分类错误是不可避免的研究限制。结果错误分类也是一个潜在的问题,在研究中,依靠死亡证明来分类白血病和淋巴瘤的亚型。对慢性淋巴细胞白血病来说,这种关注是众所周知的,其发病率研究似乎更为合适。死亡证明的差异敏感性和不完善的特异性可能会降低统计精确度,并导致亚型分析的偏差。然而,死亡证明信息仍然是这类队列调查的非常重要的部分。

纳入研究的队列几乎将潜在的混杂因素都考虑到分析中了。例如,吸烟会导致骨髓性白血病,然而,这种联系的规模相对较小,因此需要吸烟者在不同累积剂量水平上有很大差异,才能造成辐射-白血病联系的严重偏倚。此外,调整社会经济地位的风险分析将减少吸烟的实质性混淆。调整社会经济地位导致白血病风险估计的变化很小,不包括慢性淋巴细胞白血病。尽管苯在核工业中没有广泛使用,但不能排除核工作人员接触其他引起白血病的原因。在先前对美国核工作人员的分析中,研究者们在分析与外部辐射暴露相关的白血病风险时,报告了苯暴露混淆的微弱证据。INWORKS

研究无法评估苯的接触情况。放射性核素(特别是铀和钚)的内照射发生在研究地点，我们没有评估这些摄入物的剂量。然而，灵敏度分析表明，内部污染可能对外部辐射照射和白血病风险之间的关系影响不大。这些结果与以往研究结论是一致的，没有迹象表明内部污染对核工作人员的白血病死亡率有任何影响，而白血病的风险与外部辐射呈正相关。

总之，这项研究提供了长期低剂量辐射暴露和白血病死亡率之间联系的有力证据。目前，辐射防护系统是基于急性照射的模型，并假设在较低剂量和剂量率下患白血病风险随着单位剂量的降低而减小。此次研究的结果提供了典型的环境、诊断性医疗和职业照射范围内每单位年剂量的风险的直接估计值。

6.3.3　INWORKS 对非癌症疾病的影响

非癌症疾病以循环系统疾病的研究最为显著，在一些已发表的研究中，主要在暴露于高剂量、高剂量率电离辐射的人群中发现了外部辐射剂量与非癌症死亡率之间的正相关关系。这些研究是为了确定外部辐射剂量是否与大批核工业从业人员暴露于低剂量率累积的低剂量辐射中的非癌症死亡率有关。一项 INWORKS 研究中包括来自法国、英国和美国的 308 297 名工人，其平均累积当量剂量为 25.2 mSv。随访结束时，共有 22%的人死亡，其中 46 029 人死于非癌症。这项研究的结果可以进一步提供证据，即外照射剂量的增加可能是非癌症疾病的风险，特别是冠状动脉疾病和脑血管疾病。然而，估计的 *ERR*/Sv 中观察到异质性，这需要进一步的研究。对这些组群的进一步跟踪包括内照射信息和与生活方式因素有关的其他潜在混淆因素，这些是影响研究结果需要剔除的因素，因此还应进一步阐明在低剂量暴露下是否可能导致这些非癌症。以下是汇总的关于 INWORKS 研究中的非癌症研究结果。

有证据表明，日本原爆幸存者患循环系统疾病的风险与辐射剂量有关。在中高剂量范围情况下，对接受左乳放射治疗的患者的研究也证明了随后几年(8～12 年)心血管疾病死亡风险增高的明确证据。循环系统疾病并不是唯一一种可能是辐射后效应的非癌症疾病。例如，最近报道的证据还表明，日本原爆幸存者由于消化系统和呼吸系统疾病而具有与辐射剂量相关的过高死亡风险。

这项分析的研究对象包括 308 297 名工人。在随访结束时，已知共有 66 632(22%)人死亡。在这些死亡人群中，46 029(69%)人是由于非癌症，27 848(60%)人是由于循环系统疾病。总体而言，这一汇总队列的后续行动包括 8 200 000 人年和 7 772 人・Sv的累积集体剂量，平均累积剂量为 25.2 mSv，但剂量分布非常不均匀，中位剂量为 3.4 mSv，第 90 百分位剂量为 64.5 mSv，最大剂量为 1 932 mSv。大多数工人受到的辐射水平相对较低，有 203 368(66%)名工人受到的累积剂量小于 10 mSv。然而，汇集的队列也包括了相当数量的工人与中度至高度累积职业暴露人群。19 697 名工人在其工作生涯中接触剂量超过 100 mSv，2 105 名超过 400 mSv，83 名超过 1 Sv。

循环系统疾病、冠状动脉性心脏病(IHD)和脑血管疾病的剂量效应形状通过比较特定剂量类别的 *ERR* 估计值和线性模型，随着剂量的增加，风险呈上升趋势。超过一半的循环系统疾病是 IHD 且 *ERR* 观察到 IHD 显著升高(*ERR*＝0.18，90%*CI*：

0.004～0.36，17 463 例死亡），4 444 例死亡的脑血管病患者也显著升高（*ERR*＝0.50，90％*CI*：0.12～0.94）。虽然大多数死亡病例（61％）被归类为定义不明的脑血管疾病，但是在脑血管疾病亚组中 *ERR* 没有明显差异（表 6-3-5）。

表 6-3-5　循环系统疾病、冠状动脉性心脏病和脑血管疾病的 *ERR*

剂量范围/Sv	循环系统疾病		冠状动脉性心脏病		脑血管疾病	
	人数	*ERR*(90％*CI*)	人数	*ERR*(90％*CI*)	人数	*ERR*(90％*CI*)
＜500	27 348	0.28(0.10～0.47)	17 138	0.23(0.01～0.47)	4 362	0.86(0.35～1.43)
＜400	27 177	0.36(0.15～0.58)	17 021	0.24(－0.10～0.50)	4 334	1.13(0.54～1.78)
＜300	26 822	0.28(0.03～0.53)	16 800	0.16(－0.15～0.48)	4 273	1.26(0.55～2.05)
＜200	26 216	0.19(－0.14～0.53)	16 412	0.01(－0.39～0.44)	4 176	1.78(0.83～2.83)
＜150	25 711	0.36(－0.07～0.79)	16 100	0.25(－0.27～0.80)	4 074	1.41(0.26～2.67)
＜100	24 771	0.14(－0.45～0.76)	15 477	－0.56(＜0～0.19)	3 927	2.07(0.43～3.80)
＜50	22 820	0.15(－0.96～1.30)	14 272	－0.70(＜0～0.72)	3 593	2.32(－0.59～5.50)
合计	27 570	0.22(0.08～0.37)	17 279	0.17(0.002～0.36)	4 399	0.49(0.11～0.92)

后期研究中，考虑到吸烟是导致 IHD 和脑血管疾病的原因之一，吸烟可能混淆观察到的这些疾病与辐射暴露之间的直接关系。为了解决这个问题，研究人员调整了吸烟导致循环系统疾病死亡的超额风险，其中 IHD 或脑血管疾病受吸烟的影响较大，并且根据 2 771 例死亡病例发现 *ERR* 为非显著负值（*ERR*＝－0.07，90％*CI*：－0.45～0.38）。

低剂量和低剂量率接触电离辐射可能引起循环系统疾病的机制尚不清楚。最近有综述研究辐射对循环系统疾病的影响的可能机制，一个假设的机制表明，辐射损伤细胞引起的炎症反应，可能潜在地影响到其他类型的疾病。但是有研究发现，虽然急性剂量（超过 1 Gy）被认为具有炎症效应，但低剂量（低于 0.5 Gy）被认为具有潜在的抗炎特性，可能减缓循环系统疾病的进展。ICRP 最近的一份报告将循环系统疾病归类为一种组织反应效应，其阈值为 0.5 Gy。剂量低于 0.5 Gy 时，没有足够的证据可以得出循环系统疾病和电离辐射之间的因果关系。以上研究发现，循环系统疾病的重大风险降低到略低的剂量水平（0.3 Gy），即与最近对循环系统疾病的审查结果相吻合，得出的结论是即使在低剂量下也可能存在辐射诱发效应。

迄今为止，低剂量率对循环系统疾病有影响的证据一直模棱两可。这些风险一般与原爆幸存者研究中观察到的风险一致；在相对较低的剂量下观察到显著的相关性，检测到的循环系统疾病的风险降至 0.3 Sv。然而，得出任何确定性结论时，需要在调查前控制被观察到的可能的异质性风险因素。随着国际队列的进一步建立和随访，研究人员也在努力了解可能导致这些非癌症效应的潜在生物学机制，对关于内照射、生活方式和其他因素有关的潜在混杂因素的信息进行调整，从而作出更加全面的解释，这些证据将更加科学。虽然在辐射工作人员中能观察到这些风险，但鉴于当今医疗程序中广泛使用辐射，辐射照射与非癌症疾病风险增加之间的任何潜在联系都是辐射防护和公众健康的一个重要问题。

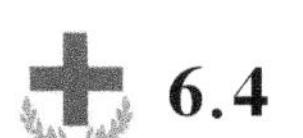 6.4　医疗放射工作人员的癌症危险研究

国家医学数据网统计,我国现有约 15.8 万名放射科医师,他们每年要进行放射性诊疗约 75.6 亿人次。医疗放射工作人员的健康时刻牵动着亿万家庭和社会的心。这部分工作人员是低剂量电离辐射远期效应研究中极其重要的一部分,需要长期随访观察、展开职业健康调查、做好辐射流行病学资料的收集。医疗放射工作人员对于研究慢性或分次低剂量电离辐射接触后的癌症风险特别重要。医疗放射工作人员一般受到很低的辐射照射,但是进行介入治疗和核医学诊疗的工作者除外。目前对低剂量率、中等剂量率照射造成的癌症风险的估计主要依据日本原子弹爆炸幸存者、实验室动物和放射生物学数据中的风险系数,根据这些数据估计应减少原爆幸存者相应风险值的剂量和剂量率有效系数。

6.4.1　中国 X 射线工作者辐射致癌研究

6.4.1.1　调查对象与方法

为了观察和评价职业电离辐射照射对人类的致癌危害,1981 年,我国医用诊断 X 射线工作者剂量与效应关系研究组对我国 1950—1980 年间医院放射科工作人员和在同医院、同时期的非放射科医务人员进行了恶性肿瘤发病情况的第一次回顾性队列调查;1986 年和 1991 年又进行了两次随访调查,分别是 1981—1985 年和 1986—1990 年的肿瘤发病情况;1996 年组织了第四次调查,观察时间是 1991 年 1 月 1 日—1995 年 12 月 31 日。这些随访调查对放射工作者和对照人员的观察分别扩展到了 129 047 人年和 122 350 人年,恶性肿瘤发病数分别增加了 236 例和 229 例,并首次发现了医疗放射工作者的肺癌和膀胱癌的相对危险明显增高。研究人员对 4 次调查资料的结果进行总结分析,覆盖了 1950—1995 年的恶性肿瘤发病情况。

研究人员根据 1950—1995 年期间 27 011 名中国医学诊断放射工作者的癌症发病率和25 782 名未使用 X 射线设备的中国医师的比较队列,抽取 8 个省、自治区、直辖市各级医院放射科医师和技术人员为放射组,以同一医院内不接触放射性工作、而其他经历与放射科医师近似的内科、普外科和耳鼻喉科的医师为对照组。在辐射剂量方面,调查医用 X 射线工作者的工作场所的辐射水平、典型工作量、工作负荷及工作量与接受剂量的关系,并在此基础上用归一化工作量剂量估算方法估算了医用 X 射线工作者的受照剂量。在健康效应方面,做临床体验和实验室检查(包括外周血象、免疫功能指标、内分泌指标和细胞遗传学指标)。在人群流行病学调查方面,第一阶段总结了 1950—1985 年癌症发病和死亡的资料,20 种遗传性疾病和先天性畸形的体检资料;第二阶段增加了 1981—1986 年的随访资料,连同过去的数据进行了 1950—1985 年共 35 年资料的总结分析。对 1950 年 1 月 1 日—1980 年 12 月 31 日期间科室工作人员名单中在职人员进行面询填表调查,因病调离、年老退休和各种原因死亡者均属调查对象,予以追访。1986 年、1991 年和 1996 年的随访调查是按照 1981 年的调查对象名单进行的,方式是以医院为单位,走访医院医务科、人事科、保健科或被调查者所

在科室，登记被调查人员。1990 年和 1991—1995 年间调动、退休、患恶性肿瘤和死亡的情况都要追踪并对上次的调查结果进行核查和校正。

对诊断为恶性肿瘤者从病历中摘录其诊断日期、诊断证据、肿瘤名称和部位。对死亡者由科内老同事会同人事科或家属回忆填表，并根据病历核实死亡原因和死亡日期。恶性肿瘤和死亡原因均按照第 9 版修订的国际疾病分类法(ICD-9)编码。

为了保证调查质量，须对调查员进行培训，采用统一标准和方法(包括仪器和试剂的校正和标定)，并提前进行试点调查，取得经验。对照组的设置尽量考虑“齐同对比”的原则，最后还应规定资料质量的核对验收制度等。

6.4.1.2 剂量估算

为了确定工作人员的各种工作条件，有必要对工作人员的职业史逐一进行调查。必须调查以下信息：X 射线的意外照射和变化、防护情况、检查类型、医院和工作场所。以职业历史调查数据库(队列研究人群约 3 545 人)为例，模型的一些典型结果见表 6-4-1。表 6-4-1 显示了不同时期人口年平均剂量的变化，最高的年剂量出现在 1950 年以前(约 182 mGy/a)，最低的年剂量出现在 1990 年以后(约 2.21 mGy/a)。年剂量、累积剂量和平均工作年限的平均值均有所增加，并随工作年限的增加而增加，随入职年数的增加而减少。

分析表明，个人累积剂量的频率分布为对数正态分布。超过 81.5%的工作人员的个人累积剂量在 20～800 mGy 范围内，总体的平均值是 356 mGy。个人工作年限的频率分布为正态分布，有 1.9%的工作人员工作年限在 15 年以下，1.4%的工作人员工作年限在 50 年以上。个人年平均剂量的频率分布也是对数正态分布，90%的工作人员年平均剂量低于 20 mGy。

表 6-4-1 中国医疗放射工作人员受照情况

科室	时间	人次/万	剂量监测人次/万	监测率	集体年均有效剂量	年平均有效剂量	分配比例(NRS)	分配系数		
								NR_{15}	SR_5	SR_{15}
放射诊断	1986—1990	94.60	18.30	19.30	206.6	2.2	0.066	0.018	0.433	0.294
影像诊断	1991—1995	80.50	30.30	37.60	122.4	1.5	0.045	0.009	0.294	0.136
	1996—2000	102.10	52.10	51.00	149.1	1.5	0.031	0.005	0.200	0.074
核医学	1986—1990	5.82	0.98	16.80	9.3	1.6	0.051	0.010	0.338	0.175
其他医疗科室	1991—1995	4.57	2.19	47.90	5.4	1.2	0.047	0.009	0.315	0.164
	1996—2000	5.90	3.46	58.60	7.3	1.2	0.023	0.004	0.156	0.085
放射治疗	1986—1990	6.84	0.48	7.00	10.3	1.5	0.052	0.007	0.373	0.147
	1991—1995	4.01	2.15	53.60	4.1	1.0	0.031	0.011	0.230	0.190
	1996—2000	6.74	4.12	61.10	6.5	0.9	0.019	0.003	0.137	0.068
所有医疗	1986—1990	107.40	19.80	18.40	230.6	2.2	0.066	0.017	0.430	0.288
	1991—1995	89.10	34.70	38.90	131.0	1.5	0.045	0.009	0.329	0.136
	1996—2000	114.70	59.70	52.00	164.0	1.4	0.029	0.004	0.219	0.070

6.4.1.3　结果汇总

1950—1995 年，放射组累计观察 694 886 人年，发生恶性肿瘤 836 例；对照组累计观察 768 652 人年，发生恶性肿瘤 873 例。放射组发生恶性肿瘤的相对危险度明显增高($RR=1.2$，95%CI：1.1～1.3，$P<0.01$)。相对危险度明显增高的肿瘤有白血病、皮肤癌、女性乳腺癌、肺癌、肝癌、膀胱癌和食管癌，RR 分别为 2.2、4.1、1.3、1.2、1.2、1.8、2.7。甲状腺癌的发病率，放射组高于对照组($RR=1.6$，95%CI：0.9～2.6，$P<0.05$)。除女性乳腺癌外，上述肿瘤危险度增高主要发生在男性工作者中。

在整个观察期间，放射组共发生 44 例白血病，对照组发生 25 例($RR=2.17$，95%CI：1.58～2.91，$P<0.01$)。所有白血病均由血象和骨髓片诊断。放射组显著增加的白血病是淋巴细胞白血病和粒细胞白血病，RR 分别是 2.49 和 2.46。放射组 9 例淋巴细胞白血病中仅有 1 例慢性淋巴细胞白血病，30 例粒细胞白血病中有 14 例急性粒细胞白血病、16 例慢性粒细胞白血病。

恶性肿瘤的相对危险度与工作受照时间的关系见表 6-4-2。白血病的相对危险度在从事放射工作后的 5 年明显增高，工作 5～19 年维持显著增高水平，20 年后开始下降，25 年后降至对照组水平。相对危险度与开始受照后时间呈波形关系。女性乳腺癌相对危险度的明显增高见于开始放射工作 25 年后，皮肤癌、肺癌、膀胱癌相对危险度出现有意义的增高在从事放射工作 15 年后，肝癌相对危险度显著增高见于从事放射工作 20～24 年后，食管癌相对危险度显著增高见于开始放射工作后的多个时间段。

有关医用放射工作者的辐射致癌效应的流行病学调查已有些报道，例如，英国放射学医师、美国放射学医师的调查，美国放射线技师、日本放射线技师的调查。但所有调查都是以死亡证书为根据分析癌症的死亡率，对照人群多是本国的普通人群、商人或专业人员。本次研究调查的是发病率、死亡率低的癌症，如皮肤癌、乳腺癌和甲状腺癌等，能够得到较好的反映。对照人群是同医院、同时期的非放射工作医务人员，有较好的可比性。且调查采用面询填表，肿瘤诊断来自病历摘录，下次随访时可复核，数据较为可靠。

研究人员发现中国医用 X 射线工作者患白血病的相对危险度明显增高。特点是：① 急性淋巴细胞白血病和急、慢性粒细胞白血病的 RR 明显增高，未见慢性淋巴细胞白血病和单核细胞白血病 RR 的增高；② 白血病的 RR 与开始放射工作后的时间呈波形关系，开始放射工作 5～14 年后 RR 最高；③ RR 在累积剂量较高的早期和中期队列明显增高，而在剂量较低的近期队列未见增高；④ 20 岁之前开始 X 射线工作者 RR 最高，其发病年龄也最早。这些特点与英国和美国放射学医师、日本原爆幸存者和英国强直性脊椎骨放疗患者白血病的发病情况基本一致。

女性乳腺癌是电离辐射易于诱发的肿瘤，本调查也发现女性放射工作者乳腺癌的 RR 显著增高。队列研究表明，累积剂量是个显著的危险因素，两个剂量组间(相差 100 mGy)OR 为 1.73。说明女性放射工作者乳腺癌 RR 明显增高与职业 X 射线照射有关。因此，分次照射并不能明显减弱辐射致癌的作用。

本调查在放射工作者中发现 18 例(预期四五例)皮肤癌患者，18 例中 13 例发生在手臂上，其中大多数发生在开始放射工作 15 年后，且发生皮肤癌前手部有慢性放射性皮炎史，皮肤癌多是在操作过程中受到较大剂量 X 射线直接照射的结果。

表 6-4-2 不同放射工龄工作者的癌症相对危险度

放射工龄/a	所有癌		食管癌		肝癌		肺癌		皮肤癌		女性乳腺癌		膀胱癌		甲状腺癌		白血病		实体癌	
	人数	*RR*	人数	*RR*	人数	*RR*	人数	*RR*	人数	*RR*	人数	*RR*	人数	*RR*	人数	*RR*	人数	*RR*	人数	*RR*
＜5	22	0.75	3	19.77*	2	0.58	3	1.17	0	—	0	—	0	—	0	—	2	1.79	20	0.71
5～	63	1.06	1	3.07	16	1.38	9	1.51	0	—	5	1.29	0	—	3	2.07	10	4.89*	53	0.93
10～	127	1.33*	3	2.37	20	0.95	13	1.13	2	4.06	9	1.46	4	1.95	3	2.05	14	4.01*	113	1.23*
15～	146	1.25*	9	3.75*	26	1.15	28	1.63*	5	7.72*	9	1.16	5	3.85*	3	2.03	8	2.10*	138	1.22*
20～	135	1.27*	9	4.18*	31	1.56*	27	1.44*	0	—	6	0.98	2	1.80	1	0.74	6	1.88	129	1.23*
25～	110	1.20*	5	2.36	23	1.41	15	0.82	6	6.27*	8	1.83	4	2.82	3	3.30	2	0.78	108	1.21*
＞30	233	1.15*	9	1.43	37	1.04	56	1.10	5	4.32*	9	2.05*	6	1.80	1	0.96	2	0.49	213	1.16*
合计	836	1.19*	39	2.65*	155	1.20*	151	1.20*	18	4.05*	46	1.32*	21	1.84*	14	1.58	44	2.17*	792	1.16*

注：* 放射工作者与对照组比，$P<0.05$。

已知甲状腺癌可由大剂量急性外照射所诱发，特别是在儿童、青少年时受照，如因头、颈部疾病受医疗照射的儿童和日本原爆幸存者。但低剂量持续照射和分次小剂量照射，如高本底地区居民、诊断照射、职业照射等尚无诱发甲状腺癌的报道。本调查中放射工作者共发生 14 例甲状腺癌，其中早期队列占 8 例（$RR=235$，$P<0.05$）。甲状腺癌 RR 有统计学意义的增高仅见于早期队列（1960 年前开始放射工作者）和开始放射工作时年龄小于 20 岁或 25 岁者，符合辐射致癌的一般规律，其 RR 的增高可能与职业 X 射线照射有关。

6.4.2　其他国家放射医师和放射技师辐射流行病学调查

最近，研究人员对主要来自职业源的低剂量率、中剂量率照射人群的十二项流行病学研究的汇总分析表明，这些照射每剂量的癌症风险并不低于通常假设的原爆幸存者，研究人员重点关注从事诊断性放射性操作和介入工作的人员的癌症和相关风险，而不是核医学，因为后者的流行病学和剂量学研究涉及内照射到外照射的辐射估算剂量的复杂性。研究人员评估了医疗放射工作者癌症风险的临床报告和主要流行病学研究。由于个人剂量学的历史重建存在许多困难，而且大多数流行病学研究并不包括个人剂量学，以往报告的平均年度剂量来源于个人剂量计的估计，并总结了这些测量在医疗放射工作者中的时间趋势。最终确定了医疗放射工作者在癌症风险评估和职业剂量测定方面的局限性和差距，并提出了未来研究工作的倡议。

6.4.3　辐射剂量测量

美国调查了职业性放射工作者的癌症发病危险性，这部分调查对象由三种人群组成：放射学家（医院的放射科医生）、核工厂工人和核动力造船厂工人。该人群受照的射线种类以低 LET 辐射（X、γ 射线）为主。放射科医生是早期职业受照人群的典型代表，但是早期职业受照人群无确切的剂量数据记录。根据工作条件和环境估计个人累积剂量，足以引起辐射效应。近期虽有剂量记录，但各医院放射科医生极为分散，资料收集比较困难。核工厂工人的剂量可以回顾到第二次世界大战期间，但是剂量较低，整个暴露时间和观察人数尚未达到能够发现辐射诱发实体癌的预期危险性。核动力造船厂工人的剂量监测是准确可靠的，但由于观察期短而未获得癌症死亡率增高的证据。

大多数流行病学研究没有报告个体剂量数量，也没有描述终生估计剂量数据。医院、国家调查机构和辐射登记处在不同时期进行的横断面研究，可以估计有效剂量的职业有效剂量范围和时间趋势。有研究人员根据文献回顾了 1926 年至 1984 年期间美国放射技师的估计剂量、放射科医生平均有效剂量的估计年度职业有效辐射剂量和时间趋势，并与提出有效剂量的全国辐射防护和测量理事会（NCRP）职业限值进行了比较。

人们日益认识到与外部和内部辐射源有关的严重发病率和死亡率，因此分别于 1928 年和 1929 年成立了 X 射线和镭防护国际和国家咨询委员会。最初的辐射防护工作主要针对限制医疗辐射工作者的照射，后来又为职业和非职业暴露人口制定了建议和规章。由于严重的健康影响的延迟性质，测量照射量、确定安全水平及制定辐射防护限值标准化的系统方法方面存在困难，因此辐射防护工作比较复杂。总体而言，放射科医生和放射技师的时间趋势有效剂量数据普遍令人放心，在过去 30 年，尽管医疗放射程序随着时间而大幅增加，但这些人的职业照射量随着时间而显著下降。

6.4.4 其他相关分析

虽然放射科医生和放射技师的估计年平均有效剂量数据显著下降，但实施X射线透视引导程序的医生呈增加趋势。在发达国家和发展中国家，其他专业的医生人数明显增加，他们往往很少或根本没有接受过放射的科学培训，但一直在进行X射线成像介入诊疗。越来越多的患者接受更为复杂的介入治疗，因此需要更长的透视时间。尽管临床报告显示，从事X射线介入手术的医生有患白内障和脑肿瘤的风险，但还没有长期的流行病学队列研究进行相关的癌症风险预测。2003年有一项研究，评估美国放射技师协助X射线成像介入程序的风险。在88 766名技术专家中，研究人员利用1994—1998年填写的自填问卷，查明了他们的工作史(包括1980年以前、1980—1989年、1990年或以后期间进行或协助进行介入性操作的频率)，并在2003年对受试者进行了死亡率跟踪。与很少或从未进行或协助进行介入程序的放射技师相比，定期或经常进行此类工作的放射技师在所有原因的死亡率、所有癌症(如乳腺癌)或所有循环系统疾病的死亡率方面的风险并没有显著增加，并且放射技师中观察到的脑血管疾病死亡率也没有显著增加。

对进行或协助介入程序的医生的职业辐射的研究已经进行了30多年，但大多侧重于每个程序的剂量，而不是累积剂量或年剂量。由于许多因素的影响，这项研究的估计值很难进行比较，而且观察到的剂量在不同研究之间的差异超过限制范围。在比较剂量估算方面的一些困难可归因于剂量计放置方面的差异，以及在确定和量化影响剂量的多种因素的预测值方面的困难，如成像系统操作和辐射防护措施。由于未在操作人员身上系统放置胶片标记和(或)佩戴胶片标记，对剂量趋势的评估也变得复杂，这一点得到了生物剂量测定的证实。

最近，研究人员对于从事X射线诊断性或介入性的心脏导管插入术操作的操作人员所受到的职业辐射剂量进行了全面和系统的总结，发现诊断性导管操作的有效剂量范围为0.02～38.0 Sv，经皮冠状动脉介入操作的有效剂量范围为0.17～31.2 Sv，消融操作的有效剂量范围为0.24～9.6 Sv，心脏起搏器或心脏去纤颤器植入操作的有效剂量范围为0.29～17.4 Sv。通过放置在眼睛、甲状腺、躯干、手上的个人保护装置测量的每次手术平均剂量范围为：眼睛为0.4～1 100 Sv，甲状腺为1.2～580 Sv，躯干为3.5～750 Sv，手为0.4～790 Sv。对于经皮冠状动脉介入治疗，有一些证据表明，随着时间的推移，操作人员的辐射剂量会增加。患者和操作人员辐射剂量随时间的变化可能是由于程序方案和技术的变化。程序方案的改进以及X射线设备、导管和其他装置的技术通常会减少程序所需的时间(由于减少了透视X射线暴露的时间)，并可能导致类似复杂程序的辐射剂量降低。经过改进的协议和技术使执行更复杂的程序成为可能，这可能需要更长的暴露时间。与更复杂的程序相关的辐射增加可能会抵消技术改进的效果，否则这种改进可能会使操作人员辐射剂量减少。虽然由心脏病专家以外的其他专家进行的X射线成像操作的介入程序的剂量学研究数量大大减少，但一般来说，肾造口术、结石取出术、椎体成形术、颈静脉门体分流术和其他手术的辐射剂量变化程度是相同的。

迄今为止，已报道的放射技师的单一流行病学队列研究涉及相对较短的随访，不包括发病数据，并且缺乏个人技师剂量信息。对职业剂量数据的全面文献回顾显示，除了介入放射科专家和心脏病专家以外，其他 X 射线操作医生每个程序的辐射剂量评估较为有限。数据显示操作者每次接受的辐射剂量变化很大，并表明操作人员的剂量取决于多种因素，但每个具体决定因素的作用尚未得到很好的量化。大多数剂量学调查只研究了相对较少的操作人员和医院，因此很少提供关于国家或国际基础上的地理差异的信息。每位专家每年进行的手术数量有限，并且进行 X 射线成像手术的不同类别医生按手术类型分配的工作量变化情况的数据有限，从而导致剂量估算受限。当然，随着剂量监测与 X 射线诊断技术的不断成熟，今后对于医疗放射工作人员的辐射流行病学调查会变得更加有可操作性。

6.5　阳江高本底辐射地区居民健康调查

阳江高本底辐射与居民健康关系的研究(简称阳江高本底研究)是我国在 1972 年开展的一项意义深远的辐射流行病学研究。选取位于广东省西南部濒临南海之滨的阳江县作为研究地区，本县的桐油区和东岸岭区的居民为高本底组；本县东部相邻的恩平县和台山县各选 1 个区，作为天然放射性正常水平的对照组。两个组所在地区各约 540 km^2，各有 8 万左右人口。据测量，高本底地区土壤中天然放射性核素 ^{238}U、^{232}Th、^{226}Ra 和 ^{40}K 水平为对照组地区的 3～6 倍，地表 γ 辐射水平约为对照组地区的 3 倍。经过估算，高本底地区居民从天然放射性内、外照射源所接受的平均年有效剂量约为对照组地区的 3 倍。此项研究的目的在于探索连续暴露在高本底辐射环境中居民的健康状况，为电离辐射导致的健康影响包括致癌效应和非致死性效应的估计和预测提供针对人群的直接观察资料，进而满足发展核能与辐射技术应用的需要，为制订放射卫生防护标准和解决放射防护实践中的实际问题提供科学依据。

6.5.1　调查方法和指标

阳江高本底辐射地区居民健康调查是在我国卫生部领导下进行的，先后获得过国家科学技术委员会和国家安全局的资助和指导。1986 年以后，特别是 1990 年以来，该调查主要与美国和日本开展国际合作。这是一项综合多学科的协作课题，研究过程中主要涉及调查环境辐射水平的剂量学检测估算和居民健康效应指标。整个调查工作得到了地方行政领导的支持和帮助。

剂量学检测估算的方法介绍如下。

(1) 暴露组

天然环境辐射水平在外照射辐射水平的调查中，采用 FD-71 碘化钠(NaI)闪烁辐射仪、RSS-111 高压电离室(HPIC)、荧光玻璃剂量计(RPL)和热释光剂量计(TLD)直接测量室内和野外距地面 1 m 高处的电离辐射水平。

环境介质中放射性水平的调查有以下几种：

① 重点是定量分析土壤中的放射性核素 U、Th、Ra、^{40}K 的含量。

② 根据食物和饮水中放射性核素的分析，估算当地成人居民^{226}Ra、^{220}Ra、^{228}Th和^{40}K的日摄入量。

③ 现场调查测定空气中氡及其子体的放射浓度和α潜能浓度。

(2) 健康效应指标

暴露组的健康效应调查要求严格确定以当地世居40年及以上的汉族农民家庭中的常住人员作为调查对象。在技术和行政上设立两套指挥体系，开办短训班培训调查员，在死因诊断上由专科医生会诊确定，以回顾的方式收集1970—1978年的死亡资料，1979年起建立肿瘤登记报告制度，进行类前瞻性调查。观察的具体指标有：① 全因死亡率及其死因分析；② 癌症死亡率；③ 期望寿命；④ 遗传性疾病及先天性畸形患病率(包括染色体畸变率测定和智力发育调查等)；⑥ 致癌和致突变的危险因素分析。

6.5.2 剂量学研究

剂量学研究一直以来都是最为重要的部分，剂量监测过程包括环境辐射剂量水平的监测和人员受照剂量的估算两个部分。

6.5.2.1 环境辐射水平

高本底地区(HBRA)居民年平均外照射吸收剂量为2.08 mGy，对照地区(CA)为0.75 mGy，前者大约是后者的3倍。表6-5-1是用闪烁辐射仪、高压电离室、荧光玻璃剂量计和热释光剂量计等测定方法分别在室内和野外测量的结果。

表 6-5-1 不同剂量测定方法得到的外照射电离辐射平均水平

地点	铀/(μg/g)	钍/(μg/g)	镭/(μg/g)	钾/(μg/g)
HBRA	8.2±2.6	50.2±22.4	3.2±1.3	1.9±1.3
CA	2.1±0.7	8.1±3.3	0.8±0.47	0.7±0.4
HBRA∶CA	3.9	6.2	4.3	2.6

通过现场调查，研究人员还测量了空气中氡及其子体的放射性浓度及其子体α潜能浓度的数据(表6-5-2)。

表 6-5-2 空气中氡放射性浓度及其子体α潜能浓度 单位：10^{-3} J/m^3

地点	位置	^{222}Rn	^{220}Rn	Rn	Th
HBRA	室内	29.9	167.5	0.103	0.242
	室外	16.4	18.4	0.105	0.057
CA	室内	11.7	17.5	0.045	0.08
	室外	11.1	3.8	0.052	0.027
HBRA∶CA	室内	2.6	9.6	2.3	3.0
	室外	1.5	4.8	2.0	2.1

根据对食物和饮水中放射性核素的分析，研究人员估算了当地成人居民的^{226}Ra、^{220}Ra、^{228}Th、^{40}K日摄入量，估算结果列于表6-5-3。

表 6-5-3　成人居民每日放射性核素摄入量

单位：Bq/d

地点	^{226}Ra	^{220}Rn	^{228}Th	^{40}K
HBRA	0.55	1.11	0.13	74.81
CA	0.18	0.29	0.04	45.51
HBRA：CA	3.1	3.8	3.3	1.6

6.5.2.2　居民受照剂量估算

(1) 环境 γ 外照射辐射水平估算人员的有效剂量

根据环境 γ 外照射辐射水平估算人员的有效剂量时，采用 UNSCEAR 1993 年报告所推荐的由地球 γ 射线在空气中引起的比释动能转换成人员的有效剂量，其转换系数为 0.7 Sv/Gy，而对宇宙射线电离成分的转换系数近似为 1 Sv/Gy。

按照 UNSCEAR 1993 年的报告，空气比释动能值(K_a)与空气照射量的关系为：

$$K_a = aX(\times 10^{-8}\ \mathrm{Gy/h})$$

式中，X 为照射量，单位是 C/kg；a 为转换系数，等于 33.97 Gy/(C · kg)。

$$K_a = aX = 33.97 \times 2.58 \times 10^{-4} X = 0.876X(\times 10^{-8}\ \mathrm{Gy/h})$$

式中，X 为用闪烁辐射仪测得的空气照射量率，单位为 μR/h(按 1 R=2.58×10^{-4} C/kg 换算)。

由于辐射仪测得的环境 γ 外照射水平，包括地球 γ 射线和宇宙射线电离成分。它们在转成人员的有效剂量时有不同的转换系数，估算人员的有效剂量时需要分开计算。HBRA 和 CA 的海拔高度与纬度变化不大，室内宇宙射线在空气中比释动能值约为 2.88×10^{-8} Gy/h，考虑到 HBRA 和 CA 的房屋结构实际情况，建筑材料对宇宙射线的屏蔽因子取 0.9，室内空气中比释动能值为 2.59×10^{-8} Gy/h。在估算人员的年有效剂量时，将人员一天的停留时间按卧室、室内和室外进行区分。计算时根据人员性别和年龄，按环境 γ 外照射辐射水平估算人员的年有效剂量公式为：

$$H = \{(K_1 - 2.59)f_1 + (K_2 - 2.59)f_2 + [(K_3 + K_4)/2 - 2.88]f_3\} \times 365 \times 0.7 + 23.2$$

式中，H 为人员的年有效剂量(×10^{-5} Sv/a)，K_1、K_2、K_3 和 K_4 分别为睡眠、室内、室外和田野空气中的比释动能(×10^{-8} Gy/h)，f_1、f_2 和 f_3 分别为人员在睡眠、室内和室外 1 天中的停留时间(小时)，2.59 和 2.88×10^{-8} Gy/h 为 HBRA 和 CA 宇宙射线电离成分在室内和室外的空气中的比释动能，0.7 为由地球 γ 射线在空气中引起的比释动能转换成人员的有效剂量的转换系数(Sv/Gy)，365 为 1 年的天数，23.2×10^{-5} Sv/a是宇宙射线电离成分所致人员的年有效剂量。

表 6-5-4 是调查地区不同年龄组、性别人员的停留时间。

表 6-5-4 调查地区不同年龄组、性别人员的停留时间

年龄组/岁	停留时间/(h/d)					
	睡眠		室内		室外	
	女	男	女	男	女	男
0～	11.00	11.11	8.29	8.04	4.71	4.85
5～	9.61	9.61	8.51	8.11	5.88	6.28
10～	8.94	9.10	8.86	9.06	6.20	5.84
15～	8.82	8.86	9.03	8.90	6.15	6.24
20～	8.29	8.46	8.96	7.21	6.75	8.33
25～	8.20	8.30	8.20	7.19	7.60	8.51
30～	8.07	8.03	7.76	7.06	8.17	8.91
35～	8.09	8.06	7.48	7.15	8.43	8.79
40～	8.13	8.13	7.54	6.91	8.33	8.96
45～	7.95	8.07	7.92	6.95	8.13	8.98
50～	8.08	7.92	7.75	7.50	8.17	8.58
55～	8.02	7.90	8.56	7.15	7.42	8.95
60～	8.29	7.96	9.09	7.57	6.62	8.47
65～	8.69	8.24	9.05	8.04	6.26	7.72
70～	8.84	8.67	9.16	8.95	6.00	6.38
≥75	9.08	9.11	10.33	8.67	4.59	6.22

(2) 红外线热释光(TLD)测量估算人员的有效剂量

由于个人佩戴 TLD 测量的结果，是环境中存在受体的测量值。在估算有效剂量时，首先要将有受体存在的测量值转换成自由空气的照射量，然后用上述相同的方法，将空气照射量转换成空气中的比释动能值。在转换过程中，对地球 γ 射线引起的空气照射量，必须进行下列因素的校正：① 人体的反散射校正系数 f_1。由于反散射增加了个人剂量计的读数，校正系数参阅文献和实验结果为 $f_1=0.96$。② 人体的屏蔽作用校正系数 f_2。人体的屏蔽作用减少了个人剂量计的读数，同时考虑人员在睡眠期间剂量计离开人体的因素，根据 Spier 等人的实验结果，$f_2=1.11$。③TLD 对宇宙射线响应校正系数 f_3。根据文献报道，TLD 对近地宇宙射线电离成分的响应约为环境 γ 射线响应的 85%。可近似地认为宇宙射线电离成分对调查地区居民所致空气比释动能值约为 23.2×10^{-5} Gy/a，考虑到 TLD 对宇射线电离成分响应，此值的读数约为 $23.2\times0.85=19.72\times10^{-5}$ Gy/a。

根据以上校正系数，TLD 估算人员的有效剂量公式如下：

$$H=(K_a-23.2\times f_3)\times f_1\times f_2\times0.7+23.2$$

式中，H 为由 TLD 测得的空气照射量估算的人员有效剂量($\times10^{-5}$ Sv/a)，K_a 为 TLD 测得的空气照射量转换成空气的比释动能($\times10^{-5}$ Gy/a)，f_1、f_2、f_3 分别为人体的反散射、屏蔽和 TLD 对宇宙射线电离成分响应的校正系数。

根据环境 γ 外照射水平和 TLD 两种不同的测量方法，按上述公式估算的人员有效剂量列于表 6-5-5 和表 6-5-6。

由表 6-5-5 和表 6-5-6 的结果可知，根据环境 γ 外照射水平和 TLD 两种不同的测量方法估算的人员年平均有效剂量 HBRA 分别为 211.86×10^{-5} Sv/a 和 206.75×10^{-5} Sv/a，CA 分别为 68.60×10^{-5} Sv/a 和 67.11×10^{-5} Sv/a，环境 γ 外照射水平的估算值略高于 TLD 值。

表 6-5-5　按照调查地区环境外照射 γ 辐射水平估算的人员有效剂量

地区*	村庄数	被调查人数	年平均有效剂量/($\times10^{-5}$ Sv/a)			
			加权平均数	算术平均数	最大值	最小值
HBRA						
1	161	34 446	210.49±25.86	212.27±26.56	308.04	160.32
2	223	44 168	212.92±30.67	213.57±30.31	292.58	125.29
1+2	384	38 478	211.86±28.72	213.03±28.77	308.04	125.29
CA						
1	48	9 797	69.61±9.28	67.96±8.56	85.23	50.43
2	94	18 106	68.06±9.41	67.91±9.30	95.67	50.54
1+2	142	14 227	68.60±9.35	67.92±9.02	95.67	50.43

注：* 表示地区 1 和 2 分别是中日合作前后的测量结果。

表 6-5-6　根据 TLD 估算的人员有效剂量

调查期间和地区	佩戴人数	测量村庄数*	年平均有效剂量/($\times10^{-5}$ Sv/a)
中日合作前			
1. HBRA	585	37	205.23±38.19
2. CA	161	10	71.88±12.23
中日合作后			
3. HBRA	3 315	35	207.02±33.18
4. CA	1 143	14	66.44±12.53
1+3	3 900	72	206.75±36.85
2+4	1 304	24	67.11±12.14

注：* HBBAH 和 CA 分别有 7 个和 1 个村庄，中日合作前后均测量过。

6.5.2.3　剂量估算调查的新进展

自 1991 年起，我国高本底辐射研究组与日本体质研究会合作继续进行高本底地区的研究。为了能得到较为准确、合理、能用于癌症死亡率观察群体的每个成员的个人累积剂量，理想的做法是每个人都有个人累积剂量的实测值。事实上，这是不可能做到的，现只能根据短期测量的结果和短期记录的某段时间的居留因子来推算终身累积剂量。而为了估算内照射剂量，研究人员在中日合作进行的天然高本底辐射流行病学研究中，用 α 径迹蚀刻法累积测量空气中氡、氙的浓度；用瞬间采样法同时测量空气中氡、钍射气及其衰变子体的浓度，并计算出调查地区的氡平衡因子 F 和平衡当量浓度；根据调查地区累积测量的空气中氡、氢浓度，氡平衡因子 F 和平衡当量氙浓度；人员的居留因子，重新估算了氡、氙及其衰变子体所致居民的平均年有效剂量和某些人体组织或器官的吸收剂量。

天然存在的放射性核素主要通过呼吸进入人体，如空气中的^{222}Rn、^{220}Rn及其子体主要通过呼吸道进入体内，其次是通过食物和饮水进入体内。在天然高本底辐射地区的调查中，内照射所致人体的剂量估算主要有以下几种：① 通过食物和饮水摄入的天然放射性核素所致的内照射剂量。② 经呼吸道吸入^{222}Rn、^{220}Rn及其子体所致的内照射剂量。③ 对居住在调查地区的健康人的呼出气中^{222}Rn和^{220}Rn浓度的测定，推算出其体内^{226}Ra、^{228}Th的沉积量，进而估算其所致内照射剂量。④ 对调查地区居民的骨骼、牙齿及某些脏器中的^{226}Ra、^{228}Ra含量进行放化分析，并估算其内照射剂量。

在估算过程中，一方面采用一定的代谢模式和许多生物学参数，但模式的逼真程度以及这些生物学参数只是代表实际变化范围很大的一些平均值，有些甚至是从动物实验中得到的；另一方面，个体的年龄、性别、营养状况、卫生习惯及生理状况等有一定的差异，即使对同一个人而言，当天不同时间收集到的代谢数据也会有所不同。因此，内照射剂量只能提供一种估算，得到的结果只是近似值。

(1) 天然放射性核素致居民的骨吸收剂量和有效剂量

在长达20多年的HBRA调查中，人们认识到，造成HBRA和CA居民所受的骨吸收剂量的差异，主要是^{226}Ra、^{228}Ra等天然放射性核素在骨骼中的沉积量不同所致。大量的研究资料已证实，被人体吸收的镭有80%～85%沉积于骨骼中，其余部分均匀地分布在软组织中。

① 调查方法与内容。天然放射性核素的日摄入量根据当地居民的食谱组成，按每种食物的鲜灰比以及在食谱中所占的比例，分别配成主食、副食、饮水3类样品进行放化分析。牙齿、骨骼中的^{226}Ra、^{228}Ra测量，取调查地区16岁以上成人的牙齿和骨骼样品，将其灰化成白色，然后进行放化分析。其中，^{226}Ra采用闪烁辐射法，^{228}Ra采用FJ-2603低本底β射线分析仪直接测其子体(^{228}Ac)。呼出气中的^{222}Rn、^{220}Rn按照丛树越和陈兴安的研究方法进行测量，胎盘中的^{226}Ra按杜开如的研究方法进行测量。为了能正确地测量调查地区居民骨骼中^{226}Ra、^{228}Ra的含量，可采用直接分析骨骼和牙齿中镭含量的方法。研究人员还进行了食物、饮水、呼出气中^{222}Rn、^{220}Rn以及胎盘中放射性核素含量的测量，间接地估算出了居民镭含量。

② 食物和饮水摄入放射性核素的调查。估算骨骼中^{226}Ra、^{228}Ra、^{228}Th的沉积量是为了确定调查地区居民经食物和饮水摄入放射性核素的量。首先，对调查地区居民的膳食进行社会调查，确定HBRA和CA居民的食谱和每天主食、副食、饮水的量。然后，对其进行天然放射性核素含量的放化分析，得出主食、副食和饮水中^{226}Ra、^{228}Ra和^{228}Th的含量。最后，计算调查地区居民^{226}Ra、^{228}Ra和^{228}Th的日摄入量(表6-5-7)。

HBRA和CA两个地区的放射性核素主要通过谷类、蔬菜类食物进入人体，饮水对日摄入量的贡献甚微，其中^{228}Ra的日摄入量大于^{226}Ra，这可能与调查地区土壤中^{232}Th的含量较高有关。CA地区的居民对^{226}Ra的日摄入量高于美国、英国、印度、阿根廷等国的测定值(0.02～0.07 Bq)，低于苏联某城市的平均值(0.63 Bq)；对^{228}Ra的日摄入量高于美国的纽约(0.03 Bq)和旧金山(0.045 Bq)。

1977 年的一份报告显示，^{226}Ra 的日摄入量与骨内 ^{226}Ra 的沉积量的参数为每天由食物摄入 1 Bq 的 ^{226}Ra 在每千克骨中的沉积量为 6.1 Bq，则 HBRA 和 CA 地区居民骨中的 ^{226}Ra 沉积量分别是 3.36 Bq/kg 和1.1 Bq/kg，HBRA 为 CA 的 3.1 倍。

^{228}Ra 在每千克骨中的沉积量采用经放射性自身衰变校正的幂函数模式计算，HBRA 和 CA 地区居民经食物摄入的 ^{228}Ra 在骨中的沉积量分别为 1.77 Bq/kg 和 0.46 Bq/kg，HBRA 为 CA 的 3.8 倍。

表 6-5-7　调查地区居民天然放射性核素的日摄入量

地区	食物	日摄入量/(mBq)		
		^{226}Ra	^{228}Ra	^{228}Th
HBRA	主食	227±46	530±126	53±10
	副食	296±21	555±99	76±7
	饮水	25±5	27±5	0.6±0.3
	日摄入量	549±13	1112±93	129±7.1
CA	主食	75±4	114±30	12±3
	副食	82±9	165±17	26±4
	饮水	21±5	11±3	0.90±0.46
	日摄入量	178±8.4	290±19.8	39±3
HBRA∶CA		3.1	3.8	3.3

③ 调查地区居民牙齿中的 ^{226}Ra、^{228}Ra 含量的分析报道。人的牙齿中每克钙的镭含量与骨中每克钙的镭含量相等。因此，分析牙齿中的镭含量就能得出骨中的镭含量。在 HBRA 第二阶段调查中，研究人员收集了调查地区成人牙齿，用以进行 ^{226}Ra、^{228}Ra 含量的放化分析。按每克牙齿灰中大约含 0.365 g 钙，1 个成人骨中含钙 1 kg，1 个成人骨重5 kg，估算骨中 ^{226}Ra、^{228}Ra 的沉积量(表 6-5-8)。

表 6-5-8　调查地区居民牙齿中 ^{226}Ra、^{228}Ra 的比活度和骨中沉积量

地区	受检牙齿数	牙齿的测量值/(Bq/kg)		骨中沉积量/(Bq/kg)	
		^{226}Ra	^{228}Ra	^{226}Ra	^{228}Ra
HBRA	1 100	2.78±0.19	1.96±0.33	1.52±0.10	1.07±0.18
CA	900	0.18±0.33	0.56±0.1	0.44±0.18	0.31±0.06
HBRA∶CA	—	3.4	3.5	3.4	3.5

④ 调查地区居民骨中 ^{226}Ra、^{228}Ra 含量能直接估算居民体内放射性核素的含量。研究人员在第三阶段调查中，HBRA 收集了 10 例成人骨灰，CA 收集了 8 例成人骨灰，用放化分析方法测量了骨灰中 ^{226}Ra、^{228}Ra 的含量。按成人平均骨灰重量为 2.8 kg 计算出全骨镭的负荷量，再根据成人平均骨重量为 5 kg，得出了每千克骨中 ^{226}Ra、^{228}Ra 的沉积量(表 6-5-9)。

表 6-5-9 调查地区居民骨中^{226}Ra、^{228}Ra 的比活度和骨中沉积量

地区	样品	骨中比活度		骨中沉积量/(Bg/kg)	
		^{226}Ra	^{228}Ra	^{226}Ra	^{228}Ra
HBRA	10	2.58±0.51	2.16±0.64	1.44±0.29	1.21±0.36
CA	8	0.75±0.45	0.77±0.44	0.42±0.25	0.43±0.25
HBRA∶CA	—	3.4	2.8	3.4	2.8

⑤ 调查地区居民呼出气中^{222}Rn、^{220}Rn 浓度能估算居民体内^{222}Rn、^{220}Rn 的沉积量。研究人员于 1980 年 8 月至 1980 年 9 月对调查地区 40 名健康人分别做了呼出气中^{222}Rn、^{220}Rn 浓度的测定。据文献报道，1 min 内 37 kBq(1μCi)的^{226}Ra 产生 4.662 Bq(126 pCi)^{222}Rn，与体内处于平衡的氡，其呼出的份额随着镭的沉积时间变化而变化，变化幅度在 0.45～0.90 之间，平均值约为 0.7。假如呼吸率为 V，则体内 37 kBq(1μCi)的^{222}Rn 所产生的呼出气中^{222}Rn 的浓度为：

$$C_b = 4.662/V \times 0.7 = 3.26V(\text{Bq/L})$$

根据对 HBRA 和 CA 各 20 人呼出气^{222}Rn 浓度的呼吸率的测量结果估算^{226}Ra 的负荷量；再根据 83%的^{226}Ra 沉积于骨骼中，成人平均骨重为 5 kg，计算^{226}Ra在骨中的沉积量(表 6-5-10)。

表 6-5-10 调查地区居民呼出气中^{222}Rn 浓度及体内^{226}Ra 在骨中的沉积量

地区	被测人数	呼吸率/(L/min)	^{222}Rn 浓度/(Bq/m^3)	^{226}Ra 体内负荷量/Bq	骨中沉积量/(Bq/kg)
HBRA	20	8.60±2.20	0.48±0.05	46.54±4.84	7.73±0.80
CA	20	7.77±1.38	0.11±0.03	9.45±2.58	1.56±0.43
HBRA∶CA	—	1.11	4.4	4.9	5

测量人体呼出气中^{222}Rn 浓度的目的是推算人体内^{228}Th 的沉积量，换算时采用了美国生态化学研究所提供的数据，得出呼出气中^{222}Rn 和体内^{228}Th 之间的关系为：当人体内^{222}Rn 负荷量为 37 kBq(1μCi)时，其呼出气中的^{230}Rn 平均浓度为 20.72 Bq/L。假如人体内^{232}Th、^{228}Th、^{228}Ra 之间处于放射平衡状态，那么^{228}Th 和^{228} Ra 在骨中的沉积量可以看作是相同的。研究人员测量了 HBRA 和 CA 各 20 名健康人呼出气中^{226}Ra 浓度，估算了其体内^{228}Th 的体负荷量和^{226}Ra 在骨中的沉积量，结果例于表 6-5-11。

表 6-5-11 调查地区居民呼出气中^{230}Rn 浓度及体内^{228}Ra 的骨中沉积量

地区	被测人数	^{230}Rn 浓度/(Bq/m^3)	^{228}Th 体内负荷量/Bq	骨中沉积量/(Bq/kg)
HBRA	20	20.72±21.46	3.70±3.83	0.62±0.64
CA	20	6.67±7.03	1.19±1.26	0.20±0.21
HBRA∶CA	—	3.1	3.1	3.1

⑥ 胎盘中放射性核素的测量。研究人员分别收集了 HBRA 12 个和 CA 10 个胎盘进行了放射性核素的放化分析，检测物质为^{230}Rn 和^{228}Th，结果见表 6-5-12。

表 6-5-12 调查居民胎盘中放射性核素浓度及骨中沉积量

地区	被测人数	^{230}Rn 浓度/(Bq/m^3)	^{228}Th 体内负荷量/Bq	骨中沉积量/(Bq/kg)
HBRA	12	54.3±36.2	20.8±13.90	3.45±2.31
CA	10	36.2±18.1	13.8±6.90	2.29±1.15
HBRA∶CA	—	1.5	1.5	1.5

⑦ 估算结果。通过食物和饮水摄入放射性核素估算骨中^{226}Ra、^{228}Ra 的沉积量和直接分析调查地区居民牙齿和骨中^{226}Ra、^{228}Ra 的含量所得结果比较一致，而通过健康人呼出^{222}Rn 的测量估算^{226}Ra 在人体骨中的沉积量的结果中 HBRA 偏高，通过呼出气中^{230}Rn 的测量估算人体骨中^{228}Ra 的沉积量结果中 CA 偏低，通过胎盘估算人体中^{228}Ra 的沉积量结果中 CA 偏高，故在剂量估算中研究者采用前三种方法的结果平均值，高本底地区居民骨中^{226}Ra、^{228}Ra 的平均沉积量分别是 2.11 Bq/kg 和 1.35 Bq/kg，对照地区分别是 0. 65 Bq/kg 和 0.40 Bq/kg，高本底地区分别是对照地区的 3.2 倍和 3.4 倍。

^{226}Ra、^{228}Ra 在骨中的沉积量，分别采用了 F.W.Spiers 计算模式和联合国原子辐射效应科学委员会(UNSCEAR)1982 年报告所推荐的^{226}Ra 在骨中的沉积量转换成居民年有效剂量转换系数，生活在正常天然放射性本底地区的居民，由于^{226}Ra 摄入，骨中的沉积量约是 170 mBq/kg，而引起的年有效剂量大约是 7 μSv，^{228}Ra 在骨中的沉积量大约是 90 mBq/kg，而产生的年有效剂量约是 13 μSv，可根据转换系数估算由于^{226}Ra、^{228}Ra 所致调查地区居民红骨髓、骨表面细胞的年吸收剂量和年有效剂量(表 6-5-13)。

两种不同的估算方法所得的结果不完全一致，无论是^{226}Ra 还是^{228}Ra，致居民红骨髓的年吸收剂量用 F.W.Spiers 计算方法要比 UNSCEAR 估算方法高出约 30%，骨表面细胞约低 40%。为了同以前发表的资料相吻合，采用 F.W.Spiers 方法的估算结果。^{226}Ra 和^{228}Ra 致 HBRA 居民的有效剂量分别是 86.88 μSv/a 和 195.0 μSv/a，CA 分别是 26.76 μSv/a 和 57.73 μSv/a。

表 6-5-13 ^{226}Ra、^{228}Ra 致调查地区居民红骨髓、骨表面细胞的年吸收剂量和年有效剂量

地区	^{226}Ra			^{228}Ra		
	吸收剂量/(μGy/a)		有效剂量/(μSv/a)	吸收剂量/(μGy/a)		有效剂量/(μSv/a)
	红骨髓	骨表面细胞		红骨髓	骨表面细胞	
HBRA	9.65(6.95)	53.06(70.00)	86.88	15.89(11.30)	87.40(123.44)	195.00
CA	2.97(2.14)	16.35(21.56)	26.76	4.71(3.35)	25.90(36.58)	57.78
HBRA∶CA	3.2	3.2	3.2	3.4	3.4	3.4

⑧ 吸入空气中^{222}Rn、^{220}Rn 及其子体致居民的有效剂量。调查地区居民通过吸入空气中氡、钍及其子体所致居民的年平均有效剂量的估算方法及结果，为了全面评价

天然辐射源致调查地区居民的年平均有效剂量，仅将估算的年平均有效剂量的主要结果列于表 6-5-14。

表 6-5-14　氡、钍及其子体所致居民的年平均有效剂量

单位：μSv/a

放射性核素	HBRA			CA		
	室内	室外	合计	室内	室外	合计
氡	51.72	7.73	59.45	18.87	5.23	24.1
氡平衡当量浓度	1 259.42	216.89	1 476.31	619.21	177.15	796.36
钍	64.19	2.69	66.88	8.36	2.34	10.7
钍平衡当量浓度	1 596.77	83.05	1 679.82	161.88	34.69	196.57
合计	2 972.1	310.36	3 282.46	808.32	219.41	1 027.73

研究结果发现，HBRA 居民由于吸入氡、钍及其子体所致的年平均有效剂量是 3.28 mSv，它们的衰变子体所致的年平均有效剂量是 3.28 mSv/a 和 1.15 mSv/a，氡及其子体是 1.75 mSv/a（世界平均值 0.10 mSv/a 的 17.5 倍）。由于吸入氡、钍及其子体致 HBRA 居民的有效剂量中，氡、钍的衰变子体是主要的，约占氡、钍及其子体有效剂量的 96%。同时，人们吸入氡、钍及其子体会对肺和支气管上皮组织产生很大的吸收剂量，HBRA 居民的支气管上皮组织和肺的吸收剂量分别为 5.40 mGy/a 和 1.08 mGy/a，约是 CA 的 4 倍。因此，钍及其子体是研究人员调查 HBRA 地区内照射剂量主要来源之一。

（2）内外照射总剂量和计量分组

由于吸入空气中 ^{222}Rn、^{220}Rn 及其子体和摄入 ^{226}Ra、^{228}Ra 及环境外照射 γ 射线辐射所致调查地区居民的有效剂量，综合估算的结果列于表 6-5-15。其中，^{40}K 和 ^{87}Hb 致居民的有效剂量采用 UNSCEAR 报告推荐的世界平均值。

表 6-5-15 的估算结果显示，天然辐射源致 HBRA 和 CA 居民的有效剂量分别为 5.9 mSv/a和 2.0 mSv/a，HBRA 约是 CA 的 3 倍。HBRA 居民内外照射所致有效剂量分别是 3.765 mSv/a 和 2.12 mSv/a，其中来自氡、钍及其子体的约占所有天然辐射所致内照射居民有效剂量的 88%。由此可见，氡、钍及其子体所致居民有效剂量的估算尤为重要。表 6-5-15 结果还可知，两次估算天然辐射源致调查地区居民的年有效剂量不一致。

表 6-5-15　天然辐射源致调查地区居民的年有效剂量

辐射源	年有效剂量/(mSv/a)	
	HBRA	CA
外照射		
宇宙射线	0.25(0.250)	0.25(0.250)
地表 γ 射线	1.87(1.850)	0.44(0.520)
合计	2.12(2.100)	0.69(0.770)

续表

辐射源	年有效剂量/(mSv/a)	
	HBRA	CA
内照射		
摄入天然放射性核素	0.473	0.276
吸入氡及其子体	1.536(2.338)	0.820(0.976)
吸入钍及其子体	1.747(1.369)	0.208(0.401)
合计	3.756(4.180)	1.304(1.644)
总合计	5.9(6.300)	2.0(2.400)

注:括号中的数值为中日合作前估算的结果。

为了能更有效地进行剂量与效应的关系分析,将调查地区的群组成员根据 γ 外照射水平所估算的以村庄数为平均年有效剂量将 HBRA 居民分为高、中、低 3 个剂量组和 CA 组。在定点累积测量空气中氡、钍浓度时,发现室内空气中氡、氢浓度随 γ 外照射水平的增加而增加。将室内空气中氡、钍浓度在 4 个剂量组测得的结果,根据 γ 外照射辐射水平的分组方法,进行内照射剂量分组,结果列于表 6-5-16。

表 6-5-16 的结果显示,HBRA 约有 70%的居民的天然辐射源产生的年有效剂量为 5.82 mSv/a。人员的剂量分组是按村的平均年有效剂量划分的,由于村内每户之间的环境 γ 外照水平存在差异,估算的外照射致人员有效剂量也有差别。以村为平均的年有效剂量分组,会引起人员的误分组。根据资料分析,环境 γ 外照射水平的测量方法误差在 15%以内,人员误分组的可能性约为 1%。但是由于氡、钍及其子体的测量方法不确定以及它们的浓度变化大,误分组的可能性会增大。

表 6-5-16　天然辐射源致调查地区居民以村庄数为平均的年有效剂量的人员分组

剂量组	人数	村庄数	年有效剂量/(mSv/a)		
			外照射	内照射	合计
HBRA	78 614	384	2.12	3.76	5.88
高	23 718	124	2.46	4.40	6.86
中	28 803	135	2.10	3.72	5.82
低	26 093	125	1.84	3.22	5.06
CA	27 903	142	0.69	1.30	1.99

6.5.3　癌症死亡率调查

最初的研究只进行了粗分析,深入地探索研究是 1979—1998 年近 20 年的癌症调查和 1986—2004 年的流行病学调查。这两次的调查对象是在放射性地区连续生活的成年人,对照组为非高本底地区的成年人,且在控制年龄、性别等混杂因素后才开始进行调查。

6.5.3.1　癌症调查结果

1979—1998 年,共有 125 079 人的观察结果,累计观察 1 992 940 人年,期间死亡 12 444 人,其中癌症死亡 1 202 人,死亡人数排在前五位的癌症是肝癌、鼻咽癌、肺癌、胃癌和白血病。不同地域、观察周期、性别、年龄和观察人数、人年数、总死亡数等见表 6-5-17。

表 6-5-17　1979—1998 年的观察人数、人年数、总死亡数及癌死死亡数

亚群组	对照组				低剂量组				中剂量组				高剂量组			
	人数	人年数	总死亡数	癌死死亡数	人数	人年数	总死亡数	癌死死亡数	人数	人年数	总死亡数	癌死死亡数	人数	人年数	总死亡数	癌死死亡数
地域																
恩平	35 385	528 011	3 539	347	—	—	—	—	—	—	—	—	—	—	—	—
阳东	—	—	—	—	26 644	432 499	2 499	257	21 968	360 494	2 019	209	12 304	200 806	1 210	123
阳西	—	—	—	—	4 965	82 617	550	57	9 653	157 069	1 155	92	14 160	231 444	1 472	117
观察周期/年																
1979—1986	35 385	210 710	1 504	129	31 609	197 605	1 266	115	31 621	197 318	1 321	101	26 464	166 454	1 163	92
1987—1998	—	317 301	2 035	218	—	317 511	1 783	199	—	320 245	1 853	191	—	265 796	1 519	148
性别																
女	18 016	256 327	1 623	122	15 817	245 287	1 417	117	15 660	244 030	1 420	89	12 729	197 344	1 128	78
男	17 369	271 684	1 916	225	15 792	269 829	1 632	197	15 961	273 533	1 754	212	13 735	234 906	1 554	162
年龄/岁																
0～39	27 804	363 961	486	59	25 715	375 02	560	55	25 450	374 541	553	60	21 066	308 753	470	50
40～49	2 581	53 200	190	65	2 306	50 061	188	59	2 370	48 928	117	47	2 023	41 353	160	38
50～59	2 504	44 186	317	76	1 614	39 663	272	68	1 803	40 894	285	73	1 656	35 592	248	58
60～69	1 610	39 263	681	82	1 231	29 220	548	84	1 244	31 637	570	70	1 017	27 708	472	61
≥70	586	27 401	1 865	65	743	21 069	1 481	48	754	21 563	1 589	51	702	18 845	1 332	33
总计	35 385	528 011	3 539	347	31 609	515 116	3 049	314	31 621	517 563	3 174	101	26 464	432 250	2 682	240

(1) 高本底地区全癌的相对危险度

高本底地区与对照地区相比，经性别、年龄调整的全癌死亡的相对危险度 $RR=1.00(95\%CI:0.89\sim1.14)$，显示两地区全癌死亡没有统计学意义。高、中、低 3 个剂量组全癌死亡相对危险度的计算结果未显示其与对照有统计学意义，也未发现相对危险度与剂量呈一致性的变化关系，趋势检验 P 值大于 0.05（表 6-5-18）。据表 6-5-18 结果显示，阳东高本底地区与对照相比的全癌死亡相对危险度大于 1，而阳西高本底地区的相对危险小于 1，但两地区差异无统计学意义；观察周期、性别、年龄对全癌死亡相对危险度没有统计学意义；虽然低剂量组 60～69 岁居民的相对危险度大于 1，并具有统计学意义（$P<0.05$），这可能是由随机误差所致；限于病理学诊断病例的全癌死亡相对危险度的计算结果也没有统计学意义。

表 6-5-18 高本底地区及不同剂量组全癌相对危险与有关因素关系的分析

亚组群	对照组	低剂量组		中剂量组		高剂量组		3 组合并
	死亡数	死亡数	RR (95%CI)	死亡数	RR (95%CI)	死亡数	RR (95%CI)	RR (95%CI)
地域								
阳东	—	257	1.09 (0.93～1.29)	209	1.07 (0.90～1.27)	123	1.06 (0.86～1.30)	1.08 (0.94～1.23)
阳西	—	57	1.09 (0.82～1.44)	92	0.89 (0.71～1.12)	117	0.81 (0.66～1.00)	0.89 (0.75～1.04)
观察周期/年								
1979—1986	129	115	1.11 (0.86～1.42)	110	1.02 (0.79～1.32)	92	0.98 (0.75～1.28)	1.04 (0.84～1.27)
1987—1998	218	199	1.07 (0.88～1.30)	191	0.99 (0.82～1.20)	148	0.88 (0.72～1.09)	0.98 (0.84～1.15)
性别								
女	122	117	1.13 (0.88～1.46)	89	0.85 (0.65～1.12)	78	0.89 (0.67～1.18)	0.96 (0.77～1.19)
男	225	197	1.05 (0.87～1.28)	212	1.08 (0.90～1.31)	162	0.93 (0.76～1.14)	1.03 (0.88～1.20)
年龄/岁								
0～39	59	55	0.98 (0.68～1.42)	60	1.07 (0.75～1.54)	50	1.08 (0.74～1.58)	1.04 (0.77～1.41)
40～49	65	59	0.99 (0.69～1.40)	47	0.80 (0.55～1.16)	38	0.75 (0.50～1.11)	0.85 (0.63～1.14)
50～59	76	68	1.02 (0.73～1.41)	73	1.05 (0.76～1.45)	58	0.95 (0.68～1.34)	1.01 (0.77～1.32)
60～69	82	84	1.40 (1.03～1.90)*	70	1.06 (0.77～1.46)	61	1.05 (0.75～1.46)	1.17 (0.90～1.51)
≥70	65	48	0.99 (0.68～1.44)	51	1.01 (0.70～1.46)	33	0.73 (0.48～1.11)	0.92 (0.68～1.23)
诊断方法								
病理学	95	83	1.02 (0.76～1.37)	90	1.08 (0.81～1.44)	61	0.84 (0.61～1.16)	0.99 (0.78～1.25)

续表

亚组群	对照组	低剂量组		中剂量组		高剂量组		3 组合并
	死亡数	死亡数	*RR* (95%*CI*)	死亡数	*RR* (95%*CI*)	死亡数	*RR* (95%*CI*)	*RR* (95%*CI*)
其他	252	231	1.11 (0.93～1.33)	211	0.98 (0.82～1.18)	179	0.95 (0.78～1.15)	1.02 (0.88～1.18)
合计	347	314	1.08 (0.93～1.26)	301	1.00 (0.86～1.17)	240	0.92 (0.78～1.08)	1.00 (0.89～1.14)

注：* 与对照组($RR=1$)比较，$P<0.05$。3 剂量组全癌相对危险度的趋势检验 $P>0.05$。

(2) 不同剂量组癌症的相对危险度

不同剂量组癌症死亡相对危险度的分析结果表明，高本底地区除食管癌外，其他癌症与对照地区相比差异均无统计学意义。高本底地区食管癌死亡率显著高于对照地区，3 组合并后食管癌的 $RR=2.61$(95%*CI*：1.11～7.66)差异有统计学意义(表 6-5-19)。

表 6-5-19 不同剂量组的癌症相对危险度比较情况

癌种及 ICD－9 编码	对照组	低剂量组		中剂量组		高剂量组		趋势检验 *P* 值	3 组合并
	病例数	病例数	*RR* (95%*CI*)	病例数	*RR* (95%*CI*)	病例数	*RR* (95%*CI*)		*RR* (95%*CI*)
全部癌症	347	314	1.08 (0.93～1.26)	301	1.00 (0.86～1.17)	240	0.92 (0.78～1.08)	0.551	1.00 (0.89～1.14)
白血病 204～208	13	10	0.82 (0.35～1.86)	15	1.20 (0.57～2.56)	11	1.00 (0.47～2.39)	0.836	1.03 (0.56～2.02)
全部实体癌	334	304	1.10 (0.94～1.28)	286	0.99 (0.85～1.16)	229	0.91 (0.77～1.08)	0.519	1.00 (0.88～1.14)
鼻咽癌 147	66	53	0.96 (0.66～1.37)	56	0.98 (0.68～1.40)	44	0.88 (0.60～1.28)	0.557	0.94 (0.71～1.26)
食管癌 150	5	10	2.55 (0.91～8.21)	14	3.30 (1.26～10.24)	7	1.88 (0.60～6.37)	0.063	2.61 (1.11～7.66)
胃癌 151	37	28	0.91 (0.55～1.48)	11	0.98 (0.60～1.57)	22	0.79 (0.46～1.33)	0.531	0.90 (0.61～1.34)
结肠癌 153	7	4	0.70 (0.18～2.33)	3	0.50 (0.11～1.80)	5	0.93 (0.28～2.92)	0.653	0.70 (0.28～1.89)
直肠癌 154	4	7	2.27 (0.68～8.70)	3	094 (0.18～4.25)	3	1.00 (0.20～4.56)	0.907	1.40 (0.49～4.97)
肝癌 155	100	89	1.07 (0.80～1.42)	73	0.84 (0.62～1.14)	56	0.74 (0.53～1.02)	0.098	0.89 (0.70～1.13)
胰腺癌 157	4	7	2.01 (0.61～7.70)	6	1.69 (0.48～6.62)	4	1.31 (0.31～5.57)		1.69 (0.62～5.87)
肺癌 162	38	29	0.93 (0.57～1.50)	22	0.67 (0.39～1.12)	30	1.04 (0.64～1.68)	0.637	0.87 (0.60～1.30)
骨癌 170	5	5	1.22 (0.34～4.41)	3	0.69 (0.14～2.84)	4	1.01 (0.26～405)	0.889	0,99 (0.36～3.11)
皮肤癌 173	7	8	1.50 (0.54～4.30)	15	2.64 (1.11～6.93)	5	0.98 (0.29～3.07)	0.319	1.74 (0.80～4.33)

续表

癌种及ICD-9编码	对照组	低剂量组		中剂量组		高剂量组		趋势检验 P 值	3 组合并
	病例数	病例数	RR (95%CI)	病例数	RR (95%CI)	病例数	RR (95%CI)		RR (95%CI)
女性乳腺癌 174	8	5	0.77 (0.23～2.33)	3	0.46 (0.10～1.59)	4	0.73 (0.20～2.33)	0.346	0.65 (0.27～1.66)
宫颈癌 180	1	5	6.34 (1.02～121.52)	2	2.53 (0.24～54.39)	2	3.02 (0.29～64.90)	0.309	4.01 (0.75～74.2)
神经肿瘤 191,192	7	7	1.11 (0.38～3.24)	10	1.56 (0.60～4.30)	7	1.29 (0.44～3.78)	0.504	1.32 (0.60～3.33)
甲状腺癌 193	2	2	1.19 (0.14～9.97)	0	—	3	2.27 (0.38～17.30)	0.77	1.09 (0.23～7.60)
淋巴肉瘤 200～202	6	6	1.13 (0.35～3.62)	11	1.99 (0.76～5.80)	6	1.27 (0.40～4.06)	0.38	1.48 (0.64～4.01)

注：与对照组（RR=1）相比 $P<0.05$。

高本底地区全部白血病死亡风险略高于对照组，但差异无统计学意义。除慢性淋巴细胞白血病（高本底地区 3 例，对照地区 1 例）外的白血病死亡差异，高本底地区高于对照地区，RR=1.31（95%CI：0.67～2.81），但差异无统计学意义。14 岁及以下儿童全部白血病死亡人数为高本底地区 11 例，对照地区 6 例，RR=0.63（95%CI：0.24～1.83），显示高本底地区低于对照地区，但差异无统计学意义。

不同剂量组部位别癌症死亡相对危险度的比较分析，均未见包括食管癌在内的癌症死亡与剂量的一致性变化关系，趋势检验 P 值均大于 0.05。各剂量组部位别癌症死亡相对危险度只有低剂量组宫颈癌、中剂量组食管癌和皮肤癌显示增加，差异有统计学意义。本次调查考虑到样本量小，不能排除随机误差。

部位别癌症死亡与估算的个人终生累积内外照射剂量的剂量效应关系分析未发现任何癌症死亡与剂量的一致性变化关系，趋势检验 P 值均大于 0.05（表 6-5-20）。值得注意的是，在高本底地区剂量范围等于或大于 400 mSv 剂量组的居民中，肝癌死亡风险明显低于 0～199 mSv 剂量组的居民，RR=0.31（95%CI：0.13～0.66），差异有统计学意义。

表 6-5-20 癌症相对危险度与估算的个人终生剂量关系的分析

癌种	0～199 mSv	200～299 mSv		300～399 mSv		≥400 mSv		P 值
	病例数	病例数	RR(95%CI)	病例数	RR(95%CI)	病例数	RR(95%CI)	
全部癌症	520	265	1.08 (0.88～1.33)	314	0.96 (0.80～1.15)	103	0.83 (0.62～1.10)	0.446
白血病	40	5	5.07 (0.83～46.80)	3	0.62 (0.11～3.25)	1	0.49 (0.02～6.22)	0.844
全部实体癌	480	260	1.06 (0.86～1.31)	311	0.97 (0.81～1.16)	102	0.84 (0.63～1.11)	4.560

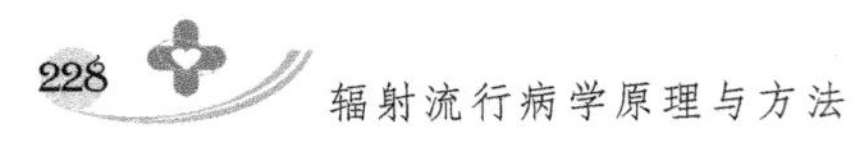

续表

癌种	0～199 mSv	200～299 mSv		300～399 mSv		≥400 mSv		P 值
	病例数	病例数	RR(95%CI)	病例数	RR(95%CI)	病例数	RR(95%CI)	
鼻咽癌	97	74	1.16 (0.78～1.74)	39	0.73 (0.46～1.16)	9	0.62 (0.25～1.50)	0.325
食管癌	6		5.29 (0.86～47.39)	13	2.05 (0.73～6.83)	12	2.71 (0.85～10.09)	0.054
胃癌	46	23	0.67 (0.36～1.25)	34	0.77 (0.46～1.29)	15	1.19 (0.54～2.63)	0.476
结肠癌	7	6	1.40 (0.32～9.11)	4	0.51 (0.12～1.95)	2	0.47 (0.06～3.27)	0.317
直肠癌	5	4	1.65 (0.26～16.13)	6	3.07 (0.59～26.65)	2	079 (0.09～7.61)	0.525
肝癌	138	83	0.93 (0.65～1.34)	88	0.98 (0.70～1.38)	9	0.31 (0.13～0.66)	0.10
胰腺癌	10	2	0.55 (0.07～3.87)	8	2.15 (0.55～11.80)		1.03 (0.04～18.32)	0.542
肺癌	47	17	0.91 (0.42～2.00)	43	0.86 (0.53～1.41)	12	0.85 (0.37～1.94)	0.489
女性乳腺癌	9	3	0.77 (0.12～5.62)	4	0.53 (0.13～2.08)	4	0.78 (0.17～3.58)	0.429
宫颈癌	2	2	34.65 (0.82～NA)*	5	3.07 (0.49～59.06)	1	2.39 (0.09～67.73)	0.279

注：* 代表无数据。

(3) 超额相对危险系数的分析

将天然放射性内外照射源所致个人终生累积剂量计算的全部癌症、全部实体癌和几种主要癌症死亡的超额相对危险系数列于表 6-5-21。全部实体癌的超额相对危险系数(*ERR*/Sv)在整个高本底地区为−0.06(95%*CI*：−0.60～0.67)，而在阳东地区和阳西地区分别为 0.35(95%*CI*：−0.34～1.33)和−0.52(95%*CI*：−1.03～0.20)。

表 6-5-21 主要癌种的超额相对危险系数

癌种	病例数	*ERR*/Sv	95%*CI*
全部癌症	1 202	−0.02	−0.57～0.73
全部实体癌	1 153	−0.06	−0.60～0.67
肝癌	318	−0.80	−1.14～0.31
鼻咽癌	219	−0.62	−1.49～1.16
胃癌	118	−0.34	−1.37～2.19
肺癌	119	0.33	−1.35～2.21

6.5.3.2　非癌症流行病学调查

(1) 免疫学反应测定

免疫学反应测定了 HBRA 和 CA 居民的淋巴细胞形态转化率，发现 HBRA 居民的反应性增强；还测定了 HBRA 和 CA 居民的白细胞介素-2 分泌细胞频数，发现 HBRA 大于 CA，差异有统计学意义。为了得到更全面和确切的结果，免疫学反应的研究仍在继续。

(2) 非癌疾病死亡的相对危险度

非癌疾病死亡的相对危险度比较了 HBRA 与 CA 居民的非癌症疾病死亡率，HBRA 的相对危险度为 $RR=1.06(95\%CI:1.01\sim1.10)$，差异虽小，但有统计学意义。

(3) 细胞遗传学研究

HBRA 居民外周血淋巴细胞染色体的非稳定性畸变（双着丝粒、双着丝环）频率显著地高于 CA 居民的相应值（中日合作期间共测 HBRA 居民三代 22 人，对照地区居民三代 17 人），且随累积剂量增加而增加。每例平均检查2 600个细胞，双着丝粒、双着丝环的年增长率（不包括儿童）在 HBRA 平均为 0.056/1 000 个细胞，在 CA 平均为 0.030/1 000 个细胞。HBRA 与 CA 的频率差异有统计学意义。研究组与美国国家癌症研究所(NCI)合作对 HBRA 和 CA 的 50～65 岁妇女也做过外周血淋巴细胞染色体非稳定性畸变的研究，得出类似的结果。HBRA 和 CA 各观测了 100 名妇女，对每名妇女观察 100 个中期分裂相，HBRA 妇女的双着丝粒、双着丝环的频率为 1.6‰，标准误为 0.04；CA 的频率为 0.6‰，标准误为 0.02。两地区的差异有统计学意义。中日合作研究中，稳定性畸变中的易位频率（用 Fish 技术检测易位，共测定 HBRA 居民 34 人，CA 居民 32 人，每例平均检查 4 800 个细胞），HBRA 老年受检者的易位频率为 11.3 ± 3.6，CA 为 10.0 ± 3.8，但两地区差异无统计学意义。吸烟可使易位频率增加。

6.6　矿工辐射流行病学研究

矿工这个职业已经存在了近千年，有金矿工、煤矿工等多种工种。近 30 年来，矿工肺癌的病因学研究已取得一些阶段性成果，但是由于受到条件和时间的限制，还有不少工作有待继续完成。例如，矿工的长期随访，不同年代氡暴露量的合理估计，职业癌的病因学研究要求足够长的观察时间，等等。云锡矿工观察队列的最早井下暴露时间从 20 世纪 20 年代开始，迄今已有 80 多年，人群稳定，很少失访。云锡矿工的剂量监测和人群研究分别从 20 世纪 50 年代和 20 世纪 70 年代开始，迄今分别已有近 50 年和 30 年。这样长的时间里几个研究所共同协作，对同一矿山和同一稳定人群进行病因学研究在国内外都是少见的。

6.6.1　早期矿工肺癌研究

1 500 年前，在德国南部和捷克西部地区，有不少矿工因肺病死亡，直到 1911 年，人们才弄清这些矿工是死于肺癌。1930—1945 年，人们逐渐知道矿工肺癌是由氡子体辐射引起的。

1875—1912 年，德国史内堡的沥青铀矿工中有 622 人死亡，322 人死于癌症，其中肺癌死亡占 87%。1921—1926 年间该矿死亡的矿工中，肺癌死亡约占 50%，每年约有 1%的矿工死于肺癌，比当时肺癌发病率最高的英国还高 10 倍。肺癌潜伏期为 5～45 年，平均 17 年。矿下氡浓度约为 111 Bq/L，每人每天平均吸入氡及其子体约 0.002 Gy，在此期间，肺部所受辐照量高达 0.774 C/kg。同时，每天还吸入多达 6 g 的矽、砷和钴尘。有人统计，1916—1939 年间该矿约发生 400 例肺癌，大多数暴露年限为 20～50 年，最短为 7 年。1923—1932 年，研究人员解剖了 8 例肺癌死亡患者，发现他们多与矽肺并发，肺癌组织每克含铀量为 10^{-12} g。1937 年，研究人员解剖了 28 例肺癌死亡患者，发现其每克肺癌组织中平均含铀量达 10^{-7} g。

埃文斯(Evans)报道，在约希莫夫矿，矿工的气管及主要支气管上皮细胞在 8 h 内受到的辐射剂量约为 0.13 cGy，在矿井中受照时间平均约 17 年，累积剂量在 6 Gy 左右，该矿肺癌潜伏期最短为 13 年。

加拿大萤石矿、英国铁矿、捷克钨矿、萤石矿和锂矿及瑞典的两个矿中都相继发现肺癌病例的增加。1952—1961 年，研究人员在圣洛伦斯的萤石矿工中发现，矿井内工作 1 年以上死亡的 51 例矿工中，23 例为肺癌患者，约占 45%，萤石矿工肺癌死亡率较一般男性工人(123.12/10 万)高 28.8 倍。表 6-6-1 为萤石矿和铀矿工人肺癌发生情况。

表 6-6-1 萤石矿和铀矿工人肺癌发生情况

不同目标参数		萤石矿		铀矿			
		圣洛伦斯		约希莫夫及史内堡		科罗拉多	南非
		非作业区	作业区	废矿	采掘矿	采掘矿	采掘矿
氡含量	均值	—	—	—	2 900	—	—
$3.7\cdot10^{-2}$ Bq/L	范围	270～2 500	5～1 510	?～59 000	?～18 000	70～59 000	25～500
氡子体 α 潜能	均值	53	2.5～10	—	—	—	—
11.3×10^{5} MeV/(L·周)	范围	4.2～193	0～12	—	—	—	—
γ 辐射 2.58×10^{-7} C/kg·h		0.03～0.5	—	—	—	—	—
死亡矿工中肺癌患者占比/%		33		43		11.4	3.5
		45		52			
矿工被照时间/a	均值	12.5		17		—	
	范围	5.5～21.3		13～23		7～12	
诱发时间/a	均值	19.1		25		—	—
	范围	11.5～25.0		15～43		—	—
死亡年龄/岁	均值	46.8		55		—	—
	范围	33～56		37～69		—	—

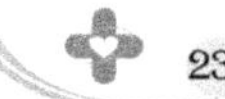

1965 年,美国科罗拉多铀矿报道,5 370 名矿工中有 249 人死亡,其中因肺癌死亡 31 例,明显高于其他死因。研究显示,美国白人铀矿工中肺癌死亡数比预计高 10 倍。1950—1973 年,已知有 235 名美国铀矿工死于呼吸道癌。1969 年,有人估计美国矿工支气管上皮受照剂量为 0.35～490 Gy。

伦德恩等对 3 366 名白人矿工和 750 名非白人矿工调查发现,白人矿工的肺癌超额死亡率为 60%,大于 120 WLM 的工人中肺癌死亡率见表 6-6-2。

如表 6-6-2 所示,肺癌超额死亡率随累积受照剂量(WLM)增加呈直线上升,因此人们需要注意肺癌与辐射剂量的关系。

表 6-6-2　铀矿工人中肺癌超额死亡率与受照剂量的关系

组别	受照剂量/WLM					
	<120	120～359	360～839	840～1 799	1 800～3 719	>3 720
观察死亡人数	1	12	14	12	21	10
预计死亡人数	1.81	2.57	2.95	2.52	1.43	0.42
超额死亡人数	—	9.43	11.05	11.48	19.57	9.58
人年	8 516	9 365	9 045	6 607	3 455	978
超额死亡数/1 000	—	1	1.2	1.7	5.7	9.8

6.6.2　剔除吸烟影响后的矿工肺癌研究

肺癌的发病率和死亡率都很高。吸烟和氡暴露是导致肺癌的主要原因。WHO 已将氡列为致癌物质,其可导致肺癌。氡是一种天然的放射性物质,主要存在于土壤或岩石的惰性气体中。这种气体衰变成称为氡子核的放射性元素,可以通过呼吸进入人体。一旦进入人体,这些放射性元素就会释放出影响肺组织的射线,长期暴露在这些射线中就会导致肺癌。流行病学研究首先概述了欧洲矿工中肺癌发病率与氡暴露之间的高度相关性。此后,关于氡暴露和家庭肺癌发病率的数据和研究不断积累。许多国际研究报告显示,当室内氡浓度很高时,肺癌的风险率就会增加。

已有研究显示,11 组职业暴露于相对较高氡浓度的矿工的肺癌发病率存在高风险,3 组普通矿工显示出相对较低的风险,但结果在统计学上并不显著。然而,随着氡浓度的增加,肺癌的风险增加。由于统计效能较低,这种风险可能被低估了。因此,今后需要对氡暴露浓度相对较低的一般人群中不吸烟者患肺癌的风险进行更多的科学设计的研究。

氡是肺癌的第二大危险因素,也是不吸烟者患肺癌最常见的原因。肺癌的发病率逐年上升,特别是在非吸烟者中。确定不吸烟者的癌症病因非常重要,因为与其他类型的癌症不同,肺癌的早期发现非常困难。

(1) 根据吸烟状况判断矿工患肺癌的情况

1985 年,中国劳动保护研究所、云南锡业集团公司健康研究所、中国医学科学院肿瘤研究所和美国国家癌症研究所对云南锡业集团公司在职和退休员工进行了历史队列研究。1976 年,研究人员对其 5 个主要采矿单位的所有在职和退休员工进行了职业健康调查。这项调查涵盖了约 44 000 名云南锡矿工在职和退休员工中的近 20 000 人。研究对象的定义是所有参加职业调查并在 5 个主要采矿单位之一工作的员工。这个调查是一次普查,因此包括 5 个主要采矿单位的所有员工。大多数云南锡矿工中具有一些地下开采工作经验的工人工作于 5 个主要采矿单位之一,因此属于研究人群(表 6-6-3)。

在有数据的受试者中,3%的肺癌病例和 7%的非肺癌病例在调查时表明自己是非吸烟者。在非吸烟者中,随着累积氡暴露量(WLM)增加,肺癌的 *RR* 增加。与非吸烟者相比,吸烟者患肺癌的风险是非吸烟者的 2～3 倍(数据未显示)。

表 6-6-3 吸烟状况和氡暴露导致肺癌的相对危险度

组别	累积氡暴露量/WLM				
	<100	100～199	200～399	400～799	≥800
非吸烟者	—	—	—	—	—
吸烟者	2	2	1	16	4
RR	1	2.2	0.7	9.9	9.2

另一份通过对杰赫莫诺夫矿和霍尼斯拉夫科夫矿的矿工就业记录进行搜索的研究。在 1948—1959 年开始地下工作并持续至少 4 年,获得他就业历史的详细资料,包括其从事工作的类型、工作的具体矿及相关日期,则该名男子被纳入研究。共有 4 320 名男子符合这些标准并被纳入研究。这些人被跟踪到 1991 年 1 月 1 日。

该研究只获得了部分矿工(75%)的吸烟史。研究人员根据捷克斯洛伐克男性人群的统计数据,将观察到的非吸烟者肺癌发病率与预期肺癌发病率进行了比较。吸烟者每年每 1 WLM 的肺癌归因率比非吸烟者高 1.6 倍。然而,非吸烟者的观察值与预期肺癌发病率却大大高于吸烟者(表 6-6-4)。

表 6-6-4 吸烟状况和氡暴露导致肺癌的相对危险度

组别	累积暴露量/WLM									
	<50	50～100	100～200	200～300	300～400	400～500	500～600	600～700	>700	合计
非吸烟者	—	—	—	—	—	—	—	—	—	—
吸烟者	2	3	5	8	5	13	6	23	11	76
RR	1	1.4	1.6	2.5	0.6	1.3	4.5	6.7	7.9	1.6

(2) 美国的研究

来自美国科罗拉多高铀地区的一组研究对象包括 4 137 名在铀矿工作至少 1 个月的男子,他们同意在 1950 年 1 月 1 日至 1960 年 12 月 31 日期间接受至少 1 次健康检查。直到 1990 年,研究人员一直在跟踪研究这一群体。截至 2005 年 12 月 31 日,研究人员通过姓名、社会保障号码和出生日期将工人与国家死亡指数和社会保障管理局的死亡档案联系起来,获得了额外的研究结果。

从非吸烟者中可以发现,美国矿工因肺癌死亡的研究中,标准死亡率随暴露水平的增加而增加。这种趋势间是否存剂量效应关系，需要进一步对非吸烟者的剂量和癌症死亡率进行趋势检验（表 6-6-5）。

表 6-6-5　1950—2005 年科罗拉多高原铀矿工肺癌标准化死亡率和吸烟状况及累积氡子体暴露类别（滞后 5 年）标准化死亡率

组别	铀矿开采氡子体累积暴露量/WLM				趋势斜率病例
	＜120	120～399	400～999	≥1 000	
非吸烟者人数	2	9	22	43	
SMR(95%*CI*)	0.25(0.03～0.89)	0.87(0.40～1.7)	2.9(1.8～4.4)	6.3(4.6～8.5)	4.5×10^{-6}
SRR(95%*CI*)	1.0(—)	3.5(0.75～16)	13(3.0～54)	29(7.0～120)	

研究人员在新墨西哥州召集了有至少 1 年地下铀矿开采经验的 3 469 名男性，并对其死亡率进行了跟踪调查（直至 1985 年 12 月 31 日）。研究人员通过在马里兰州格兰茨的格兰茨诊所接受采矿相关体检的人员名单与公司人事记录进行对比，汇总了这批人。该诊所自 1957 年开业以来，为格兰特地区的矿工进行了大部分就业前体检和后续身体检查。研究人员还审查了 1970 年经营的 5 家主要公司和若干较小公司的人事记录，以证明这些人至少 1976 年 12 月 31 日前在新墨西哥州的铀矿井下工作了 1 年。这个研究最终选择了 4 044 名男性。与吸烟者相比，非吸烟者的相对危险度为 3.6（95%*CI*：1.3～10.0）。相对危险度随吸烟量的调整变化不大。然而，包括吸烟在内的模型偏差明显小于不吸烟的模型，说明吸烟是一个重要的危险因素（表 6-6-6）。

表 6-6-6　新墨西哥州地下铀矿工队列中肺癌相对风险

累积暴露量/WLM	案例	吸烟未经调整 *RR*	调整后 *RR*
0～99.9	11	1	1
100～199.9	12	2.2(1.0～5.1)	2.2(0.9～5.0)
200～299.9	10	2.8(1.2～6.7)	2.7(1.1～6.6)
300～399.9	11	7.3(3.1～17.2)	7.1(3.0～16.8)
400～499.9	9	10.7(4.3～26.4)	10.8(4.4～26.7)
500～749.9	8	9.5(3.7～24.2)	9.0(3.6～23.0)
750～999.9	2	10.3(2.2～46.9)	9.9(2.2～45.5)
≥1 000	4	12.3(3.9～39.1)	13.5(4.3～43.1)
合计	67	4.5(1.8～23.1)	3.6(1.3～10.0)

（3）加拿大的研究

在加拿大的一项研究中，铀矿工的定义是，1954 年以后到胸科诊所就诊并被报告在安大略省的一个铀矿中工作了至少 2 个星期，或者由铀矿开采公司报告在安大略省的一个铀矿中接触了短寿命的氡子体。在 26 674 名铀矿工中，有 1 344 名铀矿工被确认身份，21 346 名男性铀矿工被排除在外。

在这项调查中，约20%的铀矿工说他们从未吸过烟。Logit模型对吸烟史的分析表明，从不吸烟的铀矿工的比例和矿工的出生年份之间存在联系。Logit模型的分析结果还表明，从不吸烟的铀矿工的比例在出生年份每增加10年就增加2%(数据没有显示)。

在加拿大纽芬兰省的一项研究中，研究对象包括1950—1990年受雇于圣劳伦斯萤石公司或纽芬兰萤石有限公司的1 743名地下矿工和321名地面工人，研究的相关结果见表6-6-7和表6-6-8。

表6-6-7 根据氡子体累积暴露量和吸烟状况建立纽芬兰地下萤石矿工肺癌相对危险度和拟合模型

吸烟状态		氡子体累积暴露量/WLM			
		<500	500～1 500	1 500～2 500	≥2 500
非当前	死亡人数	6	7	4	2
	RR	1.0	4.80	5.17	5.22

非吸烟者的*RR*随氡子体暴露量的增加而增加，吸烟者的这一结果高于非吸烟者($P=0.03$)。非吸烟者的归因危险度为0.65。

表6-6-8 1950—1990年已知吸烟状况的地下萤石矿工吸烟状况的肺癌的超额风险

吸烟状态	死亡人数	*ERR*/WLM	95%*CI*	*P*值	归因危险度
非吸烟者	19	0.002 5	0.000 6～0.009 3		
吸烟者	71	0.005 5	0.002 4～0.016 8	0.03	0.65
合计	90	0.004 6	0.002 0～0.014 4		

(4) 瑞典的研究

1951—1976年，有研究人员对1 415名瑞典铁矿工的肺癌死亡率进行了调查，这些矿工出生于1880—1919年之间，他们在1930年还活着，1897—1976年之间在地下工作了1年以上，研究的相关结果见表6-6-9。

非吸烟者的相对危险度为0.107，这表明肺癌风险增加1倍所需的剂量小于10 WLM。如此低的数值表明，如果将30年的滞后时间用于计算氡对每年0.1 WLM的本底剂量的影响，则在一般人口中观察到的不吸烟者肺癌病例中，很大一部分可能是接触氡所致。

表6-6-9 氡子体暴露对井下矿工的肺癌风险的队列研究结果

队列	人数	平均随访年限	绝对风险系数/(人年/WLM)	*RR*
瑞典铁矿工	1 294	44	19	0.036
吸烟者	—	44	22	0.024
非吸烟者	—	44	16	0.107

(5) 澳大利亚的研究

镭迪厄姆山铀矿位于南澳大利亚东部的一个偏远地区，从 1952 年至 1961 年底运营，生产出口到英国和美国的铀，该矿由南澳大利亚矿业部拥有和经营。一项关于氡接触与肺癌的研究包括 2 574 名在镭迪厄姆山工作的工人。工人的姓名、生日和工作细节(工作类型、开始日期、停止日期)是从南澳大利亚矿业部保存的记录中提取的。这些记录只包括本署雇用的工薪人士，不包括受薪雇员(地质学家、管理人员和其他专业人员)或承包商。

表 6-6-10 显示了澳大利亚人口的辐射效应模型估计值，这些数据是根据 30～75 岁的人群接触 20 Bq/m^3、50 Bq/m^3、80 Bq/m^3、100 Bq/m^3、200 Bq/m^3、400 Bq/m^3 和 600 Bq/m^3 氡浓度，采用两种用于矿工肺癌风险估算的精确模型(BEIR Ⅵ矿工和欧洲矿工队列模型)，对男性和女性、戒烟失败者、从不吸烟者和烟龄大于 50 年者分别提出了氡接触与肺癌的超额寿命风险。

根据使用的风险模型，假设从不吸烟的男性从 30 岁开始居住在氡浓度为 50 Bq/m^3(欧洲长期平均值)的家中，其 75 岁时因氡引起的肺癌死亡的终生风险估计在 0.08%～0.11%之间。对于氡浓度为 200 Bq/m^3 的家庭中从不吸烟的男性来说，这项估计值上升到 0.30%～0.42%，在 400 Bq/m^3 的家庭中上升到 0.90%～1.27%。

表 6-6-10　不同模型估计氡致男女患肺癌的超额寿命风险

氡浓度/(Bq/m^3)	累积暴露量/(WLM/年)	家中氡暴露导致肺癌死亡的超额风险/%					
		BEIR Ⅵ矿工队列模型			欧洲矿工队列模型		
		戒烟失败	烟龄>50 年	从不吸烟	戒烟失败	烟龄>50 年	从不吸烟
男性							
20	0.09	0.7	0.32	0.04	0.46	0.22	0.03
50	0.22	1.7	0.79	0.11	1.12	0.53	0.08
80	0.35	2.68	1.25	0.17	1.77	0.84	0.12
100	0.44	3.36	1.57	0.21	2.22	1.06	0.15
200	0.88	6.55	3.11	0.42	4.37	2.11	0.3
400	1.76	12.5	6.1	0.85	8.45	4.15	0.6
600	2.64	17.9	8.97	1.27	12.3	6.14	0.9
女性							
20	0.09	0.56	0.28	0.05	0.36	0.19	0.04
50	0.22	1.36	0.69	0.13	0.89	0.46	0.09
80	0.35	2.16	1.09	0.21	1.4	0.73	0.14
100	0.44	2.7	1.37	0.27	1.76	0.91	0.18
200	0.88	5.31	2.71	0.53	3.48	1.82	0.36
400	1.76	10.3	5.34	1.06	6.81	3.59	0.73
600	2.64	14.93	7.88	1.58	10	5.33	1.08

流行病学研究发现，氡暴露是欧洲矿工死亡的主要原因。从 20 世纪 80 年代末开始，北美和欧洲的研究人员开始评估室内的氡浓度。利用积累的数据，研究人员绘制

了氡易发地区的地图，并对其进行研究，以便在室内氡接触与肺癌发病率之间建立联系。因此，WHO 推荐了降低室内氡浓度的规定，并将氡列为致癌物质。

(6) 职业暴露的研究

高水平的职业氡暴露是肺癌的既定危险因素。目前已有一些室内氡浓度与肺癌的病例对照研究，但很少有队列研究评估室内氡暴露与肺癌之间的关系。1982 年，在美国，有研究人员招募了近 120 万名当年全国癌症调查项目的参与者，根据参与者入学时的基本信息，研究他们患肺癌的风险与平均县级室内氡浓度之间的关系（表 6-6-11）。参与者年龄在 30 岁以上，或至少有 1 名家庭成员年龄在 45 岁以上。在 2 754 个县中，共有 708 373 名参与者被保留进行分析，其中 3 004 人在 1988 年死于肺癌。

表 6-6-11 1982—1988 年随访的室内氡浓度与肺癌之间关系的队列情况

特征	数量	死亡人数	*HR*(95%*CI*)	*P* 值
非吸烟者	375 087	271	0.77(0.47～1.25)	
吸烟者	152 033	1 792	1.20(1.00～1.44)	0.66
戒烟者	203 253	941	1.09(0.84～1.41)	

(7) 丹麦的研究

1993—1997 年，有一个总人数 57 053 人、年龄在 50～64 岁之间的饮食、癌症与健康的前瞻性研究。参与者必须出生在丹麦，生活在哥本哈根或奥尔胡斯，并在纳入研究时无癌症。研究人员对每个队列成员的癌症发生情况进行了跟踪调查，直到 2006 年 6 月 27 日，确定了 589 例肺癌病例（表 6-6-12 和表 6-6-13）。

非吸烟者的发病率的相对危险度为 $RR=1.67$（95%CI：0.69～4.04），且发病率与氡暴露的四分位数呈剂量效应关系。该队列研究结果显示，氡与肺癌发病风险之间的关联微不足道，在氡暴露的 4 个四分位数上没有令人信服的剂量效应模式。但是，非吸烟者中没有明显的线性关系，研究中仅有 99 个非吸烟者患上了肺癌，这可能与剂量沉积有关。

表 6-6-12 室内氡浓度与肺癌发病率的关系（非吸烟者）

室内氡浓度/(Bq/m^3)	*RR*(95%*CI*)		
	发病人数	模型 1	模型 2
＜17.6	27	1	1
17.6～39.5	24	0.91(0.52～1.58)	1.16(0.63～2.13)
39.5～66.1	22	0.78(0.44～1.37)	1.25(0.60～2.59)
＞66.1	26	0.85(0.49～1.45)	1.48(0.68～3.20)
合计	99	0.82(0.43～1.56)	1.67(0.69～4.04)

注：模型 1 以年龄作为考克斯模型的时间尺度进行调整，模型 2 根据年龄、性别、BMI、上学时间、社会经济地位、环境烟草烟雾、水果摄入量、酒精摄入量、居住类型、在与肺癌高风险相关的行业中就业、交通进行调整。

表 6-6-13　调整后的肺癌发病率与性别层次间的关系

交互变量	数目	RR(95%CI)	P 值
性别			
男	46	1.35(0.44～4.11)	0.52
女	53	2.02(0.70～5.76)	
NO_x/(μg/m^3)			
<21.8	48	1.80(0.60～5.42)	0.92
≥21.8	51	1.68(0.54～5.23)	
ETS			
否	34	1.19(0.34～4.20)	0.45
是	65	1.99(0.74～5.33)	

注:ETS 为环境烟草烟雾。美国辐射防护委员会根据年龄、性别、BMI、上学时间、社会经济地位、环境烟草烟雾、水果摄入量、酒精摄入量、居住类型、在与肺癌高风险有关的行业中就业、交通进行调整。

(8) 世界各地的氡浓度

美国环境保护局、英格兰公共卫生局、芬兰辐射与核安全局及北美和欧洲的许多其他国家机构进行了氡浓度的全国性调查,以测量室内氡浓度并绘制氡易发地区的地图,反映氡沉积物的区域和地质差异。表 6-6-14 是世界部分地区的室内氡浓度调查结果。

表 6-6-14　世界部分地区的室内氡浓度调查结果

国家	年份	范围	户数	AM(SD)	GM(SD)	中位数(min,max)	超额率/%	推荐水平/(pCi/L)
美国	1989—1990	全国	5 694	1.25(0.12)	0.68(0.08)	—	6.0	
	2003—2004	德克萨斯州	2 890	1.00(—)	0.5(—)	0.6(—)	3.6	—
	2003—2004	伊利诺伊州	22 082	—	5.16(3.47)	3.6(0.4,178.9)	46.0	—
	2010	俄亥俄州	159 340	—	3.99(—)	—(—,927.6)	32.64	—
	2014	堪萨斯州	73 959	—	—	—(—,1121.6)	42.6	—
	2014	纽约	73 519	6.24(—)	2.72(3.52)	—(—,522.1)	—	—
	2015	内华达州	17 255	3.68(—)	—	—	26.4	—
加拿大	2007	渥太华	93	110(1.68)	74(2.26)	—(8,1525) —(81 525)	12.0	200
	2008	温尼伯	116	143(1.01)	112(2.07)	—(20,483) —(20,483)	20.0	—
	2010	弗雷德里克顿	45	138(2.13)	82(2.56)	—(16,1374) —(16,1374)	18.0	—
	2010	哈利法克斯	64	259(4.75)	107(3.67)	—(4,2341) —(4,2341)	32.0	—
英国	1986—1987	全国	2 093	20.5(—)	15(2.20)	—	0.5	200
	2009	英格兰	465 000	99(—)	53(—)	—	11.3	—
	2009	威尔士	16 800	91(—)	51(—)	—	10.7	—
	2008	苏格兰	19 100	37(—)	20(—)	—(—,4 600) —(—,4600)	1.9	—
	2009	北爱尔兰	24 000	70(—)	46(—)	—(—,4 900) —(—,4900)	5.0	—

续表

国家	年份	范围	户数	AM(*SD*)	GM(*SD*)	中位数(min,max)	超额率/%	推荐水平/(pCi/L)
丹麦	1985—1986	全国	496	47(—)	29(2.20)	—	2.2	200
	1995—1996	全国	3 019	—	—	—(2 590)	—	—
	—	新区	200	—	—	36.8(9,118)	7.0	100
芬兰	1990—1991	全国	3 074	1.23	84.0(2.1)	—	3.6	400
	1996	全国	51 443	2.48(—)	—	—(—,32 700)	13.0	—
德国	1978—1984	全国	7 500	5.00(—)	40(—)	—	1.5～2.5	100
	1991—1993	—	—	—	—	—	—	—
匈牙利	1994—2006	全国	6 154	1.74(139)	—	—(—,1 841)	29.0	200
爱尔兰	1992—1999	全国	11 319	8.90(—)	57.0(2.40)	—(10,1 924)	8.8	200
日本	1993—1996	—	899	15.5(13.5)	12.7(1.78)	11.7(—,208)	—	—
	—	—	6 645	21.3(18.8)	17.3(1.83)	16.4(—)	0.4	—
中国	1984—1990	全国	10 811	22.5(—)	19.6(—)	—	—	—
	1994—1998	沈阳	608	115.7(—)	91.2(1.93)	122.4(—)	17.4	—
	—	甘肃	2 394	222.9(—)	176.2(2.08)	227.8(—)	65.7	—

注：AM代表算术平均数，SD代表标准差，min代表最小值，max代表最大值。

氡是一种致癌物质，是继吸烟之后导致肺癌的第二大危险因素。韩国人的肺癌发病率和死亡率很高，其氡接触与肺癌之间可能存在联系，尽管目前的研究没有观察到这种联系，但是这方面的研究大多是由韩国的个人、区域研究小组进行的。此外，在可获得的数据中，由于无法控制个人生活方式或习惯的不确定性、疾病史、社会经济地位等，可能存在生态错误。因此，我们建议有必要进行生态学研究，应用更专业的统计分析和队列研究或病例对照组研究，以控制吸烟、氡暴露等方面的个体差异。

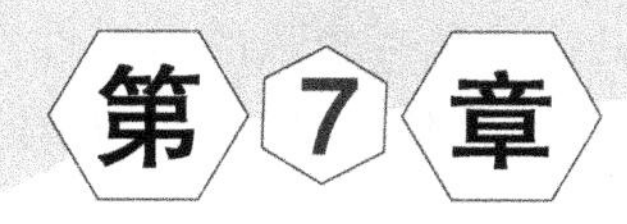

第 7 章 我国核工业 60 年辐射流行病学调查介绍

核工业从业人员是辐射流行病学研究的重点群体，我国政府相关部门对其辐射健康效应高度关注，20 世纪八九十年代便开展了核工业 30 年辐射流行病学调查。2017 年，我国政府相关部门再次立项开展核工业 60 年辐射流行病学调查。

本章主要介绍我国核工业 60 年辐射流行病学调查项目的一些基本情况和部分进展，包括背景、研究目的、主要内容、阶段性成果和后续工作。

7.1 项目基本情况

7.1.1 背景

自 1895 年德国物理学家伦琴发现 X 射线和 1896 年法国物理学家贝克勒尔发现铀的放射性以来，人类对电离辐射的研究和利用经历了一百多年，电离辐射引起的不良健康效应逐渐被确定。目前，电离辐射已经渗透到人们生活的各个角落，在工业、农业、医学、军事和科研等领域得到广泛应用，其中核能核电的开发利用和各种癌症的诊疗尤为显著，给人类带来了巨大的利益。然而，电离辐射是把双刃剑，其在造福人类的同时，也有可能给环境和人类健康带来危害，并且这些危害大多是潜在的，有时也会表现出来，具体的表现形式可能是确定性的辐射损伤效应，也可能是随机性的辐射致癌和辐射遗传效应。人们对电离辐射损伤效应的研究与核辐射技术的发展相伴相随，从早期单一的大剂量放射损伤事故的医学生物学研究，到后来长期的低剂量辐射的大规模人群辐射流行病学调查，其目的就是要阐明电离辐射对人体的生物学损伤效应。

我国是核辐射技术应用大国，20 世纪 50 年代开始了具有划时代意义的“两弹一星”工程，一大批科技工作者和技术工人前赴后继投身其中。队列建设时间早、从业人员多、历史跨度长，从铀矿勘探、开采、运输、冶炼、铀浓缩、加工、反应堆运行、后处理到放射性废物治理，国家安排了数十万人员从事相关工作。因此，关注并研究核工业从业人员的健康状况，分析长期低剂量职业暴露情况下从业人员的辐射健康效应，是一个大国应有的责任，也是为降低辐射危害和今后的核能与核技术开发与合理利用提供原始资料的科学依据。近年来，我国第一批核工业从业人员的年龄大多在 80 岁以上，随着“十三五”规划的快速发展，我国核工业正在经历第二次腾飞，相关从业人员的人数必将增加，这部分从业人员的健康更受关注，因此抢救性挖掘、回顾和总结相关职业暴露历史资料，科学评估核工业从业人员长期职业暴露与健康损害结局的关系，为国防科工局和核工业事业的发展提供有价值的历史数据具有较强的迫切性。

20 世纪 80 年代末，全国大部分核工业单位开展过核工业 30 年辐射流行病学调查，结果发现低剂量电离辐射(low dose ionizing radiation，LDIR)(因为有放射防护措施，因此正常工作状态下不存在高剂量电离辐射)并没有使肿瘤死亡率增加，甚至低于对照组。当时，由于方法零散、标准不统一、数据统计技术落后等，没有形成标准化、系统性和具有指导性的辐射流行病学调查方法。当前，人群流行病学研究方法已成熟，学科发展也很迅速，但是经典流行病学没有与辐射剂量学相关的研究，运用经典流行病学进行核工业从业人员的队列研究并不适合，并且我国核工业已开展 60 余年，相应的生物学效应都已表现出来了，进行长期的辐射流行病学调查，在研究范围、技术方式上也有别于其他国家。结合我国国情和国家政策，系统评估研究我国核工业典型单位的核工业从业人员长期职业暴露与健康损害结局的关系时，没有权威性的调查方案，势必给工作人员、调查对象、业务主管部门带来不便。因此，国防科工局再次启动核工业 60 年辐射流行病学调查。该项目首先探索、建立适合我国的辐射流行病学调查技术规范，然后在此基础上，对项目单位进行辐射流行病学调查、收集资料，最后在统计学、流行病学专家指导下，从是否接受辐射剂量的定性角度和累计接受剂量的定量角度，进行多角度、多模型的统计分析并得出结论，为我国核工业从业人员的健康保驾护航。

7.1.2 研究目的

核工业从业人员辐射流行病学调查的目的是通过人群辐射流行病学回顾性队列研究和前瞻性队列研究，系统研究我国核工业部分典型单位的核工业从业人员长期职业暴露与健康损害结局的关系。

回顾性队列研究是在我国核工业 30 年辐射流行病学调查的基础上，确定调查单位，以放射工作人员为暴露组，以同单位其他非放射工作人员为对照组，调查两组人员 60 年内所有的基本信息、辐射累计暴露剂量、生活习惯、血液标本、相关健康损害结局(效应)及部分从业人员子代出生缺陷、不良健康结局等资料，并开展分子流行病学研究，在细胞和分子水平上探索与电离辐射长期暴露相关的新的健康效应早期预警生物标志物，为电离辐射损伤的二级预防及从业人员进行分子诊断研究提供科学依据。

前瞻性队列研究是系统收集上述核工业从业人员(现职职工)的包括辐射剂量在内的基线资料、心理健康状态和血液标本，建立我国核工业从业人员前瞻性队列数据库，前瞻性地定期随访相应健康损害结局，然后结合队列研究资料，采用适合队列研究的各种统计模型，调整更多的混杂因素，更加准确地估计长期电离辐射暴露对我国核工业部分典型单位核工业从业人员健康损害效应及部分从业人员子代出生缺陷、不良健康结局的关联程度，并采用心理量表系统研究核工业从业人员的心理状况，为员工的心理干预和岗位调换提供基础资料，目的是揭示辐射职业环境和遗传对肥胖、代谢性疾病、高血压、2 型糖尿病、慢性阻塞性肺疾病(COPD)、脑血管疾病(CVD)、脑卒中及恶性肿瘤等的发病风险，进一步阐述辐射暴露与健康的关系，为探讨长期职业暴露与健康损害结局的关系提供数据支持。

7.1.3　主要内容

（1）辐射流行病学回顾性队列研究

① 采用辐射流行病学回顾性队列研究的方法，设计标准结构式调查表。培训调查员，调查目标单位自建立以来从业人员的辐射累计暴露剂量、生活习惯、健康损害结局（效应）及部分从业人员的子代出生缺陷、不良健康结局等资料。从业人员的健康损害结局（效应）包括死亡、恶性肿瘤及心脑血管疾病。考虑到辐射效应潜伏期，2010年1月1日之后参加工作的职工不列入回顾性研究队列之内。将2018年7月1日设为回顾性队列结局的截止日期。

② 对调查表的资料进行双人编码、双人录入、双遍核查和逻辑校对，建立合格的数据库。

③ 计算辐射累积剂量、暴露人年、死亡人数、发病密度及95%*CI*。采用Cox回归模型调整相关的协变量，估计不同累积剂量暴露组发生死亡、恶性肿瘤及心脑血管疾病等结局的*RR*、*ERR*及其95%*CI*。采用贝叶斯多水平模型建立辐射暴露与健康损害结局的风险预测模型。

（2）辐射流行病学前瞻性队列研究

① 基线调查。采用前瞻性队列研究的方法，从2019年1月1日开始系统采集目标单位在职核工业从业人员（2010年1月1日之后入职）的相关资料，内容是包括辐射累计暴露剂量、吸烟饮酒史、饮食史、家族病史等在内的基线资料。抽提5 mL空腹静脉血。

② 心理健康量表调查。辐射流行病学前瞻性队列研究采用一种自行设计的适合核工业从业人员的心理健康量表，调查从业人员的心理健康状况。

③ 结局随访。拟于2022年7月1日对新建立的前瞻性队列的健康损害、死亡结局进行随访，该时间为前瞻性队列研究结局随访截止日期。

④ 制订核工业从业人员前瞻性队列调查方案、数据采集模式，为今后核工业辐射流行病学调查提供基础技术规范。

⑤ 数据分析。采用Cox回归模型调整相关的协变量，估计不同累积剂量暴露组发生死亡、恶性肿瘤及心脑血管疾病等结局的*RR*、*ERR*及其95% *CI*。采用贝叶斯多水平模型建立辐射暴露与健康损害结局的风险预测模型。

（3）电离辐射损伤早期预警生物标志物的探索研究

在辐射流行病学回顾性队列研究的基础上，研究人员为了深入研究长期电离辐射暴露对血液相关分子的影响程度，发现了电离辐射损伤的早期预警生物标志物。电离辐射损伤早期预警生物标志物的探索研究内容为，对目标单位目前健在的、具有完整辐射剂量档案的关键对象（如堆工、后处理、放化等岗位的工作人员）及非放射性暴露对象各抽提5 mL空腹静脉血，暴露组和非暴露组按工种分层随机抽样各选100人，检测染色体、微核，对高剂量组筛查肿瘤标志物甲胎蛋白、癌胚抗原、糖链抗原199等的表达水平，基因芯片筛查差异的miRNA、mRNA等，对差异表达的肿瘤标志物和辐射敏感生物分子进行验证，研究不同辐射剂量暴露水平对生物标志物的影响程度和组间差别。暴露组和非暴露组按年龄配比，排除恶性肿瘤、脑卒中、缺血性心脏病患者。

7.2 阶段性成果

7.2.1 《辐射流行病学调查技术规范》团体标准

本项目在实施过程中,围绕技术先进性、创新性、有效性、国际接轨性的态度,制定了《辐射流行病学调查技术规范》(T/CNS7－2018),既弥补了辐射流行病学调查过程中的技术难题,又开拓性地建立了新的模式,尤其是在前瞻性研究队列的数据收集、整理、分析过程中,特别注重技术和质量保证措施,这方面的工作得到了相关部门的支持。该规范的基本内容如下。

该规范分为 9 个章和 5 个资料性附录。9 个章分别是:第 1 章范围、第 2 章规范性引用文件、第 3 章术语和定义、第 4 章总则、第 5 章调查设计、第 6 章调查实施、第 7 章资料整理与分析、第 8 章调查报告、第 9 章质量控制。5 个资料性附录分别是:附录 1 回顾性调查问卷、附录 2 辐射流行病学调查知情同意书、附录 3 放射工作人员剂量调查表、附录 4 现患疾病登记表、附录 5 居民死亡信息调查表。

本规范是基于 10 项标准的合并与创新,包括职业性外照射个人监测规范、职业性内照射个人监测规范、外照射慢性放射病剂量估算规范和职业性放射性肿瘤诊断规范等标准,这些标准的共同特点是它们都是基于个人受照剂量估算的方法,既不适合大人群健康状况的监测,又不利于针对放射工作人员的科学研究,在一定程度上创新性地开拓了放射工作人员健康管理数据获取的依据与方法,进一步明确了其适用的范围。

7.2.2 生物信息学结果分析

基于问卷结果和累积受照剂量,项目组根据受照剂量的高低进行分组(空白为 A 组、≤50 mSv 为 B-2 组、＞50 mSv 为 B-1 组),筛选了部分调查对象的血液样本进行生物信息学检测。测量的指标包括全转录组测序中的 mRNA、LncRNA、CircRNA。本节内容主要介绍 mRNA 差异表达。使用 cuffdiff 软件(cufflinks 软件的一部分)计算并检测两个或两组样品间的差异表达 mRNA。要求倍数变化(fold change)≥2.0,即 log(FC)≥1.0、$P \leqslant 0.05$ 及 FPKM 值至少在一个样品中≥0.5 作为差异筛选的阈值。最终发现共有 873 个基因表达有显著性差异,这些基因中有 68 个表达上调,有 805 个表达下调。

对放射工作人员与非放射工作人员血样间差异基因的表达进行分析,使用 *R* 的 heatmap2 函数,以 FPKM 值进行差异表达 mRNA 聚类分析,图 7-2-1A很好地反映了对照组与部分低剂量照射组之间的类别关系。以两组样品的表达值绘制散点图,倍数变化阈值为 2.0,图 7-2-1B 明显地显示了上调基因与下调基因的分类数。利用倍数变化和 *P* 值绘制火山图,$P \leqslant 0.05$,fold change≥2.0,图 7-2-1C 再次验证了上调与下调基因的数量。

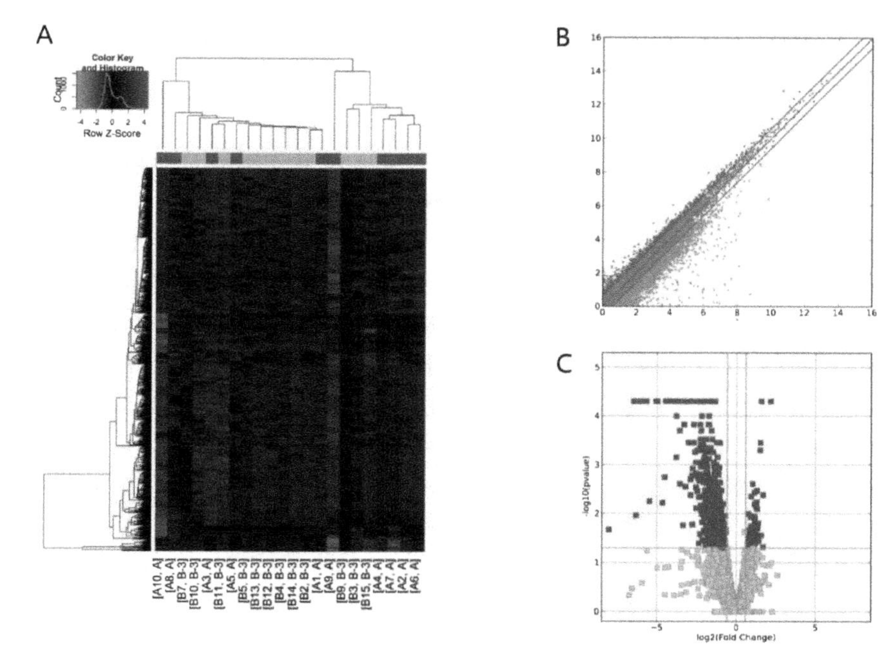

图 7-2-1 部分调查对象的聚类分析、火山图

项目组还对差异表达 mRNA 进行了 GO 分析与 KEGG 分析。对差异表达 mRNA 进行 GO 分析发现,其上调表达中,生物过程中有 94 个亚类,细胞成分有 18 个亚类,分子功能中有 16 个亚类;在下调表达中,生物过程中有 950 个亚类,细胞成分有 118 个亚类,分子功能中有 113 个亚类。基于其生物过程本体论,intracellular protein transport、cellular protein localization、ectoderm development 等主要与差异上调表达 mRNA 有关。在细胞成分本体论中,basal lamina、basement membrane、laminin complex 等主要与差异上调表达 mRNA 有关。在分子功能本体论中,cell adhesion molecule binding、integrin binding 等主要与差异上调表达 mRNA 有关。而在差异表达 mRNA 的下调表达中,生物过程中主要有 immune response、immune system process、immune effector process、defense response 等,细胞成分主要有 membrane-bounded organelle、cytoplasm、extracellular organelle 等,分子功能中主要有 protein binding、identical protein binding、cofactor binding 等。

进一步对差异表达基因进行 KEGG 分析,项目组发现有 11 条通路与差异表达上调 mRNA 有关,主要有 Protein export、Bacterial invasion of epithelial cells、Small cell lung cancer、ECM-receptor interaction 等;有 43 条通路与差异表达下调 mRNA 有关,主要有 Pertussis、Transcriptional misregulation in cancer 等。

通过 GO 分析与 KEGG 分析,还发现在富集度高的 GO 结果中,KEGG 通路与 EMT、迁移和 ECM-receptor interaction 密切相关。随着 basement membrane、laminin complex 和 cell adhesion molecule binding 被报道参与细胞形态的改变或细胞迁移,本项目差异表达基因的 mRNA 生物学分析具有重要的意义。综上所述,有理由认为,受到一定剂量的照射可能会引起 EMT 或 EMT 相关调控等过程的发生,本项目还发现其他一些基因在辐射过程中发生了变化，但其作用机制还不清楚，具体工作将在后续工作中展开。

7.2.3 癌症危险性研究

由于时间因素，本项目采用定群研究设计，这里仅描述本项目所调查的某一单位情况，其他项目单位的结果还需要进一步收集、分析、总结。

本项目在实施过程中(1957 年 1 月 1 日—2017 年 12 月 31 日)，癌症死亡病例(癌症死亡周期为 1961 年 8 月 1 日—2017 年 12 月 23 日)和相应的基本信息均来自所调查单位的工会、人事处和医疗保健部门，人事处和工会确定人员离岗名单与时间后，根据姓名、死亡时间、工作岗位等信息在职工医院或医疗保健部分核查住院病历和死亡记录，确定根本死因和 ICD 编码(2002 年 12 月 31 日前按 ICD-9 编码，2003 年 1 月 1 日后采用 ICD-10 编码)。调查结果与 2010 年全国癌症死亡数据标化后发现，截至 2017 年随访终点，根据本次恶性肿瘤调查结果可以发现，调查单位 60 年内共有 442 人死于恶性肿瘤，其中男性 326 人，女性 116 人，男女比为 2.81∶1。该人群的总体恶性肿瘤粗死亡率为 $170.27/10^5$，其中男性为 $209.60/10^5$，女性为 $111.48/10^5$。根据 2010 年全国人口年龄、性别构成对恶性肿瘤死亡率直接标化后发现，本队列中放射工作人员的恶性肿瘤 *SMR*(95%*CI*)分别为 0.96(0.94～0.98)、1.05(1.03～1.07)和 0.87(0.81～0.93)，男性恶性肿瘤死亡率略高于全国水平，而女性低于全国水平，标化后的恶性肿瘤标化死亡率分别为 $177.56/10^5$、$199.30/10^5$ 和 $128.82/10^5$。调查单位恶性肿瘤整体死亡率略低于 2010 年全国水平，男性恶性肿瘤标化后死亡率仍明显高于女性($\chi^2=35.32$，$P<0.05$)，差异有统计学意义，结果见表 7-2-1。

表 7-2-1 不同性别间恶性肿瘤死亡率

性别	总人数	死亡人数	观察人年	死亡率/($1/10^5$)	标化死亡率/($1/10^5$)	*SMR*(95%*CI*)
男	4 271	326	155 535	209.60	199.30	1.05(1.03～1.07)
女	2 989	116	104 058	111.48	128.82	0.87(0.81～0.93)
合计	7 260	442	259 593	170.27	177.56	0.96(0.94～0.98)

对本次调查人群进行年龄别恶性肿瘤死亡率比较，发现该人群的整体恶性肿瘤粗死亡率在 60～69 岁最高，粗死亡率为 $319.52/10^5$，随后呈下降趋势。根据 2010 年全国人口年龄构成对该人群各年龄段进行标化发现，*SMR* 在 20～29 岁最大，*SMR*(95%*CI*)为 1.36(0.75～1.97)，标化后的恶性肿瘤标化死亡率为 $9.51/10^5$。40～49 岁人群标化后的 *SMR* 最小，*SMR*(95%*CI*)为 0.60(0.42～0.79)。随着年龄的增加，各年龄段标化后恶性肿瘤死亡率基本呈倍数增加，60 岁以上人群标化后的恶性肿瘤标化死亡率高于 2010 年全国水平，标化后的恶性肿瘤标化死亡率分别为 $547.24/10^5$、$987.03/10^5$ 和 $1\,491.83/10^5$(表 7-2-2)。

表 7-2-2　不同年龄间恶性肿瘤死亡率

年龄组	总人数	死亡人数	观察人年	死亡率/($1/10^5$)	标化死亡率/($1/10^5$)	SMR(95%CI)
≤19	2	0	10	0.00	0.00	0.00(0.00～0.00)
20～29	318	5	904	553.10	9.51	1.36(0.75～1.97)
30～39	1 267	10	13 294	75.22	19.39	0.83(0.59～1.06)
40～49	1 179	26	25 386	102.42	49.50	0.60(0.42～0.79)
50～59	962	76	32 239	235.74	201.58	0.87(0.80～0.95)
60～69	911	125	39 121	319.52	547.24	1.08(1.03～1.13)
70～79	1 386	130	73 671	176.46	987.03	1.00(0.99～1.01)
≥80*	1 235	70	74 968	93.37	1 491.83	1.04(0.99～1.08)

注：* 我国恶性肿瘤死亡率只有 80 岁及以上人群的数据。

对不同随访年份进行分组发现，随着随访时间的推移，各随访年份中随访人年数逐渐增多，恶性肿瘤死亡人数也逐渐增加，粗死亡率、标化后的 *ASMR* 及 *SMR* 也同样增加，2001 年后 $SMR>1$，近几年的恶性肿瘤死亡率显著高于 20 世纪后半叶。不同年份恶性肿瘤死亡情况见表 7-2-3。

表 7-2-3　不同年份恶性肿瘤死亡情况

年份	总人数	死亡人数	观察人年	死亡率/($1/10^5$)	标化死亡率/($1/10^5$)	SMR(95%CI)
1957—1970	3 130	35 609	7	19.66	16.37	0.11(−0.12～0.34)
1971—1980	3 892	34 214	28	81.84	48.45	0.46(0.28～0.64)
1981—1990	4 514	41 481	41	98.84	83.33	0.56(0.41～0.71)
1991—2000	5 307	48 858	85	173.97	145.83	0.98(0.95～1.01)
2001—2010	6 416	55 812	126	225.76	188.99	1.27(1.17～1.37)
2011—2017	6 606	43 619	155	355.35	297.62	2.00(1.78～2.22)
合计	7 260	259 593	442	170.27	177.56	0.96(0.94～0.98)

对调查单位所有职工进行工作岗位(暴露组与非暴露组)分组，分别计算恶性肿瘤死亡率，发现暴露组恶性肿瘤死亡率($130.43/10^5$)明显低于非暴露组($225.03/10^5$)，*RR*(95%*CI*)为 0.58(0.48～0.70)，辐射暴露没有增加恶性肿瘤的死亡风险($\chi^2=33.32$，$P<0.001$)，差异有统计学意义。然而，在排除年轻人群(30～39 岁)的个别情况外，暴露组 60～69 岁人群的恶性肿瘤死亡率最高($252.21/10^5$)，与非暴露组($394.53/10^5$)一致。对其进行暴露组与非暴露组恶性肿瘤死亡密度(死亡率)比较，除≤19 岁年龄段外，只有 30～39 岁年龄段 *RR* 大于 1，其余结果均小于 1，随着年龄的增加，*RR* 趋于稳定，暴露组恶性肿瘤死亡率是非暴露组恶性肿瘤死亡率的 0.58 倍，辐射并没有增加恶性肿瘤的死亡风险(表 7-2-4)。

表 7-2-4　两组人群恶性肿瘤死亡率比较

年龄	暴露组		非暴露组		$RR(95\%CI)$	P 值
	死亡人数	死亡率/($1/10^5$)	死亡人数	死亡率/($1/10^5$)		
≤19	0	0.00	0	0.00	—	—
20～29	1	253.81	4	784.31	0.32(0.04～2.88)	0.286
30～39	7	78.83	3	67.97	1.16(0.30～4.48)	0.830
40～49	14	83.06	12	140.53	0.59(0.27～1.28)	0.176
50～59	29	167.31	47	315.31	0.53(0.33～0.84)	0.006
60～69	52	252.21	73	394.53	0.64(0.45～0.91)	0.013
70～79	58	129.35	72	249.73	0.52(0.37～0.73)	<0.001
80～89	34	86.79	33	107.69	0.81(0.50～1.30)	0.376
≥90	1	45.98	2	67.27	0.68(0.06～7.53)	1.000
合计	196	130.43	246	225.03	0.58(0.48～0.70)	<0.001

本研究还与 2010 年全国人口(选取 15 岁以上人群)恶性肿瘤死亡率年报登记报告中的各年龄段、性别恶性肿瘤死亡率比较，发现调查单位人群恶性肿瘤总体死亡率($170.27/10^5$)略高于 2010 年全国水平($148.81/10^5$)。直接标化后的男性恶性肿瘤死亡率为 $199.30/10^5$，女性为 $128.82/10^5$，均略高于 2010 年全国水平。间接标化后的男性恶性肿瘤死亡率为 $196.00/10^5$，略高于 2010 年全国水平；女性为 $94.69/10^5$，显著低于 2010 年全国水平。对各年龄段进行标化后发现，除 60 岁以上年龄段，其余各年龄段恶性肿瘤死亡率均低于 2010 年全国水平(表 7-2-5)。

表 7-2-5　本研究恶性肿瘤与 2010 年中国恶性肿瘤登记年报死亡率比较

年龄	肿瘤死亡率/($1/10^5$)				2010 年中国恶性肿瘤死亡率/($1/10^5$)		
	男	女	合计	标化死亡率	男	女	合计
15～19	0.00	0.00	0.00	0.00	6.17	3.85	5.06
20～29	941.18	208.77	553.10	9.51	7.79	6.23	7.01
30～39	103.80	35.80	75.22	19.39	27.33	19.40	23.45
40～49	120.68	76.34	102.38	49.50	98.98	64.33	81.97
50～59	314.74	116.66	235.74	201.58	300.52	158.51	230.60
60～69	361.15	252.81	319.52	547.24	380.40	329.86	507.33
70～79	224.81	118.91	176.46	987.03	1 320.40	683.16	991.00
≥80	206.26	110.23	168.09	1 491.83	1 988.70	1 059.50	1 438.66
合计	209.60	111.48	170.27	177.56	186.37	109.42	148.81

在实际工作过程中，由于发现调查单位职工因恶性肿瘤死亡的人数相对较少，本次分析中并没有将所有恶性肿瘤分开讨论，而是放在一起，这在某种程度上降低了统计结果的置信度，增加了计算结果的信息偏倚，这都是基于本研究所调查的样本量相

对较少，若要避免这种情况，可以联合多个单位，增加样本量进行分层分析，从而得到更加精确的结论。

7.2.4　其他疾病危险性研究

为了说明辐射与健康的关系，本项目还对其他非癌症疾病的发病和死亡情况进行了分析。将恶性肿瘤从死亡中去除，对调查单位其他非癌症疾病死亡人群进行性别和年龄间计算，发现调查单位其他非癌症疾病死亡率较低，不同性别和年龄的其他非癌症疾病死亡率不同，随着年龄的增加，死亡率逐渐上升(表 7-2-6)。

表 7-2-6　不同性别和年龄的其他非癌症疾病死亡情况

	总人数	死亡人数	随访人年	死亡率/($1/10^5$)
性别				
男	4 271	445	155 535	286.11
女	2 989	162	104 058	155.68
年龄				
≤19	2	0	10	0.00
20～29	318	19	904	2 101.77
30～39	1 267	35	13 294	263.28
40～49	1 179	44	25 386	173.32
50～59	962	76	32 239	235.74
60～69	911	95	39 121	242.84
70～79	1 386	174	73 671	236.19
80～89	1 155	139	69 820	199.08
≥90	80	25	5 148	485.63
合计	7 260	607	259 593	233.83

比较调查单位暴露组与非暴露组其他疾病死亡情况，发现调查单位暴露组其他疾病死亡率为 $161.04/10^5$，明显低于非暴露组其他疾病死亡率($334.80/10^5$)，*RR*(95%*CI*)为 0.48(0.41～0.57)，辐射不会增加其他疾病的死亡风险，$\chi^2=81.77$，$P<0.001$，差异有统计学意义。然而，暴露组人群 70～79 岁年龄段中其他疾病死亡率最高($51.24/10^5$)，与非暴露组死亡率($90.56/10^5$)一致。对其进行死亡率比较发现，非暴露组其他疾病死亡率是暴露组死亡率的 2.07 倍，其中 90 岁以上人群达到 4.35 倍(表 7-2-7)。

表 7-2-7　暴露组与非暴露组不同年龄其他非癌症疾病死亡率比较

年龄	暴露组		非暴露组		*RR*(95%*CI*)	*P* 值
	死亡人数	死亡率/($1/10^5$)	死亡人数	死亡率/($1/10^5$)		
≤19	0	0.00	0	0.00	—	—
20～29	8	2 030.46	11	2 156.86	0.94(0.38～2.32)	0.895
30～39	19	213.96	17	385.14	0.56(0.29～1.07)	0.074

续表

年龄	暴露组		非暴露组		RR(95%CI)	P 值
	死亡人数	死亡率/($1/10^5$)	死亡人数	死亡率/($1/10^5$)		
40～49	26	154.25	16	187.38	0.82(0.44～1.53)	0.539
50～59	30	173.08	45	301.89	0.57(0.36～0.91)	0.017
60～69	34	164.90	60	324.27	0.51(0.33～0.77)	0.001
70～79	77	171.72	99	343.38	0.50(0.37～0.67)	<0.001
80～89	42	107.21	98	319.81	0.34(0.23～0.48)	<0.001
≥90	6	275.86	19	639.09	0.43(0.17～1.08)	0.064
合计	242	161.04	366	334.80	0.48(0.41～0.57)	<0.001

对两组人群中男性其他非癌症疾病死亡率进行比较发现，RR(95%CI)为0.41(0.34～0.50)，辐射暴露不会增加男性其他非癌症疾病死亡风险。暴露组男性70～79岁其他非癌症疾病死亡率最大，与非暴露组一致，对其进行暴露组与非暴露组死亡率比较，除40～49岁年龄组外，其余RR均小于1，且随着年龄的增加，RR呈下降趋势，两组男性人群的其他非癌症疾病死亡风险接近(表7-2-8)。

表7-2-8　暴露组与非暴露组男性其他非癌症疾病死亡率比较

年龄	暴露组		非暴露组		RR(95%CI)	P 值
	死亡人数	死亡率/($1/10^5$)	死亡人数	死亡率/($1/10^5$)		
≤19	0	0.00	0	0.00	—	—
20～29	7	2 422.15	6	4 411.76	0.55(0.19～1.60)	0.267
30～39	15	255.67	12	652.17	0.39(0.18～0.84)	0.012
40～49	20	187.63	8	187.97	1.00(0.44～2.27)	0.997
50～59	21	194.62	32	372.48	0.52(0.30～0.91)	0.019
60～69	26	186.66	43	423.19	0.44(0.27～0.72)	0.001
70～79	57	206.69	76	610.20	0.34(0.24～0.48)	0.001
80～89	38	131.24	68	423.57	0.31(0.21～0.46)	0.001
≥90	5	270.27	11	517.89	0.52(0.18～1.50)	0.219
合计	189	189.16	256	460.29	0.41(0.34～0.50)	0.001

女性其他非癌症疾病死亡率在年龄间不同，暴露组女性70～79岁其他非癌症疾病死亡率最大，而非暴露组却是80～89岁组，对其进行暴露组与非暴露组死亡率比较，RR均小于1，整体RR(95%CI)为0.52(0.37～0.72)，说明辐射不会增加女性的其他非癌症疾病死亡风险(表7-2-9)。

表 7-2-9　暴露组与非暴露组女性其他非癌症疾病死亡率比较

年龄	暴露组		非暴露组		RR(95%CI)	P 值
	死亡人数	死亡率/(1/10⁵)	死亡人数	死亡率/(1/10⁵)		
≤19	0	0.00	0	0.00	—	—
20～29	1	952.38	5	1 336.90	0.71(0.08～6.03)	0.754
30～39	4	132.76	5	194.25	0.95(0.26～3.53)	0.938
40～49	6	96.82	8	186.78	0.52(0.18～1.49)	0.215
50～59	9	137.55	13	205.86	0.67(0.29～1.56)	0.349
60～69	8	119.60	17	203.79	0.59(0.25～1.36)	0.208
70～79	20	115.86	23	140.45	0.83(0.45～1.50)	0.528
80～89	4	39.13	30	205.63	0.19(0.07～0.54)	<0.001
≥90	1	307.69	8	942.29	0.33(0.04～2.60)	0.265
合计	53	105.25	109	202.97	0.52(0.37～0.72)	<0.001

本项目目前只获得了部分信息，从定性的角度，根据调查对象及岗位信息分辐射暴露组和非暴露组，对调查单位 60 年来所有职工的恶性肿瘤及其他非癌症疾病的死亡情况进行比较。在研究中，课题组成员现场调查，收录相关信息，依靠工作岗位记录、随访、登记死亡、摘录历史资料和进行质量控制，准确地计算了调查单位不同性别、不同年龄段、不同职业之间的恶性肿瘤与其他非癌症疾病的死亡率，并与 2010 年全国恶性肿瘤死亡率进行标化处理。最终结果发现，辐射暴露并没有增加调查单位职工恶性肿瘤及其他非癌症疾病的死亡率，与其他国家调查结果相似。关于如何消除混杂因素对疾病死亡的影响，并且从分子水平上阐述辐射暴露与健康的分子机制，将在后续工作中展开。

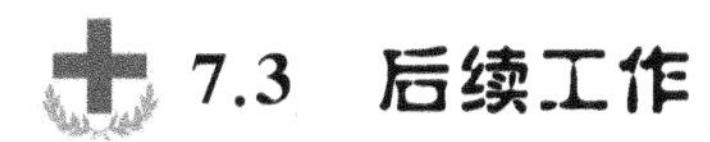

7.3　后续工作

7.3.1　前瞻性队列基线调查

为更好地解析辐射暴露与健康损害结局的关系，本项目还收集了前瞻性队列基线数据，包括一般人群人口学特征、健康行为、饮食情况、患病情况及暴露史等，具体内容如表 7-3-1 所示。

健康检查内容主要包括职工体检过程中的所有内容，如内科、外科、眼科、心电图、血压、心率、胸部 X 线和腹部 B 超、尿液、血常规、生化及常见肿瘤标志物检查。以上检测数据的收集，须进行严格的质量控制，如内科医生测量血压，血压测量方法采用台式水银血压计，利用国际标准进行测量；调查对象到达体检中心 10 min 后才能测量血压，收缩压(systolic blood pressure，SBP)以听到 KorotKoff 第一音为准，舒张压(diastolic blood pressure，DBP)以听到消音期第五音开始为准，测量三次取平均值；高血压诊断参照《中国高血压控制指南 2016》，即 SBP≥140 mmHg 和(或)DBP≥90 mmHg，且无慢性肾脏疾病史、未服用降压药者为高血压患者。

表 7-3-1 前瞻性队列基线问卷调查内容

分类	主要内容
人口学特征	姓名、性别、出生日期、开始工作时间、籍贯、民族、文化程度、婚姻状态、经济收入、身高、体重、腰围等
健康行为	吸烟、饮酒、喝茶、睡眠、午休、精神压力等
饮食情况	早餐、在外正餐次数，盐、油、糖、辣椒、动物性食物、蔬菜、水果等摄入量
家族史	直系亲属高血压、糖尿病、心脑血管疾病、其他慢性疾病及恶性肿瘤等情况
个人史	生育史、子女健康状况等
暴露史	开始工作时间、离岗时间、从事工作类型等，是否在放射性工作岗位、有无事故情况等
疾病医疗史	所患疾病的医学检查、治疗情况等

采用标准的临床测量方法测量身高、体重、腰围。测量身高时要求足跟并拢、挺胸、抬头、紧贴测量杆，在头顶后方读数，精确到 0.5 cm；测量体重时要求体重计放置于平坦的地面上，指针稳定后方可读数，精确到 0.5 kg；测量腰围时要求穿着轻便的服装且不穿鞋，保持平稳呼吸，使用卷尺经过肚脐、两侧肋骨下缘，在髂骨中间读数，精确到 0.5 cm；禁食 1 夜之后，才能进行肝、胆、胰、脾、肾、前列腺(男性)、乳腺、子宫、卵巢和输卵管(女性)的 B 超检查。

临床生化和肿瘤标志物数据直接获取经过仪器校准后的数据，剂量学资料获得相关部门提供的每位职工每年的累积剂量，不考虑具体的剂量率和受照时间，如果有事故照射将另外进行剂量估算，具体的剂量估算方法参照国家相关职业卫生标准。

7.3.2 队列随访模式简介

随访是一项前瞻性队列研究的核心内容，本研究还制定了严格的随访制度，以适应该队列的随访模式。

本队列因其特殊性，因此采用以下随访模式：根据医保系统进行随访。

由于调查单位的医疗服务系统覆盖所有职工，本项目组成员将通过每年的职工体检和医疗报销系统核查疾病的发病与死亡信息。此人群每年进行一次健康体检，所有的体检项目都是在国际标准下进行的，相关测量仪器都定期进行标定。每年将记录好的职工的发病与死亡信息上报给本课题组，包括职工自己上报和体检发现的疾病信息，医院电子版资料能随时供本课题组查阅，包括随访结果和死亡信息等。另外，项目组还每十年至少进行一次健在职工的问卷调查，并对纵向数据进行对比分析，多方向分析环境、遗传与疾病发生、发展的关系。

每位参与者都有一张唯一的医疗记录卡及相应的信息，同时配有一个本项目设计的个人 ID 号，当出现新发疾病时，能准确快速发现疾病的发病信息和检测指标等。所有研究对象死亡因素分类采用 ICD-10 进行编码，临床资料均来自医院信息中心，当有人移居其他城市时，离退休管理处将根据之前设计好的调查表进行相关信息追踪，以保证失访率在 10%以下。没有参加体检的情况主要为居住在其他城市、生病住院和不愿意参加体检。

随访结局信息包括：① 随访期内高血压、糖尿病、心脑血管疾病、脑卒中、恶性肿瘤等的发生时间及治疗等信息；② 根本死因、死亡时间等；③ 其他疾病及意外死亡等；④ 失访的原因；⑤ 随访终点时的疾病发生情况。

7.3.3　项目预期与实现

本项目短期目标计划用 3～5 年建立我国首个核工业从业人员的前瞻性队列研究数据库；中期目标计划用 5～10 年收集部分常见疾病的发病情况，以评价职业环境和遗传对肥胖、代谢性疾病、高血压、2 型糖尿病、COPD、心脑血管疾病、脑卒中及恶性肿瘤等的风险，同时在血液样品和 DNA 水平上进行巢式病例对照研究，进一步概述辐射暴露与健康损害结局的关系，为长期探讨辐射暴露与健康损害结局的关系提供数据支持；长期目标计划根据多组学代谢特征，寻找新的辐射敏感生物标志物，同时进一步解析辐射暴露是如何影响核工业从业人员健康的，探索其可能的分子机制，为我国评价辐射暴露与健康损害结局的关系提供理论依据，为我国核电行业“一带一路”相关从业人员的健康保驾护航。

第 8 章 辐射流行病学危险模型分析软件Epicure简介

8.1 Epicure 软件简介

8.1.1 概况

Epicure 软件即辐射致癌危险模型分析软件，是辐射流行病学中用于一般疾病和癌症风险评估的常用软件，由 Hirosoft International Corporation 在 1991 年首次出版，该软件是由美国国立癌症研究所生物统计学家和辐射流行病学家戴尔·普雷斯顿和杰伊·卢宾等人根据日本原爆幸存者队列研究设计开发的，这款软件是辐射流行病学界公认的用来做剂量效应关系的首选软件。

经过近 30 年的发展，Epicure 软件的模块不断优化，得到国际上辐射流行病学和生物统计学界的一致好评。Epicure 软件当前共有 5 个模块，现在将这些模块的功能逐一进行讲解。

(1) GMBO 模块

GMBO 模块主要用于对两项变量的“odds”拟合广义线性模型，其关键变量是病例数和实验次数。程序使用的数据类型有两类，一类是贝努里概型的数据，即每个记录仅表示一个实验的结果，病例计数变量必须为 0/1 变量；另一类是二项分布数据，每个记录描述若干个实验的结果，病例计数变量必须大于等于 0 及小于等于实验次数，计量变量的病例数通常记为 CASES，实验次数变量的缺省名为 T RIALS 或 N。贝努里概型数据不需要实验次数变量。

(2) PECAN 模块

PECAN 模块用来对配比病例对照研究中的“odds ratio”进行回归分析，关键变量是一个指示变量，指示记录是否为病例或对照，称为病例对照指示变量，还必须指定一个子集鉴别变量，这两个变量须在拟合模型之前指定。

病例对照指示变量的病例为 1，对照为 0，如果输入数据集没有以这种方法来编码，可以用转换来创建病例对照指示变量。病例对照指示变量的定义是 CASES 或 CC，如果输入包括这两个名字的变量，那么程序遇上的第一个变量就自动定义为病例的对照变量。

子集鉴别变量对于每个配对子集需要有唯一的对应值，定义 STRAT A 和 SETNO 为起始位置鉴别变量。

(3) PEANUTS 模块

PEANUTS 模块是对不分组的生存数据使用偏似然方法拟合比例危险度模型的程序，标准的 PEANUTS 关键变量是一个二分类变量，为病例指示变量和一个退出时间变量(出现结局后退出队列的时间)，PEANUTS 可用于左截尾数据，也即有不同进入时间的数据，在这种情况下，有必要指定进入时间变量。PEANUTS 也可用于病例-队列数据，这时须应用准似然估计相对危险度。对于一般的生存数据，病例指示变量编码为 1，对于病例-队列数据，在抽样中的编码为 1，在抽样队列外的编码为 2，PEANUTS 可以识别 CASES 或 EVEN T 作为病例指示变量的定义，CSCHRT 命令被用来指示进行病例-队列分析，退出时间的缺省名为 TIME(对于病例为失效时间，对于非病例为截尾时间)。

(4) AMFIT 模块

AMFIT 模块设计用来对分组生存数据的危险度函数编制模型，输入数据记录包括病例、人年和协变量，率被用来模型拟合，程序计算输入数据集中每一个记录人年与病例之比。为了用 AMFIT 拟合模型，须指定病例和人年变量，这些变量的定义为 CASES 和 PYR。

(5) DATAB 模块

DATAB 模块具有转换和制表的功能。在 DATAB 模块中，人们可以对数据进行变量转换，重新编码，挑选子集，新生成的数据库可用于所有上述的 EPICURE 模块。DATAB 模块还可以用来制作多维的多变量的总结性表格，即事件-计数表。因此，在 DATAB 数据表中，定义表的层不依赖时间变量，它还可以制作事件-时间表格。在这样的表格中，层变量至少有一个是时间或时间的函数，如随访年龄等。

8.1.2　软件安装、启动和退出

(1) 基本配置要求

一般 Windows 7、Mac OS 7.0 以上操作系统均可以兼容。

(2) 安装

以 Windows 系统为原型介绍 epiwin.msi 安装程序和相关文件。打开可执行程序 epicure.exe，安装程序将创建程序的快捷方式，可执行文件和相关库安装在系统 Program Files 目录中。图 8-1-1 为 Epicure 2.0 安装完成界面。

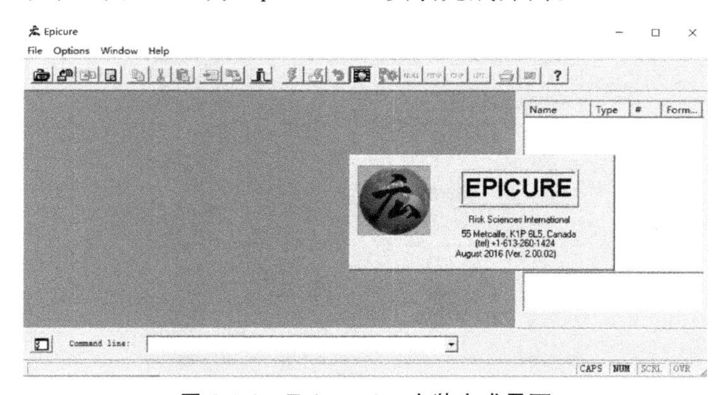

图 8-1-1　Epicure 2.0 安装完成界面

(3) 启动

安装完成后，直接点击快捷方式启动，显示的初始界面分为几个部分：顶部的菜单栏和工具栏、左上角的日志和脚本窗口的大区域、右侧的变量名称面板、附近的命令行窗口底部；对于风险分析模块，右下角是模型结构面板，在程序运行时，可以创建编辑窗口（图 8-1-2）。

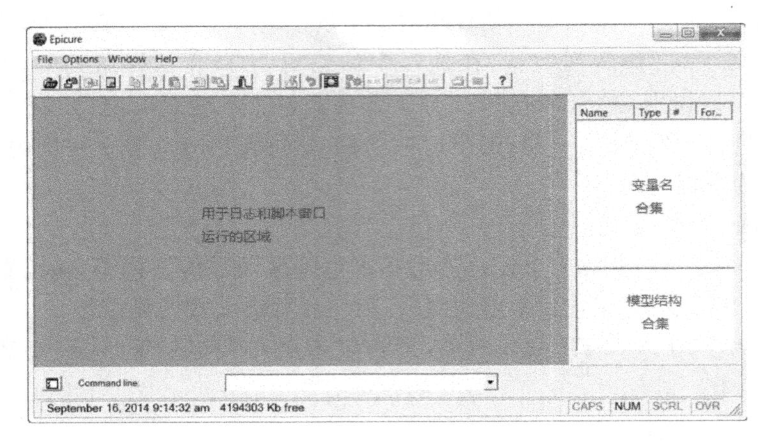

图 8-1-2 主要窗口介绍

(4) 退出

单击"文件"菜单，菜单上出现"quit"，然后单击即可。退出前一定要确定数据已经运行结束，文件已经保存。

8.1.3 Epicure 的显示管理系统

启动 Epicure 后，即可进入主界面，在主界面可以选择一个板块进行 Epicure 程序的编辑、运行、储存、调用、结果输出等过程。

(1) 显示 AMFIT 模块管理窗口

Epicure 的启动与别的软件不一样，其运行前必须选择要操作的模块进行操作（图 8-1-3）。以 AMFIT 模块为例，默认打开 4 个窗口：会话（Session）窗口、日志（Log）窗口、变量（Variable）窗口、模型（Model）窗口。前 2 个窗口为常用窗口，后 2 个为辅助窗口。下面主要介绍 2 个常用窗口。

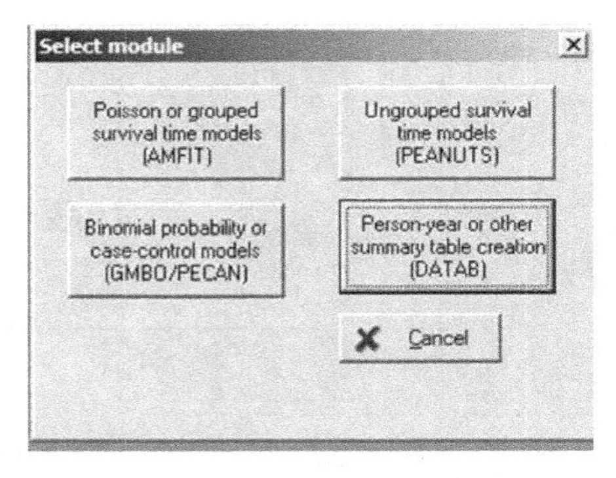

图 8-1-3 选择模块进行操作

① 会话窗口。

会话窗口主要功能是编辑 Epicure 程序语言，并将程序语言提交系统执行。在光标活动处，即可进行编辑。

在会话窗口中输入代码时以英文代码为主，不区分大小写。

会话窗口中的内容一般保存为 Epicure 程序板块语言，扩展名为“.bsf”。

② 日志窗口。

日志窗口的程序行为黑色，执行后的程序会逐一列在日志窗口。

当出现“ERROR”时，提示程序有错，同时会出现相应的错误原因，方便修改。

当出现“NOTE”时，要注意程序结果，此处为重要解释信息。

8.1.4　Epicure 程序的编写基础

Epicure 程序的编写是在会话窗口中进行的，一个完整的 Epicure 程序要包括 DATAB 和其他板块的语句，其中数据语句后要接着运行语句，数据语句和检验输出语句如下示。

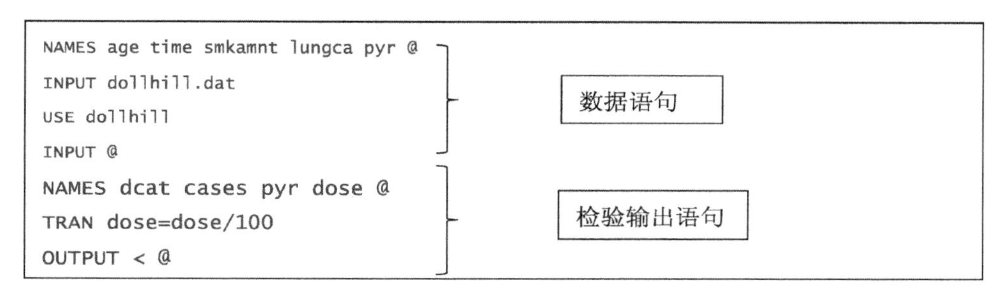

如果输入文件是文本格式，并且字段与其他字段之间用空格、制表符、逗号或新行隔开，可以不使用显式格式(自由格式)读取文件。虽然单个大小写可以扩展到输入文件中的多个记录(行)，但是假设每个新大小写都从一个新行开始，使用特殊的符号来描述命令语法，如可选参数用括号“{}”括起来，“|”用于指示或描述子命令参数列表。

在子命令参数列表中，当使用子命令时，正好选择 1 个参数。命令、子命令和参数以 BOLD FACE 大写显示。小写斜体字显示的名称表示用户要输入的变量名或数字。除非注明，子命令顺序并不重要。主要的异常是使用分号(;)分隔(组)参数的命令。必须使用命令结束符(@)分隔显示命令。命令分隔符也可以与其他命令一起使用，或者作为 null 命令使用。但是，只有在摘要中显示它的命令才需要它。只检查命令名中前四个字母的语法是否正确。所有命令或其他输入可以大写或小写输入，可以根据需要在多行上继续执行命令，数字可以包含符号和小数点，用户定义的变量名可以包含字母、百分比符号(%)、下划线和数字，名称不能以数字开头。只读取名称中的前八个字符。用户定义的名称不应以百分比符号开头，因为该符号用作程序生成名称中的第一个字符，用以存储用户感兴趣的各种数据，如拟合值和残差。

8.2 Epicure中使用的基本命令介绍

Epicure是一种常用的类似SAS和Stata的高级语言系统，也有变量、运算符和函数，在编程中可以利用这些命令产生新的数据集和进行结果运算。

8.2.1 Epicure变量

Epicure软件中需要使用的数据类型包括字符型变量和数值型变量两种，其变量命名原则一般在数据导入时就已经以二进制命令处理好了。

(1) 字符型变量

字符型变量的取值只能以字母为首，然后再以其他形式的后缀命名，如“dose”“cancer1”等后缀。

(2) 数值型变量

数值型变量以数值的形式出现，利于分析和切割分组。

(3) 缺失变量

缺失变量在数据表中以“.”的形式出现。

8.2.2 Epicure逻辑表达式

在Epicure的数据语句中，可以通过不同的表达式实现赋值，或者通过简单函数调整成复杂的函数实现运算产生新的变量。

(1) Epicure中常用的数据表达式

如sex＝sex－1

dose＝5.00

(2) Epicure中常用的算数表达式

如dose＝dose * year，age＝data1－data2，等等。

(3) Epicure中常用的运算符

Epicure中常用的运算符见表8-2-1。

表8-2-1 Epicure中常用的运算符

运算符	含义	运算符	含义
＋	加	＜	小于
－	减	＝	等于
*	乘	＞＝	大于等于
/	除	＜＝	小于等于
* *	乘方	&	逻辑与
()	括号	|	逻辑或
＞	大于		

8.2.3 Epicure常用函数

Epicure在处理模型中的变量时会用到常规的运算函数(表8-2-2)。

表 8-2-2　Epicure 常用函数

函数类型	函数表达式	含义
基本算数函数	MEAN	计算均数
	PCHISQ	计算 χ^2 值
	SUM	计算和
	FREQ	计算分类变量的频率
模型设定函数	ADD	指示将适合添加模型
	CONDITIONAL	定义风险集(层)的大小阈值
	GMIX	指示混合参数的值
	GTERM	特定术语的形式
	RRISK	添加剂量
分析命令	FIT	指定或修改协变量
	FITOPT	设置选项
	NULL	似然比检验的计算
	SETS	输出风险数据集

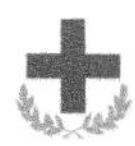

8.3　Epicure 数据集的创建与运行

8.3.1　BSF 数据集

在 Epicure 软件中，数据可以保存在一个特殊格式的数据文件中，该文件称为 BSF(二进制保存格式)文件，其中包含有关变量的名称和数据。BSF 文件一旦创建，就可以将数据读入任何 Epicure 程序中，且无须指定变量名称或输入格式。

从“new analysis”菜单中选择“打开 Epicure 数据文件(BSF)”，将打开的文件对话框目录更改为包含 BSF 文件的目录，选择 BSF 文件，点击“打开”或双击文件名就可打开 BSF 文件(图 8-3-1)。

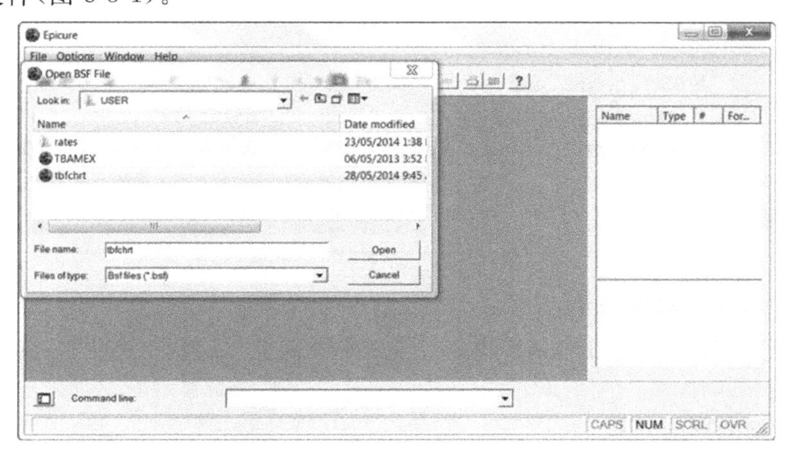

图 8-3-1　打开 BSF 文件

8.3.2 生成 BSF 数据集

在 Epicure 软件中，必须在 BSF 文件格式下才能运行程序。在科研工作中，科研工作者储存数据多选择 Excel 或者 TXT 格式，Epicure 软件可以将这些数据格式转换成 BSF 格式，DATAB 模块就是用来实现这一步的。

选择带有英文标题的文件，点击“new analysis”进行新的分析，点击“input file”导入非 BSF 文件的其他数据格式的文件。将打开的文件对话框目录更改为包含数据文件的目录，双击数据文件名，将其按照格式要求转换成 BSF 格式(图 8-3-2)。

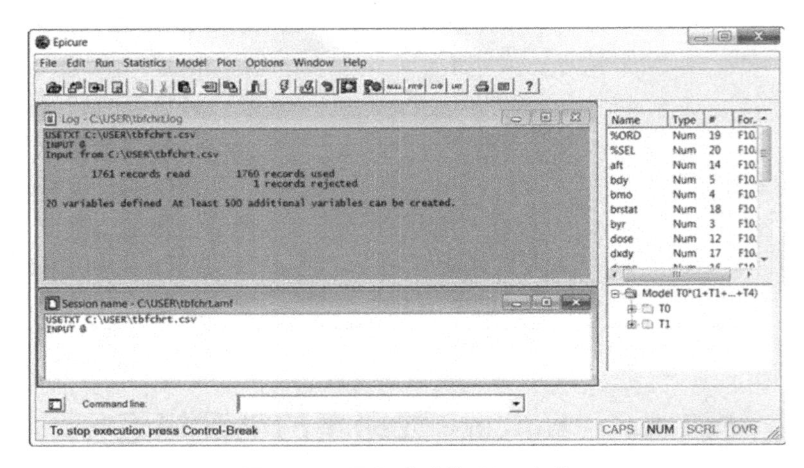

图 8-3-2 导入成功的 CSV 文件

当然，也可以输入下列代码，执行读取文件。

```
SESSION "ex3_1"
USETXT ../exdata/tbfchrt.csv @
INPUT @
```

Output 3.2 Summary output from Example 3.1

```
USETXT ../exdata/tbfchrt.csv @
INPUT @
Input from ../exdata/tbfchrt.csv
        1761 records read        1760 records used
                                    1 records rejected
20 variables defined  At least 500 additional variables can be created.
SAVE @
1760 records written to ../exdata/tbfchrt.BSF
```

8.3.3 转换和选择记录

当出现数据需要转换指令时，可以点击“重置脚本”工具栏中的按钮，然后输入代码。

(1) 数据的剔除转换

转换命令 TRAN 用于指示在读取数据时删除 brstat 值等于 2 的所有记录，然后重新赋予剂量值并创建新的运行数据集，相关代码如下所示。

```
USETXT ../exdata/tbfchrt.csv @
TRAN IF brstat == 2 THEN DELETE ENDIF ;
IF dose > 0 THEN
 dose = dose/100 ;
 exposed = 1 ;
ELIF dose == 0 THEN
 exposed = 0 ;
ELSE
 exposed = %MV ; dose = %MV ;
ENDIF
@
```

(2) 数据的分割转换

创建新的变量时，需要在 Epicure 软件中使用 TRAN 命令，如通过以下语句可实现变量的分割。

```
TRAN aftcat = 1 + (afe >= 20) + (afe >= 30) +
  (afe >= 40) ;
 dcat = (dose > 0) + (dose >= 1) + (dose >= 3) ;
@
```

当语句为真时，afe>=20 的逻辑比较等于 1；当语句为假时，afe=20 的逻辑比较等于 0。在该示例中，定义的四个 afe 类别分别是：0～19(类别 1)、20～29(类别 2)、30～39(类别 3)和 40 或更高(类别 4)。类似地，定义了四种剂量类别：0、小于 1、小于 2、3 或更多。这些类别分别编码为 0、1、2、3。由于剂量的负值被记录为缺失，因此不在编码 dcat 剂量值范围内的变量将被编码为缺失变量。

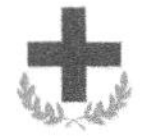 8.4　Epicure 基础结果解读

本章示例采用 AMFIT 模块与分组队列生存数据分析的结果进行解读。AMFIT 模块是一个 Poisson 回归数据库程序。分组意味着队列中个别成员的数据按一个或多个时间尺度交叉分类，可能还有其他因素，这种交叉分类的每个单元格中的基本数据是总危险时间（也称人年）和病例数。单元格通常还包含其他协变量的值。DATAB 模块可用于制作人年或事件时间表。使用 DATAB 模块创建表包含示例，演示如何使用 DATAB 模块创建事件时间表和其他表。

第一个例子使用一个简单的人工数据集演示 AMFIT 模块的基本特性，剩下的例子介绍 AMFIT 模块的使用方法，其中包括由数据输入中描述的荧光透视数据集构建得更为清晰可分析的数据集，以及来自日本原子弹爆炸幸存者的大批数据。

本节的例子说明了用 AMFIT 模块进行队列研究的风险建模的特点。队列的数据被分为四个剂量类别，没有额外的分层，数据集包含每个剂量类别的记录。这四个

剂量类别是：

1	6	2 500	0
2	4	1 000	10
3	8	1 000	20
4	6	350	25

第一列包含一个类别索引变量，第二列和第三列包含案例数和研究期间累积的人年总数，这些变量分别称为 dcat、cases 和 pyr。每个类别的个人所受的平均剂量记录在第四列。从一个名为 MOCK.DAT 的文件中读取数据，该数据以一系列示例的形式呈现，可假设命令是按照规定的顺序在单个会话中给出的。此外，这一部分的重点还包括模型的规范和拟合。

【例 8-1】 粗略汇率的点数及区间估计。

数据集可以通过以下语句进行描述和读取。

```
NAMES dcat cases pyr dose @
INPUT ../exdata/mock.dat @
Input. . / exdata / mock. dat@
FIT @  Fit@
```

从一个简单模型开始：

$$\lambda = e^{\beta}$$

其中，参数 β 是本例观察到的粗率的对数。在 AMFIT 中，拟合模型需要两个关键变量：一个是病例计数变量，另一个是人年变量。在此示例中，不必指定变量，因为它们可以由程序从变量名称和 pyr 中确定。由于关键变量是已知的，所以可以使用以下命令指定和拟合上述简单模型。

这个命令产生的结果如下所示：

```
          Iter   Step       Deviance

             0      0      9409.394
             1      0      3343.289
             2      0      1141.555
             3      0       360.640
             4      0       100.351
             5      0       26.7878
             6      0       13.1502
             7      0       12.2176
             8      0       12.2104
             9      0       12.2104

Piece-wise exponential regression
Additive excess relative risk T0 * (1 + T1 + T2 + ...)

    cases is used for cases
      pyr is used for person years

                              Parameter Summary Table

 # Name                         Estimate    Std.Err.   Test Stat.  P value
 -- ---------------------------  ----------  ---------  ----------  --------
Log-linear term 0
 1 %CON.....................       -5.309     0.2041     -26.01     < 0.001

            Records used            4

                Deviance       12.2104
                     AIC       14.2104
            Pearson Chi2       15.8624        Degrees of freedom        3
```

以上结果是对拟合算法过程的总结。对于每次迭代,程序都会输出偏差。对于 AMFIT 模型,偏差是拟合模型的对数似然值与在完全饱和模型中获得的对数似然差之差的两倍。技术细节包含 AMFIT 和其他 EPICURE 程序打印的偏差值的公式。迭代摘要还包括有关步骤减半的信息。步骤减半是指每当标准步骤未能增加对数可能性(减少偏差)时,默认步骤就会被修改。

如输出结果所示,AMFIT 的拟合汇总表是以标题开头的,指示这是一个分段指数回归模型(在此示例中只有一个部分)。接下来是对拟合模型形式的描述,本示例中是一个相加相乘混合模型。AMFIT 中可用的模型形式在"用 Epicure 拟合模型"中做了描述,这些信息是对当前关键变量的总结,但在选择生效时会写入活动子集的描述中。参数估计表在模型和选择摘要信息之后输出。每个参数的信息包括以下内容:① 一些命令所需的参数编号,以及与该参数关联的协变量的名称;② 参数估计;③ 渐近标准误差;④ 估计参数的检验统计量或固定(非混淆)参数的评分检验;⑤ 检验统计量假设的 P 值。AMFIT 拟合汇总结束的最后几行包含使用的记录数、偏差、自由度、AIC 统计量和皮尔逊统计量。在此示例中,参数位于对数线性子项中,这是 AMFIT 模型的默认子项。

在此示例中,参数估计值为-5.309,标准误差为 0.2041。较容易解释的粗率计算为每人年 $e^{-5.309}=0.0049$ 例。该速率包含在命令生成的下列 Wald 边界表中。

```
CI @
                                                      95% Confidence Bounds

 # Name                                   Estimate     Std. Err.       Lower        Upper
-- ---------------------------          ----------    ---------     --------     --------

Log-linear term 0
 1 %CON......................              -5.309       0.2041      -5.709      -4.909
               EXP(estimate)             0.004948        1.226    0.003317     0.007383
```

以上 Wald 边界表包含模型中每个参数的估计值、标准误差和 95%置信区间。如此处所示,对数线性子项中参数的估计值、标准误和边界被幂化。在这种情况下,与许多其他情况一样,幂估计值和边界的上限值具有直接意义。使用 EPICURE 拟合模型包含对置信区间边界计算选项的讨论。

【例 8-2】 特定类别的相对和绝对风险估计。

拟合各种模型,这些模型可以为四个剂量类别分别提供风险估计,可以说明使用分类变量作为拟合的协变量。第一步指示 DCAT 为类别变量,这可以通过以下命令来完成。

```
LEVELS dcat @
```

输出结果如下:

```
DCAT has 4 levels from 1 to 4
```

DCAT 具有 1 到 4 的四个级别,分别用 1、2、3、4 编码。完成此操作后,我们将使用以下命令:

```
FIT dcat @
```

输出 3 的类别剂量反应模型的参数估计如下:

```
Piece-wise exponential regression
Additive excess relative risk T0 * (1 + T1 + T2 + ...)

    cases is used for cases
      pyr is used for person years

                          Parameter Summary Table

 # Name                          Estimate      Std.Err.    Test Stat.    P value
-- ---------------------------  ----------   ---------   ----------   --------
Log-linear term 0
 1 %CON......................     -6.032       0.4082      -14.78      < 0.001
 3 dcat_2....................     0.5108       0.6455      0.7914        0.429
 4 dcat_3....................      1.204       0.5401       2.229       0.0258
 5 dcat_4....................      1.966       0.5774       3.405      < 0.001

            Records used            4

                Deviance            0
                     AIC            8
           Pearson Chi2   2.41571e-19      Degrees of freedom       0
```

由于此模型对输入数据集中的每个记录都有一个参数，因此它完美地拟合了数据，这种情况通常不会在更实际的示例中出现。尽管模型规范不包含截距，但拟合模型包含截距。这是因为在默认情况下，AMFIT 和 GMBO 中的截距始终包含在项 0 的对数线性子项中。我们将在此示例的后面部分演示如何删除截距。当前模型为：

$$\lambda(d)=e^{\beta_1+\rho d}$$

$$d=1,\cdots,4$$

其中，d 是剂量类别指数。该模型包含五个参数，但由于只有四个剂量类别，因此其中一个参数是别名。AMFIT 在拟合模型之前会检测模型的混叠，并自动从模型中删除与第一剂量类别相对应的参数。因此，参数汇总表不包括参数 2 的条目，即不包括第一剂量类别的相对风险日志。

该模型中的截距是第一个剂量类别的对数比率，而 ρd 参数是剂量类别的对数相对风险。就像在上一个示例中，我们可以使用 CI 命令来获取 Wald 边界、背景（原始环境中的基线剂量）比率和相对风险参数。背景比率的点估计值为 0.002 4，而类别特定的相对风险估计值为 1.67、3.33 和 7.14。

截距如果从该模型中删除，将获得以下形式的等效模型：

$$\lambda(d)=e^{\rho d}$$

其中，参数对应于每个类别中的绝对风险。该模型已指定并适合以下命令：

```
FIT— % CON@
```

此命令中的行距指示要从模型中删除%CON。删除默认截距将关闭该选项，该选项会强制自动包含截距。通过将%CON 添加到项 0 的对数线性子项或使用 FITOPT INTERCEPT 命令，可以重新打开截距。输出 4 中显示了新模型的参数摘要表。

输出 4 的类别剂量反应模型的参数估计如下：

```
                         Parameter Summary Table

 # Name                              Estimate      Std.Err.   Test Stat.   P value
-- ----------------------------   ----------     ---------  ----------   --------
Log-linear term 0
 1 dcat_1..................            -6.032       0.4082      -14.78    < 0.001
 2 dcat_2..................            -5.521          0.5      -11.04    < 0.001
 3 dcat_3..................            -4.828       0.3536      -13.66    < 0.001
 4 dcat_4..................            -4.066       0.4082       -9.96    < 0.001

                 Records used          4

                     Deviance          0
                          AIC          8
                 Pearson Chi2  9.66283e-19       Degrees of freedom        0
```

由于此模型只是该示例中第一个模型的替代参数化，因此偏差与以前相同。使用CI命令或计算器，看到类别特定的绝对风险的点估计为0.002 4、0.004、0.008和0.017 14。

【例 8-3】　指数相对风险模型。

此示例使用剂量协变量来拟合简单的剂量反应模型。该模型是一个简单的相对风险模型，写为：

$$\lambda(\text{dose})=e^{\beta_1+\beta_2\text{dose}}$$

在某些情况下，该模型可能称为指数或乘法相对风险模型。指定和拟合此模型的命令是：

```
FIT % CON dose @
```

以上命令必须包含%CON，因为在以前的模型中已将其删除，从而抑制了自动包含拦截。输出5给出了该模型的参数汇总表。输出5表明剂量单位变化与相对风险的7%变化有关。

输出5的相乘相对风险模型的参数估计如下：

```
                         Parameter Summary Table

 # Name                              Estimate      Std.Err.   Test Stat.   P value
-- ----------------------------   ----------     ---------  ----------   --------
Log-linear term 0
 1 %CON....................            -6.133       0.3823      -16.04    < 0.001
 2 dose....................           0.07303      0.02217       3.294    < 0.001

                 Records used          4

                     Deviance   0.644865
                          AIC    4.64486
                 Pearson Chi2   0.662483         Degrees of freedom        2
```

【例 8-4】　使用替代模型：对超额相对风险建模。

此示例将指定并拟合以下形式的模型：

$$\lambda(\text{dose})=e^{\beta_1}(1+\beta_2\text{dose})$$

还须考虑以下形式的参数化：

$$\lambda(\text{dose})=e^{\beta_1}(1+\beta_2\text{dose}\ e^{\beta_3})$$

在以上两个模型中，相对风险均描述为剂量的线性函数。这两种模型有时称为加性相对风险模型。在第一个模型中，β_2 描述了在过量的相对风险的变化（也就是一个负的相对风险）中每单位的剂量；而在第二个模型中，β_3 是变化的对数。只要 β_2 是正的，以上两种模式就是等价的。但是，如果 β_2 是负的，将无法估计 β_3 在第二个模型中的数值。尽管以上两个模型是非标准模型，但两者均包含在EPICURE的默认产品添加剂过量模型类别中。

可以仅使用 FIT 命令指定并适合本章到目前为止考虑的所有模型。由于此处考虑的超额相对风险模型的性质，我们必须使用 LINEAR 和 LOGLINEAR 子条款规范命令。

需要两个命令来指定和拟合第一个模型，这些命令是：

```
LINEAR 1 dose @
FIT @
```

第一条命令指示剂量将包含在项 1 的线性子项中。FIT 命令使模型拟合。不必指示%CON，因为默认情况下它包含在术语 0 的对数线性子项中。这些命令生成的参数摘要表显示在输出 6 中。

输出 6 有关超额相对风险模型的参数估计如下：

```
                         Parameter Summary Table

 # Name                          Estimate    Std.Err.   Test Stat.  P value
 -- -------------------------   ----------  ---------  ----------  --------
Log-linear term 0
 1 %CON....................        -6.108     0.4166     -14.66    < 0.001

Linear term 1
 2 dose....................        0.1532     0.1011      1.516      0.13

         Records used            4

            Deviance       1.8127
                 AIC       5.8127
        Pearson Chi2      1.96058       Degrees of freedom       2
```

此参数汇总表与到目前为止看到的参数汇总表的不同之处在于它包括两个部分。第一部分描述项 0 的对数线性子项中的参数，而第二部分提供有关项 1 的线性子项中的参数信息。参数 2 的估计值表明，每单位剂量变化的相对风险变化 0.15，如此一来，可拟合上述替代参数化。此模型可写作以下形式便于运算：

$$\lambda(\text{dose})=e^{\beta_1}(1+\beta_2 d e^{\beta_3})$$

剂量和线性 β 值的结果被设置为等于和固定为 1。考虑到这一点，下面的命令可指定为合适的模型：

```
LINEAR 1 dose = 1@
LOGLINEAR 1 % CON@
FIT@
```

项 1 的线性子项中包含剂量，其关联参数集等于 1，要估计的参数由在项 1 的对数线性子项中包含的%CON 来指示。这些命令产生的参数汇总表在输出 7 中显示。

以下为输出 7，用于重新参数化的超额相对风险模型的参数估计。

```
                    Parameter Summary Table
 # Name                              Estimate     Std.Err.   Test Stat.  P value
-- ----------------------------    ----------   ---------  ----------  --------
Log-linear term 0
 1 %CON.....................         -6.108       0.4166     -14.66     < 0.001

Linear term 1
 2 dose.....................          1.000       Aliased

Log-linear term 1
 3 %CON.....................         -1.876       0.6597     -2.843     0.00447

          Records used          4

             Deviance      1.8127
                  AIC      5.8127
         Pearson Chi2      1.96051      Degrees of freedom      2
```

此参数摘要表为模型中的每个子项包含一个单独的部分。does 参数等于 1。正如预期的那样，偏差与上一个模型相同，并且估计值等于较早模型中剂量参数的对数。可以通过拟合一个模型提供剂量类别特定超额相对风险的直接估计，这个模型可以写成如下公式：

$$\lambda(d)=e^{\beta_0}(1+\rho_d)$$

式中，d 代表剂量类别的指数。如前文所述，该模型包含一个冗余参数，但是我们将指定并拟合该模型，无须进行任何特殊处理。用该命令替换以前的模型的命令是：

```
LOGLINEAR 1@
LINEAR 1 dcat@
FIT@
```

不带模型公式的 LOGLINEAR 命令将删除关联子项中的所有参数。LINEAR 命令使上一个模型中的剂量参数替换为 dcat 定义的剂量类别指示器。输出 8 为此拟合产生的一些输出。

首先须注意，参数 1 被标识为别名，这反映了以下事实：该模型包括超剂量相对风险中每个剂量类别的参数(线性项 1)和基线率的参数(对数线性 0 中的%CON)，因此可以仅估算五个参数中的四个该模型。尽管 EPICURE 会检查每个子项中的固有别名，但程序不会检查子项中的别名参数。当对参数设置别名时，将在模型拟合时检测到它，并且程序将根据需要固定尽可能多的参数以允许拟合模型。在此示例中，基线中的%CON 项被视为别名，关联参数在检测到别名时固定在对应值。这种相当武断的决定很难确定不同剂量类别的过量相对风险。

如果我们对基线类别作出更合理的选择，即使最后一次拟合的参数估计是“ture”，结果将更容易解释。在这种情况下，更合适的参数化将强制与第一个(0 剂量)类别关联参数为 0 的超额相对风险进行比较，这可以使参数命令轻松完成。此命令允许我们指定初始值，并对模型中的特定参数进行简单约束。在参数命令中，必须按数字引用参数。对于此示例，我们希望将与第一个剂量类别关联的参数强制为 0，然后重新拟合模型。需要执行的命令是：

```
PARAMETER 2 = 0@
FIT@
```

输出 8 分类超额相对风险模型的参数估计如下：

```
Piece-wise exponential regression
Additive excess relative risk T0 * (1 + T1 + T2 + ...)

    cases is used for cases
      pyr is used for person years

                        Parameter Summary Table

 # Name                        Estimate     Std.Err.   Test Stat.  P value
-- ------------------------   ----------   ---------  ----------  --------
Log-linear term 0
 1 %CON...................      -6.108      Aliased

Linear term 1
 2 dcat_1.................      0.07894      0.4405     0.1792      > 0.5
 3 dcat_2.................      0.7982       0.8991     0.8878      0.375
 4 dcat_3.................      2.596        1.272      2.042       0.0412
 5 dcat_4.................      6.707        3.146      2.132       0.033

            Records used          4

                Deviance          0
                     AIC          8
            Pearson Chi2  1.31477e-31     Degrees of freedom      0
```

再次注意,“=”参数初始化运算符用于初始化参数并将其固定为 0。输出 9 中显示了此拟合的参数摘要表。

输出 9 在引入明确约束条件后的分类超额相对风险模型的参数估计值如下:

```
Parameter Summary Table

 # Name                        Estimate     Std.Err.   Test Stat.  P value
-- ------------------------   ----------   ---------  ----------  --------
Log-linear term 0
 1 %CON...................      -6.032       0.4082     -14.78      < 0.001

Linear term 1
 2 dcat_1.................      0.000       Aliased
 3 dcat_2.................      0.6667       1.076      0.6197      > 0.5
 4 dcat_3.................      2.333        1.8        1.296       0.195
 5 dcat_4.................      6.143        4.124      1.49        0.136

            Records used          4

                Deviance          0
                     AIC          8
            Pearson Chi2  9.1486e-20      Degrees of freedom      0
```

该模型中的参数估计值很容易解释,并且与之前的等效乘法模型拟合的参数估计值一致。

【例 8-5】 使用替代模型:绝对超额风险模型。

此示例显示了如何更改模型的形式。如果要获得与单位剂量相关的绝对危险度变化的直接估计,这里要考虑的模型是在上一个示例开始时考虑的简单过度相对模型,并对其重新参数化。这种模型可以写成:

$$\lambda(\text{dose})=e^{\beta_0}+\beta_2\text{dose}$$

在此参数化中,模型不包括在产品超额风险模型中的默认类别。因此,有必要指示程序使用替代相加性风险模型,可通过以下命令完成:

ZADD@

遵循此命令,将拟合的模型为以下形式的加法模型:

$$\sum_{i=0}^{4}T$$

该命令不会更改当前模型中的参数(如果有),但是会更改术语 0 以外的参数的解释。可以使用以下命令指定感兴趣的模型并将其拟合:

LINEAR 1 dose @

FIT @

输出 10 中显示模型的拟合汇总结果如下：

```
Piece-wise exponential regression
Additive T0 + T1 + T2 + ...

    cases is used for cases
      pyr is used for person years

                          Parameter Summary Table

 # Name                           Estimate     Std.Err.  Test Stat.  P value
-- ----------------------------  ----------   ---------  ----------  --------
Log-linear term 0
 1 %CON....................          -6.108      0.4165      -14.66   < 0.001

Linear term 1
 2 dose....................      0.0003409   0.0001227       2.777   0.00548

           Records used                4

               Deviance        1.8127
                    AIC        5.8127
           Pearson Chi2        1.96069      Degrees of freedom       2
```

请注意，模型类型的说明已更改，输出结果是 ADD 命令所做的更改。从参数估计中可以发现剂量的单位变化，绝对风险估计为 0.000 34 例/人年。

附录　统计用表

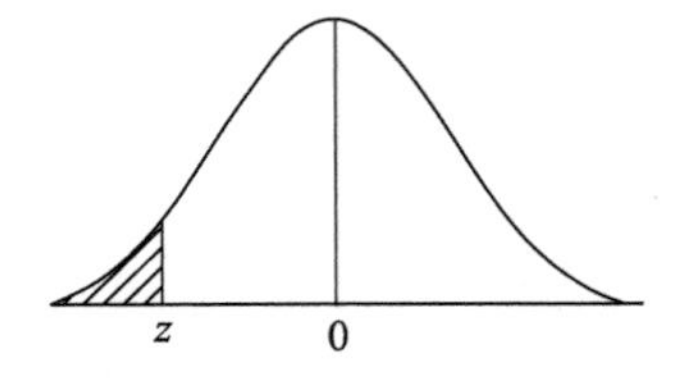

附表 1　标准正态分布曲线下的面积

z	0.00	0.01	0.02	0.03	0.04	0.05	0.06	0.07	0.08	0.09
−3.0	0.001 3	0.001 3	0.001 3	0.001 2	0.001 2	0.001 1	0.001 1	0.001 1	0.001 0	0.001 0
−2.9	0.001 9	0.001 8	0.001 8	0.001 7	0.001 6	0.001 6	0.001 5	0.001 5	0.001 4	0.001 4
−2.8	0.002 6	0.002 5	0.002 4	0.002 3	0.002 3	0.002 2	0.002 1	0.002 1	0.002 0	0.001 9
−2.7	0.003 5	0.003 4	0.003 3	0.00 2	0.003 1	0.003 0	0.002 9	0.002 8	0.002 7	0.002 6
−2.6	0.004 7	0.004 5	0.004 4	0.004 3	0.004 1	0.004 0	0.003 9	0.003 8	0.003 7	0.003 6
−2.5	0.006 2	0.006 0	0.005 9	0.005 7	0.005 5	0.005 4	0.005 2	0.005 1	0.004 9	0.004 8
−2.4	0.008 2	0.008 0	0.007 8	0.007 5	0.007 3	0.007 1	0.006 9	0.006 8	0.006 6	0.006 4
−2.3	0.010 7	0.010 4	0.010 2	0.009 9	0.009 6	0.009 4	0.009 1	0.008 9	0.008 7	0.008 4
−2.2	0.013 9	0.013 6	0.013 2	0.012 9	0.012 5	0.012 2	0.011 9	0.011 6	0.011 3	0.011 0
−2.1	0.017 9	0.017 4	0.017 0	0.016 6	0.016 2	0.015 8	0.015 4	0.015 0	0.014 6	0.014 3
−2.0	0.022 8	0.022 2	0.021 7	0.021 2	0.020 7	0.020 2	0.019 7	0.019 2	0.018 8	0.018 3
−1.9	0.028 7	0.028 1	0.027 4	0.026 8	0.026 2	0.025 6	0.025 0	0.024 4	0.023 9	0.023 3
−1.8	0.035 9	0.035 1	0.034 4	0.033 6	0.032 9	0.032 2	0.031 4	0.030 7	0.030 1	0.029 4
−1.7	0.044 6	0.043 6	0.042 7	0.041 8	0.040 9	0.040 1	0.039 2	0.038 4	0.037 5	0.036 7
−1.6	0.054 8	0.053 7	0.052 6	0.051 6	0.050 5	0.049 5	0.048 5	0.047 5	0.046 5	0.045 5
−1.5	0.066 8	0.065 5	0.064 3	0.063 0	0.061 8	0.060 6	0.059 4	0.058 2	0.057 1	0.055 9
−1.4	0.080 8	0.079 3	0.077 8	0.076 4	0.074 9	0.073 5	0.072 1	0.070 8	0.069 4	0.068 1
−1.3	0.096 8	0.095 1	0.093 4	0.091 8	0.090 1	0.088 5	0.086 9	0.085 3	0.083 8	0.082 3
−1.2	0.115 1	0.113 1	0.111 2	0.109 3	0.107 5	0.105 6	0.103 8	0.102 0	0.100 3	0.098 5
−1.1	0.135 7	0.133 5	0.131 4	0.129 2	0.127 1	0.125 1	0.123 0	0.121 0	0.119 0	0.117 0

续表

z	0.00	0.01	0.02	0.03	0.04	0.05	0.06	0.07	0.08	0.09
−1.0	0.158 7	0.156 2	0.153 9	0.151 5	0.149 2	0.146 9	0.144 6	0.142 3	0.140 1	0.137 9
−0.9	0.184 1	0.181 4	0.178 8	0.176 2	0.173 6	0.171 1	0.168 5	0.166 0	0.163 5	0.161 1
−0.8	0.211 9	0.209 0	0.206 1	0.203 3	0.200 5	0.197 7	0.194 9	0.192 2	0.189 4	0.186 7
−0.7	0.242 0	0.238 9	0.235 8	0.232 7	0.229 6	0.226 6	0.223 6	0.220 6	0.217 7	0.218
−0.6	0.274 3	0.270 9	0.267 6	0.264 3	0.261 1	0.257 8	0.254 6	0.251 4	0.248 3	0.245 1
−0.5	0.308 5	0.305 0	0.301 5	0.298 1	0.294 6	0.291 2	0.287 7	0.284 3	0.281 0	0.277 6
−0.4	0.344 6	0.340 9	0.337 2	0.333 6	0.330 0	0.326 4	0.322 8	0.319 2	0.315 6	0.312 1
−0.3	0.382 1	0.378 3	0.374 5	0.370 7	0.366 9	0.363 2	0.359 4	0.355 7	0.352 0	0.348 3
−0.2	0.420 7	0.416 8	0.412 9	0.409 0	0.405 2	0.401 3	0.397 4	0.393 6	0.389 7	0.385 9
−0.1	0.460 2	0.456 2	0.452 2	0.448 3	0.444 3	0.440 4	0.436 4	0.432 5	0.428 6	0.424 7
−0.0	0.500 0	0.496 0	0.492 0	0.488 0	0.484 0	0.480 1	0.476 1	0.472 1	0.468 1	0.464 1

注：$\Phi(z)=1-\Phi(-z)$。

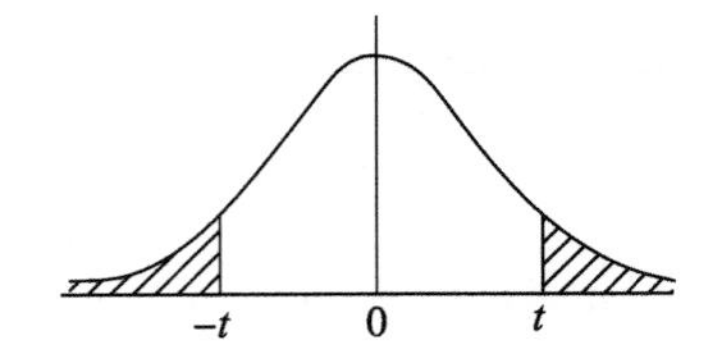

附表 2　t 界值表

ν	概率(P)										
	单侧：	0.25	0.20	0.10	0.05	0.025	0.01	0.005	0.002 5	0.001	0.000 5
	双侧：	0.50	0.40	020	0.10	0.05	0.02	0.01	0.005	0.002	0.001
1		1.000	1.376	3.078	6.314	12.706	31.821	63.657	127.321	318.309	636.619
2		0.816	1.061	1.886	2.920	4.303	6.965	9.925	14.089	22.327	31.599
3		0.765	0.978	1.638	2.353	3.182	4.541	5.841	7.453	10.215	12.924
4		0.741	0.941	1.533	2.132	2.776	3.747	4.604	5.598	7.173	8.610
5		0.727	0.920	1.476	2.015	2.571	3.365	4.032	4.773	5.893	6.869
6		0.718	0.906	1.440	1.943	2.447	3.143	3.707	4.317	5.208	5.959
7		0.711	0.896	1.415	1.895	2.365	2.998	3.499	4.029	4.785	5.408
8		0.706	0.889	1.397	1.860	2.306	2.896	3.355	3.833	4.501	5.041
9		0.703	0.883	1.383	1.833	2.262	2.821	3.250	3.690	4.297	4.781
10		0.700	0.879	1.372	1.812	2.228	2.764	3.169	3.581	4.144	4.587
11		0.697	0.876	1.363	1.796	2.201	2.718	3.106	3.497	4.025	4.437
12		0.695	0.873	1.356	1.782	2.179	2.681	3.055	3.428	3.930	4.318
13		0.694	0.870	1.350	1.771	2.160	2.650	3.012	3.372	3.852	4.221
14		0.692	0.868	1.345	1.761	2.145	2.624	2.977	3.326	3.787	4.140
15		0.691	0.866	1.341	1.753	2.131	2.602	2.947	3.286	3.733	4.073
16		0.690	0.865	1.337	1.746	2.120	2.583	2.921	3.252	3.686	4.015
17		0.689	0.863	1.333	1.740	2.110	2.567	2.898	3.222	3.646	3.965
18		0.688	0.862	1.330	1.734	2.101	2.552	2.878	3.197	3.610	3.922
19		0.688	0.861	1.328	1.729	2.093	2.539	2.861	3.174	3.579	3.883
20		0.687	0.860	1.325	1.725	2.086	2.528	2.845	3.153	3.552	3.850
21		0.686	0.859	1.323	1.721	2.080	2.518	2.831	3.135	3.527	3.819
22		0.686	0.858	1.321	1.717	2.074	2.508	2.819	3.119	3.505	3.792
23		0.685	0.858	1.319	1.714	2.069	2.500	2.807	3.104	3.485	3.768
24		0.685	0.857	1.318	1.711	2.064	2.492	2.797	3.091	3.467	3.745
25		0.684	0.856	1.316	1.708	2.060	2.485	2.787	3.078	3.450	3.725

续表

ν		概率(P)									
	单侧：	0.25	0.20	0.10	0.05	0.025	0.01	0.005	0.002 5	0.001	0.000 5
	双侧：	0.50	0.40	020	0.10	0.05	0.02	0.01	0.005	0.002	0.001
26		0.684	0.856	1.315	1.706	2.056	2.479	2.779	3.067	3.435	3.707
27		0.684	0.855	1.314	1.703	2.052	2.473	2.771	3.057	3.421	3.690
28		0.683	0.855	1.313	1.701	2.048	2.467	2.763	3.047	3.408	3.674
29		0.683	0.854	1.311	1.699	2.045	2.462	2.756	3.038	3.396	3.659
30		0.683	0.854	1.310	1.697	2.042	2.457	2.750	3.030	3.385	3.646
31		0.682	0.853	1.309	1.696	2.040	2.453	2.744	3.022	3.375	3.633
32		0.682	0.853	1.309	1.694	2.037	2.449	2.738	3.015	3.365	3.622
33		0.682	0.853	1.308	1.692	2.035	2.445	2.733	3.008	3.356	3.611
34		0.682	0.852	1.307	1.691	2.032	2.441	2.728	3.002	3.348	3.601
35		0.682	0.852	1.306	1.690	2.030	2.438	2.724	2.996	3.340	3.591
36		0.681	0.852	1.306	1.688	2.028	2.434	2.719	2.990	3.333	3.582
37		0.681	0.851	1.305	1.687	2.026	2.431	2.715	2.985	3.326	3.574
38		0.681	0.851	1.304	1.686	2.024	2.429	2.712	2.980	3.319	3.566
39		0.681	0.851	1.304	1.685	2.023	2.426	2.708	2.976	3.313	3.558
40		0.681	0.851	1.303	1.684	2.021	2.423	2.704	2.971	3.307	3.551
50		0.679	0.849	1.299	1.676	2.009	2.403	2.678	2.937	3.261	3.496
60		0.679	0.848	1.296	1.671	2.000	2.390	2.660	2.915	3.232	3.460
70		0.678	0.847	1.294	1.667	1.994	2.381	2.648	2.899	3.211	3.435
80		0.678	0.846	1.292	1.664	1.990	2.374	2.639	2.887	3.195	3.416
90		0.677	0.846	1.291	1.662	1.987	2.368	2.632	2.878	3.183	3.402
100		0.677	0.845	1.290	1.660	1.984	2.364	2.626	2.871	3.174	3.390
200		0.676	0.843	1.286	1.653	1.972	2.345	2.601	2.839	3.131	3.340
500		0.675	0.842	1.283	1.648	1.965	2.334	2.586	2.820	3.107	3.310
1 000		0.675	0.842	1.282	1.646	1.962	2.330	2.581	2.813	3.098	3.300
∞		0.674	0.842	1.282	1.645	1.960	2.326	2.576	2.807	3.090	3.291

附表 3　率的置信区间

上行：$\alpha=0.05$，下行：$\alpha=0.01$

n	X 0	1	2	3	4	5	6	7	8	9	10	11	12	13
1	0—98													
	0—100													
2	0—84	1—99												
	0—93	0—100												
3	0—71	1—91	9—99											
	0—83	0—96	4—100											
4	0—60	1—81	7—93											
	0—73	0—89	3—97											
5	0—52	1—72	5—85	15—95										
	0—65	0—81	2—92	8—98										
6	0—46	0—64	4—78	12—88										
	0—59	0—75	2—86	7—93										
7	0—41	0—58	4—71	10—82	18—90									
	0—53	0—68	2—80	6—88	12—94									
8	0—37	0—53	3—65	9—76	16—84									
	0—48	0—63	1—74	5—83	10—90									
9	0—34	0—48	3—60	7—70	14—79	21—86								
	0—45	0—59	1—69	4—78	9—85	15—91								
10	0—31	0—45	3—56	7—65	12—74	19—81								
	0—41	0—54	1—65	4—74	8—81	13—87								

续表

n	X													
	0	1	2	3	4	5	6	7	8	9	10	11	12	13
11	0—28	0—41	2—52	6—61	11—69	17—77	23—83							
	0—38	0—51	1—61	3—69	7—77	11—83	17—89							
12	0—26	0—38	2—48	5—57	10—65	15—72	21—79							
	0—36	0—48	1—57	3—66	6—73	10—79	15—85							
13	0—25	0—36	2—45	5—54	9—61	14—68	19—75	25—81						
	0—34	0—45	1—54	3—62	6—69	9—76	14—81	19—86						
14	0—23	0—34	2—43	5—51	8—58	13—65	18—71	23—77						
	0—32	0—42	1—51	3—59	5—66	9—72	13—78	17—83						
15	0—22	0—32	2—41	4—48	8—55	12—62	16—68	21—73	27—79					
	0—30	0—40	1—49	2—56	5—63	8—69	12—74	16—79	21—84					
16	0—21	0—30	2—38	4—46	7—52	11—59	15—65	20—70	25—75					
	0—28	0—38	1—46	2—53	5—60	8—66	11—71	15—76	19—81					
17	0—20	0—29	2—36	4—43	7—50	10—56	14—62	18—67	23—72	28—77				
	0—27	0—36	1—44	2—51	4—57	7—63	10—69	14—74	18—78	22—82				
18	0—19	0—27	1—35	4—41	6—48	10—54	13—59	17—64	22—69	26—74				
	0—26	0—35	1—42	2—49	4—55	7—61	10—66	13—71	17—75	21—79				
19	0—18	0—26	1—33	3—40	6—46	9—51	13—57	16—62	20—67	24—71	29—76			
	0—24	0—33	1—40	2—47	4—53	6—58	9—63	12—68	16—73	19—77	23—81			
20	0—17	0—25	1—32	3—38	6—44	9—49	12—54	15—59	19—64	23—69	27—73			
	0—23	0—32	1—39	2—45	4—51	6—56	9—61	11—66	15—70	18—74	22—78			

续表

n	X													
	0	1	2	3	4	5	6	7	8	9	10	11	12	13
21	0—16	0—24	1—30	3—36	5—42	8—47	11—52	15—57	18—62	22—66	26—70	30—74		
	0—22	0—30	1—37	2—73	3—49	6—54	8—59	11—63	14—68	17—71	21—76	24—80		
22	0—15	0—23	1—29	3—35	5—40	8—45	11—50	14—55	17—59	21—64	24—68	28—72		
	0—21	0—29	1—36	2—42	3—47	5—42	8—57	10—61	13—66	16—70	20—73	23—77		
23	0— 15	0—22	1—28	3—34	5—39	8—44	10—48	13—53	16—57	20—62	23—66	27—69	31—73	
	0—21	0—28	1—35	2—40	3—45	5—50	7—55	10—59	13—63	15—67	19—71	22—75	25—78	
24	0—14	0—21	1—27	3—32	5—37	7—42	10—47	13—51	16—55	19—59	22—63	26—67	29—71	
	0—20	0—27	0—33	2—39	3—44	5—49	7—53	9—57	12—61	15—65	18—69	21—73	24—76	
25	0—14	0—20	1—26	3—31	5—36	7—41	9—45	12—49	15—54	18—58	21—61	24—65	28—69	31—72
	0—19	0—26	0—32	1—37	3—42	5—47	7—51	9—56	11—60	14—63	17—67	20—71	23—74	26—77
26	0—13	0—20	1—25	2—30	4—35	7—39	9—44	12—48	14—52	17—56	20—60	23—63	27—67	30—70
	0—18	0—25	0—31	1—36	3—41	4—46	6—50	9—54	11—58	13—62	16—65	19—69	22—72	25—75
27	0—13	0—19	1—24	2—29	4—34	6—38	9—42	11—46	14—50	17—54	19—58	22—61	26—65	29—68
	0—18	0—25	0—30	1—35	3—40	4—44	6—48	8—52	10—56	13—60	15—63	18—67	21—70	24—73
28	0—12	0—18	1—24	2—28	4—33	6—37	8—41	11—45	13—49	16—52	19—56	22—59	25—63	28—66
	0—17	0 —24	0—29	1—34	3—39	4—43	6—47	8—51	10—55	12—58	15—62	17—65	20—68	23—71
29	0—12	0—18	1—23	2—27	4—32	6—36	8—40	10—44	13—47	15—51	18—54	21—58	24—61	26—64
	0—17	0—23	0—28	1—33	2—37	4—42	6—46	8—49	10—53	12—57	14—60	17—63	19—66	22—70
30	0—12	0—17	1—22	2—27	4—31	6—35	8—39	10—42	12—46	15—49	17—53	20—56	23—59	26—63
	0—16	0—22	0—27	1—32	2—36	4—40	5—44	7—48	9—52	11—55	14—58	16—62	19—65	21—68

续表

n	X													
	0	1	2	3	4	5	6	7	8	9	10	11	12	13
31	0—11	0—17	1—22	2—26	4—30	6—34	8—38	10—41	12—45	14—48	17—51	19—55	22—58	25—61
	0—16	0—22	0—27	1—31	2—35	4—39	5—43	7—47	9—50	11—54	13—57	16—60	18—63	20—66
32	0—11	0—16	1—21	2—25	4—29	5—33	7—36	9—40	12—43	14—47	16—50	19—53	21—56	24—59
	0—15	0—21	0—26	1—30	2—34	4—38	5—42	7—46	9—49	11—52	13—56	15—59	17—62	20—65
33	0—11	0—15	1—20	2—24	3—28	5—32	7—36	9—39	11—42	13—46	16—49	18—52	20—55	23—58
	0—15	0—20	0—25	1—30	2—34	3—37	5—41	7—44	8—48	10—51	12—54	14—57	17—60	19—63
34	0—10	0—15	1—19	2—23	3—28	5—31	7—35	9—28	1—41	13—44	15—48	17—51	20—54	22—56
	0—14	0—20	0—25	1—29	2—33	3—36	5—40	6—43	8—47	10—50	12—53	14—56	16—59	18—62
35	0—10	0—15	1—19	2—23	3—27	5—30	7—34	8—37	10—40	13—43	15—46	17—49	19—52	22—55
	0—14	0—20	0—24	1—28	2—32	3—35	5—39	6—42	8—45	10—49	12—52	14—55	16—57	18—60
36	0—10	0—15	1—18	2—22	3—26	5—29	6—33	8—36	10—39	12—42	14—45	16—48	19—51	21—54
	0—14	0—19	0—23	1—27	2—31	3—35	5—38	6—41	8—44	9—47	11—50	13—53	15—56	17—59
37	0—10	0—14	1—18	2—22	3—25	5—28	6—32	8—35	10—38	12—41	14—44	16—47	18—50	20—53
	0—13	0—18	0—23	1—27	2—30	3—34	4—37	6—40	7—43	9—46	11—49	13—52	15—55	17—58
38	0—10	0—14	1—18	2—21	3—25	5—28	6—32	8—34	10—37	11—40	13—43	15—46	18—49	20—51
	0—13	0—18	0—22	1—26	2—30	3—33	4—36	6—39	7—42	9—45	11—48	12—51	14—54	16—56
39	0—9	0—14	1—17	2—21	3—24	4—27	6—31	8—33	9—36	11—39	13—42	15—45	17—48	19—50
	0—13	0—18	0—21	1—25	2—29	3—32	4—35	6—38	7—41	9—44	10—47	12—50	14—53	16—55
40	0—9	0—13	1—17	2—21	3—24	4—27	6—30	8—33	9—35	11—38	13—41	15—44	17—47	19—49
	0—12	0—17	0—21	1—25	2—28	3—32	4—35	5—38	7—40	9—43	10—46	12—49	13—52	15—54

续表

n	X													
	0	1	2	3	4	5	6	7	8	9	10	11	12	13
41	0—9	0—13	1—17	2—20	3—23	4—26	6—29	7—32	9—35	11—37	12—40	14—43	16—46	18—48
	0—12	0—17	0—21	1—24	2—28	3—31	4—34	5—37	7—40	8—42	10—45	11—48	13—50	15—53
42	0—9	0—13	1—16	2—20	3—23	4—26	6—28	7—31	9—34	10—37	12—39	14—42	16—45	18—47
	0—12	0—17	0—20	1—24	2—27	3—30	4—33	5—36	7—39	8—42	9—44	11—47	13—49	15—52
43	0—9	0—12	1—16	2—19	3—23	4—25	5—28	7—31	8—33	10—36	12—39	14—41	15—44	17—46
	0—12	0—16	0—20	1—23	2—26	3—30	4—33	5—35	6—38	8—41	9—43	11—46	13—49	14—51
44	0—9	0—12	1—15	2—19	3—22	4—25	5—28	7—30	8—33	10—35	11—38	13—40	15—43	17—45
	0—11	0—16	0—19	1—23	2—26	3—29	4—32	5—35	6—37	8—40	9—42	11—45	12—47	14—50
45	0—8	0—12	1—15	2—18	3—21	4—24	5—27	7—30	8—32	9—34	11—37	13—39	15—42	16—44
	0—11	0—15	0—19	1—22	2—25	3—28	4—31	5—34	6—37	8—39	9—42	10—44	12—47	14—49
46	0—8	0—12	1—15	2—18	3—21	4—24	5—26	7—29	8—31	9—34	11—36	13—39	14—41	16—43
	0—11	0—15	0—19	1—22	2—25	3—28	4—31	5—33	6—36	7—39	9—41	10—43	12—46	13—48
47	0—8	0—12	1—15	2—17	3—20	4—23	5—26	6—28	8—31	9—34	11—36	12—38	14—40	16—43
	0—11	0—15	0—18	1—21	2—24	2—27	3—30	5—33	6—35	7—38	9—40	10—42	11—45	13—47
48	0—8	0—11	1—14	2—17	3—20	4—22	5—25	6—28	8—30	9—33	11—35	12—37	14—39	15—42
	0—10	0—14	0—18	1—21	2—24	2—27	3—29	5—32	6—35	7—37	8—40	10—42	11—44	13—47
49	0—8	0—11	1—14	2—17	2—20	4—22	5—25	6—27	7—30	9—32	10—35	12—37	13—39	15—41
	0—10	0—14	0—17	1—20	1—24	2—26	3—29	4—32	6—34	7—36	8—39	9—41	11—44	12—46
50	0—7	0—11	1—14	2—17	2—19	3—22	5—24	6—26	7—29	9—31	10—34	11—36	13—38	15—41
	0—10	0—14	0—17	1—20	1—23	2—26	3—28	4—31	5—33	7—36	8—38	9—40	11—43	12—45

续表

n	X													
	0	1	2	3	4	5	6	7	8	9	10	11	12	13
26														
27	32—71													
	27—76													
28	31—69													
	26—74													
29	30—68	33—71												
	25—72	28—75												
30	28—66	31—69												
	24—71	27—74												
31	27—64	30—67	33—70											
	23—69	26—72	28—75											
32	26—62	29—65	32—68											
	22—67	25—70	27—73											
33	26—61	28—64	31—67	34—69										
	21—66	24—69	26—71	29—74										
34	25—59	27—62	30—65	32—68										
	21—64	23—67	25—70	28—72										
35	24—58	26—61	29—63	31—66	34—69									
	20—63	22—66	24—68	27—71	29—73									

续表

n	X													
	0	1	2	3	4	5	6	7	8	9	10	11	12	13
36	23—57	26—59	28—62	30—65	33—67									
	19—62	22—64	23—67	26—69	28—72									
37	23—55	25—58	27—61	30—63	32—66	34—68								
	19—60	21—63	23—65	25—68	28—70	30—73								
38	22—54	24—57	26—59	29—62	31—64	33—67								
	18—59	20—61	22—64	25—66	27—69	29—71								
39	21—53	23—55	26—58	28—60	30—63	32—65	35—68							
	18—58	20—60	22—63	24—65	26—68	28—70	30—72							
40	21—52	23—54	25—57	27—59	29—62	32—64	34—66							
	17—57	19—59	21—61	23—64	25—66	27—68	30—71							
41	20—51	22—53	24—56	26—58	29—60	31—63	33—65	35—67						
	17—55	19—58	21—60	23—63	25—65	27—67	29—69	31—71						
42	20—50	22—52	24—54	26—57	28—59	30—61	32—64	34—66						
	16—54	18—57	20—59	22—61	24—64	26—66	28—67	30—70						
43	19—49	21—51	23—53	25—56	27—58	29—60	31—62	33—65	36—67					
	16—53	18—56	19—58	21—60	23—62	25—65	27—66	29—69	31—71					
44	19—48	21—50	22—52	24—55	26—57	28—59	30—61	33—63	35—65					
	15—52	17—55	19—57	21—59	23—61	25—63	26—65	28—68	30—70					
45	18—47	20—49	22—51	24—54	26—56	28—58	30—60	32—62	34—64	36—66				
	15—51	17—54	19—56	20—58	22—60	24—62	26—64	28—66	30—68	32—70				

续表

n	X													
	0	1	2	3	4	5	6	7	8	9	10	11	12	13
46	18—46	20—48	21—50	23—53	25—55	27—57	29—59	31—61	33—63	35—65				
	15—50	16—53	18—55	20—57	22—59	23—61	25—63	27—65	29—67	31—69				
47	18—45	19—47	21—49	23—52	25—54	26—56	28—58	30—60	32—62	34—64	36—66			
	14—19	16—52	18—54	19—56	21—58	23—60	25—62	26—64	28—66	30—68	32—70			
48	17—44	19—46	21—48	22—51	24—53	26—55	28—57	30—59	31—61	33—63	35—65			
	14—49	16—51	17—53	19—55	21—57	22—59	24—61	26—63	28—65	29—67	31—69			
49	17—43	18—45	20—47	22—50	24—52	25—54	27—56	29—58	31—60	33—62	34—64	36—66		
	14—48	15—50	17—52	19—54	20—56	22—58	23—60	25—62	27—64	29—66	31—68	32—70		
50	16—43	18—45	20—47	21—49	23—51	25—53	26—55	28—57	30—59	32—61	34—63	36—65		
	14—47	15—49	17—51	18—53	20—55	21—57	23—59	25—61	26—63	28—65	30—67	32—68		

附表 4　Poisson 分布 λ 的置信区间

样本计数(X)	95%CI		99%CI		样本计数(X)	95%CI		99%CI	
	下限	上限	下限	上限		下限	上限	下限	上限
1	0.03	5.57	0.01	7.43	31	21.07	44.00	18.53	48.43
2	0.24	7.22	0.10	9.27	32	21.89	45.17	19.31	49.65
3	0.62	8.77	0.34	10.95	33	22.72	46.34	20.08	50.88
4	1.09	10.24	0.67	12.57	34	23.55	47.51	20.86	52.10
5	1.62	11.67	1.08	14.13	35	24.39	48.68	21.64	53.31
6	2.20	13.06	1.54	15.64	36	25.22	49.84	22.42	54.53
7	2.81	14.42	2.04	17.12	37	26.06	51.00	23.21	55.74
8	3.45	15.76	2.57	18.56	38	26.90	52.16	24.00	56.95
9	4.12	17.08	3.13	19.98	39	27.74	53.31	24.79	58.15
10	4.80	18.39	3.72	21.38	40	28.58	54.47	25.59	59.35
11	5.49	19.68	4.33	22.77	41	29.43	55.62	26.38	60.55
12	6.20	20.96	4.95	24.13	42	30.28	56.77	27.18	61.75
13	6.92	22.23	5.59	25.48	43	31.13	57.92	27.99	62.95
14	7.66	23.49	6.24	26.82	44	31.98	59.07	28.79	64.14
15	8.40	24.74	6.90	28.15	45	32.83	60.21	29.60	65.33
16	9.15	25.98	7.58	29.47	46	33.68	61.36	30.41	66.52
17	9.91	27.22	8.26	30.78	47	34.53	62.50	31.22	67.71
18	10.67	28.45	8.96	32.08	48	35.39	63.64	32.03	68.89
19	11.44	29.67	9.66	33.37	49	36.25	64.78	32.85	70.07
20	12.22	30.89	10.37	34.66	50	37.11	65.92	33.66	71.26
21	13.00	32.10	11.09	35.94	51	37.97	67.06	34.48	72.44
22	13.79	33.31	11.81	37.21	52	38.84	68.19	35.30	73.61
23	14.58	34.51	12.54	38.47	53	39.70	69.32	36.13	74.79
24	15.38	35.71	13.28	39.73	54	40.57	70.46	36.95	75.96
25	16.18	36.90	14.00	40.99	55	41.43	71.59	37.78	77.14
26	16.99	38.10	14.74	42.24	56	42.30	72.72	38.60	78.31
27	17.80	39.28	15.49	43.49	57	43.17	73.85	39.43	79.48
28	18.61	40.47	16.25	44.73	58	44.04	74.98	40.26	80.65
29	19.43	41.65	17.00	45.97	59	44.91	76.11	41.09	81.81
30	20.25	42.83	17.77	47.20	60	45.79	77.23	41.93	82.98

续表

样本计数(X)	95%CI		99%CI		样本计数(X)	95%CI		99%CI	
	下限	上限	下限	上限		下限	上限	下限	上限
61	46.66	78.36	42.76	84.14	81	64.33	100.68	59.70	107.19
62	47.54	79.48	43.60	85.31	82	65.22	101.78	60.55	108.33
63	48.41	80.60	44.43	86.47	83	66.11	102.89	61.41	109.47
64	49.29	81.73	45.27	87.63	84	67.00	104.00	62.27	110.61
65	50.17	82.85	46.11	88.79	85	67.90	105.10	63.13	111.75
66	51.04	83.97	46.95	89.95	86	68.79	106.21	63.99	112.89
67	51.92	85.09	47.80	91.10	87	69.68	107.31	64.85	114.03
68	52.80	86.21	48.64	92.26	88	70.58	108.42	65.72	115.16
69	53.69	87.32	49.48	93.41	89	71.47	109.52	66.58	116.30
70	54.57	88.44	50.33	94.57	90	72.37	110.62	67.44	117.43
71	55.45	89.56	51.18	95.72	91	73.27	111.73	68.31	118.57
72	56.34	90.67	52.02	96.87	92	74.17	112.83	69.17	119.70
73	57.22	91.79	52.87	98.02	93	75.06	113.93	70.04	120.84
74	58.11	92.90	53.72	99.17	94	75.96	115.03	70.91	121.97
75	58.99	94.01	54.57	100.32	95	76.86	116.13	71.77	123.10
76	59.88	95.12	55.42	101.47	96	77.76	117.23	72.64	124.23
77	60.77	96.24	56.28	102.61	97	78.66	118.33	73.51	125.36
78	61.66	97.35	57.13	103.76	98	79.56	119.43	74.38	126.49
79	62.55	98.46	57.99	104.90	99	80.46	120.53	75.25	127.62
80	63.44	99.57	58.84	106.05	100	81.36	121.63	76.12	128.75

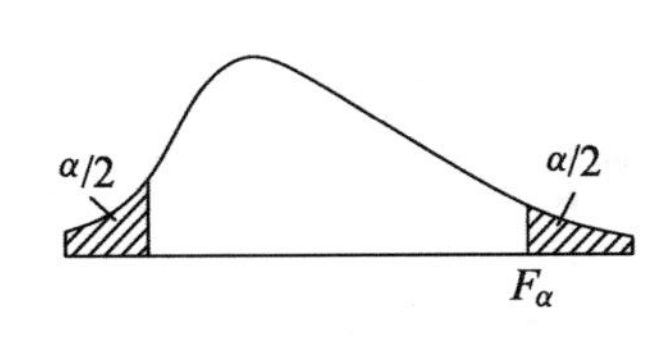

附表 5 F 分布界值表(方差齐性检验用)

$\alpha=0.10$

ν_2	ν_1 1	2	3	4	5	6	7	8	9	10	11	12	13	14	15	16	17	18	19	20	30	∞
1	161.5	199.5	215.7	224.9	230.2	234.0	236.8	238.9	240.5	241.9	243.0	243.9	244.7	245.4	245.9	246.5	246.9	247.3	247.7	248.0	250.10	254.31
2	18.51	19.00	19.16	19.25	19.30	19.33	19.35	19.37	19.38	19.40	19.40	19.41	19.42	19.42	19.43	19.43	19.44	19.44	19.44	19.45	19.46	19.50
3	10.13	9.55	9.28	9.12	9.01	8.94	8.89	8.85	8.81	8.79	8.76	8.74	8.73	8.71	8.70	8.69	8.68	8.67	8.67	8.66	8.62	8.53
4	7.71	6.94	6.59	6.39	6.26	6.16	6.09	6.04	6.00	5.96	5.94	5.91	5.89	5.87	5.86	5.84	5.83	5.82	5.81	5.80	5.75	5.63
5	6.61	5.79	5.41	5.19	5.05	4.95	4.88	4.82	4.77	4.74	4.70	4.68	4.66	4.64	4.62	4.60	4.59	4.58	4.57	4.56	4.50	4.37
6	5.99	5.14	4.76	4.53	4.39	4.28	4.21	4.15	4.10	4.06	4.03	4.00	3.98	3.96	3.94	3.92	3.91	3.90	3.88	3.87	3.81	3.67
7	5.59	4.74	4.35	4.12	3.97	3.87	3.79	3.73	3.68	3.64	3.60	3.57	3.55	3.53	3.51	3.49	3.48	3.47	3.46	3.44	3.38	3.23
8	5.32	4.46	4.07	3.84	3.69	3.58	3.50	3.44	3.39	3.35	3.31	3.28	3.26	3.24	3.22	3.20	3.19	3.17	3.16	3.15	3.08	2.93
9	5.12	4.26	3.86	3.63	3.48	3.37	3.29	3.23	3.18	3.14	3.10	3.07	3.05	3.03	3.01	2.99	2.97	2.96	2.95	2.94	2.86	2.71
10	4.96	4.10	3.71	3.48	3.33	3.22	3.14	3.07	3.02	2.98	2.94	2.91	2.89	2.86	2.85	2.83	2.81	2.80	2.79	2.77	2.70	2.54
11	4.84	3.98	3.59	3.36	3.20	3.09	3.01	2.95	2.90	2.85	2.82	2.79	2.76	2.74	2.72	2.70	2.69	2.67	2.66	2.65	2.57	2.40
12	4.75	3.89	3.49	3.26	3.11	3.00	2.91	2.85	2.80	2.75	2.72	2.69	2.66	2.64	2.62	2.60	2.58	2.57	2.56	2.54	2.47	2.30
13	4.67	3.81	3.41	3.18	3.03	2.92	2.83	2.77	2.71	2.67	2.63	2.60	2.58	2.55	2.53	2.51	2.50	2.48	2.47	2.46	2.38	2.21
14	4.60	3.74	3.34	3.11	2.96	2.85	2.76	2.70	2.65	2.60	2.57	2.53	2.51	2.48	2.46	2.44	2.43	2.41	2.40	2.39	2.31	2.13
15	4.54	3.68	3.29	3.06	2.90	2.79	2.71	2.64	2.59	2.54	2.51	2.48	2.45	2.42	2.40	2.38	2.37	2.35	2.34	2.33	2.25	2.07
16	4.49	3.63	3.24	3.01	2.85	2.74	2.66	2.59	2.54	2.49	2.46	2.42	2.40	2.37	2.35	2.33	2.32	2.30	2.29	2.28	2.19	2.01

续表

ν_2	ν_1																				
	1	2	3	4	5	6	7	8	9	10	11	12	13	14	15	16	17	18	19	20	30	∞
17	4.45	3.59	3.20	2.96	2.81	2.70	2.61	2.55	2.49	2.45	2.41	2.38	2.35	2.33	2.31	2.29	2.27	2.26	2.24	2.23	2.15	1.96
18	4.41	3.55	3.16	2.93	2.77	2.66	2.58	2.51	2.46	2.41	2.37	2.34	2.31	2.29	2.27	2.25	2.23	2.22	2.20	2.19	2.11	1.92
19	4.38	3.52	3.13	2.90	2.74	2.63	2.54	2.48	2.42	2.38	2.34	2.31	2.28	2.26	2.23	2.21	2.20	2.18	2.17	2.16	2.07	1.88
20	4.35	3.49	3.10	2.87	2.71	2.60	2.51	2.45	2.39	2.35	2.31	2.28	2.25	2.22	2.20	2.18	2.17	2.15	2.14	2.12	2.04	1.84
21	4.32	3.47	3.07	2.84	2.68	2.57	2.49	2.42	2.37	2.32	2.28	2.25	2.22	2.20	2.18	2.16	2.14	2.12	2.11	2.10	2.01	1.81
22	4.30	3.44	3.05	2.82	2.66	2.55	2.46	2.40	2.34	2.30	2.26	2.23	2.20	2.17	2.15	2.13	2.11	2.10	2.08	2.07	1.98	1.78
23	4.28	3.42	3.03	2.80	2.64	2.53	2.44	2.37	2.32	2.27	2.24	2.20	2.18	2.15	2.13	2.11	2.09	2.08	2.06	2.05	1.96	1.76
24	4.26	3.40	3.01	2.78	2.62	2.51	2.42	2.36	2.30	2.25	2.22	2.18	2.15	2.13	2.11	2.09	2.07	2.05	2.04	2.03	1.94	1.73
25	4.24	3.39	2.99	2.76	2.60	2.49	2.40	2.34	2.28	2.24	2.20	2.16	2.14	2.11	2.09	2.07	2.05	2.04	2.02	2.01	1.92	1.71
26	4.23	3.37	2.98	2.74	2.59	2.47	2.39	2.32	2.27	2.22	2.18	2.15	2.12	2.09	2.07	2.05	2.03	2.02	2.00	1.99	1.90	1.69
27	4.21	3.35	2.96	2.73	2.57	2.46	2.37	2.31	2.25	2.20	2.17	2.13	2.10	2.08	2.06	2.04	2.02	2.00	1.99	1.97	1.88	1.67
28	4.20	3.34	2.95	2.71	2.56	2.45	2.36	2.29	2.24	2.19	2.15	2.12	2.09	2.06	2.04	2.02	2.00	1.99	1.97	1.96	1.87	1.65
29	4.18	3.33	2.93	2.70	2.55	2.43	2.35	2.28	2.22	2.18	2.14	2.10	2.08	2.05	2.03	2.01	1.99	1.97	1.96	1.94	1.85	1.64
30	4.17	3.32	2.92	2.69	2.53	2.42	2.33	2.27	2.21	2.16	2.13	2.09	2.06	2.04	2.01	1.99	1.98	1.96	1.95	1.93	1.84	1.62
40	4.08	3.23	2.84	2.61	2.45	2.34	2.25	2.18	2.12	2.08	2.04	2.00	1.97	1.95	1.92	1.90	1.89	1.87	1.85	1.84	1.74	1.51
60	4.00	3.15	2.76	2.53	2.37	2.25	2.17	2.10	2.04	1.99	1.95	1.92	1.89	1.86	1.84	1.82	1.80	1.78	1.76	1.75	1.65	1.39
100	3.94	3.09	2.70	2.46	2.31	2.19	2.10	2.03	1.97	1.93	1.89	1.85	1.82	1.79	1.77	1.75	1.73	1.71	1.69	1.68	1.57	1.28
120	3.92	3.07	2.68	2.45	2.29	2.18	2.09	2.02	1.96	1.91	1.87	1.83	1.80	1.78	1.75	1.73	1.71	1.69	1.67	1.66	1.55	1.25
∞	3.84	3.00	2.60	2.37	2.21	2.10	2.01	1.94	1.88	1.83	1.79	1.75	1.72	1.69	1.67	1.64	1.62	1.60	1.59	1.57	1.46	1.00

$\alpha=0.05$

续表

ν_2	ν_1																				
	1	2	3	4	5	6	7	8	9	10	11	12	13	14	15	16	17	18	19	20	30	∞
1	647.8	799.5	864.2	899.6	921.9	937.1	948.2	956.7	963.3	968.6	973.0	976.7	979.8	982.5	984.9	986.9	988.7	990.4	991.8	993.1	1 001.4	1 018.3
2	38.51	39.00	39.17	39.25	39.30	39.33	39.36	39.37	39.39	39.40	39.41	39.41	39.42	39.43	39.43	39.44	39.44	39.44	39.45	39.45	39.46	39.50
3	17.44	16.04	15.44	15.10	14.88	14.73	14.62	14.54	14.47	14.42	14.37	14.34	14.30	14.28	14.25	14.23	14.21	14.20	14.18	14.17	14.08	13.90
4	12.22	10.65	9.98	9.60	9.36	9.20	9.07	8.98	8.90	8.84	8.79	8.75	8.71	8.68	8.66	8.63	8.61	8.59	8.58	8.56	8.46	8.26
5	10.01	8.43	7.76	7.39	7.15	6.98	6.85	6.76	6.68	6.62	6.57	6.52	6.49	6.46	6.43	6.40	6.38	6.36	6.34	6.33	6.23	6.02
6	8.81	7.26	6.60	6.23	5.99	5.82	5.70	5.60	5.52	5.46	5.41	5.37	5.33	5.30	5.27	5.24	5.22	5.20	5.18	5.17	5.07	4.85
7	8.07	6.54	5.89	5.52	5.29	5.12	4.99	4.90	4.82	4.76	4.71	4.67	4.63	4.60	4.57	4.54	4.52	4.50	4.48	4.47	4.36	4.14
8	7.57	6.06	5.42	5.05	4.82	4.65	4.53	4.43	4.36	4.30	4.24	4.20	4.16	4.13	4.10	4.08	4.05	4.03	4.02	4.00	3.89	3.67
9	7.21	5.71	5.08	4.72	4.48	4.32	4.20	4.10	4.03	3.96	3.91	3.87	3.83	3.80	3.77	3.74	3.72	3.70	3.68	3.67	3.56	3.33
10	6.94	5.46	4.83	4.47	4.24	4.07	3.95	3.85	3.78	3.72	3.66	3.62	3.58	3.55	3.52	3.50	3.47	3.45	3.44	3.42	3.31	3.08
11	6.72	5.26	4.63	4.28	4.04	3.88	3.76	3.66	3.59	3.53	3.47	3.43	3.39	3.36	3.33	3.30	3.28	3.26	3.24	3.23	3.12	2.88
12	6.55	5.10	4.47	4.12	3.89	3.73	3.61	3.51	3.44	3.37	3.32	3.28	3.24	3.21	3.18	3.15	3.13	3.11	3.09	3.07	2.96	2.72
13	6.41	4.97	4.35	4.00	3.77	3.60	3.48	3.39	3.31	3.25	3.20	3.15	3.12	3.08	3.05	3.03	3.00	2.98	2.96	2.95	2.84	2.60
14	6.30	4.86	4.24	3.89	3.66	3.50	3.38	3.29	3.21	3.15	3.09	3.05	3.01	2.98	2.95	2.92	2.90	2.88	2.86	2.84	2.73	2.49
15	6.20	4.77	4.15	3.80	3.58	3.41	3.29	3.20	3.12	3.06	3.01	2.96	2.92	2.89	2.86	2.84	2.81	2.79	2.77	2.76	2.64	2.40
16	6.12	4.69	4.08	3.73	3.50	3.34	3.22	3.12	3.05	2.99	2.93	2.89	2.85	2.82	2.79	2.76	2.74	2.72	2.70	2.68	2.57	2.32
17	6.04	4.62	4.01	3.66	3.44	3.28	3.16	3.06	2.98	2.92	2.87	2.82	2.79	2.75	2.72	2.70	2.67	2.65	2.63	2.62	2.50	2.25
18	5.98	4.56	3.95	3.61	3.38	3.22	3.10	3.01	2.93	2.87	2.81	2.77	2.73	2.70	2.67	2.64	2.62	2.60	2.58	2.56	2.44	2.19
19	5.92	4.51	3.90	3.56	3.33	3.17	3.05	2.96	2.88	2.82	2.76	2.72	2.68	2.65	2.62	2.59	2.57	2.55	2.53	2.51	2.39	2.13
20	5.87	4.46	3.86	3.51	3.29	3.13	3.01	2.91	2.84	2.77	2.72	2.68	2.64	2.60	2.57	2.55	2.52	2.50	2.48	2.46	2.35	2.09
21	5.83	4.42	3.82	3.48	3.25	3.09	2.97	2.87	2.80	2.73	2.68	2.64	2.60	2.56	2.53	2.51	2.48	2.46	2.44	2.42	2.31	2.04

续表

ν_2	ν_1																				
	1	2	3	4	5	6	7	8	9	10	11	12	13	14	15	16	17	18	19	20	30	∞
22	5.79	4.38	3.78	3.44	3.22	3.05	2.93	2.84	2.76	2.70	2.65	2.60	2.56	2.53	2.50	2.47	2.45	2.43	2.41	2.39	2.27	2.00
23	5.75	4.35	3.75	3.41	3.18	3.02	2.90	2.81	2.73	2.67	2.62	2.57	2.53	2.50	2.47	2.44	2.42	2.39	2.37	2.36	2.24	1.97
24	5.72	4.32	3.72	3.38	3.15	2.99	2.87	2.78	2.70	2.64	2.59	2.54	2.50	2.47	2.44	2.41	2.39	2.36	2.35	2.33	2.21	1.94
25	5.69	4.29	3.69	3.35	3.13	2.97	2.85	2.75	2.68	2.61	2.56	2.51	2.48	2.44	2.41	2.38	2.36	2.34	2.32	2.30	2.18	1.91
26	5.66	4.27	3.67	3.33	3.10	2.94	2.82	2.73	2.65	2.59	2.54	2.49	2.45	2.42	2.39	2.36	2.34	2.31	2.29	2.28	2.16	1.88
27	5.63	4.24	3.65	3.31	3.08	2.92	2.80	2.71	2.63	2.57	2.51	2.47	2.43	2.39	2.36	2.34	2.31	2.29	2.27	2.25	2.13	1.85
28	5.61	4.22	3.63	3.29	3.06	2.90	2.78	2.69	2.61	2.55	2.49	2.45	2.41	2.37	2.34	2.32	2.29	2.27	2.25	2.23	2.11	1.83
29	5.59	4.20	3.61	3.27	3.04	2.88	2.76	2.67	2.59	2.53	2.48	2.43	2.39	2.36	2.32	2.30	2.27	2.25	2.23	2.21	2.09	1.81
30	5.57	4.18	3.59	3.25	3.03	2.87	2.75	2.65	2.57	2.51	2.46	2.41	2.37	2.34	2.31	2.28	2.26	2.23	2.21	2.20	2.07	1.79
40	5.42	4.05	3.46	3.13	2.90	2.74	2.62	2.53	2.45	2.39	2.33	2.29	2.25	2.21	2.18	2.15	2.13	2.11	2.09	2.07	1.94	1.64
60	5.29	3.93	3.34	3.01	2.79	2.63	2.51	2.41	2.33	2.27	2.22	2.17	2.13	2.09	2.06	2.03	2.01	1.98	1.96	1.94	1.82	1.48
100	5.18	3.83	3.25	2.92	2.70	2.54	2.42	2.32	2.24	2.18	2.12	2.08	2.04	2.00	1.97	1.94	1.91	1.89	1.87	1.85	1.71	1.35
120	5.15	3.80	3.23	2.89	2.67	2.52	2.39	2.30	2.22	2.16	2.10	2.05	2.01	1.98	1.94	1.92	1.89	1.87	1.84	1.82	1.69	1.31
∞	5.02	3.69	3.12	2.79	2.57	2.41	2.29	2.19	2.11	2.05	1.99	1.94	1.90	1.87	1.83	1.80	1.78	1.75	1.73	1.71	1.57	1.00

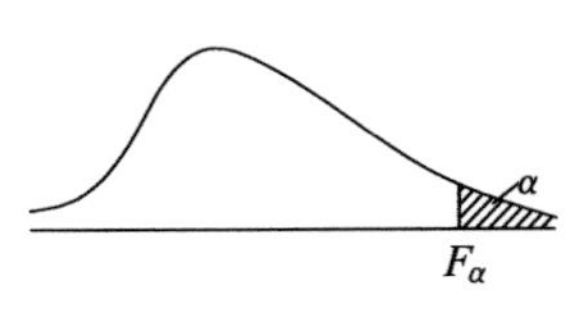

附表 6 F 分布界值表(方差分析用)

$\alpha=0.05$

ν_2	ν_1														
	1	2	3	4	5	6	7	8	9	10	12	14	16	18	20
1	161.45	199.50	215.71	224.58	230.16	233.99	236.77	238.88	240.54	241.88	243.91	245.36	246.46	247.32	248.01
2	18.51	19.00	19.16	19.25	19.30	19.33	19.35	19.37	19.38	19.40	19.41	19.42	19.43	19.44	19.45
3	10.13	9.55	9.28	9.12	9.01	8.94	8.89	8.85	8.81	8.79	8.74	8.71	8.69	8.67	8.66
4	7.71	6.94	6.59	6.39	6.26	6.16	6.09	6.04	6.00	5.96	5.91	5.87	5.84	5.82	5.80
5	6.61	5.79	5.41	5.19	5.05	4.95	4.88	4.82	4.77	4.74	4.68	4.64	4.60	4.58	4.56
6	5.99	5.14	4.76	4.53	4.39	4.28	4.21	4.15	4.10	4.06	4.00	3.96	3.92	3.90	3.87
7	5.59	4.74	4.35	4.12	3.97	3.87	3.79	3.73	3.68	3.64	3.57	3.53	3.49	3.47	3.44
8	5.32	4.46	4.07	3.84	3.69	3.58	3.50	3.44	3.39	3.35	3.28	3.24	3.20	3.17	3.15
9	5.12	4.26	3.86	3.63	3.48	3.37	3.29	3.23	3.18	3.14	3.07	3.03	2.99	2.96	2.94
10	4.96	4.10	3.71	3.48	3.33	3.22	3.14	3.07	3.02	2.98	2.91	2.86	2.83	2.80	2.77
11	4.84	3.98	3.59	3.36	3.20	3.09	3.01	2.95	2.90	2.85	2.79	2.74	2.70	2.67	2.65
12	4.75	3.89	3.49	3.26	3.11	3.00	2.91	2.85	2.80	2.75	2.69	2.64	2.60	2.57	2.54
13	4.67	3.81	3.41	3.18	3.03	2.92	2.83	2.77	2.71	2.67	2.60	2.55	2.51	2.48	2.46
14	4.60	3.74	3.34	3.11	2.96	2.85	2.76	2.70	2.65	2.60	2.53	2.48	2.44	2.41	2.39
15	4.54	3.68	3.29	3.06	2.90	2.79	2.71	2.64	2.59	2.54	2.48	2.42	2.38	2.35	2.33
16	4.49	3.63	3.24	3.01	2.85	2.74	2.66	2.59	2.54	2.49	2.42	2.37	2.33	2.30	2.28
17	4.45	3.59	3.20	2.96	2.81	2.70	2.61	2.55	2.49	2.45	2.38	2.33	2.29	2.26	2.23
18	4.41	3.55	3.16	2.93	2.77	2.66	2.58	2.51	2.46	2.41	2.34	2.29	2.25	2.22	2.19
19	4.38	3.52	3.13	2.90	2.74	2.63	2.54	2.48	2.42	2.38	2.31	2.26	2.21	2.18	2.16
20	4.35	3.49	3.10	2.87	2.71	2.60	2.51	2.45	2.39	2.35	2.28	2.22	2.18	2.15	2.12

续表

ν_2	ν_1														
	1	2	3	4	5	6	7	8	9	10	12	14	16	18	20
21	4.32	3.47	3.07	2.84	2.68	2.57	2.49	2.42	2.37	2.32	2.25	2.20	2.16	2.12	2.10
22	4.30	3.44	3.05	2.82	2.66	2.55	2.46	2.40	2.34	2.30	2.23	2.17	2.13	2.10	2.07
23	4.28	3.42	3.03	2.80	2.64	2.53	2.44	2.37	2.32	2.27	2.20	2.15	2.11	2.08	2.05
24	4.26	3.40	3.01	2.78	2.62	2.51	2.42	2.36	2.30	2.25	2.18	2.13	2.09	2.05	2.03
25	4.24	3.39	2.99	2.76	2.60	2.49	2.40	2.34	2.28	2.24	2.16	2.11	2.07	2.04	2.01
26	4.23	3.37	2.98	2.74	2.59	2.47	2.39	2.32	2.27	2.22	2.15	2.09	2.05	2.02	1.99
27	4.21	3.35	2.96	2.73	2.57	2.46	2.37	2.31	2.25	2.20	2.13	2.08	2.04	2.00	1.97
28	4.20	3.34	2.95	2.71	2.56	2.45	2.36	2.29	2.24	2.19	2.12	2.06	2.02	1.99	1.96
29	4.18	3.33	2.93	2.70	2.55	2.43	2.35	2.28	2.22	2.18	2.10	2.05	2.01	1.97	1.94
30	4.17	3.32	2.92	2.69	2.53	2.42	2.33	2.27	2.21	2.16	2.09	2.04	1.99	1.96	1.93
32	4.15	3.29	2.90	2.67	2.51	2.40	2.31	2.24	2.19	2.14	2.07	2.01	1.97	1.94	1.91
34	4.13	3.28	2.88	2.65	2.49	2.38	2.29	2.23	2.17	2.12	2.05	1.99	1.95	1.92	1.89
36	4.11	3.26	2.87	2.63	2.48	2.36	2.28	2.21	2.15	2.11	2.03	1.98	1.93	1.90	1.87
38	4.10	3.24	2.85	2.62	2.46	2.35	2.26	2.19	2.14	2.09	2.02	1.96	1.92	1.88	1.85
40	4.08	3.23	2.84	2.61	2.45	2.34	2.25	2.18	2.12	2.08	2.00	1.95	1.90	1.87	1.84
42	4.07	3.22	2.83	2.59	2.44	2.32	2.24	2.17	2.11	2.06	1.99	1.94	1.89	1.86	1.83
44	4.06	3.21	2.82	2.58	2.43	2.31	2.23	2.16	2.10	2.05	1.98	1.92	1.88	1.84	1.81
46	4.05	3.20	2.81	2.57	2.42	2.30	2.22	2.15	2.09	2.04	1.97	1.91	1.87	1.83	1.80
48	4.04	3.19	2.80	2.57	2.41	2.29	2.21	2.14	2.08	2.03	1.96	1.90	1.86	1.82	1.79
50	4.03	3.18	2.79	2.56	2.40	2.29	2.20	2.13	2.07	2.03	1.95	1.89	1.85	1.81	1.78
60	4.00	3.15	2.76	2.53	2.37	2.25	2.17	2.10	2.04	1.99	1.92	1.86	1.82	1.78	1.75
80	3.96	3.11	2.72	2.49	2.33	2.21	2.13	2.06	2.00	1.95	1.88	1.82	1.77	1.73	1.70
100	3.94	3.09	2.70	2.46	2.31	2.19	2.10	2.03	1.97	1.93	1.85	1.79	1.75	1.71	1.68
125	3.92	3.07	2.68	2.44	2.29	2.17	2.08	2.01	1.96	1.91	1.83	1.77	1.73	1.69	1.66

续表

ν_2	ν_1														
	1	2	3	4	5	6	7	8	9	10	12	14	16	18	20
150	3.90	3.06	2.66	2.43	2.27	2.16	2.07	2.00	1.94	1.89	1.82	1.76	1.71	1.67	1.64
200	3.89	3.04	2.65	2.42	2.26	2.14	2.06	1.98	1.93	1.88	1.80	1.74	1.69	1.66	1.62
300	3.87	3.03	2.63	2.40	2.24	2.13	2.04	1.97	1.91	1.86	1.78	1.72	1.68	1.64	1.61
500	3.86	3.01	2.62	2.39	2.23	2.12	2.03	1.96	1.90	1.85	1.77	1.71	1.66	1.62	1.59
1 000	3.85	3.00	2.61	2.38	2.22	2.11	2.02	1.95	1.89	1.84	1.76	1.70	1.65	1.61	1.58
∞	3.84	3.00	2.60	2.37	2.21	2.10	2.01	1.94	1.88	1.83	1.75	1.69	1.64	1.60	1.57

$\alpha=0.05$ 续表

ν_2	ν_1														
	22	24	26	28	30	35	40	45	50	60	80	100	200	500	∞
1	248.58	249.05	249.45	249.80	250.10	250.69	251.14	251.49	251.77	252.2	252.72	253.04	253.68	254.06	254.31
2	19.45	19.45	19.46	19.46	19.46	19.47	19.47	19.47	19.48	19.48	19.48	19.49	19.49	19.49	19.5
3	8.65	8.64	8.63	8.62	8.62	8.60	8.59	8.59	8.58	8.57	8.56	8.55	8.54	8.53	8.53
4	5.79	5.77	5.76	5.75	5.75	5.73	5.72	5.71	5.7	5.69	5.67	5.66	5.65	5.64	5.63
5	4.54	4.53	4.52	4.50	4.50	4.48	4.46	4.45	4.44	4.43	4.41	4.41	4.39	4.37	4.37
6	3.86	3.84	3.83	3.82	3.81	3.79	3.77	3.76	3.75	3.74	3.72	3.71	3.69	3.68	3.67
7	3.43	3.41	3.40	3.39	3.38	3.36	3.34	3.33	3.32	3.3	3.29	3.27	3.25	3.24	3.23
8	3.13	3.12	3.10	3.09	3.08	3.06	3.04	3.03	3.02	3.01	2.99	2.97	2.95	2.94	2.93
9	2.92	2.90	2.89	2.87	2.86	2.84	2.83	2.81	2.8	2.79	2.77	2.76	2.73	2.72	2.71
10	2.75	2.74	2.72	2.71	2.70	2.68	2.66	2.65	2.64	2.62	2.6	2.59	2.56	2.55	2.54
11	2.63	2.61	2.59	2.58	2.57	2.55	2.53	2.52	2.51	2.49	2.47	2.46	2.43	2.42	2.4
12	2.52	2.51	2.49	2.48	2.47	2.44	2.43	2.41	2.4	2.38	2.36	2.35	2.32	2.31	2.3
13	2.44	2.42	2.41	2.39	2.38	2.36	2.34	2.33	2.31	2.3	2.27	2.26	2.23	2.22	2.21
14	2.37	2.35	2.33	2.32	2.31	2.28	2.27	2.25	2.24	2.22	2.2	2.19	2.16	2.14	2.13
15	2.31	2.29	2.27	2.26	2.25	2.22	2.20	2.19	2.18	2.16	2.14	2.12	2.1	2.08	2.07
16	2.25	2.24	2.22	2.21	2.19	2.17	2.15	2.14	2.12	2.11	2.08	2.07	2.04	2.02	2.01
17	2.21	2.19	2.17	2.16	2.15	2.12	2.10	2.09	2.08	2.06	2.03	2.02	1.99	1.97	1.96
18	2.17	2.15	2.13	2.12	2.11	2.08	2.06	2.05	2.04	2.02	1.99	1.98	1.95	1.93	1.92
19	2.13	2.11	2.10	2.08	2.07	2.05	2.03	2.01	2	1.98	1.96	1.94	1.91	1.89	1.88
20	2.10	2.08	2.07	2.05	2.04	2.01	1.99	1.98	1.97	1.95	1.92	1.91	1.88	1.86	1.84
21	2.07	2.05	2.04	2.02	2.01	1.98	1.96	1.95	1.94	1.92	1.89	1.88	1.84	1.83	1.81
22	2.05	2.03	2.01	2.00	1.98	1.96	1.94	1.92	1.91	1.89	1.86	1.85	1.82	1.8	1.78
23	2.02	2.01	1.99	1.97	1.96	1.93	1.91	1.9	1.88	1.86	1.84	1.82	1.79	1.77	1.76
24	2.00	1.98	1.97	1.95	1.94	1.91	1.89	1.88	1.86	1.84	1.82	1.8	1.77	1.75	1.73
25	1.98	1.96	1.95	1.93	1.92	1.89	1.87	1.86	1.84	1.82	1.8	1.78	1.75	1.73	1.71

续表

ν_2	ν_1														
	22	24	26	28	30	35	40	45	50	60	80	100	200	500	∞
26	1.97	1.95	1.93	1.91	1.90	1.87	1.85	1.84	1.82	1.8	1.78	1.76	1.73	1.71	1.69
27	1.95	1.93	1.91	1.90	1.88	1.86	1.84	1.82	1.81	1.79	1.76	1.74	1.71	1.69	1.67
28	1.93	1.91	1.90	1.88	1.87	1.84	1.82	1.8	1.79	1.77	1.74	1.73	1.69	1.67	1.65
29	1.92	1.90	1.88	1.87	1.85	1.83	1.81	1.79	1.77	1.75	1.73	1.71	1.67	1.65	1.64
30	1.91	1.89	1.87	1.85	1.84	1.81	1.79	1.77	1.76	1.74	1.71	1.7	1.66	1.64	1.62
32	1.88	1.86	1.85	1.83	1.82	1.79	1.77	1.75	1.74	1.71	1.69	1.67	1.63	1.61	1.59
34	1.86	1.84	1.82	1.81	1.80	1.77	1.75	1.73	1.71	1.69	1.66	1.65	1.61	1.59	1.57
36	1.85	1.82	1.81	1.79	1.78	1.75	1.73	1.71	1.69	1.67	1.64	1.62	1.59	1.56	1.55
38	1.83	1.81	1.79	1.77	1.76	1.73	1.71	1.69	1.68	1.65	1.62	1.61	1.57	1.54	1.53
40	1.81	1.79	1.77	1.76	1.74	1.72	1.69	1.67	1.66	1.64	1.61	1.59	1.55	1.53	1.51
42	1.80	1.78	1.76	1.75	1.73	1.70	1.68	1.66	1.65	1.62	1.59	1.57	1.53	1.51	1.49
44	1.79	1.77	1.75	1.73	1.72	1.69	1.67	1.65	1.63	1.61	1.58	1.56	1.52	1.49	1.48
46	1.78	1.76	1.74	1.72	1.71	1.68	1.65	1.64	1.62	1.6	1.57	1.55	1.51	1.48	1.46
48	1.77	1.75	1.73	1.71	1.70	1.67	1.64	1.62	1.61	1.59	1.56	1.54	1.49	1.47	1.45
50	1.76	1.74	1.72	1.70	1.69	1.66	1.63	1.61	1.6	1.58	1.54	1.52	1.48	1.46	1.44
60	1.72	1.70	1.68	1.66	1.65	1.62	1.59	1.57	1.56	1.53	1.5	1.48	1.44	1.41	1.39
80	1.68	1.65	1.63	1.62	1.60	1.57	1.54	1.52	1.51	1.48	1.45	1.43	1.38	1.35	1.32
100	1.65	1.63	1.61	1.59	1.57	1.54	1.52	1.49	1.48	1.45	1.41	1.39	1.34	1.31	1.28
125	1.63	1.60	1.58	1.57	1.55	1.52	1.49	1.47	1.45	1.42	1.39	1.36	1.31	1.27	1.25
150	1.61	1.59	1.57	1.55	1.54	1.50	1.48	1.45	1.44	1.41	1.37	1.34	1.29	1.25	1.22
200	1.60	1.57	1.55	1.53	1.52	1.48	1.46	1.43	1.41	1.39	1.35	1.32	1.26	1.22	1.19
300	1.58	1.55	1.53	1.51	1.50	1.46	1.43	1.41	1.39	1.36	1.32	1.3	1.23	1.19	1.15
500	1.56	1.54	1.52	1.50	1.48	1.45	1.42	1.4	1.38	1.35	1.3	1.28	1.21	1.16	1.11
1 000	1.55	1.53	1.51	1.49	1.47	1.43	1.41	1.38	1.36	1.33	1.29	1.26	1.19	1.13	1.08
∞	1.54	1.52	1.50	1.48	1.46	1.42	1.39	1.37	1.35	1.32	1.27	1.24	1.17	1.11	1

$\alpha=0.01$　　续表

ν_2	ν_1														
	1	2	3	4	5	6	7	8	9	10	12	14	16	18	20
1	4 052.2	4 999.5	5 403.4	5 624.6	5 763.7	5 859.0	5 928.4	5 981.1	6 022.5	6 055.9	6 106.3	6 142.7	6 170.1	6 191.5	6 208.7
2	98.50	99.00	99.17	99.25	99.30	99.33	99.36	99.37	99.39	99.40	99.42	99.43	99.44	99.44	99.45
3	34.12	30.82	29.46	28.71	28.24	27.91	27.67	27.49	27.35	27.23	27.05	26.92	26.83	26.75	26.69
4	21.20	18.00	16.69	15.98	15.52	15.21	14.98	14.80	14.66	14.55	14.37	14.25	14.15	14.08	14.02
5	16.26	13.27	12.06	11.39	10.97	10.67	10.46	10.29	10.16	10.05	9.89	9.77	9.68	9.61	9.55
6	13.75	10.92	9.78	9.15	8.75	8.47	8.26	8.10	7.98	7.87	7.72	7.60	7.52	7.45	7.40
7	12.25	9.55	8.45	7.85	7.46	7.19	6.99	6.84	6.72	6.62	6.47	6.36	6.28	6.21	6.16
8	11.26	8.65	7.59	7.01	6.63	6.37	6.18	6.03	5.91	5.81	5.67	5.56	5.48	5.41	5.36
9	10.56	8.02	6.99	6.42	6.06	5.80	5.61	5.47	5.35	5.26	5.11	5.01	4.92	4.86	4.81
10	10.04	7.56	6.55	5.99	5.64	5.39	5.20	5.06	4.94	4.85	4.71	4.60	4.52	4.46	4.41
11	9.65	7.21	6.22	5.67	5.32	5.07	4.89	4.74	4.63	4.54	4.40	4.29	4.21	4.15	4.10
12	9.33	6.93	5.95	5.41	5.06	4.82	4.64	4.50	4.39	4.30	4.16	4.05	3.97	3.91	3.86
13	9.07	6.70	5.74	5.21	4.86	4.62	4.44	4.30	4.19	4.10	3.96	3.86	3.78	3.72	3.66
14	8.86	6.51	5.56	5.04	4.69	4.46	4.28	4.14	4.03	3.94	3.80	3.70	3.62	3.56	3.51
15	8.68	6.36	5.42	4.89	4.56	4.32	4.14	4.00	3.89	3.80	3.67	3.56	3.49	3.42	3.37
16	8.53	6.23	5.29	4.77	4.44	4.20	4.03	3.89	3.78	3.69	3.55	3.45	3.37	3.31	3.26
17	8.40	6.11	5.18	4.67	4.34	4.10	3.93	3.79	3.68	3.59	3.46	3.35	3.27	3.21	3.16
18	8.29	6.01	5.09	4.58	4.25	4.01	3.84	3.71	3.60	3.51	3.37	3.27	3.19	3.13	3.08
19	8.18	5.93	5.01	4.50	4.17	3.94	3.77	3.63	3.52	3.43	3.30	3.19	3.12	3.05	3.00
20	8.10	5.85	4.94	4.43	4.10	3.87	3.70	3.56	3.46	3.37	3.23	3.13	3.05	2.99	2.94
21	8.02	5.78	4.87	4.37	4.04	3.81	3.64	3.51	3.40	3.31	3.17	3.07	2.99	2.93	2.88
22	7.95	5.72	4.82	4.31	3.99	3.76	3.59	3.45	3.35	3.26	3.12	3.02	2.94	2.88	2.83
23	7.88	5.66	4.76	4.26	3.94	3.71	3.54	3.41	3.30	3.21	3.07	2.97	2.89	2.83	2.78
24	7.82	5.61	4.72	4.22	3.90	3.67	3.50	3.36	3.26	3.17	3.03	2.93	2.85	2.79	2.74
25	7.77	5.57	4.68	4.18	3.85	3.63	3.46	3.32	3.22	3.13	2.99	2.89	2.81	2.75	2.70

续表

ν_2	ν_1														
	1	2	3	4	5	6	7	8	9	10	12	14	16	18	20
26	7.72	5.53	4.64	4.14	3.82	3.59	3.42	3.29	3.18	3.09	2.96	2.86	2.78	2.72	2.66
27	7.68	5.49	4.60	4.11	3.78	3.56	3.39	3.26	3.15	3.06	2.93	2.82	2.75	2.68	2.63
28	7.64	5.45	4.57	4.07	3.75	3.53	3.36	3.23	3.12	3.03	2.90	2.79	2.72	2.65	2.60
29	7.60	5.42	4.54	4.04	3.73	3.50	3.33	3.20	3.09	3.00	2.87	2.77	2.69	2.63	2.57
30	7.56	5.39	4.51	4.02	3.70	3.47	3.30	3.17	3.07	2.98	2.84	2.74	2.66	2.60	2.55
32	7.50	5.34	4.46	3.97	3.65	3.43	3.26	3.13	3.02	2.93	2.80	2.70	2.62	2.55	2.50
34	7.44	5.29	4.42	3.93	3.61	3.39	3.22	3.09	2.98	2.89	2.76	2.66	2.58	2.51	2.46
36	7.40	5.25	4.38	3.89	3.57	3.35	3.18	3.05	2.95	2.86	2.72	2.62	2.54	2.48	2.43
38	7.35	5.21	4.34	3.86	3.54	3.32	3.15	3.02	2.92	2.83	2.69	2.59	2.51	2.45	2.40
40	7.31	5.18	4.31	3.83	3.51	3.29	3.12	2.99	2.89	2.80	2.66	2.56	2.48	2.42	2.37
42	7.28	5.15	4.29	3.80	3.49	3.27	3.10	2.97	2.86	2.78	2.64	2.54	2.46	2.40	2.34
44	7.25	5.12	4.26	3.78	3.47	3.24	3.08	2.95	2.84	2.75	2.62	2.52	2.44	2.37	2.32
46	7.22	5.10	4.24	3.76	3.44	3.22	3.06	2.93	2.82	2.73	2.60	2.50	2.42	2.35	2.30
48	7.19	5.08	4.22	3.74	3.43	3.20	3.04	2.91	2.80	2.71	2.58	2.48	2.40	2.33	2.28
50	7.17	5.06	4.20	3.72	3.41	3.19	3.02	2.89	2.78	2.70	2.56	2.46	2.38	2.32	2.27
60	7.08	4.98	4.13	3.65	3.34	3.12	2.95	2.82	2.72	2.63	2.50	2.39	2.31	2.25	2.20
80	6.96	4.88	4.04	3.56	3.26	3.04	2.87	2.74	2.64	2.55	2.42	2.31	2.23	2.17	2.12
100	6.90	4.82	3.98	3.51	3.21	2.99	2.82	2.69	2.59	2.50	2.37	2.27	2.19	2.12	2.07
125	6.84	4.78	3.94	3.47	3.17	2.95	2.79	2.66	2.55	2.47	2.33	2.23	2.15	2.08	2.03
150	6.81	4.75	3.91	3.45	3.14	2.92	2.76	2.63	2.53	2.44	2.31	2.20	2.12	2.06	2.00
200	6.76	4.71	3.88	3.41	3.11	2.89	2.73	2.60	2.50	2.41	2.27	2.17	2.09	2.03	1.97
300	6.72	4.68	3.85	3.38	3.08	2.86	2.70	2.57	2.47	2.38	2.24	2.14	2.06	1.99	1.94
500	6.69	4.65	3.82	3.36	3.05	2.84	2.68	2.55	2.44	2.36	2.22	2.12	2.04	1.97	1.92
1 000	6.66	4.63	3.80	3.34	3.04	2.82	2.66	2.53	2.43	2.34	2.20	2.10	2.02	1.95	1.90
∞	6.63	4.61	3.78	3.32	3.02	2.80	2.64	2.51	2.41	2.32	2.18	2.08	2.00	1.93	1.88

$\alpha=0.05$ 续表

ν_2	ν_1														
	22	24	26	28	30	35	40	45	50	60	80	100	200	500	∞
1	6 222.8	6 234.6	6 244.6	6 253.2	6 260.7	6 275.6	6 286.8	6 295.5	6 302.5	6 313.0	6 326.2	6 334.1	6 345.0	6 359.5	6 365.9
2	99.45	99.46	99.46	99.46	99.47	99.47	99.47	99.48	99.48	99.48	99.49	99.49	99.49	99.50	99.50
3	26.64	26.60	26.56	26.53	26.50	26.45	26.41	26.38	26.35	26.32	26.27	26.24	26.18	26.15	26.13
4	13.97	13.93	13.89	13.86	13.84	13.79	13.75	13.71	13.69	13.65	13.61	13.58	13.52	13.49	13.46
5	9.51	9.47	9.43	9.40	9.38	9.33	9.29	9.26	9.24	9.20	9.16	9.13	9.08	9.04	9.02
6	7.35	7.31	7.28	7.25	7.23	7.18	7.14	7.11	7.09	7.06	7.01	6.99	6.93	6.90	6.88
7	6.11	6.07	6.04	6.02	5.99	5.94	5.91	5.88	5.86	5.82	5.78	5.75	5.70	5.67	5.65
8	5.32	5.28	5.25	5.22	5.20	5.15	5.12	5.09	5.07	5.03	4.99	4.96	4.91	4.88	4.86
9	4.77	4.73	4.70	4.67	4.65	4.60	4.57	4.54	4.52	4.48	4.44	4.41	4.36	4.33	4.31
10	4.36	4.33	4.30	4.27	4.25	4.20	4.17	4.14	4.12	4.08	4.04	4.01	3.96	3.93	3.91
11	4.06	4.02	3.99	3.96	3.94	3.89	3.86	3.83	3.81	3.78	3.73	3.71	3.66	3.62	3.60
12	3.82	3.78	3.75	3.72	3.70	3.65	3.62	3.59	3.57	3.54	3.49	3.47	3.41	3.38	3.36
13	3.62	3.59	3.56	3.53	3.51	3.46	3.43	3.40	3.38	3.34	3.30	3.27	3.22	3.19	3.17
14	3.46	3.43	3.40	3.37	3.35	3.30	3.27	3.24	3.22	3.18	3.14	3.11	3.06	3.03	3.00
15	3.33	3.29	3.26	3.24	3.21	3.17	3.13	3.10	3.08	3.05	3.00	2.98	2.92	2.89	2.87
16	3.22	3.18	3.15	3.12	3.10	3.05	3.02	2.99	2.97	2.93	2.89	2.86	2.81	2.78	2.75
17	3.12	3.08	3.05	3.03	3.00	2.96	2.92	2.89	2.87	2.83	2.79	2.76	2.71	2.68	2.65
18	3.03	3.00	2.97	2.94	2.92	2.87	2.84	2.81	2.78	2.75	2.70	2.68	2.62	2.59	2.57
19	2.96	2.92	2.89	2.87	2.84	2.80	2.76	2.73	2.71	2.67	2.63	2.60	2.55	2.51	2.49
20	2.90	2.86	2.83	2.80	2.78	2.73	2.69	2.67	2.64	2.61	2.56	2.54	2.48	2.44	2.42
21	2.84	2.80	2.77	2.74	2.72	2.67	2.64	2.61	2.58	2.55	2.50	2.48	2.42	2.38	2.36
22	2.78	2.75	2.72	2.69	2.67	2.62	2.58	2.55	2.53	2.50	2.45	2.42	2.36	2.33	2.31
23	2.74	2.70	2.67	2.64	2.62	2.57	2.54	2.51	2.48	2.45	2.40	2.37	2.32	2.28	2.26
24	2.70	2.66	2.63	2.60	2.58	2.53	2.49	2.46	2.44	2.40	2.36	2.33	2.27	2.24	2.21
25	2.66	2.62	2.59	2.56	2.54	2.49	2.45	2.42	2.40	2.36	2.32	2.29	2.23	2.19	2.17

续表

ν_2	ν_1														
	22	24	26	28	30	35	40	45	50	60	80	100	200	500	∞
26	2.62	2.58	2.55	2.53	2.50	2.45	2.42	2.39	2.36	2.33	2.28	2.25	2.19	2.16	2.13
27	2.59	2.55	2.52	2.49	2.47	2.42	2.38	2.35	2.33	2.29	2.25	2.22	2.16	2.12	2.10
28	2.56	2.52	2.49	2.46	2.44	2.39	2.35	2.32	2.30	2.26	2.22	2.19	2.13	2.09	2.06
29	2.53	2.49	2.46	2.44	2.41	2.36	2.33	2.30	2.27	2.23	2.19	2.16	2.10	2.06	2.03
30	2.51	2.47	2.44	2.41	2.39	2.34	2.30	2.27	2.25	2.21	2.16	2.13	2.07	2.03	2.01
32	2.46	2.42	2.39	2.36	2.34	2.29	2.25	2.22	2.20	2.16	2.11	2.08	2.02	1.98	1.96
34	2.42	2.38	2.35	2.32	2.30	2.25	2.21	2.18	2.16	2.12	2.07	2.04	1.98	1.94	1.91
36	2.38	2.35	2.32	2.29	2.26	2.21	2.18	2.14	2.12	2.08	2.03	2.00	1.94	1.90	1.87
38	2.35	2.32	2.28	2.26	2.23	2.18	2.14	2.11	2.09	2.05	2.00	1.97	1.90	1.86	1.84
40	2.33	2.29	2.26	2.23	2.20	2.15	2.11	2.08	2.06	2.02	1.97	1.94	1.87	1.83	1.80
42	2.30	2.26	2.23	2.20	2.18	2.13	2.09	2.06	2.03	1.99	1.94	1.91	1.85	1.80	1.78
44	2.28	2.24	2.21	2.18	2.15	2.10	2.07	2.03	2.01	1.97	1.92	1.89	1.82	1.78	1.75
46	2.26	2.22	2.19	2.16	2.13	2.08	2.04	2.01	1.99	1.95	1.90	1.86	1.80	1.76	1.73
48	2.24	2.20	2.17	2.14	2.12	2.06	2.02	1.99	1.97	1.93	1.88	1.84	1.78	1.73	1.70
50	2.22	2.18	2.15	2.12	2.10	2.05	2.01	1.97	1.95	1.91	1.86	1.82	1.76	1.71	1.68
60	2.15	2.12	2.08	2.05	2.03	1.98	1.94	1.90	1.88	1.84	1.78	1.75	1.68	1.63	1.60
80	2.07	2.03	2.00	1.97	1.94	1.89	1.85	1.82	1.79	1.75	1.69	1.65	1.58	1.53	1.49
100	2.02	1.98	1.95	1.92	1.89	1.84	1.80	1.76	1.74	1.69	1.63	1.60	1.52	1.47	1.43
125	1.98	1.94	1.91	1.88	1.85	1.80	1.76	1.72	1.69	1.65	1.59	1.55	1.47	1.41	1.37
150	1.96	1.92	1.88	1.85	1.83	1.77	1.73	1.69	1.66	1.62	1.56	1.52	1.43	1.38	1.33
200	1.93	1.89	1.85	1.82	1.79	1.74	1.69	1.66	1.63	1.58	1.52	1.48	1.39	1.33	1.28
300	1.89	1.85	1.82	1.79	1.76	1.70	1.66	1.62	1.59	1.55	1.48	1.44	1.35	1.28	1.22
500	1.87	1.83	1.79	1.76	1.74	1.68	1.63	1.60	1.57	1.52	1.45	1.41	1.31	1.23	1.16
1 000	1.85	1.81	1.77	1.74	1.72	1.66	1.61	1.58	1.54	1.50	1.43	1.38	1.28	1.19	1.11
∞	1.83	1.79	1.76	1.72	1.70	1.64	1.59	1.55	1.52	1.47	1.40	1.36	1.25	1.15	1.00

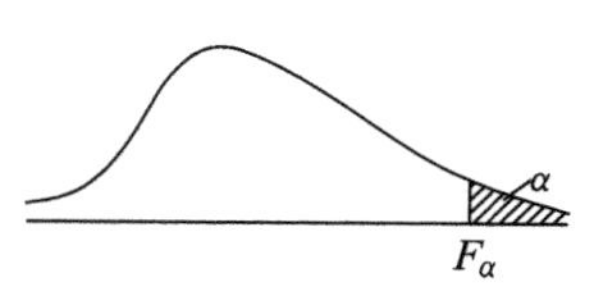

附表 7　q 界值表(Student-Newman-Keuls 法用)

上行:P=0.05　下行:P=0.01

ν	组数 a								
	2	3	4	5	6	7	8	9	10
5	3.64	4.60	5.22	5.67	6.03	6.33	6.58	6.80	6.99
	5.70	6.98	7.80	8.42	8.91	9.32	9.67	9.97	10.24
6	3.46	4.34	4.90	5.30	5.63	5.90	6.12	6.32	6.49
	5.24	6.33	7.03	7.56	7.97	8.32	8.61	8.87	9.10
7	3.34	4.16	4.68	5.06	5.36	5.61	5.82	6.00	6.16
	4.95	5.92	6.54	7.01	7.37	7.68	7.94	8.17	8.37
8	3.26	4.04	4.53	4.89	5.17	5.40	5.60	5.77	5.92
	4.75	5.64	6.20	6.62	6.96	7.24	7.77	7.68	7.86
9	3.20	3.95	4.41	4.76	5.02	5.24	5.43	5.59	5.74
	4.60	5.43	5.96	6.35	6.66	6.91	7.13	7.33	7.49
10	3.15	3.88	4.33	4.15	4.91	5.12	5.30	5.46	5.60
	4.48	5.27	5.77	6.14	6.43	6.67	6.87	7.05	7.21
12	3.08	3.77	4.20	4.51	4.75	4.95	5.12	5.27	5.39
	4.32	5.05	5.50	5.84	6.10	6.32	6.51	6.67	6.81
14	3.03	3.70	4.11	4.41	4.64	4.83	4.99	5.13	5.25
	4.21	4.89	5.32	5.63	5.88	6.08	6.26	6.41	6.54
16	3.00	3.65	4.05	4.33	4.56	4.74	4.90	5.03	5.15
	4.13	4.79	5.19	5.49	5.72	5.92	6.08	6.22	6.35
18	2.97	3.61	4.00	4.28	4.49	4.67	4.82	4.96	5.07
	4.07	4.70	5.09	5.38	5.60	5.79	5.94	6.08	6.20
20	2.95	3.58	3.96	4.23	4.45	4.62	4.77	4.90	5.01
	4.02	4.64	5.02	5.29	5.51	5.69	5.84	5.97	6.09
30	2.89	3.49	3.85	4.10	4.30	4.46	4.60	4.72	4.82
	3.89	4.45	4.80	5.05	5.24	5.40	5.54	5.65	5.76
40	2.86	3.44	3.79	4.04	4.23	4.39	4.52	4.63	4.73
	3.82	4.37	4.70	4.93	5.11	5.26	5.39	5.50	5.60
60	2.83	3.40	3.74	3.98	4.16	4.31	4.44	4.55	4.65
	3.76	4.28	4.59	4.82	4.99	5.13	5.25	5.36	5.45
120	2.80	3.36	3.68	3.92	4.10	4.24	4.36	4.47	4.56
	3.70	4.20	4.50	4.71	4.87	5.01	5.12	5.21	5.30
∞	2.77	3.31	3.63	3.86	4.03	4.17	4.29	4.39	4.47
	3.64	4.12	4.40	4.60	4.76	4.88	4.99	5.08	5.16

附表 8 q'界值表(Duncan 法用)

上行:$P=0.05$ 下行:$P=0.01$

ν	组数(a)											
	2	3	4	5	6	7	8	9	10	12	14	16
1	17.97	17.97	17.97	17.97	17.97	17.97	17.97	17.97	17.97	17.97	17.97	17.97
	90.03	90.03	90.03	90.03	90.03	90.03	90.03	90.03	90.03	90.03	90.03	90.03
2	6.09	6.09	6.09	6.09	6.09	6.09	6.09	6.09	6.09	6.09	6.09	6.09
	14.04	14.04	14.04	14.04	14.04	14.04	14.04	14.04	14.04	14.04	14.04	14.04
3	4.50	4.50	4.50	4.50	4.50	4.50	4.50	4.50	4.50	4.50	4.50	4.50
	8.26	8.50	8.60	8.70	8.80	8.90	8.90	9.00	9.00	9.00	9.10	9.20
4	3.93	4.01	4.02	4.02	4.02	4.02	4.02	4.02	4.02	4.02	4.02	4.02
	6.51	6.80	6.90	7.00	7.10	7.10	7.20	7.20	7.30	7.30	7.40	7.40
5	3.64	3.74	3.79	3.83	3.83	3.83	3.83	3.83	3.83	3.83	3.83	3.83
	5.70	5.96	6.11	6.18	6.26	6.33	6.40	6.44	6.50	6.60	6.60	6.70
6	3.46	3.58	3.64	3.68	3.68	3.68	3.68	3.68	3.68	3.68	3.68	3.68
	5.24	5.51	5.65	5.73	5.81	5.88	5.95	6.00	6.00	6.10	6.20	6.20
7	3.35	3.47	3.54	3.58	3.60	3.61	3.61	3.61	3.61	3.61	3.61	3.61
	4.95	5.22	5.37	5.45	5.53	5.61	5.69	5.73	5.80	5.80	5.90	5.90
8	3.26	3.39	3.47	4.52	3.55	3.56	3.56	3.56	3.56	3.56	3.56	3.56
	4.74	5.00	5.14	5.23	5.32	5.40	5.47	5.51	5.50	5.60	5.70	5.70
9	3.20	3.34	3.41	3.47	3.50	3.52	3.52	3.52	3.52	3.52	3.52	3.52
	4.60	4.86	4.99	5.08	5.17	5.25	5.32	5.36	5.40	5.50	5.50	5.60
10	3.15	3.30	3.37	3.43	3.46	3.47	3.47	3.47	3.47	3.47	3.47	3.47
	4.48	4.73	4.88	4.96	5.06	5.13	5.20	5.24	5.28	5.36	5.42	5.48
12	3.08	3.23	3.33	3.36	3.40	3.42	3.44	3.44	3.46	3.46	3.46	3.46
	4.32	4.55	4.68	4.76	4.84	4.92	4.96	5.02	5.07	5.13	5.17	5.22
14	3.03	3.18	3.27	3.33	3.37	3.39	3.41	3.42	3.44	3.45	3.46	3.46
	4.21	4.42	4.55	4.63	4.70	4.78	4.83	4.87	4.91	4.96	5.00	5.04
16	3.00	3.15	3.23	3.30	3.34	3.37	3.39	3.41	3.43	3.44	3.45	3.46
	4.13	4.34	4.45	4.54	4.60	4.67	4.72	4.76	4.79	4.84	4.88	4.91
18	2.97	3.12	3.21	3.27	3.32	3.35	3.37	3.39	3.41	3.43	3.45	3.46
	4.07	4.27	4.38	4.46	4.53	4.59	4.64	4.68	4.71	4.76	4.79	4.82
20	2.95	3.10	3.18	3.25	3.30	3.34	3.36	3.38	3.40	3.43	3.44	3.46
	4.02	4.22	4.33	4.40	4.47	4.53	4.58	4.61	4.65	4.69	4.73	4.76
22	2.93	3.08	3.17	3.24	3.29	3.32	3.35	3.37	3.39	3.42	3.44	3.45
	3.99	4.17	4.28	4.36	4.42	4.48	4.53	4.57	4.60	4.65	4.68	4.71

续表

ν	组数(a)											
	2	3	4	5	6	7	8	9	10	12	14	16
24	2.92	3.07	3.15	3.22	3.28	3.31	3.34	3.37	3.38	3.41	3.44	3.45
	3.96	4.14	4.24	4.33	4.39	4.44	4.49	4.53	4.57	4.62	4.64	4.67
26	2.91	3.06	3.14	3.21	3.27	3.30	3.34	3.36	3.38	3.41	3.43	3.45
	3.63	4.11	4.21	4.30	4.36	4.41	4.46	4.50	4.53	4.58	4.62	4.65
28	2.90	3.04	3.13	3.20	3.26	3.30	3.33	3.35	3.37	3.40	3.43	3.45
	3.91	4.08	4.18	4.28	4.34	4.39	4.43	4.47	4.51	4.56	4.60	4.62
30	2.89	3.04	3.12	3.20	3.25	3.29	3.32	3.35	3.37	3.40	3.43	3.44
	3.89	4.06	4.16	4.22	4.32	4.36	4.41	4.45	4.48	4.54	4.58	4.61
40	2.86	3.01	3.10	3.17	3.22	3.27	3.30	3.33	3.35	3.39	3.42	3.44
	3.82	3.99	4.10	4.17	4.24	4.30	4.34	4.37	4.41	4.46	4.51	4.54
60	2.83	2.98	3.08	3.14	3.20	3.24	3.28	3.31	3.33	3.37	3.40	3.43
	3.76	3.92	4.03	4.12	4.17	4.23	4.27	4.31	4.34	4.39	4.44	4.47
100	2.80	2.95	3.05	3.12	3.18	3.22	3.26	3.29	3.32	3.36	3.40	3.42
	3.71	3.86	3.98	4.06	4.11	4.17	4.21	4.25	4.29	4.35	4.38	4.42
∞	2.77	2.92	3.02	3.09	3.15	3.19	3.23	3.26	3.29	3.34	3.38	3.41
	3.64	3.80	3.90	3.98	4.04	4.09	4.14	4.17	4.20	4.26	4.31	4.34

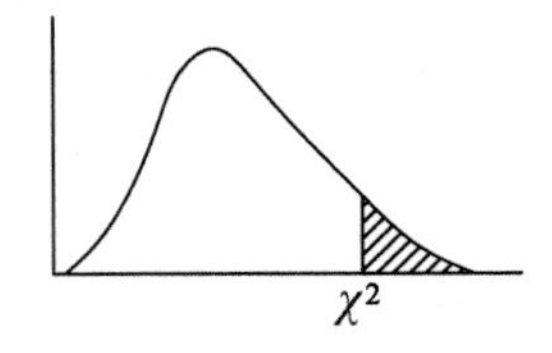

附表 9 χ^2 界值表

ν	概率(*P*)												
	0.995	0.990	0.975	0.950	0.900	0.750	0.500	0.250	0.100	0.050	0.025	0.010	0.005
1	0.00	0.00	0.00	0.00	0.02	0.10	0.45	1.32	2.71	3.84	5.02	6.63	7.88
2	0.01	0.02	0.05	0.10	0.21	0.58	1.39	2.77	4.61	5.99	7.38	9.21	10.60
3	0.07	0.11	0.22	0.35	0.58	1.21	2.37	4.11	6.25	7.81	9.35	11.34	12.84
4	0.21	0.30	0.48	0.71	1.06	1.92	3.36	5.39	7.78	9.49	11.14	13.28	14.86
5	0.41	0.55	0.83	1.15	1.61	2.67	4.35	6.63	9.24	11.07	12.83	15.09	16.75
6	0.68	0.87	1.24	1.64	2.20	3.45	5.35	7.84	10.64	12.59	14.45	16.81	18.55
7	0.99	1.24	1.69	2.17	2.83	4.25	6.35	9.04	12.02	14.07	16.01	18.48	20.28
8	1.34	1.65	2.18	2.73	3.49	5.07	7.34	10.22	13.36	15.51	17.53	20.09	21.95
9	1.73	2.09	2.70	3.33	4.17	5.90	8.34	11.39	14.68	16.92	19.02	21.67	23.59
10	2.16	2.56	3.25	3.94	4.87	6.74	9.34	12.55	15.99	18.31	20.48	23.21	25.19
11	2.60	3.05	3.82	4.57	5.58	7.58	10.34	13.70	17.28	19.68	21.92	24.72	26.76
12	3.07	3.57	4.40	5.23	6.30	8.44	11.34	14.85	18.55	21.03	23.34	26.22	28.30
13	3.57	4.11	5.01	5.89	7.04	9.30	12.34	15.98	19.81	22.36	24.74	27.69	29.82
14	4.07	4.66	5.63	6.57	7.79	10.17	13.34	17.12	21.06	23.68	26.12	29.14	31.32
15	4.60	5.23	6.26	7.26	8.55	11.04	14.34	18.25	22.31	25.00	27.49	30.58	32.80
16	5.14	5.81	6.91	7.96	9.31	11.91	15.34	19.37	23.54	26.30	28.85	32.00	34.27
17	5.70	6.41	7.56	8.67	10.09	12.79	16.34	20.49	24.77	27.59	30.19	33.41	35.72
18	6.26	7.01	8.23	9.39	10.86	13.68	17.34	21.60	25.99	28.87	31.53	34.81	37.16
19	6.84	7.63	8.91	10.12	11.65	14.56	18.34	22.72	27.20	30.14	32.85	36.19	38.58
20	7.43	8.26	9.59	10.85	12.44	15.45	19.34	23.83	28.41	31.41	34.17	37.57	40.00
21	8.03	8.90	10.28	11.59	13.24	16.34	20.34	24.93	29.62	32.67	35.48	38.93	41.40
22	8.64	9.54	10.98	12.34	14.04	17.24	21.34	26.04	30.81	33.92	36.78	40.29	42.80
23	9.26	10.20	11.69	13.09	14.85	18.14	22.34	27.14	32.01	35.17	38.08	41.64	44.18
24	9.89	10.86	12.40	13.85	15.66	19.04	23.34	28.24	33.20	36.42	39.36	42.98	45.56
25	10.52	11.52	13.12	14.61	16.47	19.94	24.34	29.34	34.38	37.65	40.65	44.31	46.93
26	11.16	12.20	13.84	15.38	17.29	20.84	25.34	30.43	35.56	38.89	41.92	45.64	48.29
27	11.81	12.88	14.57	16.15	18.11	21.75	26.34	31.53	36.74	40.11	43.19	46.96	49.64
28	12.46	13.56	15.31	16.93	18.94	22.66	27.34	32.62	37.92	41.34	44.46	48.28	50.99
29	13.12	14.26	16.05	17.71	19.77	23.57	28.34	33.71	39.09	42.56	45.72	49.59	52.34
30	13.79	14.95	16.79	18.49	20.60	24.48	29.34	34.80	40.26	43.77	46.98	50.89	53.67

续表

ν	概率(P)												
	0.995	0.990	0.975	0.950	0.900	0.750	0.500	0.250	0.100	0.050	0.025	0.010	0.005
40	20.71	22.16	24.43	26.51	29.05	33.66	39.34	45.62	51.81	55.76	59.34	63.69	66.77
50	27.99	29.71	32.36	34.76	37.69	42.94	49.33	56.33	63.17	67.50	71.42	76.15	79.49
60	35.53	37.48	40.48	43.19	46.46	52.29	59.33	66.98	74.40	79.08	83.30	88.38	91.95
70	43.28	45.44	48.76	51.74	55.33	61.70	69.33	77.58	85.53	90.53	95.02	100.43	104.21
80	51.17	53.54	57.15	60.39	64.28	71.14	79.33	88.13	96.58	101.88	106.63	112.33	116.32
90	59.20	61.75	65.65	69.13	73.29	80.62	89.33	98.65	107.57	113.15	118.14	124.12	128.30
100	67.33	70.06	74.22	77.93	82.36	90.13	99.33	109.14	118.50	124.34	129.56	135.81	140.17

附表 10 T 界值表(配对比较的符号秩和检验用)

n	单侧: 0.05 双侧: 0.10	0.025 0.050	0.01 0.02	0.005 0.010
5	0—15			
6	2—19	0—21		
7	3—25	2—26	0—28	
8	5—31	3—33	1—35	0—36
9	8—37	5—40	3—42	1—44
10	10—45	8—47	5—50	3—52
11	13—53	10—56	7—59	5—61
12	17—61	13—65	9—69	7—71
13	21—70	17—74	12—79	9—82
14	25—80	21—84	15—90	12—93
15	30—90	25—95	19—101	15—105
16	35—101	29—107	23—113	19—117
17	41—112	34—119	27—126	23—130
18	47—124	40—131	32—139	27—144
19	53—137	46—144	37—153	32—158
20	60—150	52—158	43—167	37—173
21	67—164	58—173	49—182	42—189
22	75—178	65—188	55—198	48—205
23	83—193	73—203	62—214	54—222
24	91—209	81—219	69—231	61—239
25	100—225	89—236	76—249	68—257
26	110—241	98—253	84—267	75—276
27	119—259	107—271	92—286	83—295
28	130—276	116—290	101—305	91—315
29	140—295	126—309	110—325	100—335
30	151—314	137—328	120—345	109—356
31	163—333	147—349	130—366	118—378
32	175—353	159—369	140—388	128—400
33	187—374	170—391	151—410	138—423
34	200—395	182—413	162—433	148—447
35	213—417	195—435	173—457	159—471
36	227—439	208—458	185—481	171—495
37	241—462	221—482	198—505	182—521
38	256—485	235—506	211—530	194—547

续表

n	单侧： 双侧：	0.05 0.10	0.025 0.050	0.01 0.02	0.005 0.010
39		271—509	249—531	224—556	207—573
40		286—534	264—556	238—582	220—600
41		302—559	279—582	252—609	233—628
42		319—584	294—609	266—637	247—656
43		336—610	310—636	281—665	261—685
44		353—637	327—663	296—694	276—714
45		371—664	343—692	312—723	291—744
46		389—692	361—720	328—753	307—774
47		407—721	378—750	345—783	322—806
48		426—750	396—780	362—814	339—837
49		446—779	415—810	379—846	355—870
50		466—809	434—841	397—878	373—902

附表 11 T 界值表(两组比较的秩和检验用)

	单侧	双侧
1 行	$P=0.050$	$P=0.10$
2 行	$P=0.025$	$P=0.05$
3 行	$P=0.010$	$P=0.02$
4 行	$P=0.005$	$P=0.01$

T=15

1 2 3 4 5 6 7 8

n_1（较小）	n_2-n_1										
	0	1	2	3	4	5	6	7	8	9	10
2				3—13	3—15	3—17	4—18	4—20	4—22	4—24	5—25
							3—19	3—21	3—23	3—25	4—26
3	6—15	6—18	7—20	8—22	8—25	9—27	10—29	10—32	11—34	11—37	12—39
			6—21	7—23	7—26	8—28	8—31	9—33	9—36	10—38	10—41
					6—27	6—30	7—32	7—35	7—38	8—40	8—43
							6—33	6—36	6—39	7—41	7—44
4	11—25	12—28	13—31	14—34	15—37	16—40	17—43	18—46	19—49	20—52	21—55
	10—26	11—29	12—32	13—35	14—38	14—42	15—45	16—48	17—51	18—54	19—57
		10—30	11—33	11—37	12—40	13—43	13—47	14—50	15—53	15—57	16—60
			10—34	10—38	11—41	11—45	12—48	12—52	13—55	13—59	14—62
5	19—36	20—40	21—44	23—47	24—51	26—54	27—58	28—62	30—65	31—69	33—72
	17—38	18—42	20—45	21—49	22—53	23—57	24—61	26—64	27—68	28—72	29—76
	16—39	17—43	18—47	19—51	20—55	21—59	22—63	23—67	24—71	25—75	26—79
	15—40	16—44	16—49	17—53	18—57	19—61	20—65	21—69	22—73	22—78	23—82

续表

n_1（较小）	n_2-n_1										
	0	1	2	3	4	5	6	7	8	9	10
6	28—50	29—55	31—59	33—63	35—67	37—71	38—76	40—80	42—84	44—88	46—92
	26—52	27—57	29—61	31—65	32—70	34—74	35—79	37—83	38—88	40—92	42—96
	24—54	25—59	27—63	28—68	29—73	30—78	32—82	33—87	34—92	36—96	37—101
	23—55	24—60	25—65	26—70	27—75	28—80	30—84	31—89	32—94	33—99	34—104
7	39—66	41—71	43—76	45—81	47—86	49—91	52—95	54—100	56—105	58—110	61—114
	36—69	38—74	40—79	42—84	44—89	46—94	48—99	50—104	52—109	54—114	56—119
	34—71	35—77	37—82	39—87	40—93	42—98	44—103	45—109	47—114	49—119	51—124
	32—73	34—78	35—84	37—89	38—95	40—100	41—106	43—111	44—117	46—122	47—128
8	51—85	54—90	56—96	59—101	62—106	64—112	67—117	69—123	72—128	75—133	77—139
	49—87	51—93	53—99	55—105	58—110	60—116	62—122	65—127	67—133	70—138	72—144
	45—91	47—97	49—103	51—109	53—115	56—120	58—126	60—132	62—138	64—144	66—150
	43—93	45—99	47—105	49—111	51—117	53—123	54—130	56—136	58—142	60—148	62—154
9	66—105	69—111	72—117	75—123	78—129	81—135	84—141	87—147	90—153	93—159	96—165
	62—109	65—115	68—121	71—127	73—134	76—140	79—146	82—152	84—159	87—165	90—171
	59—112	61—119	63—126	66—132	68—139	71—145	73—152	76—158	78—165	81—171	83—178
	56—115	58—122	61—128	63—135	65—142	67—149	69—156	72—162	74—169	76—176	78—183
10	82—128	86—134	89—141	92—148	96—154	99—161	103—167	106—174	110—180	113—187	117—193
	78—132	81—139	84—146	88—152	91—159	94—166	97—173	100—180	103—187	107—193	110—200
	74—136	77—143	79—151	82—158	85—165	88—172	91—179	93—187	96—194	99—201	102—208
	71—139	73—147	76—154	79—161	81—169	84—176	86—184	89—191	92—198	94—206	97—213

附表 12　*H* 界值表(三组比较的秩和检验 Kruskal-Wallis 法用)

N	n_1	n_2	n_3	0.10	0.05	0.025	0.01	0.001
8	5	2	1	4.200	5.000			
	4	2	2	4.458	5.333	5.500		
	4	3	1	4.056	5.208	5.833		
	3	3	2	4.556	5.361	5.556		
9	7	1	1	4.267				
	6	2	1	4.200	4.822	5.600		
	5	2	2	4.373	5.160	6.000	6.533	
	5	3	1	4.018	4.960	6.044		
	4	3	2	4.511	5.444	6.000	6.444	
	4	4	1	4.167	4.967	6.167	6.667	
	3	3	3	4.622	5.600	5.956	7.200	
10	8	1	1	4.418				
	7	2	1	4.200	4.706	5.727		
	6	2	2	4.545	5.345	5.745	6.655	
	6	3	1	3.909	4.855	5.945	6.873	
	5	3	2	4.651	5.251	6.004	6.909	
	5	4	1	3.987	4.985	5.858	6.955	
	4	3	3	4.709	5.791	6.155	6.745	
	4	4	2	4.555	5.455	6.327	7.036	
11	8	2	1	4.011	4.909	5.420		
	7	2	2	4.526	5.143	5.818	7.000	
	7	3	1	4.173	4.952	5.758	7.030	
	6	3	2	4.682	5.348	6.136	6.970	
	6	4	1	4.038	4.947	5.856	7.106	
	5	3	3	4.533	5.648	6.315	7.079	8.727
	5	4	2	4.541	5.273	6.068	7.205	8.591
	5	5	1	4.109	5.127	6.000	7.309	
	4	4	3	4.545	5.598	6.394	7.144	8.909
12	8	2	2	4.587	5.356	5.817	6.663	
	8	3	1	4.010	4.881	6.064	6.804	
	7	3	2	4.582	5.357	6.201	6.839	8.654
	7	4	1	4.121	4.986	5.791	6.986	
	6	3	3	4.590	5.615	6.436	7.410	8.692
	6	4	2	4.494	5.340	6.186	7.340	8.827
	6	5	1	4.128	4.990	5.951	7.182	
	5	4	3	4.549	5.656	6.410	7.445	8.795
	5	5	2	4.623	5.338	6.346	7.338	8.938
	4	4	4	4.654	5.692	6.615	7.654	9.269

续表

N	n_1	n_2	n_3	0.10	0.05	0.025	0.01	0.001
13	8	3	2	4.451	5.316	6.195	7.022	8.791
	8	4	1	4.038	5.044	5.885	6.973	8.901
	7	3	3	4.603	5.620	6.449	7.228	9.262
	7	4	2	4.549	5.376	6.184	7.321	9.198
	7	5	1	4.035	5.064	5.953	7.061	9.178
	6	4	3	4.604	5.610	6.538	7.500	9.170
	6	5	2	4.596	5.338	6.196	7.376	9.189
	6	6	1	4.000	4.945	5.923	7.121	9.692
	5	4	4	4.668	5.657	6.673	7.760	9.168
	5	5	3	4.545	5.705	6.549	7.578	9.284
14	8	3	3	4.543	5.617	6.588	7.350	9.426
	8	4	2	4.500	5.393	6.193	7.350	9.293
	8	5	1	3.967	4.869	5.864	7.110	9.579
	7	4	3	4.527	5.623	6.578	7.550	9.670
	7	5	2	4.485	5.393	6.221	7.450	9.640
	7	6	1	4.033	5.067	6.067	7.254	9.747
	6	4	4	4.595	5.681	6.667	7.795	9.681
	6	5	3	4.535	5.602	6.667	7.590	9.669
	6	6	2	4.438	5.410	6.210	7.467	9.752
	5	5	4	4.523	5.666	6.760	7.823	9.606
15	8	4	3	4.529	5.623	6.562	7.585	9.742
	8	5	2	4.466	5.415	6.260	7.440	9.781
	8	6	1	4.015	5.015	5.933	7.256	9.840
	7	4	4	4.562	5.650	6.707	7.814	9.841
	7	5	3	4.535	5.607	6.627	7.697	9.874
	7	6	2	4.500	5.357	6.223	7.490	10.060
	7	7	1	3.986	4.986	6.057	7.157	9.871
	6	5	4	4.522	5.661	6.750	7.936	9.961
	6	6	3	4.558	5.625	6.725	7.725	10.150
	5	5	5	4.560	5.780	6.740	8.000	9.920
16	8	4	4	4.561	5.779	6.750	7.853	10.010
	8	5	3	4.514	5.614	6.614	7.706	10.040
	8	6	2	4.463	5.404	6.294	7.522	10.110
	8	7	1	4.045	5.041	6.047	7.308	10.030
	7	5	4	4.542	5.733	6.738	7.931	10.160
	7	6	3	4.550	5.689	6.694	7.756	10.260
	7	7	2	4.491	5.398	6.328	7.491	10.240
	6	5	5	4.547	5.729	6.788	8.028	10.290
	6	6	4	4.548	5.724	6.812	8.000	10.340

续表

N	n_1	n_2	n_3	0.10	0.05	0.025	0.01	0.001
17	8	5	4	4.549	5.718	6.782	7.992	10.290
	8	6	3	4.575	5.678	6.658	7.796	10.370
	8	7	2	4.451	5.403	6.339	7.571	10.360
	8	8	1	4.044	5.039	6.005	7.314	10.160
	7	5	5	4.571	5.708	6.835	8.108	10.450
	7	6	4	4.562	5.706	6.787	8.039	10.460
	7	7	3	4.613	5.688	6.708	7.810	10.450
	6	6	5	4.542	5.765	6.848	8.124	10.520
18	8	5	5	4.555	5.769	6.843	8.116	10.640
	8	6	4	4.563	5.743	6.795	8.045	10.630
	8	7	3	4.556	5.698	6.671	7.827	10.540
	8	8	2	4.509	5.408	6.351	7.654	10.460
	7	6	5	4.560	5.770	6.857	8.157	10.750
	7	7	4	4.563	5.766	6.788	8.142	10.690
	6	6	6	4.643	5.801	6.889	8.222	10.890
19	8	6	5	4.550	5.750	6.867	8.226	10.890
	8	7	4	4.548	5.759	6.837	8.118	10.840
	8	8	3	4.555	5.734	6.682	7.889	10.690
	7	6	6	4.530	5.730	6.897	8.257	11.000
	7	7	5	4.546	5.746	6.886	8.257	10.920
20	8	6	6	4.599	5.770	6.932	8.313	11.100
	8	7	5	4.551	5.782	6.884	8.242	11.030
	8	8	4	4.579	5.743	6.886	8.168	10.970
	7	7	6	4.568	5.793	6.927	8.345	11.130
21	8	7	6	4.553	5.781	6.917	8.333	11.280
	8	8	5	4.573	5.761	6.920	8.297	11.180
	7	7	7	4.594	5.818	6.954	8.378	11.320
22	8	7	7	4.585	5.802	6.980	8.363	11.420
	8	8	6	4.572	5.779	6.953	8.367	11.370
23	8	8	7	4.571	5.791	6.980	8.419	11.550
24	8	8	8	4.595	5.805	6.995	8.465	11.700
27	9	9	9	4.582	5.845	7.041	8.564	11.950
	∞	∞	∞	4.605	5.991	7.378	9.210	13.820

附表 13　M 界值表(随机区组比较的秩和检验用)

$P=0.05$

区组数	处理数(*k*)													
(*b*)	2	3	4	5	6	7	8	9	10	11	12	13	14	15
2	—	—	20	38	64	96	138	192	258	336	429	538	664	808
3	—	18	37	64	104	158	225	311	416	542	691	865	1 063	1 292
4	—	26	52	89	144	217	311	429	574	747	950	1 189	1 460	1 770
5	—	32	65	113	183	277	396	547	731	950	1 210	1 512	1 859	2 254
6	18	42	76	137	223	336	482	664	887	1 155	1 469	1 831	2 253	2 738
7	24.5	50	92	167	272	412	591	815	1 086	1 410	1 791	2 233	2 740	3 316
8	32	50	105	190	310	471	676	931	1 241	1 612	2 047	2 552	3 131	3 790
9	24.5	56	118	214	349	529	760	1 047	1 396	1 813	2 302	2 871	3 523	4 264
10	32	62	131	238	388	588	845	1 164	1 551	2 014	2 558	3 189	3 914	4 737
11	40.5	66	144	261	427	647	929	1 280	1 706	2 216	2 814	3 508	4 305	5 211
12	32	72	157	285	465	706	1 013	1 396	1 862	2 417	3 070	3 827	4 697	5 685
13	40.5	78	170	309	504	764	1 098	1 512	2 017	2 618	3 326	4 146	5 088	6 159
14	50	84	183	333	543	823	1 182	1 629	2 172	2 820	3 581	4 465	5 479	6 632
15	40.5	90	196	356	582	882	1 267	1 745	2 327	3 021	3 837	4 784	5 871	7 106

附表 14 D 界值表(各样本例数相等的 Nemenyi 法用)

上行:$P=0.05$ 下行:$P=0.01$

n	k							
	3	4	5	6	7	8	9	10
1	3.3	4.7	6.1	7.5	9.0	10.5	12.0	13.5
	4.1	5.7	7.3	8.9	10.5	12.2	13.9	15.6
2	8.8	12.6	16.5	20.5	24.7	28.9	33.1	37.4
	10.9	15.3	19.7	24.3	28.9	33.6	38.3	43.1
3	15.7	22.7	29.9	37.3	44.8	52.5	60.3	68.2
	19.5	27.5	35.7	44.0	52.5	61.1	69.8	78.6
4	23.0	34.6	45.6	57.0	68.6	80.4	92.4	104.6
	29.7	41.9	54.5	67.3	80.3	93.6	107.0	120.6
5	33.1	48.1	63.5	79.3	95.5	112.0	128.8	145.8
	41.2	58.2	75.8	93.6	111.9	130.4	149.1	168.1
6	43.3	62.9	83.2	104.0	125.3	147.0	169.1	191.4
	53.9	76.3	99.3	122.8	146.7	171.0	195.7	220.6
7	54.4	79.1	104.6	130.8	157.6	184.9	212.8	240.9
	67.6	95.8	124.8	154.4	184.6	215.2	246.3	277.7
8	66.3	96.4	127.6	159.6	192.4	225.7	259.7	294.1
	82.4	116.8	152.2	188.4	225.2	262.6	300.6	339.0
9	78.9	114.8	152.0	190.2	229.3	269.1	309.6	350.6
	98.1	139.2	181.4	224.5	268.5	313.1	358.4	404.2
10	92.3	134.3	177.8	222.6	268.4	315.0	362.4	410.5
	114.7	162.8	212.2	262.7	314.2	366.5	419.5	473.1
11	106.3	154.8	205.0	256.6	309.4	363.2	417.9	473.3
	132.1	187.6	244.6	302.9	362.2	422.6	483.7	545.6
12	120.9	176.2	233.4	392.2	352.4	413.6	476.0	539.1
	150.4	213.5	278.5	344.9	412.5	481.2	551.0	621.4
13	136.2	198.5	263.0	329.3	397.1	466.2	536.5	607.7
	169.4	240.6	313.8	388.7	464.9	542.4	621.0	700.5
14	152.1	221.7	293.8	367.8	443.6	520.8	599.4	679.0
	189.1	268.7	350.5	434.2	519.4	606.0	693.8	782.6
15	168.6	245.7	325.7	407.8	491.9	577.4	664.6	752.8
	209.6	297.8	388.5	481.3	575.8	671.9	769.3	867.7
16	185.6	270.6	358.6	449.1	541.7	635.9	732.0	829.2
	230.7	327.9	427.9	530.1	634.2	740.0	847.3	955.7

续表

n	k							
	3	4	5	6	7	8	9	10
17	203.1	296.2	392.6	491.7	593.1	696.3	801.5	907.9
	252.5	359.0	468.4	580.3	694.4	810.2	927.8	1 046.5
18	221.2	322.6	427.6	535.5	646.1	758.5	873.1	989.0
	275.0	391.0	510.2	632.1	756.4	882.6	1 010.6	1 140.0
19	239.8	349.7	463.6	580.6	700.5	822.4	946.7	1 072.4
	298.1	423.8	553.1	685.4	820.1	957.0	1 095.8	1 236.2
20	258.8	377.6	500.5	626.9	756.4	888.1	1 022.3	1 158.1
	321.8	457.6	597.2	740.0	885.5	1 033.3	1 183.3	1 334.9
21	278.4	406.1	538.4	674.4	813.7	955.4	1 099.8	1 245.9
	346.1	492.2	642.4	796.0	952.6	1 111.6	1 273.0	1 436.0
22	298.4	435.3	577.2	723.0	872.3	1 024.3	1 179.1	1 335.7
	371.0	527.6	688.7	853.4	1 021.3	1 191.8	1 364.8	1 539.7
23	318.9	465.2	616.9	772.7	932.4	1094.8	1 260.3	1 427.7
	396.4	563.8	736.0	912.1	1 091.5	1 273.8	1 458.8	1 645.7
24	339.8	495.8	657.4	823.5	993.7	1 166.8	1 343.2	1 521.7
	422.4	600.9	784.4	972.1	1 163.4	1 357.6	1 554.8	1 754.0
25	361.1	527.0	698.8	875.4	1 056.3	1 240.4	1 427.9	1 617.6
	449.0	638.7	833.8	1 033.3	1 236.7	1 443.2	1 652.8	1 864.6

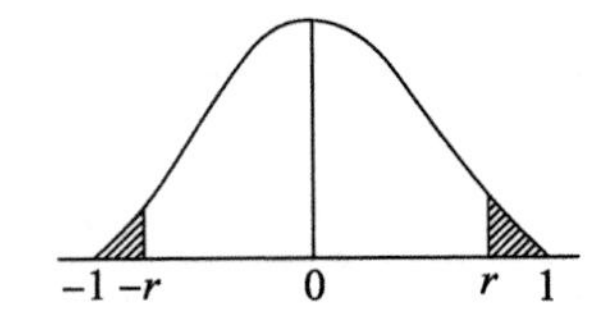

附表 15　r 界值表

ν		概率(P)								
	单侧：	0.25	0.10	0.05	0.025	0.01	0.005	0.0025	0.001	0.000
	双侧：	0.50	0.20	0.10	0.05	0.02	0.01	0.005	0.002	0.001
1		0.707	0.951	0.988	0.997	1.000	1.000	1.000	1.000	1.000
2		0.500	0.800	0.900	0.950	0.980	0.990	0.995	0.998	0.999
3		0.404	0.687	0.805	0.878	0.934	0.959	0.974	0.986	0.991
4		0.347	0.608	0.729	0.811	0.882	0.917	0.942	0.963	0.974
5		0.309	0.551	0.669	0.755	0.833	0.875	0.906	0.935	0.951
6		0.281	0.507	0.621	0.707	0.789	0.834	0.870	0.905	0.925
7		0.260	0.472	0.582	0.666	0.750	0.798	0.836	0.875	0.898
8		0.242	0.443	0.549	0.632	0.715	0.765	0.805	0.847	0.872
9		0.228	0.419	0.521	0.602	0.685	0.735	0.776	0.820	0.847
10		0.216	0.398	0.497	0.576	0.658	0.708	0.750	0.795	0.823
11		0.206	0.380	0.476	0.553	0.634	0.684	0.726	0.772	0.801
12		0.197	0.365	0.457	0.532	0.612	0.661	0.703	0.750	0.780
13		0.189	0.351	0.441	0.514	0.592	0.641	0.683	0.730	0.760
14		0.182	0.338	0.426	0.497	0.574	0.623	0.664	0.711	0.742
15		0.176	0.327	0.412	0.482	0.558	0.606	0.647	0.694	0.725
16		0.170	0.317	0.400	0.468	0.542	0.590	0.631	0.678	0.708
17		0.165	0.308	0.389	0.456	0.529	0.575	0.616	0.662	0.693
18		0.160	0.299	0.378	0.444	0.515	0.561	0.602	0.648	0.679
19		0.156	0.291	0.369	0.433	0.503	0.549	0.589	0.635	0.665
20		0.152	0.284	0.360	0.423	0.492	0.537	0.576	0.622	0.652
21		0.148	0.277	0.352	0.413	0.482	0.526	0.565	0.610	0.640
22		0.145	0.271	0.344	0.404	0.472	0.515	0.554	0.599	0.629
23		0.141	0.265	0.337	0.396	0.462	0.505	0.543	0.588	0.618
24		0.138	0.260	0.300	0.388	0.453	0.496	0.534	0.578	0.607
25		0.136	0.255	0.323	0.381	0.445	0.487	0.524	0.568	0.597
26		0.133	0.250	0.317	0.374	0.437	0.479	0.515	0.559	0.588
27		0.131	0.245	0.311	0.367	0.430	0.471	0.507	0.550	0.579
28		0.128	0.241	0.306	0.361	0.423	0.463	0.499	0.541	0.570
29		0.126	0.237	0.301	0.355	0.416	0.456	0.491	0.533	0.562

续表

ν		概率(P)								
	单侧：	0.25	0.10	0.05	0.025	0.01	0.005	0.0025	0.001	0.000
	双侧：	0.50	0.20	0.10	0.05	0.02	0.01	0.005	0.002	0.001
30		0.124	0.233	0.296	0.349	0.409	0.449	0.484	0.526	0.554
31		0.122	0.229	0.291	0.344	0.403	0.442	0.477	0.518	0.546
32		0.120	0.225	0.287	0.339	0.397	0.436	0.470	0.511	0.539
33		0.118	0.222	0.283	0.334	0.392	0.430	0.464	0.504	0.532
34		0.116	0.219	0.279	0.329	0.386	0.424	0.458	0.498	0.525
35		0.115	0.216	0.275	0.325	0.381	0.418	0.452	0.492	0.519
36		0.113	0.213	0.271	0.320	0.376	0.413	0.446	0.486	0.513
37		0.111	0.210	0.267	0.316	0.371	0.408	0.441	0.480	0.507
38		0.110	0.207	0.264	0.312	0.367	0.403	0.435	0.474	0.501
39		0.108	0.204	0.261	0.308	0.362	0.398	0.430	0.469	0.495
40		0.107	0.202	0.257	0.304	0.358	0.393	0.425	0.463	0.490
41		0.106	0.199	0.254	0.301	0.354	0.389	0.420	0.458	0.484
42		0.104	0.197	0.251	0.297	0.350	0.384	0.416	0.453	0.479
43		0.103	0.195	0.248	0.294	0.346	0.380	0.411	0.449	0.474
44		0.102	0.192	0.246	0.291	0.342	0.376	0.407	0.444	0.469
45		0.101	0.190	0.243	0.288	0.338	0.372	0.403	0.439	0.465
46		0.100	0.188	0.240	0.285	0.335	0.368	0.399	0.435	0.460
47		0.099	0.186	0.238	0.282	0.331	0.365	0.395	0.431	0.456
48		0.098	0.184	0.235	0.279	0.328	0.361	0.391	0.427	0.451
49		0.097	0.182	0.233	0.276	0.325	0.358	0.387	0.423	0.447
50		0.096	0.181	0.231	0.273	0.322	0.354	0.384	0.419	0.443

附表 16 r_s 界值表

n	概率(P)									
	单侧：	0.25	0.10	0.05	0.025	0.01	0.005	0.0025	0.001	0.0005
	双侧：	0.50	0.20	0.10	0.05	0.02	0.01	0.005	0.002	0.001
4		0.600	1.000	1.000						
5		0.500	0.800	0.900	1.000	1.000				
6		0.371	0.657	0.829	0.886	0.943	1.000	1.000		
7		0.321	0.571	0.714	0.786	0.893	0.929	0.964	1.000	1.000
8		0.310	0.524	0.643	0.738	0.833	0.881	0.905	0.952	0.976
9		0.267	0.483	0.600	0.700	0.783	0.833	0.867	0.917	0.933
10		0.248	0.455	0.564	0.648	0.745	0.794	0.830	0.879	0.903
11		0.236	0.427	0.536	0.618	0.709	0.755	0.800	0.845	0.873
12		0.217	0.406	0.503	0.587	0.678	0.727	0.769	0.818	0.846
13		0.209	0.385	0.484	0.560	0.648	0.703	0.747	0.791	0.824
14		0.200	0.367	0.464	0.538	0.626	0.679	0.723	0.771	0.802
15		0.189	0.354	0.446	0.521	0.604	0.654	0.700	0.750	0.779
16		0.182	0.341	0.429	0.503	0.582	0.635	0.679	0.729	0.762
17		0.176	0.328	0.414	0.485	0.566	0.615	0.662	0.713	0.748
18		0.170	0.317	0.401	0.472	0.550	0.600	0.643	0.695	0.728
19		0.165	0.309	0.391	0.460	0.535	0.584	0.628	0.677	0.712
20		0.161	0.299	0.380	0.447	0.520	0.570	0.612	0.662	0.696
21		0.156	0.292	0.370	0.435	0.508	0.556	0.599	0.648	0.681
22		0.152	0.284	0.361	0.425	0.496	0.544	0.586	0.634	0.667
23		0.148	0.278	0.353	0.415	0.486	0.532	0.573	0.622	0.654
24		0.144	0.271	0.344	0.406	0.476	0.521	0.562	0.610	0.642
25		0.142	0.265	0.337	0.398	0.466	0.511	0.551	0.598	0.630
26		0.138	0.259	0.331	0.390	0.457	0.501	0.541	0.587	0.619
27		0.136	0.255	0.324	0.382	0.448	0.491	0.531	0.577	0.608
28		0.133	0.250	0.317	0.375	0.440	0.483	0.522	0.567	0.598
29		0.130	0.245	0.312	0.368	0.433	0.475	0.513	0.558	0.589
30		0.128	0.240	0.306	0.362	0.425	0.467	0.504	0.549	0.580
31		0.126	0.236	0.301	0.356	0.418	0.459	0.496	0.541	0.571
32		0.124	0.232	0.296	0.350	0.412	0.452	0.489	0.533	0.563
33		0.121	0.229	0.291	0.345	0.405	0.446	0.482	0.525	0.554
34		0.120	0.225	0.287	0.340	0.399	0.439	0.475	0.517	0.547
35		0.118	0.222	0.283	0.335	0.394	0.433	0.468	0.510	0.539
36		0.116	0.219	0.279	0.330	0.388	0.427	0.462	0.504	0.533

续表

n	概率(P)									
	单侧：	0.25	0.10	0.05	0.025	0.01	0.005	0.0025	0.001	0.0005
	双侧：	0.50	0.20	0.10	0.05	0.02	0.01	0.005	0.002	0.001
37		0.114	0.216	0.275	0.325	0.383	0.421	0.456	0.497	0.526
38		0.113	0.212	0.271	0.321	0.378	0.415	0.450	0.491	0.519
39		0.111	0.210	0.267	0.317	0.373	0.410	0.444	0.485	0.513
40		0.110	0.207	0.264	0.313	0.368	0.405	0.439	0.479	0.507
41		0.108	0.204	0.261	0.309	0.364	0.400	0.433	0.473	0.501
42		0.107	0.202	0.257	0.305	0.359	0.395	0.428	0.468	0.495
43		0.105	0.199	0.254	0.301	0.355	0.391	0.423	0.463	0.490
44		0.104	0.197	0.251	0.298	0.351	0.386	0.419	0.458	0.484
45		0.103	0.194	0.248	0.294	0.347	0.382	0.414	0.453	0.479
46		0.102	0.192	0.246	0.291	0.343	0.378	0.410	0.448	0.474
47		0.101	0.190	0.243	0.288	0.340	0.374	0.405	0.443	0.469
48		0.100	0.188	0.240	0.285	0.336	0.370	0.401	0.439	0.465
49		0.098	0.186	0.238	0.282	0.333	0.366	0.397	0.434	0.460
50		0.097	0.184	0.235	0.279	0.329	0.363	0.393	0.430	0.456

附表 17 随机排列表($n=20$)

编号	1	2	3	4	5	6	7	8	9	10	11	12	13	14	15	16	17	18	19	20	r_k
1	8	6	19	13	5	18	12	1	4	3	9	2	17	14	11	7	16	15	10	0	−0.063 2
2	8	19	7	6	11	14	2	13	5	17	9	12	0	16	15	1	4	10	18	3	−0.063 2
3	18	1	10	13	17	2	0	3	8	15	7	4	19	12	5	14	9	11	6	16	0.105 3
4	6	19	1	5	18	12	4	0	13	10	16	17	7	14	11	15	8	3	9	2	−0.084 2
5	1	2	7	4	18	0	15	13	5	12	19	10	9	14	16	8	6	11	3	17	0.200 0
6	11	19	2	15	14	10	8	12	1	17	4	3	0	9	16	6	13	7	18	5	−0.105 3
7	14	3	16	7	9	2	15	12	11	4	13	19	8	1	18	6	0	5	17	10	−0.052 6
8	3	2	16	6	1	13	17	19	8	14	0	15	9	18	11	5	4	10	7	12	0.052 6
9	16	9	10	3	15	0	11	2	1	5	18	8	19	13	6	12	17	4	7	14	0.094 7
10	4	11	18	6	0	8	12	16	17	3	2	9	5	7	19	10	15	13	14	1	0.094 7
11	5	15	18	13	7	3	10	14	16	1	8	2	17	6	9	4	0	12	19	11	−0.052 6
12	0	18	10	15	11	12	3	13	14	1	17	2	6	9	16	4	7	8	19	5	−0.010 5
13	10	9	14	18	12	17	15	3	5	2	11	19	8	0	1	4	7	13	6	16	−0.157 9
14	11	9	13	0	14	12	18	7	2	10	4	17	19	6	5	8	3	15	1	16	−0.052 6
15	17	1	0	16	9	12	2	4	5	18	14	15	7	19	6	8	11	3	10	13	0.105 3
16	17	1	5	2	8	12	15	13	19	14	7	16	6	3	9	10	4	11	0	18	0.010 5
17	5	16	15	7	18	10	12	9	11	6	13	17	14	1	0	4	3	2	19	8	−0.200 0
18	16	19	0	8	6	10	13	17	4	3	15	18	11	1	12	9	5	7	2	14	−0.136 8
19	13	9	17	12	15	4	3	1	16	2	10	18	8	6	7	19	14	11	0	5	−0.126 3
20	11	12	8	16	3	19	14	7	9	7	4	1	10	0	18	15	6	5	13	2	−0.210 5
21	19	12	13	8	4	15	16	7	0	11	1	5	14	18	3	6	10	9	2	17	−0.136 8
22	2	18	8	14	6	11	1	9	15	0	17	10	4	7	13	3	12	5	16	19	0.115 8
23	9	16	17	18	5	7	12	2	4	10	0	13	8	3	14	15	6	11	1	19	−0.063 2
24	15	0	14	6	1	2	9	8	18	4	10	17	3	12	16	11	19	13	7	5	0.178 9
25	14	0	9	18	19	16	10	4	5	1	6	2	12	3	11	13	7	8	17	15	0.052 6

附表 18 随机数字表

编号	1～10					11～20					21～30					31～40					41～50				
1	03	47	43	73	86	36	96	47	36	61	46	96	63	71	62	33	26	16	80	45	60	11	14	10	95
2	97	74	24	67	62	42	81	14	57	20	42	53	32	37	32	27	07	36	07	51	24	51	79	89	73
3	16	76	62	27	66	56	50	26	71	07	32	90	79	78	53	13	55	38	58	59	88	97	54	14	10
4	12	56	85	99	26	96	96	68	27	31	05	03	72	93	15	57	12	10	14	21	88	26	49	81	76
5	55	59	56	35	64	38	54	82	46	22	31	62	43	09	90	06	18	44	32	53	23	83	01	30	30
6	16	22	77	94	39	49	54	43	54	82	17	37	93	23	78	87	35	20	96	43	84	26	34	91	64
7	84	42	17	53	31	57	24	55	06	88	77	04	74	47	67	21	76	33	50	25	83	92	12	06	76
8	63	01	63	78	59	16	95	55	67	19	98	10	50	71	75	12	86	73	58	07	44	39	52	38	79
9	33	21	12	34	29	78	64	56	07	82	52	42	07	44	38	15	51	00	13	42	99	66	02	79	54
10	57	60	86	32	44	09	47	27	96	54	49	17	46	09	62	90	52	84	77	27	08	02	73	43	28
11	18	18	07	92	46	44	17	16	58	09	79	83	86	19	62	06	76	50	03	10	55	23	64	05	05
12	26	62	38	97	75	84	16	07	44	99	83	11	46	32	24	20	14	85	88	45	10	93	72	88	71
13	23	42	40	64	74	82	97	77	77	81	07	45	32	14	08	32	98	94	07	72	93	85	79	10	75
14	52	36	28	19	95	50	92	26	11	97	00	56	76	31	38	80	22	02	53	53	86	60	42	04	53
15	37	85	94	35	12	83	39	50	08	30	42	34	07	96	88	54	42	06	87	93	35	85	29	48	39
16	70	29	17	12	13	40	33	20	38	26	13	89	51	03	74	17	76	37	13	04	07	74	21	19	30
17	56	62	18	37	35	96	83	50	87	75	97	12	25	93	47	70	33	24	03	54	97	77	46	44	80
18	99	49	57	22	77	88	42	95	45	72	16	64	26	16	00	04	43	18	66	79	94	77	24	21	90
19	16	03	15	04	72	33	27	14	34	69	45	59	34	68	49	12	72	07	34	45	99	27	72	95	14
20	31	16	93	32	43	50	27	89	87	19	20	15	37	00	49	52	85	66	60	44	38	63	88	11	80
21	68	34	30	13	70	55	74	30	77	40	44	22	78	84	26	04	33	46	09	52	68	07	97	06	57
22	74	57	25	65	76	59	29	97	68	60	71	91	38	67	54	13	58	18	24	76	15	54	55	95	52
23	27	42	37	86	53	48	55	90	65	72	96	57	69	36	10	96	46	92	42	45	97	60	49	04	91
24	00	39	68	29	61	66	37	32	20	30	77	74	57	03	29	10	45	65	04	26	11	04	96	67	24
25	29	94	98	94	24	68	49	69	10	82	53	75	91	93	30	34	25	20	57	27	40	48	73	51	92

续表

编号	1~10					11~20					21~30					31~40					41~50				
26	16	90	82	66	59	83	62	64	11	12	67	19	00	71	74	60	47	21	29	68	02	02	37	03	31
27	11	27	94	75	06	06	09	19	74	66	02	94	37	34	02	76	70	90	30	86	38	45	94	30	38
28	35	24	10	16	20	33	32	51	26	38	79	78	45	04	91	16	92	53	56	16	02	75	50	95	98
29	38	23	16	86	38	42	38	97	01	50	87	75	66	81	41	40	01	74	91	62	48	51	84	08	32
30	31	96	25	91	47	96	44	33	49	13	34	86	82	53	91	00	52	43	48	85	27	55	26	89	62
31	66	67	40	67	14	64	05	71	95	86	11	05	65	09	68	76	83	20	37	90	57	16	00	11	66
32	14	90	84	45	11	75	73	88	05	90	52	27	41	14	86	22	98	12	22	08	01	52	74	95	80
33	68	05	51	18	00	33	96	02	75	19	07	60	62	93	55	59	33	82	43	90	49	37	38	44	59
34	20	46	78	73	90	97	51	40	14	02	04	02	33	31	08	39	54	16	49	36	47	95	93	13	30
35	64	19	58	97	79	15	06	15	93	20	01	90	10	75	06	40	78	78	89	62	02	67	74	17	33
36	05	26	93	70	60	22	35	85	15	13	92	03	51	59	77	59	56	78	06	83	52	91	05	70	74
37	07	97	10	88	23	09	98	42	99	64	61	71	62	99	15	06	51	29	16	93	58	05	77	09	51
38	68	71	86	85	85	54	87	66	47	54	73	32	08	11	12	44	95	92	63	16	29	56	24	29	48
39	26	99	61	65	53	58	37	78	80	70	42	10	50	67	42	32	17	55	85	74	94	44	67	16	94
40	14	65	52	68	75	87	59	36	22	41	26	78	63	06	55	13	08	27	01	50	15	29	39	39	43
41	17	53	77	58	71	71	41	61	50	72	12	41	94	96	26	44	95	27	36	99	02	96	74	30	83
42	90	26	59	21	19	23	52	23	33	12	96	93	02	18	39	07	02	18	36	07	25	99	32	70	23
43	41	23	52	55	99	31	04	49	69	96	10	47	48	45	88	13	41	43	89	20	97	17	14	49	17
44	60	20	50	81	69	31	99	73	68	68	35	81	33	03	76	24	30	12	48	60	18	99	10	72	34
45	91	25	38	05	90	94	58	28	41	36	45	37	59	03	09	90	35	57	29	12	82	62	54	65	60
46	34	50	57	74	37	98	80	33	00	91	09	77	93	19	82	74	94	80	04	04	45	07	31	66	49
47	85	22	04	39	43	73	81	53	94	79	33	62	46	86	28	08	31	54	46	31	53	94	13	38	47
48	09	79	13	77	48	73	82	97	22	21	05	03	27	24	83	72	89	44	05	60	35	80	39	94	88
49	88	75	80	18	14	22	95	75	42	49	39	32	82	22	49	02	48	07	70	37	16	04	61	67	87
50	90	96	23	70	00	39	00	03	06	90	55	85	78	38	36	94	37	30	69	32	90	89	00	76	33

附表 19　ψ 值表(多个样本均数比较时所需样本例数的估计用)

ν_2	ν_1																
	1	2	3	4	5	6	7	8	9	10	15	20	30	40	60	120	∞
2	6.80	6.71	6.68	6.67	6.66	6.65	6.65	6.65	6.64	6.64	6.64	6.63	6.63	6.63	6.63	6.63	6.62
3	5.01	4.63	4.47	4.39	4.34	4.30	4.27	4.25	4.23	4.22	4.18	4.16	4.14	4.13	4.12	4.11	4.09
4	4.40	3.90	3.69	3.58	3.50	3.45	3.41	3.38	3.36	3.34	3.28	3.25	3.22	3.20	3.19	3.17	3.15
5	4.09	3.54	3.30	3.17	3.08	3.02	2.97	2.94	2.91	2.89	2.81	2.78	2.74	2.72	2.70	2.68	2.66
6	3.91	3.32	3.07	2.92	2.83	2.76	2.71	2.67	2.64	2.61	2.53	2.49	2.44	2.42	2.40	2.37	2.35
7	3.80	3.18	2.91	2.76	2.66	2.58	2.53	2.49	2.45	2.42	2.33	2.29	2.24	2.21	2.19	2.16	2.13
8	3.71	3.08	2.81	2.64	2.54	2.46	2.40	2.35	2.32	2.29	2.19	2.14	2.09	2.06	2.03	2.00	1.97
9	3.65	3.01	2.72	2.56	2.44	2.36	2.30	2.26	2.22	2.19	2.09	2.03	1.97	1.94	1.91	1.88	1.85
10	3.60	2.95	2.66	2.49	3.37	2.29	2.23	2.18	2.14	2.11	2.00	1.94	1.88	1.85	1.82	1.78	1.75
11	3.57	2.91	2.61	2.44	2.32	2.23	2.17	2.12	2.08	2.04	1.93	1.87	1.81	1.78	1.74	1.70	1.67
12	3.54	2.87	2.57	2.39	2.27	2.19	2.12	2.07	2.02	1.99	1.88	1.81	1.75	1.71	1.68	1.64	1.60
13	3.51	2.84	2.54	2.36	2.23	2.15	2.08	2.02	1.98	1.95	1.83	1.76	1.69	1.66	1.62	1.58	1.54
14	3.49	2.81	2.51	2.33	2.20	2.11	2.04	1.99	1.94	1.91	1.79	1.72	1.65	1.61	1.57	1.53	1.49
15	3.47	2.79	2.48	2.30	2.17	2.08	2.01	1.96	1.91	1.87	1.75	1.68	1.61	1.57	1.53	1.49	1.44
16	3.46	2.77	2.46	2.28	2.15	2.06	1.99	1.93	1.88	1.85	1.72	1.65	1.58	1.54	1.49	1.45	1.40
17	3.44	2.76	2.44	2.26	2.13	2.04	1.96	1.91	1.86	1.82	1.69	1.62	1.55	1.50	1.46	1.41	1.36
18	3.43	2.74	2.43	2.24	2.11	2.02	1.94	1.89	1.84	1.80	1.67	1.60	1.52	1.48	1.43	1.38	1.33
19	3.42	2.73	2.41	2.22	2.09	2.00	1.93	1.87	1.82	1.78	1.65	1.58	1.49	1.45	1.40	1.35	1.30
20	3.41	2.72	2.40	2.21	2.08	1.98	1.91	1.85	1.80	1.76	1.63	1.55	1.47	1.43	1.38	1.33	1.27
21	3.40	2.71	2.39	2.20	2.07	1.97	1.90	1.84	1.79	1.75	1.61	1.54	1.45	1.41	1.36	1.30	1.25

续表

ν_2	ν_1																
	1	2	3	4	5	6	7	8	9	10	15	20	30	40	60	120	∞
22	3.39	2.70	2.38	2.19	2.05	1.96	1.88	1.82	1.77	1.73	1.60	1.52	1.43	1.39	1.34	1.28	1.22
23	3.39	2.69	2.37	2.18	2.04	1.95	1.87	1.81	1.76	1.72	1.58	1.50	1.42	1.37	1.32	1.26	1.20
24	3.38	2.68	2.36	2.17	2.03	1.94	1.86	1.80	1.75	1.71	1.57	1.49	1.40	1.35	1.30	1.24	1.18
25	3.37	2.68	2.35	2.16	2.02	1.93	1.85	1.79	1.74	1.70	1.56	1.48	1.39	1.34	1.28	1.23	1.16
26	3.37	2.67	2.35	2.15	2.02	1.92	1.84	1.78	1.73	1.69	1.54	1.46	1.37	1.32	1.27	1.21	1.15
27	3.36	2.66	2.34	2.14	2.01	1.91	1.83	1.77	1.72	1.68	1.53	1.45	1.36	1.31	1.26	1.20	1.13
28	3.36	2.66	2.33	2.14	2.00	1.90	1.82	1.76	1.71	1.67	1.52	1.44	1.35	1.30	1.24	1.18	1.11
29	3.36	2.65	2.33	2.13	1.99	1.89	1.82	1.75	1.70	1.66	1.51	1.43	1.34	1.29	1.23	1.17	1.10
30	3.35	2.65	2.32	2.12	1.99	1.89	1.81	1.75	1.70	1.65	1.51	1.42	1.33	1.28	1.22	1.16	1.08
31	3.35	2.64	2.32	2.12	1.98	1.88	1.80	1.74	1.69	1.64	1.50	1.41	1.32	1.27	1.21	1.14	1.07
32	3.34	2.64	2.31	2.11	1.98	1.88	1.80	1.73	1.68	1.64	1.49	1.41	1.31	1.26	1.20	1.13	1.06
33	3.34	2.63	2.31	2.11	1.97	1.87	1.79	1.73	1.68	1.63	1.48	1.40	1.30	1.25	1.19	1.12	1.05
34	3.34	2.63	2.30	2.10	1.97	1.87	1.79	1.72	1.67	1.63	1.48	1.39	1.29	1.24	1.18	1.11	1.04
35	3.34	2.63	2.30	2.10	1.96	1.86	1.78	1.72	1.66	1.62	1.47	1.38	1.29	1.23	1.17	1.10	1.02
36	3.33	2.62	2.30	2.10	1.96	1.86	1.78	1.71	1.66	1.62	1.47	1.38	1.28	1.22	1.16	1.09	1.01
37	3.33	2.62	2.29	2.09	7.95	1.85	1.77	1.71	1.65	1.61	1.46	1.37	1.27	1.22	1.15	1.08	1.00
38	3.33	2.62	2.29	2.09	1.95	1.85	1.77	1.70	1.65	1.61	1.45	1.37	1.27	1.21	1.15	1.08	0.99
39	3.33	2.62	2.29	2.09	1.95	1.84	1.76	1.70	1.65	1.60	1.45	1.36	1.26	1.20	1.14	1.07	0.99
40	3.32	2.61	2.28	2.08	1.94	1.84	1.76	1.70	1.64	1.60	1.44	1.36	1.25	1.20	1.13	1.06	0.98
41	3.32	2.61	2.28	2.08	1.94	1.84	1.76	1.69	1.64	1.59	1.44	1.35	1.25	1.19	1.13	1.05	0.97

续表

ν_2	ν_1																
	1	2	3	4	5	6	7	8	9	10	15	20	30	40	60	120	∞
42	3.32	2.61	2.28	2.08	1.94	1.83	1.75	1.69	1.63	1.59	1.44	1.35	1.24	1.18	1.12	1.05	0.96
43	3.32	2.61	2.28	2.07	1.93	1.83	1.75	1.69	1.63	1.59	1.43	1.34	1.24	1.18	1.11	1.04	0.95
44	3.32	2.60	2.27	2.07	1.93	1.83	1.75	1.68	1.63	1.58	1.43	1.34	1.23	1.17	1.11	1.03	0.94
45	3.31	2.60	2.27	2.07	1.93	1.83	1.74	1.68	1.62	1.58	1.42	1.33	1.23	1.17	1.10	1.03	0.94
46	3.31	2.60	2.27	2.07	1.93	1.82	1.74	1.68	1.62	1.58	1.42	1.33	1.22	1.16	1.10	1.02	0.93
47	3.31	2.60	2.27	2.06	1.92	1.82	1.74	1.67	1.62	1.57	1.42	1.33	1.22	1.16	1.09	1.02	0.92
48	3.31	2.60	2.26	2.06	1.92	1.82	1.74	1.67	1.62	1.57	1.41	1.32	1.22	1.15	1.09	1.01	0.92
49	3.31	2.59	2.26	2.06	1.92	1.82	1.73	1.67	1.61	1.57	1.41	1.32	1.21	1.15	1.08	1.00	0.91
50	3.31	2.59	2.26	2.06	1.92	1.81	1.73	1.67	1.61	1.56	1.41	1.31	1.21	1.15	1.08	1.00	0.90
60	3.30	2.58	2.25	2.04	1.90	1.79	1.71	1.64	1.59	1.54	1.38	1.29	1.18	1.11	1.04	0.95	0.85
80	3.28	2.56	2.23	2.02	1.88	1.77	1.69	1.62	1.56	1.51	1.35	1.25	1.14	1.07	0.99	0.90	0.77
120	3.27	2.55	2.21	2.00	1.86	1.75	1.66	1.59	1.54	1.49	1.32	1.22	1.09	1.02	0.94	0.83	0.68
240	3.26	2.53	2.19	1.98	1.84	1.73	1.64	1.57	1.51	1.46	1.29	1.18	1.05	0.97	0.88	0.76	0.56
∞	3.24	2.52	2.17	1.96	1.81	1.70	1.62	1.54	1.48	1.43	1.25	1.14	1.01	0.92	0.82	0.65	0.00

附表 20 λ 值表(多个样本率比较时所需样本例数的估计用)

$\alpha=0.05$

ν	β								
	0.9	0.8	0.7	0.6	0.5	0.4	0.3	0.2	0.1
1	0.43	1.24	2.06	2.91	3.84	4.90	6.17	7.85	10.51
2	0.62	1.73	2.78	3.83	4.96	6.21	7.70	9.63	12.65
3	0.78	2.10	3.30	4.50	5.76	7.15	8.79	10.90	14.17
4	0.91	2.40	3.74	5.05	6.42	7.92	9.68	11.94	15.41
5	1.03	2.67	4.12	5.53	6.99	8.59	10.45	12.83	16.47
6	1.13	2.91	4.46	5.96	7.50	9.19	11.14	13.62	17.42
7	1.23	3.13	4.77	6.35	7.97	9.73	11.77	14.35	18.28
8	1.32	3.33	5.06	6.71	8.40	10.24	12.35	15.02	19.08
9	1.40	3.53	5.33	7.05	8.81	10.71	12.89	15.65	19.83
10	1.49	3.71	5.59	7.37	9.19	11.15	13.40	16.24	20.53
11	1.56	3.88	5.83	7.68	9.56	11.57	13.89	16.80	21.20
12	1.64	4.05	6.06	7.97	9.90	11.98	14.35	17.34	21.83
13	1.71	4.20	6.29	8.25	10.23	12.36	14.80	17.85	22.44
14	1.77	4.36	6.50	8.52	10.55	12.73	15.22	18.34	23.02
15	1.84	4.50	6.71	8.78	10.86	13.09	16.63	18.81	23.58
16	1.90	4.65	6.91	9.03	11.16	13.43	16.03	19.27	24.13
17	1.97	4.78	7.10	9.27	11.45	13.77	16.41	19.71	24.65
18	2.03	4.92	7.29	9.50	11.73	14.09	16.78	20.14	25.16
19	2.08	5.05	7.47	9.73	12.00	14.41	17.14	20.56	25.65
20	2.14	5.18	7.65	9.96	12.26	14.71	17.50	20.96	26.13
21	2.20	5.30	7.83	10.17	12.52	15.01	17.84	21.36	26.60
22	2.25	5.42	8.00	10.38	12.77	15.30	18.17	21.74	27.06
23	2.30	5.54	8.16	10.59	13.02	15.59	18.50	22.12	27.50
24	2.36	5.66	8.33	10.79	13.26	15.87	18.82	22.49	27.94
25	2.41	5.77	8.48	10.99	13.49	16.14	19.13	22.85	28.37
26	2.46	5.88	8.64	11.19	13.72	16.41	19.44	23.20	28.78
27	2.51	5.99	8.79	11.38	13.95	16.67	19.74	23.55	29.19
28	2.56	6.10	8.94	11.57	14.17	16.93	20.04	23.89	29.60
29	2.60	6.20	9.09	11.75	14.39	17.18	20.33	24.22	29.99
30	2.65	6.31	9.24	11.93	14.60	17.43	20.61	24.55	30.38
31	2.69	6.41	9.38	12.11	14.82	17.67	20.89	24.87	30.76
32	3.74	6.51	9.52	12.28	15.02	17.91	21.17	25.19	31.13
33	2.78	6.61	9.66	12.45	15.23	18.15	21.44	25.50	31.50

续表

ν	β								
	0.9	0.8	0.7	0.6	0.5	0.4	0.3	0.2	0.1
34	2.83	6.70	9.79	12.62	15.43	18.38	21.70	25.80	21.87
35	2.87	6.80	9.93	12.79	15.63	18.61	21.97	26.11	32.23
36	2.91	6.89	10.06	12.96	15.82	18.84	22.23	26.41	32.58
37	2.96	6.99	10.19	13.12	16.01	19.06	22.48	26.70	32.93
38	3.00	7.08	10.32	13.28	16.20	19.28	22.73	26.99	33.27
39	3.04	7.17	10.45	13.44	16.39	19.50	22.98	27.27	33.61
40	3.08	7.26	10.57	13.59	16.58	19.71	23.23	27.56	33.94
50	3.46	8.10	11.75	15.06	18.31	21.72	25.53	30.20	37.07
60	3.80	8.86	12.81	16.38	19.88	23.53	27.61	32.59	39.89
70	4.12	9.56	13.79	17.60	21.32	25.20	29.52	34.79	42.48
80	4.41	10.21	14.70	18.74	22.67	26.75	31.29	36.83	44.89
90	4.69	10.83	15.56	19.80	23.93	28.21	32.96	38.74	47.16
100	4.95	11.41	16.37	20.81	25.12	29.59	34.54	40.56	49.29
110	5.20	11.96	17.14	21.77	26.25	30.90	36.04	42.28	51.33
120	5.44	12.49	17.88	22.68	27.34	32.15	37.47	43.92	53.27

参考文献

[1] 谭红专.现代流行病学[M].2版.北京:人民卫生出版社,2008.
[2] 詹思延.流行病学[M].8版.北京:人民卫生出版社,2017.
[3] 李伟林.辐射流行病学[M].北京:原子能出版社,1996.
[4] 孙世荃,李素云,袁丽云,等.中国核工业的辐射流行病学研究[J].中华流行病学杂志,1996,17(6):333-336.
[5] 王作元.美国国立癌症研究所的辐射流行病学研究[J].中华放射医学与防护杂志,1985,5(6):447-449.
[6] 涂彧.放射卫生学[M].北京:中国原子能出版社,2014.
[7] 孙亮,李士骏.电离辐射剂量学基础[M].北京:中国原子能出版社,2014.
[8] 高卫华,李玉成.ICRP 2007年建议书和中国辐射水平报告会[J].辐射防护通讯,2009,29(1):44.
[9] 吴德昌.国际放射防护委员会(ICRP)关于辐射危险的新议论[J].辐射防护,1990,10(04):305-309.
[10] 李玉成,周箱艳.UNSCEAR和ICRP 2000年学术进展报告会的简介[J].辐射防护,2002,22(1):61-64.
[11] 黄德娟,徐巍越,周青,等.铀矿辐射对人体致癌病情调查报告[J].中国辐射卫生,2007,16(2):185-186.
[12] 孙世荃.BEIR V辐射致癌危险系数估算的方法和结果[J].辐射防护,1991,11(5):394-398.
[13] 张彦涛.电离辐射防护与安全实用基础[M].天津:南开大学出版社,2015.
[14] 郑钧正.《电离辐射防护与辐射源安全基本标准》关于职业照射的控制[J].中国职业医学,2006,33(4):299-303.
[15] 宋妙发,强亦忠.核环境学基础[M].北京:原子能出版社,1999.
[16] 刘宁.核辐射环境管理[M].北京:人民出版社,2014.
[17] 卫生部卫生标准委员会.放射卫生防护标准应用指南[M].北京:中国标准出版社,2011.
[18] 霍雷,刘剑利,马永和.辐射剂量与防护[M].北京:电子工业出版社,2015.
[19] 张梦龙,牛学才,徐金法.电离辐射剂量学医学应用[M].北京:军事医学科学出版社,2012.
[20] 魏志勇.辐射剂量学[M].哈尔滨:哈尔滨工程大学出版社,2010.
[21] 周湘艳,吕慧敏,李文红,等.电离辐射水平与生物效应[J].癌变·畸变·突变,201123(6):476-479.
[22] 王陇德.现场流行病学理论与实践[M].北京:人民卫生出版社,2004.
[23] 赵仲堂.流行病学研究方法与应用[M].2版.北京:科学出版社,2005.
[24] 胡修周.医学科学研究学[M].北京:高等教育出版社,2006.
[25] 李立明.大型人群队列研究随访监测适宜技术[M].北京:中国协和医科大学出版社,2015.

[26] 方积乾,陆盈.现代医学统计学[M].北京:人民卫生出版社,2002.

[27] 张勤国.医学统计方法[M].北京:科学出版社,2003.

[28] 贺佳,陆健.医学统计学中的SAS统计分析[M].上海:第二军医大学出版社,2002.

[29] 张明芝,李红美,吕大兵.实用医学统计学与SAS应用[M].苏州:苏州大学出版社,2015.

[30] 樊英.切尔诺贝利核反应堆爆炸后10年受污染区域乳腺癌的发生率升高[J].英国医学杂志中文版,2006,9(5):270-271.

[31] 王继先,张良安,李本孝,等.中国医用X射线工作者恶性肿瘤危险评价[J].中国医学科学院学报,2001,23(1):65-68.

[32] 王继先,李本孝,赵永成,等.中国医用X射线工作者白血病危险分析[J].中华血液学杂志,2001,22(7):344-347.

[33] 曹中申,孙继良.医用诊断X射线工作人员健康动态观察[J].中国辐射卫生,2001,10(1):48-49.

[34] 刘刚,刘银银,李烨,等.某省乡镇卫生院放射工作人员职业健康状况评估[J].中华劳动卫生职业病杂志,2018,36(11):846-848.

[35] 高国福,姚树祥,孙秀娣,等.云南锡矿工肺癌的队列研究[J].中国肺癌杂志,2002,5(2):87-91.

[36] 王鹤龄,张士成,宋方贵,等.煤矿井下氡气与矿工肺癌的发病关系[J].中华预防医学杂志,1996,30(5):67.

[37] 李小娟,孙全富.阳江天然放射性高本底地区居民1979—1998年肺结核死亡危险分析[J].中华放射医学与防护杂志,2006,26(5):506-511.

[38] 李坤,李小娟,王海军,等.阳江天然放射性高本底地区居民血清免疫学调查研究[J].中国预防医学杂志,2013,14(10):774-778.

[39] 邹剑明,孙全富,刘玉升,等.阳江天然放射性高本底地区居民1987—1995年非肿瘤死亡再分析[J].中华放射医学与防护杂志,2004,24(2):149-152.

[40] 袁镛龄.阳江天然放射性高本底地区环境外照射水平的测量方法[J].中国辐射卫生,1994(4):245-247.

[41] 查永如,陶祖范,魏履新.阳江天然放射性高本底地区放射流行病学调查概况[J].中华流行病学杂志,1996,17(6):328-332.

[42] 李小亮,李坤,孙全富,等.阳江天然高本底辐射地区居民端粒长度初步研究[J].中华放射医学与防护杂志,2017,37(11):853-857.

[43] 张素萍,吴昭昭,武彦文,等.广东阳江高本底辐射地区居民适应性反应机制研究[J].中华预防医学杂志,2010,44(9):815-819.

[44] 瞿述根.北方某单位60年放射工作人员辐射流行病学调查初步研究[D].苏州大学,2019.

[45] 席悦.电离辐射诱发支气管上皮细胞发生EMT改变的机制研究[D].苏州大学,2020.

[46] 沈洪兵.肿瘤分子流行病学[M].北京:人民卫生出版社,2014.

[47] 秋叶澄伯.日本放射流行病学研究概况[J].中国职业医学,2001,28(1):49.

[48] 查永如,陶祖范,魏履新.阳江天然放射性高本底地区放射流行病学调查概况[J].中华流行病学杂志,1996,17(6):328-332.

[49] 孙也荃.中国核工业辐射流行病学研究[M].北京:原子能出版社,1994.

[50] 高锦.放射工作人员循环系统疾病流行病学调查及辐射诱发动脉粥样硬化的研究[D].江苏:苏州大学,2022.

[51] HAVENAAR J, RUMYANTZEVA G, KASYANENKO A, et al. Health effects of the

Chernobyl disaster: illness or illness behavior? A comparative general health survey in two former Soviet regions [J]. Environmental Health Perspectives, 1997, 105 (Suppl 6): 1533-1537.

[52] STATHER J W. Risk of radiation-induced cancer at low doses and low dose rates [J]. Medical Journal of Australia, 2000,172(7): 352.

[53] JARGIN S V. Chernobyl-related cancer and precancerous lesions: incidence increase vs. late diagnostics [J]. Dose Response, 2014,12(3):404-414.

[54] RICHARD W. Does low-level exposure to ionizing radiation increase the risk of cardiovascular disease? [J]. Hypertension, 2019,73(6):1170-1171.

[55] QIONG L, JUN L, JUN Y, et al. The effect of Laminaria japonica polysaccharides on the recovery of the male rat reproductive system and mating function damaged by multiple mini-doses of ionizing radiations [J]. Environmental Toxicology and Pharmacology, 2011, 31(2): 286-294.

[56] YAMAMOTO M, TAGUCHI K, YAMANAKA T, et al. Outcome and Status of Microsatellite Stability in Japanese Atomic Bomb Survivors with Early Gastric Carcinoma [J]. Annals of Surgical Oncology, 2013,20(3): 798-803.

[57] STEWART A. A-bomb data: detection of bias in the Life Span Study cohort [J]. Environmental Health Perspectives, 1997,105(S6): 1519-1521.

[58] TRACY K, BOUSHEY C J, ROBERTS S, et al. Communities advancing the studies of Tribal nations across their lifespan: Design, methods, and baseline of the CoASTAL cohort [J]. Harmful Algae, 2016,57(2):9-19.

[59] SAUVAGET C, NAGANO J, ALLEN N, et al. Vegetable and fruit intake and stroke mortality in the Hiroshima/Nagasaki Life Span Study [J]. Stroke A Journal of Cerebral Circulation, 2003,34(10): 2355-2360.

[60] KAISER J C, JACOB P, VAVILOV M B. Screening effects in risk studies of thyroid cancer after the Chernobyl accident [J]. Radiation and Environmental Biophysics, 2009,48 (2):169-179.

[61] FIGGE J. ^{131}I and pediatric thyroid cancer post chernobyl: cause and effect? [J]. The Endocrinologist, 1997,7(2): 112-115.

[62] LEURAUD K, RICHARDSON D B, CARDIS E, et al. Ionising radiation and risk of death from leukaemia and lymphoma in radiation-monitored workers (INWORKS): An international cohort study [J]. The Lancet Haematology, 2015,2(7): e276-e281.

[63] DOSS M. INWORKS study: risk of leukaemia from protracted radiation exposure [J]. Lancet Haematology, 2015,2(10): e404-e405.

[64] CARDIS E. Effects of low-dose protracted exposures-the 15-country study of nuclear industry workers [J]. Epidemiology, 2006,17(6): S67.

[65] MORISHIMA H,KOGA T,TATSUMI K, et al. Dose measurement, its distribution and individual external dose assessments of inhabitants in the high background radiation areas in China [J]. Journal of Radiation Research, 2000 (Suppl): 9-23.

[66] PRESTON D L, LUBIN J H, PIERCE D A, et al. Epicure: user's guide [M]. Seattle: Hirosoft International Corporation, 1993.

[67] VAISERMAN A, KOLIADA A, ZABUGA O, et al. Health impacts of low-dose ionizing

radiation: current scientific debates and regulatory issues [J]. Dose Response, 2018, 16 (3).

[68] YAMASHITA J, SHIGEMURA J. The great east Japan earthquake, tsunami, and Fukushima daiichi nuclear power plant accident: a triple disaster affecting the mental health of the country [J]. Psychiatr Clinics North America, 2013,36(3): 351-370.

[69] BURANATREVEDH S. Assessment on cancer risk from exposure to ionizing radiation of nuclear power plant [J]. Thammasat Medical Journal, 2011, 11(2): 182-194.

[70] POOPATHI V, KARTHIK A, SAHA S. Analysis of the effects of ionizing radiation on pregnant women with reference to ICRP-publication-84 [J]. Journal of Medical Physics, 2018, 43(Suppl): 90-91.

[71] FRIEDMANN H, BAUMGARTNER A, BERNREITER M, et al. Indoor radon, geogenic radon surrogates and geology—Investigations on their correlation [J]. Journal of Environmental Radioactivity, 2017,166(Pt 2): 382-389.

[72] FISHER E L, FUORTES L J, FIELD R W. Occupational exposure of water-plant operators to high concentrations of radon-222 gas [J]. Journal of Occupational and Environmental Medicine, 1996,38(8): 759-764.

[73] ANDERSEN C E. Numerical modelling of radon-222 entry into houses: an outline of techniques and results [J]. Science of the Total Environment, 2001,272(1): 33-42.

[74] ZOU J, TAO Z, SUN Q, et al. Cancer and non-cancer epidemiological study in the high background radiation area of Yangjiang, China [J]. International Congress Series, 2005, 1276: 97-101.

[75] TAO Z F, AKIBA S, ZHA Y R, et al. Cancer and non-cancer mortality among inhabitants in the high background radiation area of Yangjiang, China (1979—1998) [J]. Health Physics, 2012,102(2): 173-181.

[76] TAO Z, ZHA Y, AKIBA S, et al. Cancer mortality in the high background radiation areas of Yangjiang, China during the period between 1979 and 1995 [J]. Journal of Radiation Research, 2000,41(Suppl): 31-41.

[77] KOERBLEIN A. High risk from background radiation in Yangjiang, China [J]. Health Physics, 2012,103(6): 808.

[78] ZOU J, SUN Q, AKIBA S, et al. A case-control study of nasopharyngeal carcinoma in the high background radiation areas of Yangjiang, China [J]. Journal of Radiation Research, 2000,41(Suppl): 53-62.

[79] WEI L, SUGAHARA T. An introductory overview of the epidemiological study on the population at the high background radiation areas in Yangjiang, China [J]. Journal of Radiation Research, 2000,41(Suppl): 1-7.

[80] SUN Q, AKIBA S, TAO Z, et al. Excess relative risk of solid cancer mortality after prolonged exposure to naturally occurring high background radiation in Yangjiang, China [J]. Journal of Radiation Research, 2000,41(Suppl): 43-52.

[81] TANG B, XI Y, CUI M, et al. Ionizing radiation induces epithelial mesenchymal transition in human bronchial epithelial cells[J]. Bioscience Reports, 2020, 40(8):0144-8463.

[82] JIN G, TINMXI L, XUNMING Z, et al. Analysis of circRNA-miRNA-mRNA Regulatory Network in Peripheral Blood of Radiation Workers[J]. Dose Response. 2022,20(2).

[83] AL-MASSARANI G, NAJJAR F, ALJAPAWE A, et al. Evaluation of circulating microparticles in healthy medical workers occupationally exposed to ionizing radiation: A preliminary study[J]. Int J Occup Med Environ Health, 2018,31(6): 783—793.

[84] JOANNA, DOMIENIK-ANDRZEJEWSKA, PAWE, et al. Occupational exposure to ionizing radiation and lens opacity in interventional cardiologists.[J]. Int J Occup Med Environ Health,, 2019,32(5): 663—675.